【第三版】
細胞診断学入門

臨床検査技師・細胞検査士をめざす人のために

社本幹博・越川　卓［監修］
長坂徹郎・横井豊治［編］

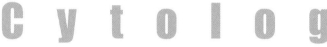

名古屋大学出版会

はじめに

　この度，名古屋大学出版会から『細胞診断学入門』第 3 版が発刊される運びとなった．『細胞診断学入門』は社本幹博先生，長村義之先生の編集のもと 2001 年に初版が発刊され，2008 年に社本先生監修のもと越川卓先生，横井豊治の編集で改訂新版が発刊された．それから 9 年の歳月が経過した．その間の細胞診断学の進歩は目覚ましく，その進歩に対応することを目的として今回の改訂が行われた．細胞診断学に関する教科書が他の出版社からも発刊され，臨床細胞学会監修による細胞診断のためのガイドラインも発刊されているなかで，本書の特徴は，これから細胞診を学ぼうとする臨床検査技師や細胞検査士を目指す学生，医学部生が，細胞診断学の基礎と臨床応用を習得するため，総論と各論に分けて必要な事項をわかりやすく，コンパクトにまとめている点である．

　今回の改訂では，新たに編者として長坂徹郎が加わり，社本先生，越川先生監修のもと長坂，横井が編集を行った．すべての写真をカラー写真とし，本文中に挿入した．この改訂によりさらに使いやすいものになったと思われる．さらに，各章における重要な点が理解できるように章末にセルフチェック（復習問題）も導入した．またいくつかの章では新しい筆者にお願いした．各章の執筆者はその分野の細胞診断学に精通した方々であり，各臓器の癌取扱い規約や WHO 分類の最新改訂版に準拠して記述していただいた最新の内容となっている．大学や病院における実習や検鏡の場で座右の教科書として愛用していただければ幸いである．また細胞検査士の資格試験に対しても十分対応できる内容となっているので活用していただきたい．

　我々が病理診断学を学び始めた 1980 年代には，細胞診断学の重要性についての認識はそれほど高くはなかった．当時我が国の細胞診断学の第一人者であった田嶋基男先生が病理学の講義で客員講師をされた折に，先生が国立がんセンター時代に当時の首相の喉頭がんを細胞診で診断しなければならなかったという苦労話をお聞きし，偉い人の癌を診断するのは大変なんだなと思った記憶が長坂にはある．病理診断学における細胞診断は病理診断を補助するもので，確定診断は，あくまで組織診断という認識であった．細胞診指導医制度も始まったばかりで，試験の前に病理学会編集の教科書で一夜づけしても何とかなる程度のものであった．しかし，本書の監修者である越川卓先生がドイツで最新の穿刺細胞診断法を学ばれて帰国された際には，乳癌や甲状腺癌をほんの数か所の細胞集塊を見ただけで診断されるのを目の当たりにして目を丸くした．いまや細胞診断学は広く普及し，診療の場で広く認知されている．臨床検査技師を目指して大学に入学する学生の中には，最初から細胞検査士になりたいというものもいる．このように細胞診が普及した影には先人たちのたゆまぬ努力があったことを忘れてはならない．

　最後に，この『細胞診断学入門』第 3 版の発刊にあたって多大なご尽力をいただいた名古屋大学出版会の神舘健司氏に深謝いたします．

2017 年 11 月

長坂徹郎
横井豊治

目 次

はじめに i

序 章 　細胞診の歴史と展望 …………………………………………………… 1

I 　総論

第1章 　細胞と組織 …………………………………………………………… 9
1　細胞と微細構造　9
2　細胞骨格タンパクとフィラメント　12
3　細胞分裂と細胞周期　12
4　細胞の分化と組織形成のはじまり　13
5　上皮組織と非上皮組織　14
6　上皮細胞間の接着装置　15

第2章 　病理学総論 …………………………………………………………… 16
1　さまざまな刺激に対する細胞の変化　16
2　細胞内・細胞外の異常物質の沈着　17
3　細胞の死　19
4　組織の修復と再生　20
5　炎症　22
6　腫瘍　27

第3章 　検体処理 ……………………………………………………………… 34
1　主な検体採取法　34
2　検体の処理と塗抹標本作製法　36
3　液状化検体細胞診　38
4　細胞診で用いられる固定法　40

第4章 　細胞診で用いられる染色法 ………………………………………… 41
1　パパニコロウ染色　41

  2 メイグリュンワルド・ギムザ染色 44
  3 PAS反応 45
  4 アルシアン青染色 46
  5 ベルリン青染色 47
  6 その他の特殊染色 48
  7 染色試薬の管理 48

第5章　光学顕微鏡の理論と取扱い　49

  1 顕微鏡の構造 49
  2 顕微鏡の基礎知識 50

第6章　スクリーニング　54

  1 細胞の見方 54
  2 基本的な細胞形態 55
  3 腫瘍細胞のスクリーニング 56
  4 悪性細胞の一般的特徴 58
  5 細胞診の長所と短所 59

第7章　免疫組織化学，電子顕微鏡ほか　61

  1 免疫組織化学 61
  2 電子顕微鏡 65
  3 位相差顕微鏡 67
  4 共焦点レーザースキャン顕微鏡 68
  5 フローサイトメトリー 69

第8章　分子生物学の細胞診への応用　71

  1 発がんのメカニズムとがん関連遺伝子 71
  2 分子生物学的検索方法 77
  3 細胞診検体への応用 79

II　各論

第1章　婦人科　85

  1 婦人科臓器の解剖と機能 85
  2 婦人科の検体採取法 87
  3 ホルモン細胞診 88

4　子宮頸部の細胞診　89
　　　5　子宮体部の細胞診　106
　　　6　外陰・膣の細胞診　115
　　　7　妊娠・絨毛性疾患の細胞診　116
　　　8　卵巣の細胞診　118
　　　9　卵管の細胞診　122

第2章　呼吸器 ……………………………………………………… 123
　　　1　呼吸器の正常構造　123
　　　2　呼吸器の検体採取法・報告様式　125
　　　3　呼吸器の正常細胞・良性非腫瘍性細胞・非細胞性物質　126
　　　4　呼吸器の良性腫瘍細胞　134
　　　5　肺がん検診と異型扁平上皮細胞　135
　　　6　呼吸器の悪性腫瘍細胞　136

第3章　消化器 ……………………………………………………… 150
　　　1　消化器の正常構造　150
　　　2　消化器の検体採取法・判定区分　152
　　　3　消化器の正常細胞・良性細胞・悪性細胞　153

第4章　泌尿器 ……………………………………………………… 178
　　　1　泌尿器系の検体処理法とスクリーニング　178
　　　2　尿路疾患の尿細胞診　180
　　　3　腎臓の腫瘍の細胞診　197
　　　4　前立腺の細胞診　201
　　　5　精巣の細胞診　203
　　　6　副腎の細胞診　204

第5章　乳腺 ………………………………………………………… 206
　　　1　乳腺細胞診の意義　206
　　　2　乳腺の正常細胞　207
　　　3　乳腺の検体採取法・報告様式　209
　　　4　乳腺の良性病変　212
　　　5　乳腺の悪性病変　221

第6章　甲状腺 ……………………………………………………… 231
　　　1　穿刺の方法　231
　　　2　塗抹法　232

3 染色法 233
  4 液状化検体細胞診 233
  5 甲状腺細胞診の報告様式 236
  6 甲状腺細胞診で重要な細胞所見 237
  7 甲状腺疾患の細胞所見 240

第7章 体腔液　248

  1 体腔の構造 248
  2 体腔液の種類 248
  3 体腔液の検体処理法 249
  4 スクリーニング法と鑑別疾患 249
  5 体腔液中の正常細胞・非腫瘍性細胞 250
  6 体腔液細胞診で重要な細胞所見 251
  7 体腔液中の腫瘍性細胞 255
  8 体腔液細胞診の応用 259

第8章 骨・軟部，中枢神経系，小児腫瘍　262

  1 骨・軟部腫瘍の細胞診 262
  2 中枢神経系の細胞診 279
  3 小児腫瘍の細胞診 284

第9章 リンパ節　287

  1 リンパ節の正常構造 287
  2 リンパ節の検体採取法 288
  3 リンパ節の正常細胞，反応性病変で出現する細胞 288
  4 リンパ節の細胞の表面形質 291
  5 反応性リンパ増殖性病変 292
  6 悪性リンパ腫 294
  7 転移性腫瘍 301
  8 骨髄の病変 302

和文索引 303
欧文索引 307

序章

細胞診の歴史と展望

1 形態学としての細胞診断学

　臨床検査医学の中で，細胞の形態を顕微鏡で観察して診断する検査が細胞診断学（diagnostic cytology）である．細胞診断学は，通称，細胞診（cytology）と呼ばれているが，他にも臨床細胞学（clinical cytology），細胞病理学（cytopathology）などさまざまな名称がある．現在，細胞診は組織診（histology）と並ぶ主要な病理検査であり，悪性腫瘍の診断法として広く用いられている．いずれも形態の特徴を分析して診断することから，形態学（morphology, Morphologie）とも呼ばれる．田嶋基男によれば，形態学という言葉はゲーテが創ったもので，当時は肉眼的に形態を観察することが主体であったが，その後，顕微鏡を用いて細胞や組織を観察することを含めて，形態の特徴から物の性質を分析する学問として発展してきた．

2 細胞学の始まり

　人類が細胞や組織の形態を観察できるようになるのは，17世紀初頭にヤンセン（H. Janssen）父子により顕微鏡が発明されたことが始まりであるが，当時は顕微鏡の解像度が十分ではなく，残念ながら細胞や組織の形態を詳細に観察することはできなかった．その後，顕微鏡の性能向上に伴い，19世紀に入ってベルリン大学のシュライデン（M. J. Schleiden），シュワン（T. Schwann），ミュラー（J. Müller）らをはじめとする多くの学者によって顕微鏡による細胞の観察が行われ，生物の構造単位としての細胞という概念が明確にされた．中でもミュラーは著書の中で，がん細胞が正常細胞と異なる形態的特徴をもつことを図譜で示し，その後の研究者に多大な影響を与えた．このような点でミュラーを細胞学の始祖とみることもできる．ただし，ミュラーが発表した著書はがん細胞のスケッチ画をまとめた図譜であって，がん細胞の形態的特徴を言葉で表現したものではなかった．がん細胞の形態的特徴を初めて言葉で定義した学者はレバート（H. Lebert）であった．レバートは著書の中で，細胞の大小不同，細胞の多形性，核および核小体の腫大，核／細胞質の増大などをがん細胞の特徴として記載している．すなわち，がん細胞の鑑別に重要な形態的特徴のほとんどは，レバートによって示されたといっても過言ではない．このように，当時の細胞学者の研究成果の中には現在からみても学問的に興味深いものが多数みられるが，残念ながら，細胞学が現在のように悪性腫瘍の診断法として臨床的に広く普及するまでには至らなかった．細胞学が細胞診（臨床細胞学）として広く臨床的に受け入れられるようになるのはしばらく後のことである．

ミュラーの後にベルリン大学の教授となったウィルヒョウ（Rudolf Virchow）は，細胞こそが一切の生命現象の究極的有形単位であり，一切の生命活動の発源地であると主張した．ウィルヒョウは，生体における細胞の重要性を訴えて，後の病理学者に多大な影響をおよぼした．近代病理学の父とも称されるウィルヒョウが細胞標本ではなく組織標本を用いた組織学的研究を重要と考えたため，その後の病理学は細胞学よりもむしろ組織学を主な研究手段とするようになった．その結果，がんの病理学的診断にも組織診が主として用いられるようになり，臨床細胞学の発展が停滞することになったのは大変皮肉なことである．

　ちなみに，ウィルヒョウは「個々の細胞の形態には重要な意味はない」と考え，細胞よりも組織の形態を重視した病理学を推進していたようであるが，それとは逆に「細胞の形態は重要な意味をもつ」という考え方が細胞診の基礎であり，この前提を抜きに細胞診は成り立たない．遺伝子の異常によってがんが発生することが明確となった今日では，複数の遺伝子の異常が蓄積してがんが発生する過程で細胞形態に異型が生じ，その結果，細胞の形態的特徴からがんの診断が可能であることについて疑いを挟む余地はない．分子生物学や分子遺伝学が発達した現代においては，どのような遺伝子の異常がどのような細胞形態や組織形態の異常と関係しているのか，という点が今後の研究の対象となるであろう．

3　臨床検査としての細胞学

　細胞診が人の悪性腫瘍を診断するための検査法として臨床的に広く用いられるようになったのは，ニューヨーク，コーネル大学臨床解剖学の教授であったパパニコロウ（George N. Papanicolaou）の業績によるところが大きい．「臨床細胞学の父」と敬称されるパパニコロウはモルモットの性周期と膣スメアの細胞像に関する研究を手始めに，ヒトについても女性の性周期や子宮頸癌と膣スメアの細胞像の関係を明らかにし，現在のホルモン細胞診やパパニコロウ分類による婦人科細胞診の基礎を築くとともに，ゴールドナー（Goldner）の染色を改良して，パパニコロウ（Papanicolaou）染色を開発した．数多くの彼の業績の中でも，最も重要なものは子宮頸癌患者の膣スメア中にがん細胞が認められることを発見し，これを子宮頸癌の診断に応用したことである．

　パパニコロウは1941年にトラウト（H. Traut）との共著でAmerican Journal of Obstetrics and Gynecology（アメリカ産科婦人科雑誌）に膣スメアの細胞診で子宮頸癌を診断できることを発表した．また，1943年には子宮頸癌のカラー図譜を出版し，自らが経験した7例の上皮内癌の症例を載せた．肉眼的に病変を確認できない上皮内癌が細胞診で診断され，その後組織生検で確認された症例を示して，早期がんの発見に細胞診が有用であることを訴えた．これを契機に，パパニコロウを支持する研究報告が相次いで発表され，その結果，世界各国において細胞診が子宮頸癌の早期発見のための臨床検査法として高く評価されるようになった．その後，コーネル大学の彼の研究室に細胞診のトレーニングコースが設けられ，多くのCytologist（細胞診断医）が養成された．ここで養成されたCytologistの大部分は婦人科医であり，彼ら婦人科医の努力によって細胞診が臨床検査法の一つとして飛躍的な発展を遂げることとなったのである．しかしながら，当初，病理医の間ではウィルヒョウ以来の伝統により細胞の形態だけでがんの診断を下すことを否定する傾向があり，病理医が細胞診を手掛けるようになるのは，一部の例外を除いて少し後のことになる．

4 細胞診と組織診

ウィルヒョウが病理診断における組織診の重要性を強調したため，長い間，がんの病理学的診断には主として組織診が用いられてきたが，パパニコロウ以降，がんの診断において細胞診の重要性が広く認識されるようになると，「細胞診と組織診のどちらがより優れているのか」が問われるようになって来た．この問いは今でもしばしば耳にするが，回答は簡単ではない．つまり，細胞診と組織診はそれぞれ異なる長所と短所をもっており，一概にどちらが優れているとはいいがたいのである．たとえば，子宮頸部細胞診では肉眼では認識できない上皮内癌を診断することが可能であるが，子宮頸部生検（組織診）では肉眼で認識できない病変は採取することができず診断が困難である．一方で，細胞診では癌の浸潤について正確に診断することは困難であるが，組織診では浸潤の有無を明確に診断することが容易である．このように，細胞診と組織診にはそれぞれの持ち味があるので，どちらが優れているかという議論に力を注ぐよりも，むしろそれぞれの特長を活かした利用法を考えることが重要である．このような考え方に基いて，組織診にはない細胞診の長所を活用することによって，ウィルヒョウ以降，組織学を中心に発展してきた病理学の分野においても，細胞診の診断的有用性が改めて認識されるようになっている．

5 穿刺吸引細胞診の歴史

細胞診は，大きく二つに分類される．一つは，パパニコロウによる婦人科細胞診のように，擦過などによって剥離・脱落した細胞を集めて標本を作成するもので，剥離細胞診（exfoliative cytology）と呼ばれている．喀痰細胞診や尿細胞診なども剥離細胞診に分類される．もう一つは，細い注射針で病変を穿刺吸引して細胞を採取するもので，穿刺吸引細胞診（fine needle aspiration cytology: FNA）と呼ばれている．

穿刺吸引細胞診は婦人科細胞診とは異なり，主にスウェーデンやドイツなどの北ヨーロッパを中心に発展してきた．触診可能な腫瘍を注射器で穿刺吸引して細胞診を行うようになったのは 20 世紀初頭のことである．ベルリンの血液学者ヒルシュフェルド（Hirschfeld）は，1917 年に白血病などによる皮下腫瘤の穿刺吸引細胞診について報告している．ニューヨークの外科医マーチン（H. E. Martin），検査技師エリス（E. B. Ellis），病理医スチュワート（F. W. Stewart）らのグループは頸部リンパ節，唾液腺，乳腺，骨などの穿刺吸引細胞診によって 1,405 例のがんを診断したと 1934 年に報告している．マーチンやエリスらが 18 ゲージの針を用いてヘマトキシリン・エオジン染色で細胞を観察したのに対し，ヒルシュフェルドはこれよりも細い針を用いてメイ・ギムザ染色を行っており，現在の穿刺吸引細胞診により近いものであった．マンハイム（Mannheim）はヒルシュフェルドと同様の方法で，乳腺，頸部，口腔などの穿刺吸引細胞診の成績を 1931 年に報告している．また，1930 年にはファーガソン（Ferguson）がマーチンやエリスの方法に準じて，前立腺の穿刺吸引細胞診を試み前立腺癌の診断が可能であることを報告している．血液学の分野では 1927 年にアリンキン（Arinkin）が胸骨の骨髄穿刺について報告している．

その後，1950 年代に入って穿刺吸引細胞診は北ヨーロッパを中心に著しい発展を遂げる．1950 年代以降は，ゼーダーシュトレーム（Söderström），ルーディン（Ludin），ロペス・カルドツォ（Lopes Cardozo），フランツェン（Franzen），ザイチェック（Zajicek），ドレーゼ（Dröse）など多くの細胞学者から甲状腺，乳腺，前立腺，唾液腺などの穿刺吸引細胞診が発表された．フランツェンは前立腺の穿

刺吸引細胞診に現在でも使用されている特殊な装置（吸引ピストル）を考案した．ザイチェックは1974年と1979年，ロペス・カルドツォは1976年，ドレーゼは1979年にそれぞれの研究成果をまとめて著書を出版している．当初，穿刺吸引細胞診は主に外表から触診可能な腫瘤に対して行われていたが，CT，MRI，超音波検査などの画像診断法が進歩した今日では，CTガイド下穿刺や超音波内視鏡下穿刺（EUS-FNA）などの手法が開発され，穿刺吸引細胞診の適応範囲は一段と広がり内臓を含めたほとんどの臓器が対象となっている．

6 細胞診断学の将来性

がんの早期発見を目的とした臨床医学の中で，細胞診断学は，偉大な先人たちによって得られた数々の経験的知識を集成してめざましい発展を遂げた学問であるが，近年は分子生物学や分子遺伝学の発達に伴い細胞診断学への遺伝子検査の応用が進んでいる．細胞形態の異常と遺伝子との関連性がより明確なものとなれば，細胞診断学は経験的知識に基づく学問から遺伝学的根拠に基づく学問へと変貌を遂げるはずである．また，ますます高度化する臨床医学の要求に応え，細胞診は今や単にがんの診断を確定する手段に止まらず，がんの組織型および予後の推定，治療法の選択，治療効果の判定など多岐にわたる情報をある程度まで提供できるレベルに達し，魅力的かつ実用的な学問分野となっている．

7 国際細胞学会と日本臨床細胞学会

このように，細胞診断学が臨床医学における重要な学問分野として発展してきた背景には，国際細胞学会や日本臨床細胞学会など細胞診に関連する学術団体の活動がある．現在，国際細胞学会が発行する臨床細胞学の国際学術雑誌 Acta Cytologica の第1巻は，1957年にシカゴ大学のウィード（L.G. Wied）が中心となって刊行され，国際細胞学会運営の基礎が築かれた．1962年には，ウィーンにおいて第1回国際細胞学会が開催され，それ以後は3年に一度ずつ世界各国で開催されている．日本やヨーロッパ各国などにおいて細胞学会が発足するようになると，国際細胞学会は各国の細胞学会の上位学会としての機能を果たすようになった．また，ヨーロッパにおいては1969年にヨーロッパ細胞学会連合が組織され，隔年でヨーロッパ細胞学会が開催されている．

日本においては，1960年に日本臨床細胞学会が発足し，1962年にはその機関誌として『日本臨床細胞学会雑誌』の第1巻が発行された．日本臨床細胞学会では，学会認定の細胞診専門医および細胞検査士の資格制度を設け，細胞診断学の精度管理と学問的水準の向上に大きく貢献している．最近では，2016年に第19回国際細胞学会が横浜で開催され青木大輔・日本臨床細胞学会理事長が学会長を務めるとともに，2016年からの3年間は長村義之・元日本臨床細胞学会理事長が国際細胞学会の理事長を務めることになり，国際細胞学会における日本臨床細胞学会の役割はますます重要なものとなっている．

8 細胞診専門医と細胞検査士

細胞診専門医および細胞検査士は，日本臨床細胞学会が毎年実施する，それぞれの資格認定試験に合格した者である．細胞診専門医は細胞診の診断を行う医師であるが，その専門は婦人科，内科，外

科などの臨床医と病理医に分かれる．細胞診専門医の業務を補佐するのが細胞検査士であり，細胞検査士の業務は細胞診標本の作製（検体処理，染色など），標本のスクリーニング，陰性標本の報告，精度管理など細胞診業務全般におよんでいる．中でも検体処理や染色などの標本作製は細胞検査士としての基本的技術である．良好な細胞診標本を作製することは，正確な診断を得るためにきわめて重要である．また，スクリーニングは形態的に悪性を疑う細胞や異常な細胞などを選び出す作業であり，細胞検査士の作業として最も熟練を要する重要なものである．

スクリーニングの段階で異常がみつからない標本は陰性として報告されるため，細胞検査士の責任は重大である．見落としをしないような細心の注意が必要とされることは当然であるが，見落としを細胞検査士個人の責任として片付けてしまうことは適切ではない．見落としを防止するためには，複数の細胞検査士による同一標本のダブル・チェック，陰性標本の10％を細胞診専門医や他の細胞検査士が再度鏡検する10％コントロールなどの診断体制を整えることが必要である．また，コンピューターによる自動スクリーニングのような対策も有用である．一方，スクリーニングにおいて，異常な細胞がみられた標本は，細胞診専門医に回され診断がなされるが，ここで診断を誤れば専門医の責任である．このように細胞診検査は細胞検査士と細胞診専門医の役割分担と連携によって成り立っており，両者の間の円滑なコミュニケーションと十分な信頼関係が必要とされる．

9 細胞診のススメ

細胞診断学あるいは細胞診は既に述べたように形態学の一つであり，がん細胞の形態的特徴を分析・整理した学問である．がん細胞の形態的特徴は，言葉で表現すれば，核／細胞質比の増加，クロマチンの増量，核縁の不整，核小体の腫大，核の大小不同などのように比較的簡単にまとめることが可能である．では，このような知識があれば実際に細胞診の診断は簡単にできるのであろうか？答えはノーである．細胞診の勉強は外国語の勉強に似ている．本を読んでどれだけたくさんの単語や文法を覚えたとしても外国語を話せるようにはならないのと同様に，細胞診のテキストを読んで文字で表現された知識だけを詰め込んでもがんを診断できるとは限らない．実際に顕微鏡で細胞をみてがん細胞かどうかを判断するのは，言葉による知識よりも，むしろそれまでにみてきたがん細胞の形態的イメージによるところが大きい．この点が，細胞診断学が形態学である所以である．したがって，細胞診を修得するためには，正常細胞やがん細胞の形態的イメージをできるだけ多く記憶することが重要である．細胞診のテキストには必ずたくさんの細胞の写真が載っており，これらの形態的イメージを数多く記憶すればするほど，診断は正確なものとなる．言い換えれば，細胞診専門医や細胞検査士にとっては，細胞の画像が共通の言語のようなものであり，一つ一つの細胞の画像を単語として会話をしているようなものともいえる．一人前の細胞診専門医や細胞検査士は，一枚の画像から癌細胞かどうかを判断できる能力を備えていなければならないが，このような能力を養うには数多くの症例を見て経験を積む地道な努力が必要であり，長い時間がかかるということを肝に銘じなければならない．

参考文献
田嶋基男：ゲーテと形態学，細胞異型の光顕的吟味．日本臨床細胞学雑誌，46(2)：343，2007．
Grunze, H. & Spriggs, A.I.：History of Clinical Cytology. A selection of documents. G-I-T Verlag Ernst Giebeler, Darmstadt, 1980.

（越川卓）

I

総 論

第1章

細胞と組織

1 細胞と微細構造

(1) 細胞と微細構造の大きさ

　細胞形態は光学顕微鏡，微細構造は電子顕微鏡によって観察することができる．ヒトの肉眼の分解能（見分けることのできる2点間の最小距離）は0.1 mm程度，光学顕微鏡の分解能は0.2 μm，電子顕微鏡は光学顕微鏡のさらに2,000倍の解像力をもち，分解能は0.1 nmである．細胞診では光学顕微鏡による観察が主となる．光学顕微鏡では小さな細胞単位としてヒト小リンパ球が6〜7 μm，大きな細胞単位としてヒト成熟卵子が200 μmである．ミトコンドリアは0.5〜10 μmで，これらのサイズが光学顕微鏡の限界である．リボソームは約20 nm，細胞膜の厚さは約10 nmで，これらの微細構造は電子顕微鏡で観察する．表I-1-1に分解能と大きさを示す．

(2) 細胞（cell）

　生物体を構成する形態上の基本単位である．細胞についての最初の記載は，R.フックによって細胞壁で囲まれた小さな部屋（cell）を観察したもの（1665）とされている．19世紀中ごろの細胞説の確立によって，細胞は原形質からでき上がっていることがわかってきた．20世紀中ごろからE.ルスカらによって発明された電子顕微鏡による観察技術が急速に進歩して，細胞内部の微細構造が観察できるようになり，各種細胞小器官の微細構造とさらに代謝機能の局在性とが直接関連づけられるようになった．

　細胞は基本的構造の違いから原核細胞（procaryotic cell）と真核細胞（eucaryotic cell）に分けられる．細菌とらん藻類の細胞は原核細胞に属し，それ以外のすべての動物および植物の細胞は真核細胞に属する．図I-1-1，表I-1-2に細胞小器官の役割を示す．

(3) 細胞質（cytoplasm）

　細胞体を構成する核以外の部分で，液体またはコロイド状部分を細胞質と呼ぶ．細胞表面からは微絨毛と呼ばれる細長い細胞質の突起を出すことがある．細胞質はタンパク質，塩類など多くの物質を溶解しており，溶媒，拡散の媒体，物

表I-1-1　分解能と細胞の大きさ

肉　眼	光学顕微鏡	電子顕微鏡
分解能 0.1 mm	分解能 0.2 μm	分解能 0.1 nm
心臓	細胞	B型肝炎ウイルス
肺	微絨毛	（42 nm）
肝臓	線毛	リボソーム
腎臓	核	（15〜25 nm）
大脳など実物大臓器	クロマチン	ゴルジ装置
	核小体	（0.5〜3 μm）
	酵母菌（5 μm）	ライソソーム
	小リンパ球（6〜7 μm）	（0.5〜1 μm）
	ミトコンドリア	
	（0.5〜10 μm）	

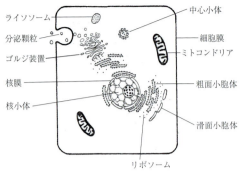

図 I-1-1　細胞小器官

質の排出，熱の吸収・発散などに役だっている．解離した塩類によって，浸透圧の調節，酸および塩基平衡が保たれている．

(4) 細胞膜（cell membrane）

細胞膜は細胞の周縁部分で透過性の調節，能動イオン輸送，レセプターによる抗原認識など細胞への分子の出入りを調整し，細胞間シグナル伝達（神経伝達物質，増殖因子，ホルモン）や細胞接着においても機能している．形態的には膜は薄く光学顕微鏡ではみえない．電子顕微鏡で二重脂質層としてみられ，外表面には糖タンパク，糖脂質が糖鎖として存在する．

(5) 小胞体（endoplasmic reticulum）

小胞体は電子顕微鏡で観察され，膜に包まれた管状，胞状，嚢状構造物で，表面にリボソームの付着する粗面小胞体（rough endoplasmic reticulum: rER）とリボソームのない滑面小胞体（smooth endoplasmic reticulum: sER）の2種類に分類される．

粗面小胞体は核膜やゴルジ装置ともつながる．核内DNAの鋳型として合成されたmRNA（メッセンジャーRNA）がリボソームに至り，細胞質のtRNA（トランスファーRNA）についたアミノ酸をもとにタンパク質を合成しゴルジ装置に送られる．抗体を生産する形質細胞や消化酵素を生産する膵臓の腺房細胞，ホルモンを合成する膵臓ランゲルハンス島では粗面小胞体が発達しタンパク質合成が活発である．

滑面小胞体は脂質やステロイドホルモンの合成，発がん物質のような有害物質を解毒し，体外に放出できる水溶性物質に変換するような代謝を行う．肝細胞では滑面小胞体が発達し薬物代謝に関わる．

(6) ゴルジ装置（Golgi apparatus（body））

ゴルジ層板，ゴルジ空胞およびゴルジ小胞の三要素からなる．粗面小胞体から運ばれてきたタンパク質はゴルジ装置で糖鎖などの修飾が行われ，小さな袋状の構造物「小包」を作り細胞外へ分泌される．神経細胞ではカテコールアミン分泌に関与する．粘液分泌では必要なムコ多糖類の合成を行う．腺癌ではゴルジ装置の発達がみられる．

(7) ライソソーム（lysosome）（リソソーム，水解小体）

ライソソームは動物細胞にだけ存在し不要物を分解するので，加水分解（lyso）小体（some）として発見された．ライソソームはゴルジ装置から分離された小包で分解酵素を含んでおり，生体物質に不要となったタンパク質，核酸，多糖類，脂質を分解する．この過程を自食作用（autophagy）

表 I-1-2　細胞小器官の役割

細胞質内	細胞膜	ポンプ機能，物質輸送，レセプターなど抗原受容体
	ミトコンドリア	細胞内呼吸（ATP合成），エネルギー産生
	滑面小胞体	脂質代謝，ステロイドホルモン合成
	粗面小胞体	タンパク質合成
	リボソーム	タンパク質合成
	ゴルジ装置	分泌物の産生・蓄積・濃縮
	ライソソーム	細胞内異物・老廃物の処理
	線毛	運動
	微絨毛	物質の吸収促進
	細胞骨格タンパク	細胞の運動・形態保持
	中心小体	細胞分裂
	微小線維	細胞収縮
	微小管	線毛移動・細胞分裂
核	染色質	DNAの合成・代謝
	核小体	RNAでの遺伝情報の伝達

という．分解されない異物には消耗色素（リポフスチン lipofuscin）などがある（褐色萎縮を示す臓器，心臓や肝臓の実質細胞のほか，骨格筋，副腎皮質，脳の神経細胞などに日常よく観察される）．ライソソームはさまざまな大きさで数百あり，通常の染色では光学顕微鏡で見ることは困難だが，酸性ホスファターゼを免疫組織化学染色すれば光学顕微鏡で観察できる．

(8) ペルオキシソーム（peroxisome）

真核細胞に広く存在する，直径約 0.2～1.0 μm の球形に近いかたちの細胞小器官である．毒性の高い過酸化水素を発生するオキシダーゼと分解するカタラーゼをあわせもつ．肝細胞や腎臓細胞では血流に入った毒物を分解し無害なものに変換する．ミトコンドリア系とは異なる脂肪酸 β-酸化系を有し，胆汁酸生成，プラスマローゲン生成，コレステロール合成などを行う．

(9) ミトコンドリア（mitochondria）（糸粒体）

ミトコンドリアは糸状，棒状または顆粒状を呈し，二重膜で包まれている．内膜にはクリステ（cristae）と呼ばれる突起があり，エネルギー産生に関する酵素系はこのクリステ上にあると考えられている．核とは別に独自の DNA-RNA 系をもち，構造タンパクを合成し自己増殖能がある．糖と酸素を消費し，炭酸ガスと水を排出しながら細胞のエネルギー源となる ATP（アデノシン三リン酸）を合成するので，「細胞の呼吸装置」と称される．ミトコンドリアは肝細胞では約 2,500 あり，その数は呼吸の代謝レベルを反映している．細胞診ではミトコンドリアの増加により細胞質が好酸性に観察される．ミトコンドリアは生物進化の初期に一種の微生物として細胞に入り共生関係を生じたという定説がある．

(10) 中心小体（centriole）

細胞分裂の際の紡錘体形成，染色体の後期運動などに関与する．管状構造で三重微小管をもつ壁を有し細胞中心体に存在し，通常，対になっている細胞小器官である．

(11) 線毛（cilia），鞭毛（flagella）

線毛は微小管が束になったもので，気管支上皮や卵管上皮のように物質を運ぶ作用をもつ．1本のときは鞭毛という．鞭毛は細菌，精子，原虫などの細胞表面から突出した糸状の微細な構造物で，細菌鞭毛の基本構成単位物質はフラジェリンと呼ばれるタンパク質である．原虫，精子の鞭毛を構成する主要タンパク質はチュブリンである．

(12) 微絨毛（microvillus）

微絨毛は電子顕微鏡的に観察される細胞質性の突起をいう．直径と長さが一様で，密生して細胞表面に規則正しく配列する．光学顕微鏡では1本ずつは見えず，刷毛のように見えることから刷子縁（brush border）と呼ばれる構造を形成する．小腸上皮粘膜，腎臓の近位尿細管の上皮細胞，胎盤と子宮壁の接触面，成長期の卵母細胞などにみられ，物質の吸収機能をもつ．

(13) 核（nucleus）

核は通常1個であるが，肝細胞や軟骨細胞では2個みられることもあり，破骨細胞，異物巨細胞，骨髄巨核球では，多数の核を1個の細胞中に認める．核は通常球形であるが，白血球では分葉状，粘液をもつ細胞では圧排され扁平な円盤状のものが認められる．赤血球や角化扁平上皮などは，例外的に核のない細胞であるが，分化の初期には核をもっている．

(14) 核膜（nuclear membrane）

核は二重の膜に包まれている．この膜の所々に小さな孔があり，物質が細胞質と核内を自由に移動する．

⒂ **染色質（chromatin）（クロマチン）**

核内にあって，塩基性色素によく染まり，染色糸をつくる物質である．DNAと核タンパクの複合体であり，タンパク質として塩基性タンパク質ヒストン（histone）を主成分とする．DNAは遺伝子などの遺伝情報を保存し，ヒストンや非ヒストンタンパク質と結合してヌクレオソームを構成し，さらにその高次な構造として染色質を形成する．

⒃ **核小体（nucleolus）**

1個の細胞に1つか複数存在する．核小体にはいくつかの染色体からのびてきたリボソームDNA（rDNA）が集まり，リボソームRNAを合成する遺伝子が密集している．核小体は細胞周期の前期に消失して核分裂に備え，rDNAからの転写とともに再形成される．成長期の細胞や活発に機能する細胞でよく発達する．

2　細胞骨格タンパクとフィラメント

細胞骨格（cytoskeleton）

細胞内には前節で述べた細胞小器官以外にも，細胞骨格と呼ばれる光学顕微鏡では観察できない細い線維状の構造物が豊富に含まれ，細胞の形態の維持，運動，細胞内での小器官や物質の移動などに関わっている．ミトコンドリアなどの細胞小器官は，浮遊状態にあるのではなく細胞骨格によって移動すると考えられている．細胞骨格を構成する線維には以下の3種類がある．

a）微小線維（microfilament）

アクチンフィラメントとも呼ばれ直径5～8 nmのアクチン（actin）球状タンパクからなる．微絨毛の軸として束状に存在し細胞収縮に関与する．

b）中間径フィラメント（intermediate filament）

中間の太さ（10 nm）の中間線維．10 nmフィラメントともいう．ケラチン，ビメンチン，デスミン，神経線維グリアフィラメントなどが知られている．

c）微小管（microtubule）

直径25 nmの微小な管．チュブリンからなり鞭毛や線毛の構造に存在する．細胞分裂時には中心小体からのび紡錘糸となって染色体の移動にあずかる．

3　細胞分裂と細胞周期

⑴ 細胞分裂

細胞分裂とは，1つの細胞が2つの細胞に分かれることで，生物の営みである遺伝・成長・増殖などで基本的な過程である．細胞分裂は有糸分裂と無糸分裂に大別される．さらに有糸分裂は通常の細胞分裂と減数分裂とに区別される．

細胞分裂の過程は，以下のように呼ばれている．

1) 分裂間期（interphase）：細胞が分裂と分裂の間にあって，細胞本来の機能を営む時期を指す．このとき染色体は核内に分散しており，ヒストンなどのタンパク質とともにクロマチン（染色質）という好塩基性物質として存在する．

2) 前期（prophase）：核膜は消失し，DNAは染色体という明瞭な構造物として観察されるようになり，やがて縦裂して2個の相接する染色分体になる．また，2個の中心小体の両極への移動，

中心小体と各染色体の紡錘糸による連結が起きる.
3) 中期（metaphase）：染色体は紡錘糸に連結した状態で，中心小体を両極とする細胞の赤道域面に並ぶ.
4) 後期（anaphase）：染色体は2分し，紡錘糸の運動によってそれぞれ反対側の極に向かって移動する.
5) 終期（telophase）：染色分体は染色糸にもどり，再び核膜や核小体が現れる. 赤道面の細胞膜直下に収縮環が現れて細胞をくびれ切る.

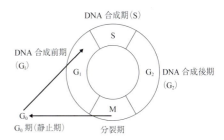

図 I-1-2　細胞周期

一方, 減数分裂は, 精子や卵子などの生殖細胞が形成されるときに起こる分裂で染色体が半減するが, 受精によって生殖細胞は正常の染色体数にもどる. 生殖細胞減数分裂と呼ばれている.

(2) 細胞周期

1つの細胞分裂から次の細胞分裂までの期間を細胞周期といい, 分裂期（M期）とそれ以外の間期（静止期）に分けられる. 間期はさらに以下のように分けられる.

1) DNA 合成前期（G_1）
2) DNA 合成期（S）
3) DNA 合成後期（G_2）

細胞分裂の活発な細胞ではM期（分裂期）の後, 続いてG_1期に移行し, さらにS期に入りDNA合成を開始する. こうしてG_1-S-G_2-Mの周期が繰り返される. しかし, 細胞が分裂の周期からはずれるとG_1期が長く続き, 細胞は休止状態になる. これをG_0期（静止期）と呼ぶ. 細胞によってはG_0期にあっても分裂刺激などによりG_1期に戻り, 分裂を再開する（図 I-1-2）.

4　細胞の分化と組織形成のはじまり

受精卵は受精が行われた後, 有糸分裂を繰り返し, 胚葉の分化が起こる. 胚葉は外胚葉（ectoderm），中胚葉（mesoderm），内胚葉（endoderm）に分けられる. 発生（胎生）4〜8週には, 3胚葉からそれぞれ, 多くの組織や器官が分化, 形成される（表 I-1-3）.

(1) 外胚葉性器官

神経管は脊索の伸長につれて前後に伸び中枢神経系（大脳, 小脳, 脊髄), 末梢神経, 感覚器（目, 耳), 表皮（毛, 爪, 皮脂腺), 下垂体, 歯などをつくり上げる.

(2) 中胚葉性器官

中胚葉層は腔所を生じて, 骨格筋, 体腔壁, 筋肉などを生ずる. 左右の腎臓, 副腎皮質が発生, さらに生殖巣が分化する.

(3) 内胚葉性器官

内胚葉細胞層は腸管上皮を形成する. この腸管には前腸部, 中腸部, 後腸部が区別され発生の進行

表 I-1-3　組織の形成

外胚葉	中胚葉	内胚葉
中枢神経系（大脳, 小脳, 脊髄), 末梢神経, 感覚器（目, 耳), 表皮（毛, 爪, 皮脂腺), 下垂体, 歯	結合織（線維芽細胞, 軟骨芽細胞, 骨芽細胞), 真皮, 皮下組織, 中皮, 心臓, 血管, 血球細胞, 横紋筋, 平滑筋, 腎臓, 生殖器, 副腎皮質	気管上皮, 消化管上皮, 扁桃, 甲状腺, 上皮小体, 胸腺, 肝臓, 膵臓, 膀胱と尿道の一部の上皮, 耳管の上皮

に伴い，前腸部からは口腔，咽頭，胃，肺が生ずる．中腸部は十二指腸，空腸，回腸，右側の結腸に分化し，後腸部からは左側の結腸，直腸，肛門，膀胱が作られる．

5 上皮組織と非上皮組織

　組織とは，同じ種類の細胞の集合体で，生体の中で特定の目的のために構造と機能を有する構成単位である．主に上皮組織と非上皮組織に大別される．

(1) 上皮組織

　上皮組織とは本来，身体の外表面や消化管などの管腔内面，体腔内面などを覆う組織のことをいうが，一般には表面の上皮細胞が下方に入り込んで形成された主に分泌機能をもつ腺組織も含まれる．上皮組織は，その下にある結合組織との間に基底膜を伴うことが特徴である．上皮組織はその形態と配列により形や機能によって分類されている（表I-1-4，表I-1-5）．

(2) 非上皮組織

　非上皮組織には支持組織，筋組織，神経組織がある．支持組織には疎性結合組織，密性結合組織，膠様組織，細網組織，脂肪組織などの結合組織，軟骨組織，骨組織，血液，リンパなどが含まれる．筋組織には平滑筋，骨格筋，心筋があり，神経組織は神経細胞，神経線維，神経膠細胞よりなる．

表 I-1-4　上皮組織の形による分類 (1)

単層扁平上皮	単層立方上皮	単層円柱上皮
薄い扁平な細胞が一層に並んだ上皮	立方形や幅と高さの等しい多面体をした細胞が一層にすきまなく並ぶ上皮	丈の高い円柱状の細胞がすきまなく一層に並んだ上皮
胸膜，腹膜，血管内皮	腺の導管，甲状腺濾胞上皮	胃，腸の粘膜上皮（線毛なし），子宮頸・体部上皮，卵管（線毛あり）

表 I-1-5　上皮組織の形による分類 (2)

多列上皮（多列線毛上皮）	重層扁平上皮	尿路（移行）上皮
細胞はすべて基底膜に達しているが，細胞の丈はさまざまである．表面に線毛を持つ場合は多列線毛上皮という	扁平な細胞が重なり合い基底部では細胞が丸みを帯び，表面側では扁平になる	尿を貯める膀胱のように上皮が状態の変化によって形を変えるようにみえるので，移行上皮と呼ばれていた．現在は尿路上皮として扱われている
鼻腔，気管支上皮	皮膚の上皮（表皮），口腔上皮，食道，肛門上皮，子宮頸部	腎盂，尿管，膀胱内腔表面を覆う上皮

6　上皮細胞間の接着装置

　上皮細胞間には互いに強固に接着する力が存在し，とくに重層扁平上皮では細胞間橋と呼ぶ．電子顕微鏡的には密着帯，接着帯，デスモソームの3つからなり，接着複合体と呼ばれる．

(1) 密着帯（tight junction）
　上皮の自由表面直下にあり隣接細胞の細胞膜の外層が互いに融合したものである．

(2) 接着帯（zonula adherens）
　密着帯のすぐ下にあり，約 20 nm の細胞間隙をカドヘリンという膜タンパク同士が接着している．この部分の細胞質側はアクチンフィラメントの付着部位になっている．

(3) デスモソーム（desmosome）
　表皮細胞間にみられる細胞間橋はデスモソームである．結合機構は重層扁平上皮などのタンパク質による場合と腺上皮などの陽イオンによる場合がある．半デスモソーム（half desmosome）とは上皮細胞と非上皮細胞の接着部で，上皮細胞側にのみデスモソームの構造をみる．

セルフチェック

■以下の細胞小器官と機能について説明しなさい．
　A. ライソソーム　　B. ミトコンドリア　　C. ゴルジ装置
　D. 粗面小胞体　　　E. 滑面小胞体　　　　F. ペルオキシソーム
　G. 染色質　　　　　H. 核小体
■外胚葉，中胚葉，内胚葉からそれぞれ分化形成される器官名をあげよ．
■細胞周期が繰り返される順番を説明せよ．

参考文献
社本幹博監修，越川卓・横井豊治編：新版 細胞診断学入門，名古屋大学出版会，2009．

（布引治）

第2章

病理学総論

病理学総論には，本章で取り上げた項目以外に，循環障害，免疫，代謝異常，感染症，老化，先天異常など重要な項目があるが，ここでは，細胞診断に重要と考えられる項目に絞って概説する．

1 さまざまな刺激に対する細胞の変化

さまざまな刺激や，ストレスに対する細胞の反応には，肥大（hypertrophy），過形成（hyperplasia），萎縮（atrophy），化生（metaplasia）がある（図Ⅰ-2-1）．

(1) 肥大

肥大とは細胞の大きさが増加することであり，細胞数の増加を伴わず臓器が大きくなる．通常，刺激に対して過形成と肥大が同時に起こることが多いが，非分裂細胞では肥大のみを起こす．たとえば，骨格筋や心筋は分裂能が低いため，運動負荷，圧負荷などによって肥大が生じる．化生肥大は，細胞の大きさではなく，細胞間の組織が増加することによって全体の体積が増加する状態をいう．

(2) 過形成

過形成とは，組織や臓器での細胞数の増加であり，生理的なものと病的なものに分かれる．

原因にはホルモン性過形成と代償性過形成がある．ホルモン性の過形成の例としては，思春期および妊娠時の乳腺の増大や，エストロゲンの刺激による子宮内膜増殖症，アンドロゲン刺激による前立腺過形成などが挙げられる．代償性の過形成の例としては，肝部分切除術後の残存肝の増大，腎摘出後の対側腎の増大などが挙げられる．過形成はしばしば，悪性腫瘍の発生母地となる．たとえば，子宮内膜増殖症は，子宮内膜癌の前駆病変と考えられている．

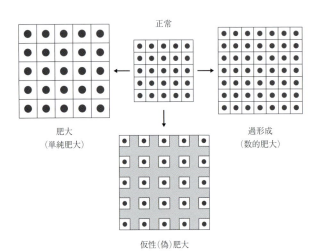

図Ⅰ-2-1 肥大，過形成，仮性肥大　肥大は細胞の体積の増加であり，過形成は細胞数の増加である．仮性肥大は，細胞間組織の増量で体積が増加する現象である
出所）梶原博毅・神山隆一監修：スタンダード病理学，文光堂，2016

(3) 萎縮

萎縮とは，細胞のサイズや，細胞数の減少であり，組織や臓器は小さくなる．萎縮はタンパク質合成の減少とタンパク質分解の亢進により生じる適応現象である．

萎縮は生理的なものと病的なものに分かれる．生理的萎縮には発生過程における甲状腺舌管の萎縮，思春期以降の胸腺の萎縮などがある．病的萎縮には廃用性萎縮，神経性萎縮，虚血性萎縮，栄養障害，悪液質，内分泌刺激の消失，圧迫などが挙げられる．廃用性萎縮の例としては，床上やギブス固定などによる骨格筋の萎縮が挙げられる．神経性萎縮は，骨格筋の神経支配が絶たれると，その支配領域の骨格筋に群萎縮を生じるものである．悪液質は，悪性腫瘍や慢性炎症により炎症性サイトカインである腫瘍壊死因子（tumor necrotic factor：TNF）が過剰産生され，食欲減少，脂肪消失，筋萎縮をきたす病態と考えられている．ホルモン依存臓器は，上位ホルモン減少により内分泌性萎縮を生じる．たとえば閉経後は，エストロゲンの減少により子宮内膜，乳腺は萎縮する．

(4) 化生

化生とは，すでに分化した細胞型が別の細胞型に可逆的に変化する現象である．これは，ある種のストレスに感受性のある細胞型が，ストレスにより抵抗性のある細胞型に変化する適応現象と考えられている．

化生は，すでに分化した細胞の形質が変化するのではなく，幹細胞のリプログラミングによって起こる．周囲のサイトカイン，成長因子，細胞外基質などとの相互作用により転写因子の活性が変化することで新しい細胞型へ分化すると考えられている．癌の発生母地になることもある．上皮細胞の化生には，子宮頸管腺や気管支線毛円柱上皮の扁平上皮化生，バレット食道にみられる扁平上皮の円柱上皮化生，胃粘膜の腸上皮化生，乳腺導管上皮のアポクリン化生などがあり，間質細胞の化生の例としては，筋肉内出血後の骨形成などがある．

2 細胞内・細胞外の異常物質の沈着

細胞の代謝障害の結果として細胞内にさまざまな物質が蓄積する．蓄積する物質には，正常な成分と異常な成分がある．正常な成分には水分，脂肪，タンパク質，炭水化物などがあり，異常な成分には，無機物，病原体といった外因性のものと異常な産生物，代謝物などがある．

(1) 脂肪の蓄積

脂質としてトリグリセリド，コレステロール，リン脂質のいずれも細胞内に蓄積することがあり脂肪化と呼ばれる．

トリグリセリドの蓄積は，主として代謝の中心である肝臓に起きるが，肝以外の心臓，骨格筋，腎臓などにも起こる．原因として毒物，タンパク質不足，糖尿病，肥満，過度なやせなどがある．肝臓では脂肪肝を生じる．脂肪化では細胞内に明瞭な空胞を生じ，凍結切片を用いた Oil red O 染色で陽性となる．

コレステロールの蓄積の代表例は，動脈の粥状硬化である．粥腫を構成するマクロファージには，コレステロールが蓄積し，泡沫状となり，泡沫細胞（foamy cell）と呼ばれる．

(2) タンパク質の蓄積

さまざまな原因で，タンパク質が細胞内に蓄積する．細胞内に蓄積したタンパク質は，通常円形の好酸性小滴を形成する．好酸性小滴は，硝子小滴（hyaline droplet）とも呼ばれる．

さまざまな疾患で，細胞内骨格タンパクの蓄積を認めることがある．たとえば，アルコール性肝疾

患では，中間径フィラメントであるケラチンが凝集し，マロリー（Mallory）小体をつくる．アルツハイマー（Alzheimer）病では，ニューロフィラメントを構成するタウタンパク質が神経細胞内に凝集し，神経原線維性変化（neurofibrillary change）を形成する．また，アミロイドーシス（amyloidosis）では，異常タンパク質が，細線維を形成して間質に沈着する（アミロイド）．アミロイドの原因となるタンパク質には免疫グロブリン軽鎖，重鎖やトランスサイレニン，血清アミロイドA，β2ミクログロブリンなどがある．

膠原線維が，陳旧性瘢痕巣などに存在し，均一に好酸性に染色される現象は硝子化（hyalinization）と呼ばれる．血管壁に血漿タンパクや基底膜物質が蓄積し，均一好酸性を呈する現象も同様に硝子化と呼ばれている．

(3) グリコーゲンの蓄積

糖原病と呼ばれる一連の代謝疾患では，グルコース代謝関連酵素の欠損により，全身組織にグリコーゲンが蓄積し，機能障害を引き起こす．

(4) プロテオグリカンの蓄積

プロテオグリカンとはコアタンパクと糖鎖からなる細胞外基質の主体を占める高分子である．甲状腺機能低下症における粘液水腫では，皮膚結合織にプロテオグリカンが沈着し，間質にムコイド変性（mucoid degeneration）を起こす．低栄養，悪液質，高齢者では，脂肪組織の萎縮が著明で，間質にプロテオグリカンが沈着する．ゼラチン様外観を呈し，膠様変性（gelatinous degeneration）と呼ばれる．骨髄は膠様髄（gelatinous marrow）となる．

(5) 色素の蓄積

生体内にみられる色素には生体内で産生される内因性色素と体外由来の外因性色素がある．

a）内因性色素の蓄積

リポフスチン（lipofuscin）は，生体消耗色素と呼ばれ，脂質とタンパク質の複合体である．酸化ストレスや脂質過酸化により生じる．リポフスチンは細胞内の褐色小顆粒として存在する．

メラニン（melanin）は，皮膚，神経組織，髄膜などに存在するメラノサイトで産生されるチロシン由来の黒褐色の色素である．

ヘモジデリン（hemosiderin）は，赤血球ヘモグロビン由来で，鉄を含む黄褐色の小顆粒である．細胞内で鉄はアポフェリチンと結合し，フェリチン（feritin）として存在するが，鉄過剰状態となるとヘモジデリン顆粒を形成する．出血後の局所にはヘモジデリンが蓄積する．

ビリルビン（bilirubin）は，胆汁内の色素であり，黄疸では，肝細胞，胆管細部内にビリルビンの蓄積を見る．

b）外因性色素の蓄積

外因性色素の代表に炭粉がある．炭粉は，大気中，排気ガスに含まれており，吸気により肺内に入った炭粉は，肺胞マクロファージに貪食され，局所リンパ節に運ばれる．多量に炭粉を吸引すると肺は黒色調を呈する．

(6) カルシウムの蓄積

病的石灰化は，カルシウムが壊死組織などに沈着する異栄養性石灰化（dystrophic calcification）と，正常組織に沈着する転移性石灰化（metastatic calcification）に分かれる．異栄養性石灰化は，壊死組織や粥状硬化巣などで見られる．石灰化は，好塩基性の顆粒状沈着物として認識される．石灰化巣に異所性骨化を認めることもある．また，甲状腺乳頭癌や髄膜腫などで砂粒体（砂粒小体，psammoma body）と呼ばれる同心円状の石灰化を認めることもある．転移性石灰化は，高カルシウム血症に合併

することが多く，全身臓器に石灰化を生じる．

3 細胞の死

細胞死という現象は，原因と過程の違いから，壊死（necrosis）とアポトーシス（apoptosis）の2種類に分類される．

A 壊死

(1) 壊死とは
壊死は，物理的な力による組織の死，血流が障害され酸素が欠乏したために起こる組織の死，あるいは外界から刺激を受けたり，定常状態に破綻をきたす状態になったりした時にみられる細胞の受動的な死である．

(2) 壊死の形態学的パターン

a) 凝固壊死（coagulative necrosis）
最も一般的な壊死のパターンで，壊死細胞は核を失い，好酸性物質の塊となる．最終的に壊死物質は浸潤してきた白血球によって分解され，細胞成分は貪食され，除去される．虚血による凝固壊死を梗塞（infarction）と呼ぶ．

b) 融解壊死（liquefactive necrosis）
脳梗塞の結果として生じるもので，梗塞部位が融解し吸収された空隙は脳脊髄液で充たされる．

c) 膿瘍（abscess）
壊死巣に細菌感染や真菌感染が合併し，組織が完全に融解した部位に死んだ白血球からなる膿が貯留する状態である．

d) 壊疽（gangrene）
四肢の虚血性壊死である．感染を伴うと融解し，湿性壊疽（wet gangrene）と呼ばれ，壊死組織が乾燥するとミイラ化し，乾性壊疽（dry gangrene）と呼ばれる．

e) 乾酪壊死（caseous necrosis）
結核感染時に認められる凝固壊死巣で，チーズ状の外観を呈し，好酸性無構造な組織像を示す．

f) 脂肪壊死（fat necrosis）
急性膵炎の周囲脂肪組織にみられる凝固壊死で，膵腺房細胞から漏出したリパーゼによる脂肪組織の分解による．

g) フィブリノイド壊死
血管炎の際にみられる血管壁の壊死像である．免疫複合体とフィブリンの沈着により血管壁は壊死し，ピンク色を呈する．

B アポトーシス

アポトーシスは，酵素を活性化し核DNAと細胞質を分解する自殺プログラムによって誘導される細胞の能動的な死である．生理的な状態におけるアポトーシスには，たとえば胚発生のさまざまな過程におけるプログラム化された細胞死，ホルモン依存臓器における退縮減少，増殖組織における細胞数のコントロールなどがある．病的状況においては，さまざまな傷害によるDNAの修復が不完全な場合，悪性腫瘍化を防ぐためにアポトーシスが起こることが知られる．また，神経変性疾患の多くで，

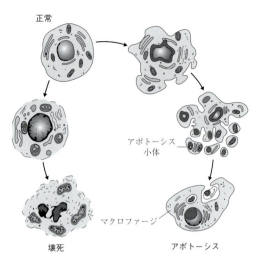

図 I-2-2　壊死とアポトーシスの模式図　アポトーシスでは，アポトーシス小体が形成され，速やかにマクロファージに貪食される
出所）Kumar, V., Abbas, A.K., Aster, J.C. 著：ロビンス基礎病理学　原書9版，丸善出版，2014

小胞体ストレスによるアポトーシスが見られる．

　アポトーシスでは，形態学的変化として細胞の収縮が起こる．細胞質が濃くなり，細胞内小器官が密にパックされ，核クロマチンは核膜下に凝縮し，核小体は分解し破片となる．アポトーシスを示す細胞は，最初細胞膜が外方に袋状に突出し，膜に囲まれたアポトーシス小体となる．アポトーシス小体内には小器官が密に詰まり，核片を含むこともある．マクロファージによってアポトーシス小体は速やかに貪食され，ライソソームによって分解される．急速に貪食処理されるため，炎症反応は惹起されない（図I-2-2）．

4　組織の修復と再生

A　再生

(1) 再生（regeneration）とは

　失われた細胞が同種の細胞の増殖によって補われ，もとどおりになる現象をいう．生体を構成する細胞には寿命があり，失われた細胞は同種の細胞に絶えず置換されている．表皮，粘膜細胞，造血細胞などは絶えず消費されているが，ほぼ同じスピードで再生し，補充されている．

　組織欠損が本来の細胞や組織で置換されないと肉芽組織に置換され，瘢痕化する．

(2) 再生能力

　細胞の再生能力は，細胞の増殖能，細胞分裂能に関連する．再生能は，組織によって異なるだけでなく，種によっても異なり，原始的な生物ほど再生能は高い．また，加齢によって再生能は低下する．

a）再生能力の高い組織

　皮膚，口腔，子宮頸部などの表層上皮組織，消化管上皮，膀胱尿路上皮，骨髄造血細胞などは，個体が生き続ける限り分裂を続ける．これらの細胞は，傷害を受けると幹細胞（stem cell）から分化した細胞によって再生される．

b）再生能力の低い組織

　骨格筋や平滑筋は弱いながらも再生能を有している．骨格筋の再生能はわずかであり，傷害は主に肥大によって補われる．

c）再生能力のない組織

　心筋細胞，神経細胞は，発生直後から細胞分裂を起こさない．したがって，これらの細胞が死ぬと再生しない．神経細胞が死ぬと，支持組織である神経膠細胞が増殖して置換する．

(3) 再生の機序
a) 表皮，上皮の再生
　表皮や消化管の上皮細胞では，表層部の細胞が絶えず変性，剥離し，基底部の細胞の再生によって補われている．
b) 間葉系細胞の再生
　未熟な間葉系細胞は，高い再生能を有している．また多分化能も有している．
c) 血管の再生および新生
　血管の再生および新生能は極めて高く，胎児期の臓器，器官形成や，すべての組織形成や創傷治癒過程で重要である．血管の再生や新生は，既存の血管からの発芽によって起こる．内皮細胞の分裂，増殖，血管腔の形成という一連の過程で進行する．
d) 血液細胞の再生
　血液細胞の再生能は極めて高く，血球が失われると，骨髄で血液が再生し補われる．また骨髄での血球再生が著しく低下すると，胎生期に造血が行われていた肝臓や脾臓で，代償性に髄外造血が起こる．
(4) 過剰再生
　再生が盛んで，再生組織が過剰に形成されることがあり，過剰再生と呼ばれる．末梢神経の切断端にできる断端神経腫（amputation neuroma）が一例である．また骨折の治癒過程でもしばしば過剰再生がみられる．

B 創傷治癒

　創傷とは，表面を覆う皮膚や粘膜あるいは臓器，組織の損傷や欠損をいう．創傷が生体反応によって治癒に向かう現象を創傷治癒と呼ぶ．創傷治癒は，損傷部に肉芽組織が形成されることから始まる．
(1) 肉芽組織
a) 肉芽組織とは
　肉芽組織は，毛細血管からの血漿成分の滲出と好中球主体の炎症性細胞の遊走から始まり，続いて毛細血管の新生と線維芽細胞の増殖が起こり形成される．
b) 良い肉芽と不良肉芽
　良い肉芽は，血流が豊富で，顆粒状で緊張しており，速やかに局所を治癒に導く．
　不良肉芽は，血流が少なく浮腫状で，顆粒形成に乏しい．炎症性細胞が多く，線維芽細胞や血管が少ない．線維化の傾向に乏しく，治癒しにくい．局所感染や糖尿病にみられることが多い．
(2) 瘢痕組織
　肉芽組織は，時間が経過すると細胞間に膠原線維が形成され，好中球に代わり，リンパ球，形質細胞が血管周囲に出現する．やがてそうした細胞も減少し，膠原線維の増加に伴い，線維芽細胞も減少し，毛細血管も消失する．このようにして完全に線維化した組織を瘢痕組織と呼ぶ．瘢痕化により局所は瘢痕性収縮を起こす．気道，消化管，尿路に生じるとしばしば狭窄を起こす．
(3) 創傷治癒の様式
　創傷治癒は第一相と第二相に分かれる．
a) 創傷治癒の第一相，肉芽形成
　肉芽組織のなりたちは，局所の血管透過性の亢進に基づく血液細胞の血管外遊走が契機となる．まず好中球が主体となる細胞浸潤に引き続き，毛細血管の新生と幼若な線維芽細胞の増殖により肉芽組

織が形成される．

肉芽組織は，刺激の種類によって性状に違いがある．たとえば結核菌では，典型的な類上皮肉芽腫が形成される（図Ⅰ-2-3）．

b）創傷治癒の第二相

欠損組織が肉芽組織と線維化によって置換され，再生修復に至る過程である．線維芽細胞の増生，血管新生，実質細胞の再生による組織の再構築が起こる．創傷治癒の過程で，瘢痕組織として膠原線維が過剰に生じるとケロイド（keloid）を生じる．

組織欠損がわずかで，肉芽組織をほとんど形成することなく治癒する場合を第一次治癒と呼ぶ．一方，組織の欠損が大きい場合や，壊死組織の除去を要する場合は，大量の肉芽組織が形成される．このような創傷治癒過程を第二次治癒と呼び，瘢痕組織を残す．

C 異物の処理

生体内に侵入する異物としては，炭粉，珪酸結晶，寄生虫，手術縫合糸などが挙げられる．

異物は生体に傷害を与えるので，生体は異物を排除するか，肉芽組織によって被包化し，無害化しようとする．

(1) 吸収，貪食

生体反応は異物の大きさ，性質によって異なる．異物が微小な場合は好中球や単球で，生体および外来色素，結核菌などは，マクロファージによって処理される．マクロファージで処理できない大きさの異物は，異物巨細胞によって処理される．異物がさらに大きくなると，その周囲に血管結合織が形成され，肉芽組織ができ，マクロファージ，白血球および異物巨細胞とともに異物肉芽腫を形成する．異物が肉芽腫によって吸収，融解されない場合は，肉芽組織が瘢痕化し，異物の周りに膠原線維からなる被膜が形成され被包化される．

(2) 器質化

体内あるいは外来の病的物質に対して肉芽組織が形成され，これを処理し，結合組織で置き換える生体反応を器質化と呼ぶ．無害化する生体反応で，異物や血栓，膿瘍，壊死部などに起こる．

5 炎症

A 炎症とは

生体は，細胞や組織に何らかの傷害が加わると，その傷害因子を除去したり，傷害の広がりを防いだりするとともに，傷害された組織を修復するための一連の反応を起こす．こうした生体反応が炎症である．傷害を受けた局所には，血管，細胞，液性因子が動員され，これらが複雑に絡み合って炎症が進行する．炎症の原因には，機械的刺激，異物の刺入，高温，低温，電気，紫外線といった物理的刺激，医薬品，化学物質，毒素などといった化学的刺激，ウイルス，細菌，真菌，寄生虫などの病原微生物による感染，虚血，うっ血などの循環障害，自己免疫反応やアレルギーなどの免疫機構の異常などがある．

B 炎症巣の構造

(1) 炎症巣とは

炎症の起こっている部位を炎症巣と呼ぶ．炎症巣には発赤，腫脹，熱感，疼痛といったいわゆる炎症の4主徴と呼ばれる特徴が現れる．組織学的には，炎症細胞の浸潤，新生血管，浮腫などが見られる．

(2) 炎症巣をつくる細胞

炎症巣に動員される細胞には，好中球，好酸球，好塩基球，リンパ球，形質細胞，マクロファージ，肥満細胞，血管内皮細胞，線維芽細胞などがある．

a）好中球

貪食能を有し，貪食の結果，細胞内に形成される貪食胞（ファゴゾーム）に顆粒中のリゾチームなどの酵素を注入し消化する．顆粒中の酵素は細胞外へも放出され，病原微生物や傷害された組織や細胞を融解，除去する．

b）好酸球

細胞内に好酸性の顆粒を有している．顆粒にはカタラーゼなどの酵素を有し，寄生虫などを殺傷する．アレルギー反応では組織中に多数出現し，主役を演じる．

c）好塩基球

好塩基性の顆粒を有する細胞で，ヘマトキシリンで青く染まるが，トルイジンブルーという青色染料で紫に染まり，異染性を示す．顆粒内にはヒスタミン，ヘパリンなどの活性化アミンを有し，脱顆粒により，こうしたメディエーターが細胞外に放出される．

d）リンパ球

主に慢性炎症に関与しているリンパ球にはTリンパ球，Bリンパ球，NK細胞などがある．

e）形質細胞

Bリンパ球の終末分化細胞で，免疫グロブリンを産生する．

f）マクロファージ

骨髄で産生された単球が，循環系によって移動し，組織に定着したもので，細胞形態は変化に富み，類円形から紡錘状，上皮様までさまざまである．マクロファージの主な機能は貪食で，貪食した細胞は泡沫状に見える．

g）肥満細胞

好塩基球に由来し，組織中に存在する．類円形の核を有し，細胞質は円形，紡錘形，多角形などさまざまな形態をとる．ヘマトキシリン・エオジン染色では同定し難いが，トルイジンブルー染色で異染性を示す．細胞質に顆粒を有し，顆粒内にはヒスタミン，ヘパリンなどを貯蔵し，脱顆粒により細胞外へ放出する．その他に腫瘍壊死因子（TNF）などのサイトカインやロイコトリエンを産生して放出する．即時型アレルギー反応において中心的な働きを有する．

h）血管内皮細胞

血管内腔を覆い尽くす扁平な細胞で，炎症部に存在する血管の内皮細胞の核はしばしば腫大している．こうした内皮細胞は増殖能と遊走能が亢進しており，新生血管を形成するもとになる．

i）線維芽細胞

上記以外の紡錘形細胞の総称で，コラーゲンを産生し，分泌する真の線維芽細胞と自己複製能とともにさまざまな間葉系細胞への分化能を有する間葉系幹細胞を含んでいる．炎症の場においては，核

が腫大し，増殖能，遊走能，コラーゲン産生能，分化能が亢進し，組織修復に関与する．

(3) 炎症巣の基本構造
a）炎症の始まり
組織の壊死が起こると，壊死組織の周囲に好中球が出現する．組織間隙に浸出液が貯留する．壊死の発生から好中球の出現まで，12時間から24時間とされる．

b）肉芽組織形成
3日から1週間が経過すると壊死部に組織構築が始まる．リンパ球，形質細胞，マクロファージといった細胞の浸潤が見られ，マクロファージは出血後のヘモジデリンを貪食している．スリット状の間隙を有する新生血管が形成され，線維芽細胞の増生，膠原線維の産生が見られるようになり肉芽組織が形成される．2，3週経過すると肉芽組織中のリンパ球，マクロファージは減少し，線維芽細胞，膠原線維の増加が見られ，炎症巣は修復過程に入る．

c）炎症の終息
約1か月経過すると細胞数は減少し，線維芽細胞と規則的な走行を示す膠原線維によって組織は置換される．

C 炎症を制御する液性因子

炎症を構成する要素には，細胞，血管以外に組織間に存在する液体成分がある．液体成分中にはさまざまな生理活性物質が含まれている．そうした因子の働きで，炎症反応がカスケード式に進行する．こうした炎症を制御する液性因子を炎症メディエーターと呼ぶ．血漿由来と細胞由来の2群に分類される．

(1) 血漿由来の炎症メディエーター
血漿由来の炎症メディエーターは，主に肝臓で産生され，不活型の前駆体として常に血漿中，組織間液中に存在している．刺激を受けると瞬時に活性型に変化する．

a）キニン類，血液凝固系，血液線溶系
炎症刺激により基底膜物質が露出したり，細菌のリポ多糖（エンドトキシン）などと接触したりすると凝固第XII因子（ハーゲマン因子）が活性化する．血液凝固カスケードが作動し，最終的にフィブリノペプチドとフィブリンが形成される．活性化第XII因子はキニン類にも作用し，カリクレイン，ブラジキニンが産生される．カリクレインは血液線溶系に作用し，プラスミノーゲンがプラスミンに変わる．

b）補体系
補体系の一連の血漿タンパク（C3-C9）は，抗原抗体複合体に出会うとカスケード反応によってかたちを変え，最終的にC5-C9よりなる膜侵襲性複合体が形成される．この複合体はエンドトキシンと出会ったときにもできる．

(2) 細胞由来の炎症メディエーター
a）ヒスタミンとセロトニン
肥満細胞や好塩基球の顆粒に含有され，血管の収縮や，血管透過性の亢進を引き起こす．

b）ロイコトリエンとプロスタグランジン
リン脂質から合成されるアラキドン酸が原料となり，アラキドン酸カスケードなどを通じて産生される．血管収縮や拡張，血管透過性亢進，白血球遊走の亢進などの作用を有する．

c）サイトカイン

リンパ球やマクロファージなどの細胞から分泌され，それを受容する細胞に情報を与える可溶性糖タンパクの総称である．ヒトでは現在まで30種類を超えるサイトカインが同定されている．代表的なものにはインターロイキンⅠや腫瘍壊死因子（TNF）などがある．

d）ケモカイン

サイトカインのうち白血球遊走作用を有する一群の低分子量タンパク質の総称である．

そのほか，細胞由来の炎症メディエーターに含まれるものには，血小板活性化因子，可溶性フリーラジカルである一酸化窒素（NO），サブスタンスPやニューロキニンといった神経ペプチド，ストレス応答に伴う炎症において重要な視床下部—下垂体—副腎皮質系ホルモンなどがある．

D 急性炎症

(1) 急性炎症とは

組織傷害，細胞傷害が起こったときに速やかに開始され，急速に進行する生体反応である．数分から数時間の時間単位で反応がピークに達する．急性炎症の主な目的は，組織傷害や細胞傷害の原因の除去である．その過程は，①小血管の拡張と血流量の増加，②血漿成分の血管外進出，③好中球を主体とする白血球の血管外遊出，浸潤，集簇であり，傷害となる因子はさまざまでもほぼ同一である．

(2) 急性炎症の転帰

急性炎症は，傷害因子が除去されると終息に向かう．炎症巣が最終的にどのようになるかは時間的要因，組織破壊の程度，生体の免疫力などさまざまな要因で決まるが，①何らかの組織構築の改変なしに元通りになる完全治癒，②損傷が大きく最終的に膠原線維に置換される瘢痕治癒，③炎症巣が最終的に肉芽組織で置換される器質化，④炎症組織が融解し，多数の好中球，壊死物，滲出液からなる膿の貯留で置換される膿瘍形成，⑤炎症の持続や，再燃による慢性炎症への移行などに分類される．

(3) 急性炎症の分類

急性炎症は，傷害因子の種類や，炎症の起こる部位の組織学的特異性から特徴的な組織形態をとる．そうした組織形態によっていくつかに分類される．

a）漿液性炎

フィブリノーゲンなどを含まないタンパク質濃度の低い液が，血管外に滲出する炎症である．

b）線維素性炎

フィブリノーゲンを含む血漿成分が滲出し，組織中にフィブリンが析出する炎症で，硝子化，器質化をきたすこともある．

c）化膿性炎

好中球浸潤が特に強い炎症で，炎症巣に膿が貯留する．蜂窩織炎，膿性カタル，膿瘍などの亜型がある．

d）出血性炎

浸出液や血管外に多量の赤血球を含む炎症である．

e）壊死性炎，壊疽性炎

炎症巣で組織の壊死が著しいもので，壊疽性炎は腐敗菌の感染を合併したものである．

E 慢性炎症

(1) 慢性炎症とは

慢性炎症は，急性炎症や組織傷害に引き続いて，長期にわたって持続する炎症で，組織や細胞の増殖反応が主体となる．組織学的には，マクロファージ，リンパ球，形質細胞を主体とする細胞浸潤に引き続いて，線維芽細胞，小血管増生を伴う肉芽組織が形成され，最終的に持続的な組織破壊と組織構築の改変がおこる．

(2) 慢性炎症の要因

慢性炎症を引き起こす要因には，急性炎症からの移行，結核菌や真菌などに代表される弱毒菌の持続感染，珪肺などに代表される生体内で処理できない物質の長期曝露，自己免疫疾患などが挙げられる．

(3) 慢性炎症の分類

慢性炎症の組織像は，肉芽組織の形成によって特徴づけられるが，組織増生，細胞増殖の形態によって大きく2つに分類される．

a) 慢性増殖性炎

肉芽組織からなる炎症巣を形成する慢性炎症で，臓器固有の組織，細胞の増殖と再生を伴う．時間の経過とともに線維化，瘢痕化が起こり，本来の組織の変形や構築の改変が起こる．代表例として肝硬変が挙げられる．

b) 肉芽腫性炎

肉芽腫を形成する慢性炎症である．肉芽腫とは，肉芽組織が数mm程度の小結節状の病変をつくるときに用いられる用語であるが，類上皮細胞によって構成されるものを類上皮肉芽腫と呼ぶ．類上皮細胞は活性化したマクロファージが上皮様に変形したものである．活性化マクロファージは，しばしば細胞癒合により多核巨細胞を形成する．

肉芽腫性炎には結核性肉芽腫，サルコイド肉芽腫，リウマチ結節，異物肉芽腫などがある．

①結核性肉芽腫

結核菌の存在する部位に形成される肉芽腫で，しばしば中心に乾酪壊死が形成され，それを取り囲む類上皮細胞と多核巨細胞が出現する．多核巨細胞はランゲルハンス巨細胞と呼ばれる（図Ⅰ-2-3）．

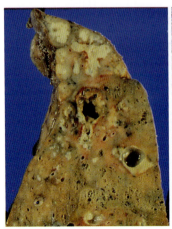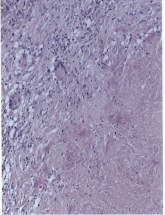

図Ⅰ-2-3 結核のマクロ像（左）とミクロ像（右） マクロ像では，チーズ状の壊死が特徴的．ミクロ像では乾酪壊死を取り囲む類上皮細胞とランゲルハンス巨細胞が見られる

②サルコイド肉芽腫

類上皮細胞と多核巨細胞からなるが，壊死を伴わない．サルコイドーシス，クローン病，真菌感染などで見られる．

③リウマチ結節

関節リウマチ患者の皮下組織に生じる肉芽腫で，肉芽腫の中心はフィブリノイド壊死巣である．壊死巣を取り囲むように類上皮が柵状に配列する．

④異物肉芽腫

異物をとりかこむように集簇したマクロファージと多核巨細胞からなる肉芽腫である．巨細胞は異物巨細胞と呼ばれ，核は中心部に集合している．

6　腫瘍

　腫瘍とは身体を構成する細胞が正常な制御を失って増殖する状態であり，悪性腫瘍の状態では，細胞は無秩序に増殖し，自己の正常組織を破壊し，機能障害を引き起こし，最終的に個体を死に至らしめる．医療現場で腫瘍を扱う場合に最も重要な点は，腫瘍を良性腫瘍と悪性腫瘍に分けることで，予後と治療に密接に関連してくる．良性腫瘍は緊急性を要しないことが多いが，悪性腫瘍と診断されれば，何らかの治療方針を決定しなければならない．良性腫瘍と悪性腫瘍では，形成する腫瘍の性格が異なる．すなわち，良性腫瘍では圧排性の増殖を示し，境界は明瞭であるのに対し，悪性腫瘍は，浸潤性に増殖し，境界が不明瞭であることが多い（図Ⅰ-2-4）．一般的に悪性腫瘍を総称してがん（ひらがな）と呼び，癌（漢字）は上皮性の悪性腫瘍に用いられる．がんセンターといった名称にひらがなのがんを用いているのは，対象が悪性腫瘍全般であることを示している．

A　局所浸潤

　前述のように良性腫瘍は圧排性増殖を示し，悪性腫瘍は浸潤性に増殖する．浸潤とは周囲組織の破壊を伴う腫瘍の増殖である．浸潤は悪性腫瘍の指標であり，肉眼的に圧排性増殖を示していても顕微鏡的に浸潤が確認されれば，悪性腫瘍である．また逆に，良性腫瘍とされる脳の神経膠腫（グリオーマ）などでは，腫瘍の境界は不明瞭に増殖するが，組織破壊を伴わない．

B　転移

　転移とは腫瘍が，発生部位から離れた部位に運ばれて，そこで増殖することをいう．もとの腫瘍を原発腫瘍と呼び，転移部に形成された腫瘍を転移性腫瘍と呼ぶ．転移の形式には3つの経路がある．

(1) 血行性転移（hematogenous metastasis）

　腫瘍細胞が組織中を浸潤し，静脈壁を破壊して血管内に入ると，腫瘍細胞は血行性に他臓器へ運ばれる．転移先として最も頻度が高いのは，肺と肝臓である．たとえば大腸癌は，門脈を介して肝臓へ転移する．他のがんは，血管内に侵入すると大循環系に入り，右心系から肺に転移する（図Ⅰ-2-5）．

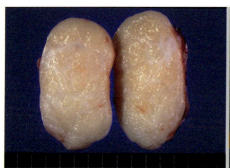
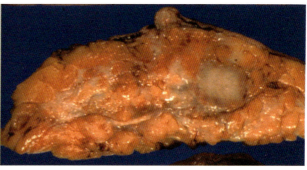

図Ⅰ-2-4　**良性腫瘍と悪性腫瘍の肉眼像の比較**　左は乳腺の良性腫瘍である線維腺腫で，境界明瞭．右は乳癌の割面像で，境界不明瞭で，浸潤性に増殖する

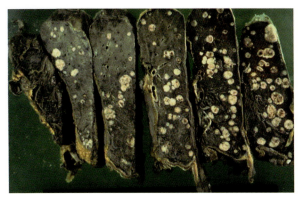

図 I-2-5　乳癌の肺転移　肺に多発性の血行性転移を示している

静脈の流れの先に最初に毛細血管様構造がある臓器に転移することが多い．肺に転移した腫瘍は左心系に戻り，大動脈を経由して全身の諸臓器に転移する．肝臓に転移した腫瘍は，肝静脈から大静脈，右心を経由して肺に転移する．しかし，肝臓の類洞構造や肺の毛細血管構造をすり抜けて血行性の転移が起こることもある．

解剖学的な位置関係と異なる因子によって転移先が決まる場合もある．たとえば，前立腺癌，乳癌などは骨転移を起こしやすいことが知られている．この場合，がん細胞が発現する接着因子と末梢血管内皮の接着因子の関係や，細胞膜上にある種のケモカイン（細胞走化性因子）の受容体を多く発現している腫瘍細胞は，そのケモカインを多く産生する臓器で発育することが知られる．

(2) リンパ行性転移 (lymphogenous metastasis)

組織内を浸潤してきた腫瘍細胞がリンパ管に入るとリンパ液の流れに乗って他の部位に運ばれる．リンパ管はまず近傍のリンパ節に集まるので近傍のリンパ節に転移する．リンパ節へのリンパ液は輸入リンパ管を介してまず辺縁洞へ入るので，初期のリンパ節転移は辺縁洞に起こる．リンパ液を介して次々にリンパ節転移を起こすので，ある臓器のある部位の腫瘍は，まずこのリンパ節群に転移するといったルートが決まっている．癌取扱い規約にしたがって周囲のリンパ節群に番号や名称がつけられ，何群リンパ節といったように転移しやすい順にグループ化され，それに従って郭清術が行われる．最近では，患者への負担軽減や機能の温存の観点から術式の縮小化が叫ばれ，乳癌などではセンチネルリンパ節と呼ばれる最初に転移すると考えられるリンパ節に転移が見られない場合，リンパ節郭清を行わない治療法も選択されている．

原発巣から離れた部位のリンパ節転移で腫瘍が発見されることもある．胃癌が鎖骨上窩のリンパ節に転移して発見されるウィルヒョウ (Virchow) 転移が良く知られている．さらに，リンパ液の流れを逆行するような転移も知られる．胃癌の卵巣への転移であるクルーケンベルグ (Krukenberg) 腫瘍は，以前は播種性の転移と考えられていたが，現在は逆向性リンパ行性転移と考えられている．リンパ管内に癌細胞が塞栓を形成すると，リンパ管が拡張蛇行し，周囲組織に炎症を起こすことがあり，癌性リンパ管炎 (lymphangitis carcinomatosa) と呼ばれる．

(3) 播種 (dissemination)

体腔中をがん細胞が広がって，体腔表面に散布される病態を呼んでいる．たとえば胃癌の癌細胞が浸潤し，漿膜面に達すると，露出した癌細胞は腹腔に種をまくように散布され，腸管漿膜面などに多数の播種性転移結節を形成する．胸膜下に発生した肺腺癌では，胸膜面に露出して肺表面に播種性の転移をきたす．播種とともに浸出液が体腔内に貯留し，多量の胸腹水中にがん細胞が浮遊する状態を胸膜がん腫症や腹膜がん腫症と呼んでいる．

C　悪性腫瘍の組織学的形態

さまざまな画像診断などの進歩から悪性腫瘍の推定はある程度可能になってきているが，最終的な悪性の診断は，顕微鏡的な，細胞形態，組織形態により決定される．一般的にがん細胞と決定される

ための特性は，異型性（atypism）である．異型性は，正常細胞からの隔たりを指している．異型性は構造異型と細胞異型に分けられる．構造異型は細胞の配列や極性の消失などの組織構築の異常を言い，細胞異型は細胞や核の大きさ，形，クロマチン構造などの形態学的異常である．細胞の異型性を決める基準としては，細胞や核の大小不同および多形性，細胞質に対して核の占める割合（核／細胞質比，N/C比）の増加，核分裂像の増加と多極分裂などの異常分裂像，核クロマチンの増量と粗大化，核小体の腫大などが挙げられる．核の変化が主体であるが，細胞質は，リボソームが増加し，好塩基性を示す．

D 腫瘍の分類

(1) 良性腫瘍の分類

腫瘍は由来する細胞が上皮性か非上皮性かによって分類することができる．良性腫瘍で非上皮性の場合，由来するもとの細胞の名前を付けることが多い．たとえば，平滑筋腫（leiomyoma），軟骨腫（chondroma），血管腫（hemangioma）などである．良性上皮性の場合，組織構築で命名することが多く，腺構造を形成する性格があれば，腺腫（adenoma），管腔内に乳頭状に増殖すれば，乳頭腫（papilloma）である．良性腫瘍では名前の末尾に"腫"（-oma）がつくことが多い．

(2) 癌腫と肉腫

悪性腫瘍の最初の組織学的分類は癌腫（carcinoma）と肉腫（sarcoma）である．癌腫は，上皮性の悪性腫瘍であり，肉腫は非上皮性の悪性腫瘍である．癌腫と肉腫にはさまざまな相違点がある．癌腫は中高年に発生することが多く，小児に発生することは稀である．肉腫はそれに対し，どの年齢にも発生し，特に小児に好発するものもある．

a) 癌腫の組織学的分類

癌腫の組織分類は組織構築が基本であり，腺癌と扁平上皮癌が多い．

①腺癌（adenocarcinoma）

円柱上皮の性質を持ち，腺腔を形成すること，あるいは粘液を分泌することが重要な性質である．腺癌は円柱上皮からなる表面を被覆する上皮，導管上皮，腺上皮から発生する．消化管では胃から直腸まで，子宮体部，前立腺，などに発生する癌の大部分が腺癌である．細胞質は明るく，核は基底部に並ぶ傾向にあり，腺腔を形成しないときには細胞質の粘液のために核が偏在し，印環細胞癌（signet-ring cell carcinoma）の形態をとることもある．

②扁平上皮癌（squamous cell carcinoma）

重層扁平上皮の性格を有する癌である．層構造を形成し，最表層に向かって角化傾向を示す特徴があるが，腫瘍胞巣内で分化極性を失い，癌真珠（cancer pearl）と呼ばれる球状の角化構造を形成することがある．また癌胞巣の細胞間に細胞間橋が見られることも扁平上皮癌の特徴である．細胞間のデスモソームが標本作成時に強い結合をしている部分のみを残して収縮したためにできる構造と考えられている．扁平上皮癌が発生するのはもともと重層扁平上皮で覆われている臓器で，皮膚および口腔，咽頭，食道などである．

③尿路上皮癌（urothelial carcinoma，移行上皮癌（transitional cell carcinoma））

尿路上皮から発生し，尿路上皮の性格を残した癌である．尿路上皮で覆われた腎盂，尿管，膀胱から発生する．尿路上皮癌は乳頭状に発育する特徴がある．

④未分化癌（undifferentiated carcinoma）

特定の分化傾向を示さない癌で，多角形，紡錘形を示す腫瘍細胞が充実性増殖を示すことが多いが，

間質中に散在性に増殖することもある．巨細胞を混じたり，細胞や核が多彩な形態を示したりすることもある．発生頻度は低いが，増殖速度が速く，予後不良であることが多い．

b）異なる細胞への分化を示す腫瘍

外胚葉，中胚葉，内胚葉の 2 葉以上の異なる細胞へ分化する腫瘍を奇形腫（teratoma）と呼ぶ．通常の分化した成熟組織からなるものを成熟奇形腫，未熟な組織を含むものを未熟奇形腫と呼ぶ．卵巣，精巣からの発生が多いが，松果体，縦隔，後腹膜，尾仙部など体の中心線に沿った部位からも発生する．唾液腺に発生する多形腺腫は，多分化能を有する細胞から発生し，上皮性の腺腫の部分と軟骨などの間葉成分が混在し，混合腫瘍とも呼ばれている．

c）肉腫の分類

肉腫は対応する正常細胞の名称を用いることが多い．その細胞から由来した場合と，その細胞への分化を示す場合がある．線維肉腫，悪性線維性組織球腫，脂肪肉腫，骨肉腫，軟骨肉腫，平滑筋肉腫，横紋筋肉腫，血管肉腫などがある．

d）芽細胞腫のつく腫瘍

神経芽細胞腫，網膜芽細胞腫，腎芽細胞腫，肝芽細胞腫，髄芽細胞腫などはすべて小児に発生する腫瘍である．芽細胞腫は発生途上の未熟な細胞からなる充実性腫瘍である．円形，紡錘形といった単一な細胞から構成される場合と発生途上の特定の構造を示す場合がある．

e）過誤腫

腫瘍というよりも後天的な組織奇形と考えられている病変で，さまざまな組織に発生するが，肺の過誤腫の頻度が高い．気管支に軟骨成分が異常な結節状増生を示す．

E 腫瘍に関連した用語

（1）グレード（grade）とステージ（stage）

グレードは，正常構造からどの程度隔たっているかを表す用語で，組織学的分化度とも呼ばれる．癌腫では grade 1～3 の 3 分類が良く用いられ，高分化，中分化，低分化に対応する．low grade, high grade の 2 段階の分類も最近よく用いられる．ステージは，腫瘍の体内での広がりを表し，予後とよく関連するため臨床的に用いられる．国際対がん連合（UICC）の TNM 分類による臨床病期分類は広く用いられている．Stage Ⅰ～Ⅳまであり，腫瘍の大きさ（T），リンパ節転移（N），遠隔転移（M）のそれぞれの組み合わせで決定される．

（2）上皮内癌（carcinoma in situ）と非浸潤癌（non-invasive carcinoma）

上皮内癌や非浸潤癌は，基底膜を破って浸潤していない癌をいう．浸潤転移をするという悪性腫瘍の定義に当てはまらない癌である．医療の進歩に伴い，診療のなかで癌の初期像に遭遇する機会が増えている．子宮頸部の carcinoma in situ や乳腺の ductal carcinoma in situ などはしばしば経験する病変である．

（3）異形成（dysplasia）と境界悪性病変（borderline lesion）

異形成は，顕微鏡的に組織構築の変化と個々の細胞の変化により判定される．個々の細胞の核の形状やクロマチンの増量などがんの指標と同様の異型性を有するが，がんとは言えない程度の病変に用いられる．通常，軽度，中等度，高度異形成の 3 段階に分類する．前がん病変と考えられており子宮頸部における判定基準は確立されている．また，一部の臓器の腫瘍，たとえば卵巣の上皮性腫瘍などでは，腺腫と癌腫の間に境界悪性腫瘍の概念が確立されている．卵巣の上皮性腫瘍の境界悪性腫瘍は増殖の程度，細胞の異型が，良性悪性の中間で，基本的に明らかな間質浸潤を認めないものを言って

いる．この分類を適用することにより従来悪性とされて過剰な治療を受けていた予後の良い症例群が，適切な治療を受けることができるようになった．

(4) 早期がんと進行がん

早期がんは早期に発見されたがんで，浸潤がないかあるいは浸潤の早期に発見されたがんで，転移していることは少なく，予後が良い．進行がんは，ある程度以上浸潤して，大きく成長したがんについて用いる．転移する可能性が高く，手術的に取り除いても予後が悪い．

(5) オカルトがん (occult cancer)，偶発がん (incidental cancer)，ラテントがん (latent cancer)

原発巣の存在がわかっておらずに偶然発見されたがんに，不顕性がん，潜在がん，潜伏がん，偶発がん，オカルトがん，ラテントがんなどの用語が当てられる．オカルトがんは，転移巣による症状があるために原発巣を検索したが発見されず，その後原発巣が明らかになったがんに用いる．偶発がんは，非悪性腫瘍として切除あるいは摘出された組織に顕微鏡的検索によりがんが発見された場合に用いる．たとえば前立腺肥大症の手術検体の10％に偶発がんが発見される．ラテントがんは，生前臨床的にがんの徴候が認められず，死後の剖検で初めて存在が明らかになったがんである．たとえば，甲状腺の乳頭癌は剖検時10％程度に発見される．

(6) 多重がん，多発がん

多重がんは，異なる悪性腫瘍が複数ある場合に用いる．組織学的に転移でないことが確認される必要がある．多発がんは，同じ臓器に複数の悪性腫瘍がある場合をいう．同時にある場合，同時多発，腫瘍が最初の腫瘍と離れたところに遅れて発生すれば異時多発という．

F 腫瘍の原因

腫瘍は，正常細胞の遺伝子に複数の異常が蓄積され正常な増殖が制御されなくなり発生する．原因となる遺伝子異常はさまざまな原因で生じるが，大きく環境因子（外因）と個体の持つ遺伝的素因（内因）に分けられる．

(1) 環境因子（外因）

a）化学発がん物質

1915年の山際勝三郎による煙に含まれるタールをウサギの耳に塗布する実験でタールの発がん性が証明され，化学発がんの研究が始まった．タールに含まれるベンゾピレン，ジアゾアントラセンなどの芳香族炭化水素の発がん性が証明され，最近ではアニリン工場での膀胱癌の発生が報告された．アフラトキシンによる肝細胞癌や断熱材として使用されてきたアスベストの中皮腫との関連が判明している．

b）物理発がん因子

火傷や紫外線による皮膚癌，放射線曝露後の白血病，肉腫などが知られる．

c）ウイルス

ヒト成人T細胞性白血病ウイルスI型（HTLV-1）による成人T細胞性白血病，ヒトパピローマウイルスによる子宮頸癌，EBウイルスによるバーキットリンパ腫，上咽頭癌，B型，C型肝炎ウイルスによる肝細胞癌などが知られている．

d）慢性炎症

慢性の炎症ががんの発生母地となることが明らかとなっている．潰瘍性大腸炎と大腸癌，ウイルス性肝炎における肝癌，慢性膿胸における悪性リンパ腫，ピロリ菌による胃癌などが知られる．

(2) 腫瘍素因（内因）

a）年齢・性別

悪性腫瘍は中高年に好発し，癌腫が主体である．小児では白血病，神経系腫瘍，肉腫が発生する割合が高い．一般的に悪性腫瘍の発生頻度は男性が女性よりも高いが，喫煙，飲酒などのがんの要因に曝露する割合が高いためと考えられる．乳癌，胆囊癌，甲状腺癌は女性に多い．

b）遺伝的要因

遺伝的要因ががんの発生に関与することは，腫瘍多発家系が存在することからも推測される．原因遺伝子が明らかにされ，がん抑制遺伝子の変異が明らかにされてきた．網膜芽細胞腫はRB遺伝子に先天性に変異があり，もう一つの対立遺伝子に変異が起こることにより発生する（図Ⅰ-8-2）．リー・フラウメニ（Li-Fraumeni）症候群ではp53遺伝子の変異によりさまざまながんが高頻度に発生する．

c）ホルモン

乳癌や前立腺癌はホルモン依存性があることが知られる．抗ホルモン療法が施行される．

G 腫瘍発生のメカニズム

がんは複数の遺伝子異常が蓄積されて生じる．がん発生のさまざまな要因のうち内因としては，がん遺伝子による細胞増殖能の亢進，細胞増殖抑制機能の異常，テロメラーゼの活性化による持続的な遺伝子複製，アポトーシスの抑制などが挙げられ，外因としては，血管増生が腫瘍の進展に重要である．腫瘍形成にはゲノムの不安定性による遺伝子増幅，染色体の転座などが関与している．炎症も発がんに関連性があると考えられ，さまざまな免疫機構からの回避も腫瘍発生の初期に関与していると考えられる．

H がん遺伝子とがん抑制遺伝子

がん化の要因の中でもがん遺伝子，がん抑制遺伝子は中心的な働きをする（Ⅰ部8章1節も参照）．

がん遺伝子は細胞の増殖を亢進させる遺伝子群で，増殖因子，チロシンキナーゼ型増殖因子受容体，アダプター分子はさまざまな遺伝子の変化によって活性化されるが，主として4つのメカニズムが知られている．①点突然変異による活性化分子への転換，たとえば大腸癌では，Ras遺伝子の点突然変異によって活性型のRasタンパク質になることが知られる．②遺伝子増幅による分子の発現量の増加，たとえば神経芽細胞腫ではN-mycの増幅が，乳癌ではHER2受容体の遺伝子増幅が知られている．③染色体転座による分子の活性化，たとえば慢性骨髄性白血病ではt(9;22)（9番と22番の染色体の転座）が生じbcr-ablキメラ遺伝子が形成されることでAblチロシンキナーゼ活性が上昇する．④染色体転座による分子の発現量の増加，たとえば濾胞性リンパ腫では，染色体転座t(8;14)によりIgH-mycが形成されるが，B細胞の中で活性化する免疫グロブリン重鎖IgHにmycが結合しIgHプロモーターによってIgHと癒合したmycタンパク量が増加することで癌が発生する．

がん抑制遺伝子は細胞増殖能を低下させる遺伝子群である．RB遺伝子，p53遺伝子が代表的な遺伝子である．腫瘍の発生には2つの染色体の欠失が必要である．RBタンパク質は通常細胞周期を促進するE2Fと結合しており，E2Fの機能を抑制することで細胞周期を制御している．p53はリー・フラウメニ症候群の原因遺伝子としても知られるが，主として細胞周期を抑制し，ゲノムの異常複製を制御する．p53が細胞周期を制御するメカニズムの1つは，p21タンパク質を誘導し，サイクリンCDK複合体を抑制することである．

セルフチェック

■壊死とアポトーシスの違いについて述べよ．
■良性腫瘍と悪性腫瘍の特徴について述べよ．
■転移の形式について述べよ．

参考文献
梶原博毅・神山隆一監修，沢辺元司・長坂徹郎編：スタンダード病理学，第4版，文光堂，2016．
Kumar, V., Abbas, A.K., Aster, J.C. 著，豊國伸哉・髙橋雅英監訳：ロビンス基礎病理学　原書9版，丸善出版，2014．

（長坂徹郎）

第3章

検体処理

1 主な検体採取法

　細胞診は組織学的検査と同じように，診断，治療方針の決定および治療の経過観察などに重要な役割を果たしており，細胞診が最終診断となり得ることも少なくない．高い精度の細胞診断を可能にするためには，正確な技術によって十分量の細胞を採取することが不可欠であり，さまざまな採取法を理解する必要がある．

　各臓器での採取法はⅡ部「各論」に詳細に記載されているため，本章では代表的な方法を簡潔に紹介する（表Ⅰ-3-1）．

A 擦過法

採取器具を用いて対象部位を直接擦りとる方法である．
1) 子宮頸部，子宮頸管：綿棒やヘラなどで擦過して細胞を採取する．ホルモン細胞診では，腟上部1/3側壁から擦過する．
2) 子宮内膜：サイトブラシやエンドサイト（先端が2つに分岐した道具）などで擦過して細胞を採取する．
3) 口腔：綿棒やブラシなどを用いて直視下で擦過して細胞を採取する．
4) 食道，胃：内視鏡下でブラシなどを挿入し，病巣を直接擦過して細胞を採取する．
5) 肺（気管支）：気管支鏡下でブラシなどを挿入し，病巣を直接擦過して細胞を採取する．腫瘍の確定診断や病巣範囲の決定に有用である．
6) 乳腺：パジェット病の場合，乳頭を直接擦過して細胞を採取する．

B 穿刺吸引法

注射針で病巣を穿刺し，注射器内を陰圧にして細胞を吸引する方法である．
1) 乳腺，唾液腺，甲状腺，胸腔，腹腔：21〜23 G（ゲージ）程度

表Ⅰ-3-1　検体採取法とおもな対象臓器（部位）

方法	おもな対象臓器（部位）
擦過法	子宮頸部，子宮頸管，子宮内膜，口腔，食道，胃，肺（気管支），乳腺の乳頭部など
穿刺吸引法	乳腺，唾液腺，甲状腺，胸腔，腹腔，肺，肝，膵，腎，前立腺，消化管粘膜下腫瘍など
直接塗抹法（捺印・圧挫法）	乳腺，リンパ節，食道，胃，脳腫瘍など
洗浄法	肺（気管支），膀胱，胸腔，腹腔など
吸引法	子宮腟部，子宮内膜
自己採取	肺，子宮腟部，子宮頸部
その他	十二指腸，胆，膵

の注射針で病巣を穿刺吸引して細胞を採取する．
2）肺：気管支鏡下で経気管支的に病巣を穿刺吸引して細胞を採取する．
3）肝臓，腎臓：超音波誘導下で病巣を穿刺吸引して細胞を採取する．
4）前立腺：経直腸的に病巣を穿刺吸引して細胞を採取する．
5）膵臓，消化管粘膜下腫瘍（GIST）：体の深部にある病巣に対して，超音波内視鏡ガイド下穿刺吸引術 Endoscopic UltraSound-guided Fine Needle Aspiration（EUS-FNA）が行われる．

C 直接塗抹法（捺印・圧挫法）

スライドガラスに直接塗りつけたり（塗抹），押しつけたり（捺印），挟んで押さえたり（圧挫）する方法である．
1）乳腺：乳頭分泌物を乳頭から直接塗抹する．
2）リンパ節：分割した割面から直接捺印する．
3）食道，胃など：生検組織から直接捺印する．
4）脳腫瘍：術中迅速細胞診として組織片から直接捺印あるいは圧挫する．

D 洗浄法

生理食塩水を注入して，その洗浄液を回収する方法である．いずれの方法でも細胞は比較的多く採取され，集塊または散在性に出現する．
1）肺（気管支）：気管支ファイバースコープ下で気管支を洗浄して細胞を採取する．
2）膀胱：カテーテルを挿入し，膀胱内を洗浄して細胞を採取する．
3）胸腔，腹腔：開胸開腹した胸腔や腹腔を洗浄して細胞を採取する．おもに手術中に行われる．

E 吸引法

内腔に貯留した内容物を専用器具で吸引する方法である．
1）子宮腟部：後腟円蓋部に貯留している分泌物をピペットで吸引し，あるいは綿棒で採取して細胞を採取する（＝腟プールスメア）．自然剥離した細胞を見るため，細胞変性が強いこともある．
2）子宮内膜：注射器に接続した細いチューブで子宮内腔を吸引して細胞を採取する．

F 自己採取

患者自身で細胞を採取する方法である．外来時に持参させる場合や専門医による採取が困難な場合に行われる．
1）肺：早朝の痰が適している．検査回数が増えると陽性率も向上するため，通常は連続3日間の痰が用いられる．痰の出し方が不適切だと唾液のみの場合もあるため，的確な説明が必要である．
2）子宮腟部，子宮頸部：検診を受けにくい地域や離島などの検診で行われる．ほとんどが腟壁や子宮腟部からの細胞で，頸管内膜からの細胞は少ないことがある．

G その他（消化液）

1）パンクレオザイミン・セクレチン（PS）テスト：探針（ゾンデ）を経口的に挿入して十二指腸液を採取する．
2）経皮経肝的胆管ドレナージ（PTCD）法：経皮的にチューブを胆管に挿入して胆汁を採取する．

3）内視鏡的逆行性胆管膵管造影（ERCP）法：内視鏡下でカテーテルを十二指腸の乳頭部に挿入し，造影と同時に胆汁や膵液を採取する．

消化液は消化酵素による細胞融解や変性が起こりやすいため，採取する容器は氷冷して，採取後は直ちに処理する．

2 検体の処理と塗抹標本作製法

A 検体の処理

採取された検体は，検体に応じて速やかに処理しなければならない．この工程の良し悪しによっては，偽陽性や偽陰性を招く原因となり得るため，適切な処理を心がける．

(1) 遠心沈殿法（遠沈法）

液状検体（体腔液，尿，髄液，胆汁，胃液，十二指腸液，膵液など）の細胞を集めるために行われる．通常，1,500～3,000回転5～10分間の遠沈法で細胞を集める．遠沈した後，上清を捨て沈査を回収する．検体は，遠心した後にバッフィーコート（有核細胞層）を静かに吸い取る．

髄液中の細胞は壊れやすいため，後述のオートスメア法によって800～1,000回転5～10分間の低速遠沈法で細胞を集める．

体腔液では，フィブリンの析出を防ぐため少量の抗凝固剤を採取用の試験管に入れておく．抗凝固剤は細胞毒性があるため入れ過ぎず，さらに溶血を防ぐためゆっくり静かに混和する．抗凝固剤にはEDTA，ヘパリン，二重シュウ酸塩，クエン酸ナトリウムなどが用いられ，二重シュウ酸塩使用時には白血球形態の変化に注意する．

胃液や腹膜偽粘液腫で見られる粘稠性が高い検体では，後述のすり合わせ塗抹法が適している．血性成分が多い検体は，あらかじめ溶血させておく．

(2) 膜濾過（ポアフィルター）法

髄液や尿などの少量検体，細胞数が少ない検体に用いる．$5 \pm 1.2\ \mu m$程度の細孔がある濾過膜に細胞を集め，膜ごと95%エタノール固定して引き続き染色する．メタノール，アセトン，エーテルはフィルターの膜を溶かすため使用できない．細胞回収率は遠沈法に比べて非常に高いが，出血の多い検体だと血球成分も回収されて観察に悪影響をおよぼす．

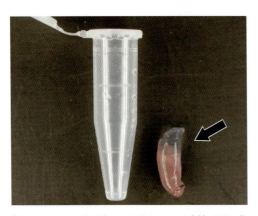

図I-3-1 アルギン酸ナトリウムによる方法でゲル化した沈査（矢印）

(3) セルブロック法

液状検体の沈査や喀痰を固めて，ホルマリン固定パラフィン包埋ブロックを作製する方法である．体腔液でよく用いられる．組織ブロックと同様に永久保存ができ，連続切片による複数種の免疫染色や遺伝子解析にも応用可能である．本法は細胞の配列や細胞集団の構築を観察することに適している．生検組織診ができない場合，本法が最終診断として使用されるため非常に重要性が高い．代表的なセルブロック作製法として，コロジオンバッグ法，グルコマンナン法，アガロース法などが知られているが，本章では，アルギン酸ナトリウムによる方法につい

て簡潔に解説する（図I-3-1）．

アルギン酸ナトリウムによるセルブロック作製法
1) 対象検体を1,500回転5分間遠心する．
2) 上清を捨て，沈査に10%ホルマリン溶液を加えて3時間固定する．
3) 1,500回転5分間遠心した後にホルマリン溶液を捨て，蒸留水を加えて洗浄する．
4) 1,500回転5分間遠心した後に蒸留水を捨て，1%アルギン酸ナトリウム溶液を加えて混和する．
5) 1,500回転5分間遠心した後にアルギン酸ナトリウム溶液を捨て，その上から1M塩化カルシウム溶液を数滴加えてゲル化させる．
6) ゲル化した沈査をピンセットでつまみ出し，パラフィン包埋ブロックを作製する．

B 塗抹標本作製法

塗抹は検体の性状や分量などを考慮し，適切な塗抹方法を選択して行う．穿刺材料など採取量が少ない検体は乾燥を避けて速やかな塗抹作業を行い，直ちにアルコール固定あるいは乾燥固定を行わなければならない．パパニコロウ染色では，染色中に細胞の剥離が少なからず生じるため，剥離防止剤が塗布されたコーティングスライドを使用することで剥離を防止することができる．

綿棒やブラシなど擦過器具を用いて婦人科医によって細胞採取が行われた婦人科材料や，気管支鏡で採取された擦過材料は，臨床の現場でスライドガラスに塗抹・固定が行われる．

(1) 合わせ塗抹法
穿刺吸引材料に用いられる（具体的な手技はⅡ部6章甲状腺を参照）．乳腺，甲状腺，リンパ節などの穿刺吸引細胞診は，病変部を穿刺，吸引後，必ず陰圧を解除してから針を抜くようにする（陰圧をかけたまま針を抜くと細胞が針やシリンジ内に吸い込まれ，細胞の回収が困難になる）．針の内容物をスライドガラス上に静かに押し出し，もう一枚のスライドガラスで挟んで引き離すことにより塗抹標本を作製する．

(2) すり合わせ塗抹法
喀痰や粘稠度の高い胆汁，分泌物などの細胞塗抹に用いられる．喀痰の場合，「アズキ大」の量の喀痰を2枚のスライドガラスに挟み，左右前後に軽く圧迫して均一に引き伸ばす操作を3～4回行う．この操作を過度に行うと細胞破壊や気泡の混入が目立つようになるので注意する．検体を伸ばし終わったスライドを引きはがし，直ちに固定液に入れる（図I-3-2）．

(3) 直接塗抹法（捺印・圧挫法）
捺印法は擦り付けるように捺印すると細胞の破壊が生じるため，印鑑を押すように組織をスライドガラスに静かに押しあてる．捺印は何回も繰り返すと細胞が乾燥してしまうため，新鮮な割面に対して数回にとどめることが重要である．

圧挫法は脳腫瘍など比較的軟らかい組織検体に適する塗抹法で，米粒大の組織を2枚のスライドガラスに挟んで軽く圧力を加え（圧挫），左右または上下に引き伸ばして標本を作製する．

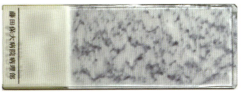
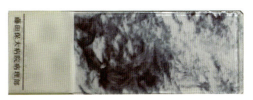

図I-3-2 喀痰の塗抹標本の比較　上：良好に塗抹された塗抹標本，下：塗抹量が多く，不均一に塗抹された標本

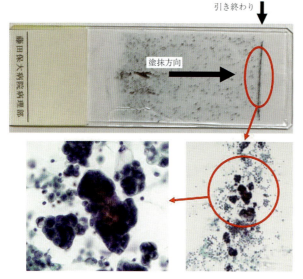

(4) 末梢血液式塗抹法

体腔液（胸水，腹水，心嚢液）や液状検体の塗抹に適する塗抹法である．遠心後の沈渣を少量スライドガラスに滴下し，引きガラスで引き角を大きくして素早く塗抹する．その際，引き終わりはスライドガラスの端から5 mm程度残すように塗抹する．末梢血液の塗抹標本のように「引きっぱなし」ではなく，引き終わりを止めることが必要である．がん細胞など大型の細胞や細胞集塊は，塗抹の引き終わりに集まってくるため，塗抹の終端が厚すぎないように滴下する沈渣の量や，粘稠度に合わせた引きガラスの角度の加減が必要となる（図 I-3-3）．

図 I-3-3　末梢血液式塗抹標本　上：引き終わりを止めるようにして塗抹する．下：引き終わり部分の拡大では大型のがん細胞が集まって観察される

(5) オートスメア法

尿や髄液などの液状検体の処理に用いられる．液状検体を遠心しながらスライドガラスに直接細胞が塗抹されるので，尿や髄液など細胞数が少ない検体に適している（図 I-3-4）．

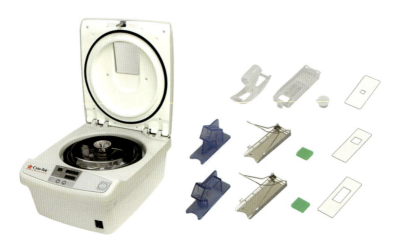

図 I-3-4　自動細胞収集装置と検体処理に使用する備品　左：自動細胞収集装置サイト・テックオートスメア2500（サクラファインテックジャパン），右：オートスメア用備品（チャンバー，チャンバーホルダー，ゴムパッキン）

3　液状化検体細胞診

　婦人科細胞診はブラシなどで直接細胞を採取し，直接スライドガラスに塗抹する方法が行われてきた．しかし塗抹量が多すぎると細胞の重なりが多く，細胞の観察に支障をきたす場合や，壊死物質や多数の好中球などに覆われて問題となる細胞の観察が困難である場合も少なくなかった．近年開発された液状化検体細胞診（liquid-based cytology：LBC）は，細胞をスライドガラス上に重なりの少ない

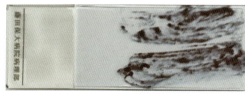

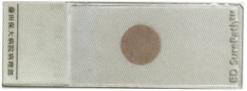

図Ⅰ-3-5　塗抹標本の比較（マクロ像）　上：直接塗抹標本，下：液状化検体細胞診標本

図Ⅰ-3-6　塗抹標本の比較（ミクロ像）　左：直接塗抹標本，右：液状化検体細胞診標本

ThinLayer（単層）標本として塗抹する技法であり，細胞観察を容易に行うことが可能となっている（図Ⅰ-3-5，図Ⅰ-3-6）．

現在，数種類の液状化検体細胞診標本作製法が普及しているが，Sure Path法を例に述べる．婦人科検体のSure Path法は分離剤を用いた密度勾配法により，判定に重要な細部成分を選択的に収集するとともに，好中球などの背景成分を観察に支障がない程度に除去する方法である（図Ⅰ-3-7）．診断に重要な細胞群を沈渣として収集した後，スライド上に自然沈降により塗抹する．細胞塗抹はスライド表面をプラスに荷電させた専用のスライドガラスを使用する．沈渣に適量の水を添加することにより，タンパク成分（細胞）はマイナス荷電となり，細胞を自然沈降により塗抹を行うと，プラスに荷電しているスライドに強く吸着する．重層した細胞は，アルコール洗浄によってスライドに吸着した細胞以外は除去されるため，細胞の重なりが少ない単層標本となる（図Ⅰ-3-8）（LBCの詳細はⅡ部6章甲状腺の章も参照）．

液状化検体細胞診の処理法は上記のSure Path法以外にも数種類あり，これらの特徴を表にまとめて示す（表Ⅰ-3-2）．

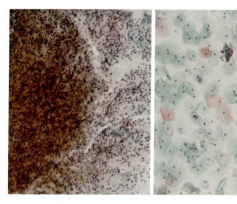

図Ⅰ-3-7　婦人科液状化検体細胞診（密度勾配による診断に必要な細胞群の収集）

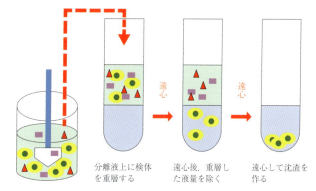

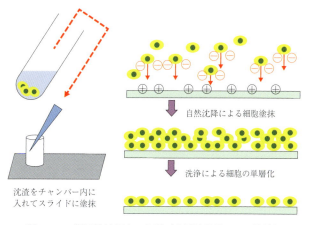

図Ⅰ-3-8　単層塗抹標本の作製（自然沈降法による塗抹）

表 I-3-2　液状化検体細胞診の種類

名称	販売元	塗抹前処理	遠心操作	細胞塗抹法
Sure Path 法	日本 BD	必要	必要	自然沈降法
TACAS 法	MBL	必要	必要	自然沈降法
ThinPrep 法	HOLOGIC	不要	不要	フィルター吸引, 転写法
Cellprep 法	Roche	不要	不要	フィルター吸引, 転写法

4　細胞診で用いられる固定法

　細胞診で用いられる固定は湿固定と乾燥固定に大別される．湿固定は細胞をスライドガラスに塗抹し，直ちにアルコール固定を行う．乾燥固定は塗抹後，急速に冷風で乾燥を行う固定であり，ドライヤーを用いることが一般的である．

(1) 湿固定

　固定液として通常95%エタノールが用いられる．湿固定標本はパパニコロウ染色，PAS反応，アルシアンブルー染色などが対象となる．パパニコロウ染色では，湿固定により核クロマチンの凝集が生じ，悪性細胞の核の特徴が明らかとなる．湿固定された細胞は，アルコールにより収縮するため小さくなる．

　コーティング固定も湿固定に含まれる．イソプロピルアルコールとポリエチレングリコールの混合液を塗抹標本にスプレー，あるいは滴下して乾燥させる．ポリエチレングリコールは細胞表面を覆い，細胞の乾燥や剥離を防ぐことができる．また塗抹後の標本を乾燥状態で保存できるため，標本を郵送する場合などに用いられる．

(2) 乾燥固定

　乾燥固定標本は主にメイ・ギムザ染色の適応となる．乾燥固定は液状検体，穿刺吸引物，捺印標本材料が対象となり，湿固定と併用するのがよい．乾燥固定された細胞は，伸展されて固定されるため大きくなる．

セルフチェック

■対象臓器別に適する細胞採取法はどのような方法があるか．
■液状化検体細胞診の利点は何か．
■湿固定，乾燥固定の違いと特徴は何か．

参考文献

佐野順司・吉本尚子・溝口良順・齋藤みち子：アルギン酸ナトリウムを用いたセルブロック法の有用性について．日本臨床細胞学会雑誌，44 (5)：291-297, 2005.

（平澤浩・塩竈和也）

第4章

細胞診で用いられる染色法

　光学顕微鏡にて病理組織構築を捉える染色として，ヘマトキシリン・エオジン（HE）染色が使用されるが，細胞成分を観察し，細胞の特徴を捉え，判定を実施する細胞診において，細胞個々の特徴を明らかにする染色は必要不可欠な要素である．核，細胞質の特徴を5種類の色素を使用して明らかにするパパニコロウ（Papanicolaou）染色（略語：パップ（Pap）染色），血液細胞成分，液状検体，穿刺吸引材料における細胞所見あるいは背景に出現する付随所見を捉えるのに有効なメイグリュンワルド・ギムザ（May-Grünwald Giemsa）染色（略語：MGG染色）を主体として，細胞質内外に存在する物質を証明する特殊染色が実施されている．これらの染色は，腫瘍細胞の特徴を捉えるのみならず，背景に出現する病原微生物，腫瘍細胞と共に（ペアで）出現する構造物を捉え，細胞判定をする際の有力な情報源を標本中から収集する一助を担っている．今後，液状化検体細胞診（LBC）の普及が進むにつれ，残検体からの新たな標本作製が容易となり，特殊染色あるいは免疫染色の実施頻度は増加するものと思われる．

1　パパニコロウ染色

　1928年細胞診について報告した医学者 George Nicolaus Papanicolaou から名を取った染色である．この染色は，核のクロマチン構造の観察が可能であり，重層扁平上皮の細胞は，細胞の分化に応じて細胞質が染め分けられる．またキシレンによる透徹作用によって，透明感が増し，細胞の重なりがあっても透過性が良く，細胞の観察が可能である．ただ，固定前乾燥（親水処理実施は除く），染色中乾燥（透徹後は可）には弱く，細胞の観察が不能となることから注意を要する．

（1）染色の原理
a）核染色（ギル（Gill）ヘマトキシリン，図Ⅰ-4-1）
　無色のヘマトキシリンは酸化剤（ヨウ素酸ナトリウム）により黄色調のヘマチンとなる．ヘマチンは媒染剤である硫酸アルミニウムにより，ヘマチン錯体を形成し正（＋）に帯電する．ヘマチン錯体の形成された液は，負（－）に帯電している硫酸基，リン酸基，カルボキシル基と結合する．結合力の強さは，硫酸基＞リン酸基＞カルボキシル基であるため，pHを低下（pH 2程度）することによって細胞質のカルボキシル基との結合が水素イオンと置き換わり，脱色される（分別）．酸性条件下では，ヘマチン錯体との結合性が不安定であることから，pHを上昇させることにより安定化する（色出し）．

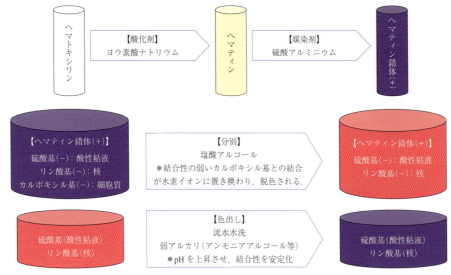

図 I-4-1　ヘマトキシリン染色原理

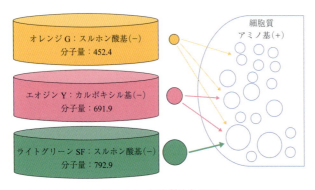

図 I-4-2　細胞質染色原理

b）細胞質の染色（オレンジG，エオジンY，ライトグリーンSF，図I-4-2）

　細胞質は，分子量の異なる3種類の色素により染色される．各々の拡散能力，染色液のpH，イオン結合によって細胞質の染色性が決まる．最も分子量の小さなオレンジGは，細胞質密度の高い，低いに関係なく入り込むが，拡散能力の劣るエオジンY，ライトグリーンSFと競合した場合には，置換される．ビスマルクブラウンは類脂質を染色し，細胞質の染色には関与しない．

(2) 染色試薬

a) ギルヘマトキシリン

　　ヘマトキシリン末　2 g
　　蒸留水　730 mL
　　硫酸アルミニウム　17.6 g
　　ヨウ素酸ナトリウム　0.2 g
　　エチレングリコール　250 mg
　　氷酢酸　20 mL

b) **OG-6**

　　95% エタノール　950 mL
　　10% オレンジG水溶液　50 mL
　　リンタングステン酸　0.15 g

蒸留水100 mL中に10 gのオレンジG結晶を溶解し，10% オレンジG水溶液として保存．この溶

液50 mLに95%エタノールを加えて1,000 mLとし，0.15 gのリンタングステン酸を加えてよく混ぜ，褐色瓶にて密閉保存．

c）EA-50

試薬Ⅰ　10％ライトグリーン SF yellowish 水溶液　2 mL
　　　　95％エタノール　198 mL
試薬Ⅱ　10％エオジンY水溶液　10 mL
　　　　95％エタノール　190 mL
試薬Ⅲ　10％ビスマルクブラウンY水溶液　2.5 mL
　　　　95％エタノール　47.5 mL

Ⅰ液180 mL，Ⅱ液180 mL，Ⅲ液40 mLをそれぞれ混合し，これにリンタングステン酸2.4 gを加えて溶解する．

(3) 染色工程

1）95％エタノール固定　10分以上
2）70％→50％エタノール　各30秒程度　＊親水処理
3）流水水洗　30秒
4）ギルヘマトキシリン　2～6分　＊核染色
5）流水水洗　30秒
6）0.5％塩酸・70％エタノール　30秒　＊分別
7）流水水洗　5分　＊色出し
8）50％→70％→95％エタノール　各30秒　＊脱水処理
9）OG-6　2～4分
10）95％エタノール2漕　各30秒
11）EA-50　2～4分
12）95％エタノール2漕　各30秒
13）100％エタノール3漕　各30秒
14）キシレン3漕　各60秒　＊透徹
15）封入

市販の染色液を使用しても良好な染色結果を得られる．但し，メーカーにより，色素量が異なることから，染色工程および染色時間を調節して染色を実施する．

(4) 染色態度

核：青藍色
細胞質：

扁平上皮細胞
　表層型：橙色から桃色
　中層型：淡い青緑色から緑色
　傍基底型：濃い青緑色から緑色
腺細胞：淡緑色から緑色
核小体：暗赤色から淡青緑色
赤血球：淡赤色から淡緑色
類脂肪：淡い褐色調（ビスマルクブラウンによる）

2　メイグリュンワルド・ギムザ染色

　メイグリュンワルド・ギムザ（以下メイ・ギムザ）染色は，血液検査，特に骨髄穿刺における細胞成分の分類に威力を発揮して来た染色である．メイグリュンワルド液で，細胞質および細胞質内顆粒を染め，ギムザ液で核を染色する二重染色法であり，病理検査，特に細胞診検査においてもメイ・ギムザ染色の有用度は多岐にわたる．

1) 乾燥固定標本のため，細胞成分の剥離が少なく，コンタミネーションの防止，液状検体において，パパニコロウ染色標本中に見られる細胞成分量と比較することにより，パパニコロウ染色標本作製手技における手順の良し悪し（細胞剥離）の判断など，標本作製における精度管理に使用可能．
2) 従来通り，血液細胞およびその腫瘍化した細胞成分を把握するのに適している．
3) 異染性（メタクロマジー）を捉えることにより，集塊内部を走行する間質成分，体腔液中の基底膜様物質，唾液腺腫瘍に見られることの多い間質粘液成分の同定などに有用．
4) 迅速ギムザ（ディフクイック，ヘマカラーなど）を使用することにより，穿刺吸引細胞診，EUS-FNAなどのベッドサイドにおける検体の適正（細胞量および目的細胞採取の有無）判断に使用可能（迅速ギムザ標本での判定もその場で可能であるが，疑陽性以上の病変を細胞検査士が口頭で伝えることはできない）．
5) 細菌，真菌などの検出，結晶成分を認識しやすい．

　但し，パパニコロウ染色標本と異なり，透過性は得られないことから，重積性集塊内部の細胞成分観察，赤血球や有核細胞成分が非常に多い材料での判定には適さない．その反面，単個で出現する細胞成分については，細胞質の状態を観察しやすい．細胞診検査においては，パパニコロウ染色とセットにすることで，有益な判定が実施可能となる．

(1) 染色の原理，染色態度

水，リン酸緩衝液を添加する
　エオジン（酸性色素）：負（−）に荷電
　　赤血球，好酸球顆粒，細胞質，結合組織→赤色に染める
　メチレン青，アズールBなどチアジン系色素（塩基性色素）：正（＋）に荷電
　　核（DNA），リボソーム（RNA）→青から紫色などに染める

チアジン系色素のメチレン青は酸化すると，その過程においてアズールB，アズールA，アズールC，チオニンが生じ，青から青紫の種々の色調を染め出すことができる（ロマノフスキー効果）．

(2) 染色試薬

　染色試薬であるメイグリュンワルド液，ギムザ液のいずれにも「医薬用外劇物」であるメタノールが使用されている．従って自家調製されることはまれで，市販のものを使用するのが一般的である．

a) ギムザ原液（組成）

酸性色素（エオジン），塩基性色素（メチレン青，アズールB）をメタノールとグリセリン混合液に溶解．

b) メイグリュンワルド液（組成）

酸性色素（エオジン），塩基性色素（メチレン青）をメタノールに溶解．

c) 1/15 M pH 6.4 リン酸緩衝液

　試薬I　1/15 Mリン酸二水素カリウム水溶液

　　　　リン酸二水素カリウム　4.54 g
　　　　蒸留水　500 mL
　試薬Ⅱ　1/15 M リン酸二水素ナトリウム水溶液
　　　　無水リン酸二水素ナトリウム　4.735 g
　　　　蒸留水　500 mL
Ⅰ液 73.5 mL，Ⅱ液 26.5 mL を混合する．

d）ギムザ希釈液
　1/15 M pH 6.4 リン酸緩衝液の 10 倍希釈液　24 mL
　ギムザ原液　4 mL

(3) 染色工程（乗せガラス法）
1) 急速冷風乾燥固定
2) メイグリュンワルド液を盛る　3 分
3) 2）と等量のリン酸緩衝液を静かに加え，軽く息を吹きかける程度の混和をする　3 分
4) 盛られている染色液を標本の端から押し流すように水洗する　適時
5) 4）の水をしっかり切り，ギムザ希釈液を静かに盛る　20 分程度
6) 水洗→乾燥　＊しっかり乾燥させる
7) キシレンに浸漬後，封入

　1 日に染める枚数の多い施設では，自動染色装置で染色する場合もある．その場合には，試薬の調製，染色時間，試薬交換時期を検討し，良好な染色結果が得られるよう検討する．

3　PAS 反応

　細胞診における PAS（過ヨウ素酸シッフ Periodic Acid Schiff）反応は，細胞質内外のさまざまな物質の証明あるいは検索に使用される特殊染色である．また，真菌の同定で知られているグロコット染色と基本的に染色原理が同じであることから，染色の簡便性も手伝って，真菌検索に PAS 反応を用いることが多い．後述のアルシアン青染色との二重染色によって，酸性粘液多糖類と中性粘液多糖類の染め分けが可能である．

(1) 染色の原理
　糖質を過ヨウ素酸で酸化した際に生じたアルデヒド基にシッフ試薬が結合し，赤色の呈色反応を示す．

(2) 染色試薬
a）1% 過ヨウ素酸液
　オルト過ヨウ素酸　1 g
　脱イオン水（蒸留水でも可）　100 mL

b）シッフ試薬（コールドシッフ（cold Schiff））
　塩基性フクシン（パラローズアニリン塩酸塩）　2 g
　亜硫酸ナトリウム　5 g
　濃塩酸　8 mL
　脱イオン水（蒸留水でも可）　192 mL

c）亜硫酸水

シッフ試薬の組成から塩基性フクシンを除いた溶液

(3) 染色工程

1) 95%エタノール固定　10分以上
2) 70% → 50% →流水水洗→脱イオン水（蒸留水でも可）　各々適時　＊親水処理
3) 1%過ヨウ素酸液　10分
4) 流水水洗　3分→脱イオン水（蒸留水でも可）
5) シッフ試薬　10〜20分
6) 亜硫酸水　3漕　各3分
7) 流水水洗　5分
8) マイヤーヘマトキシリン液　2〜5分
9) 流水水洗　5分
10) 脱水→透徹→封入

シッフ試薬，亜硫酸水からは亜硫酸ガスが出ることからドラフト内で実施する．

(4) 染色態度

PAS反応陽性は赤紫色を呈する．

　　グリコーゲン，糖タンパク質，糖脂質，不飽和脂肪

　　真菌類，アメーバ（赤痢など）

(5) PAS反応とグロコット染色

　先に述べたように，PAS反応とグロコット染色の染色原理は非常に似ている．グロコット染色は，酸化剤に重金属を含む「クロム酸」を使用し，過ヨウ素酸よりも強い酸化能力を持つ．メセナミン銀液はシッフ試薬同様，アルデヒド基と反応する．クロム酸は，真菌の糖質をアルデヒド基まで，組織内の糖質をカルボキシル基まで酸化することによって，真菌に対するメセナミン銀液の銀反応特性を上げている．従って，組織検体における真菌検索には有用である．細胞診検体についてはほとんどPAS反応で対応可能である．逆に，クロム酸による酸化を実施することで，菌体の染色性が薄くなる場合もあるので，酸化時間には注意されたい．

　グロコット染色に使用する試薬には，廃液管理の必要な重金属であるクロム，「医薬用外劇物」・「PRTR法第一種」化学物質に分類される硝酸銀を使用することにも注意を要する．

4　アルシアン青染色

　アルシアン青（alcian blue）染色もPAS反応同様，細胞診検体，とりわけ体腔液検体で使用される機会が多い．中皮細胞の産生するヒアルロン酸，酸性粘液を細胞質に含有する腫瘍細胞検索に用いられる．体腔液細胞診において，アルシアン青染色とPAS反応をルーティン化している施設も少なくない．pH 1.0とpH 2.5による染色が知られているが，細胞診ではpH 2.5を用いることが多い．

(1) 染色の原理

　アルシアン青色素は，銅イオンを構造分子の中心に有する塩基性色素であり，カルボキシル基と硫酸基に静電結合する．pH 2.5では両者，pH 1.0では後者のみに結合する．

(2) 染色試薬

　　試薬Ⅰ　3%酢酸水

脱イオン水 100 mL に酢酸 3 mL を加える．
試薬Ⅱ　1%アルシアン青 pH 2.5 染色液
Ⅰ液 100 mL にアルシアン青 8GS（8GX）1 g をスターラーで 30 分撹拌して溶解した後，濾過する．

(3) 染色工程
1）95%エタノール固定　10 分以上
2）70% → 50% →流水水洗　各々馴染む程度　＊親水処理
3）3%酢酸水　3 分
4）アルシアン青 pH 2.5 染色液　30 分
5）3%酢酸水　3 漕　各 3 分
6）流水水洗　5 分
7）ケルンエヒトロート　3 分
8）流水水洗　洗い流す程度
9）脱水→透徹→封入

(4) 染色態度
酸性糖タンパク質（シアロムチン，スルホムチン，ヒアルロン酸，コンドロイチン酸，ヘパラン硫酸，ケラト硫酸）：青色
消化器系，気管支，子宮頸部などの粘液細胞が陽性を示す．

5　ベルリン青染色

ベルリン青（Berlin blue）染色は，3 価の鉄イオン，イオン化し得る状態で存在するヘモジデリンを染めることが主な目的である．アスベスト曝露による含鉄小体の証明，あるいは肺胞出血の疑いの際のヘモジデリン貪食組織球の証明など，根強く実施されている染色である．

(1) 染色の原理
3 価の鉄イオンがフェロシアン化カリウムと結合すると青色のフェロシアン化鉄が形成される．非常に鋭敏な反応で，3 価の鉄イオンのみに特異的に反応する．

(2) 染色試薬
試薬Ⅰ　2%フェロシアン化カリウム水溶液
　　　　フェロシアン化カリウム　2 g　　＊「医薬用外毒物」・「PRTR 法第一種」化学物質
　　　　精製水　100 mL
試薬Ⅱ　1%塩酸水
　　　　濃塩酸（11.6 N）　1 mL　　＊「医薬用外劇物」
　　　　精製水　100 mL

使用直前に試薬Ⅰ，試薬Ⅱを等量混合し，使用液とする．時間の経過とともに緑色調を呈するが，緑色調を呈した液は使用できない．

(3) 染色工程
1）95%エタノール固定　10 分以上
2）70% → 50% →水洗（精製水）　適時　＊親水処理．水道水は使用しない
3）ベルリン青染色液　20 分

4) 精製水水洗　十分に　＊水道水は使用しない
5) ケルンエヒトロート　5分　＊核染色
6) 脱水→透徹→封入

(4) 染色態度
核，細胞質：淡赤色
ヘモジデリン：青色

6　その他の特殊染色

　実際の細胞診業務において使用されている染色は，パパニコロウ染色，メイ・ギムザ染色，PAS反応，アルシアン青染色，ベルリン青染色などであり，それ以外については，免疫染色に移行しつつある．ほとんど現場では実施されていないが，各種試験には出題されるようなので表I-4-1として簡単に記す．

表I-4-1　その他の特殊染色

染色名	染色態度
グロコット（Grocott）染色	真菌：黒色から黒褐色
ムチカルミン（mucicarmine）染色	上皮性粘液：赤色
フォンタナ・マッソン（Fontana-Masson）染色	メラニン顆粒，酵母様真菌：黒色から黒褐色
チール・ネルゼン（Ziehl-Neelsen）染色	抗酸菌：赤色
グリメリウス（Grimelius）染色	神経内分泌顆粒：黒褐色
オイルレッドO（Oil red O）染色	脂質：赤色

7　染色試薬の管理

　昨今，労働安全衛生法，特定化学物質障害予防規則，有機溶剤中毒予防規則，PRTR法，消防法などにより，労働環境安全が重要視されるようになって来た．病理検査で取り扱う染色試薬の多くが，上記の法的規制を受ける．法律を熟知し，適切な管理，適切な使用，適切な廃棄を実施できることも病理検査室に従事する臨床検査技師の使命であることを忘れてはならない．

セルフチェック

- Pap染色における「核」および「細胞質」の染色原理を述べよ．
- MGG染色の利点と欠点について述べよ．
- PAS反応とアルシアン青染色で染色される上皮性粘液の違いを述べよ．

参考文献
社本幹博監修，越川卓・横井豊治編：新版 細胞診断学入門，名古屋大学出版会，2009.
坂本穆彦編：細胞診を学ぶ人のために，第5版，医学書院，2011.
水口國雄編：Medical Technology別冊 最新染色法のすべて，医歯薬出版，2011.

（加藤克幸）

第5章

光学顕微鏡の理論と取扱い

　光学顕微鏡の構造と取扱いを理解し，基本操作を熟知することにより，ただ単に標本を覗いて正常，炎症，良性，あるいは悪性かを判定するのではなくて，細胞診，組織診の正確な観察が可能になると考える．光学顕微鏡を取扱う学生にとり名称や専門的な基礎用語を習得することは必要不可欠である．

1　顕微鏡の構造

　顕微鏡を使用するときは，直射日光，高温多湿，ほこり，振動のある場所は避ける．使用しないときは，ダストカバーをかけて保管する．

　顕微鏡は図I-5-1のように鏡筒，鏡体，ステージ，レボルバーなどの機械部分と対物レンズ，接眼レンズ，コンデンサー，視野絞りなどの光学系部分とに分けられる．

(1) 機械部分

a) 鏡筒部
鏡筒部では眼幅調整と視野調整が重要である．

b) 鏡体部
ベース部に光源が取り付けられている．側面には照準装置である粗動・微動ハンドルがあり，ステージを上下させてピントを合わせる．

c) ステージ部
1) 標本のセット：粗動ハンドルを反時計方向に回し，ステージを下げ，クレンメルの弓形レバーを右方向に開きながら，標本を手前からステージの上に滑らすようにセットする．標本を突当てまでセットしたら，弓形レバーを戻す．
　＊クレンメルのレバーは丁寧に扱う．粗雑な扱いは標本を破損し，ガラス破片が故障の原因となる．
2) 標本の移動：十字動装置ハンドルの上側を回

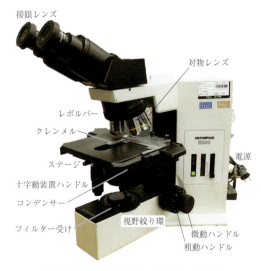

図 I-5-1　顕微鏡の構造（オリンパス製）

すと標本が縦方向に移動し，下側の横送りハンドルを回すと標本が横方向に移動する．
1），2）は実際の使用方法である．この他に視野絞り，眼幅や視野などを調整する．

d）レボルバー

対物レンズを装着する穴で通常は5～6穴である．

(2) 光学系部分

a）光源

輝度・色温度ともに高いハロゲン・ランプが一般的である．観察用には6V20～30Wランプで十分である．

b）対物レンズ

通常，×4，×10，×20，×40の乾燥系レンズと×100油脂レンズが使用される．

c）接眼レンズ

通常，×10レンズが使用される．

2　顕微鏡の基礎知識

(1) 顕微鏡による拡大原理

図 I-5-2 に示すように，ステージ標本上のABが対物レンズobにより光学的鏡筒長lの位置にA′B′に反対向きに拡大される．さらに接眼レンズocにより虚像A″B″に拡大される．

(2) 倍率

倍率は物体の大きさと像の大きさの比で表され，総合倍率Mは下記の式で表される．

$M = Mo \times Me$

　Mo：対物レンズの倍率

　Me：接眼レンズの倍率

　M：総合倍率

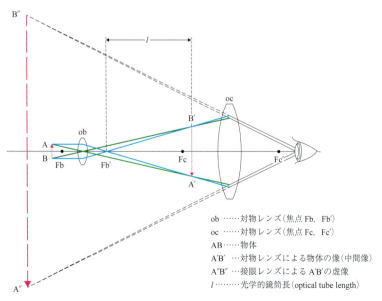

ob ……対物レンズ（焦点 Fb，Fb′）
oc ……対物レンズ（焦点 Fc，Fc′）
AB ……物体
A′B′ …対物レンズによる物体の像（中間像）
A″B″ …接眼レンズによるA′B′の虚像
l ………光学的鏡筒長（optical tube length）

図 I-5-2　顕微鏡による拡大原理
出所）田嶋基男他編：臨床細胞学，名古屋大学出版会，1993

(3) 実視野

顕微鏡で観察できる標本面上での大きさを実視野と呼び，下記の式で計算される．

$$\text{実視野の直径（mm）} = \frac{\text{接眼レンズの視野数}}{\text{対物レンズの倍率}}$$

実際の標本のどれだけの広さを鏡検しているのかをみるためには，視野数をそのときの対物レンズの倍率で割った数値にmmをつければよい．視野数は接眼レンズの種類によって決まる．

(4) 開口数

開口数は対物レンズの性能を決める重要な値で，分解能，明るさ，焦点深度に関係する．開口数はN.A.（numerical aperture）とも呼ばれている．

$\text{N.A.} = n \times \sin\theta$

　n：標本と対物レンズとの間の媒質の屈折率
　θ：光軸と一番外側を通る光線とがなす角度

(5) 分解能

分解能はごくわずかに離れた2つの点を2つとして見分けうる最小間隔として定義され，その数値が小さいほど，光学顕微鏡として性能が高い．

$$\alpha = \frac{\lambda}{2\text{N.A.}}$$

　λ：光の波長
　N.A.：対物レンズの開口数
　α：分解能

(6) 焦点深度

試料を顕微鏡観察した場合，上下方向に一定の範囲だけピントが合う．この範囲を焦点深度と呼ぶ．開口数や総合倍率が高いほど，焦点深度は浅くなる．

$$\Delta = \frac{n}{2\cdot(\text{N.A.})^2} \times \frac{n}{\lambda + M\cdot(\text{N.A.})} \times \frac{1}{7}$$

　n：標本と対物レンズとの間の媒質の屈折率
　M：総合倍率
　Δ：焦点深度

(7) 像の明るさ

像の明るさは実際には光源の明るさだけではなく，総合倍率や開口数の影響を受ける．

(8) レンズの収差

収差とは物体が光学系によって結像する場合の理想的な像からのズレをいう．収差には球面収差，コマ収差，非点収差，側面彎曲収差，側面不正曲収差，色収差（軸上色収差と倍率色収差）がある．

(9) 対物レンズ（図Ⅰ-5-3左）

1) アクロマート：球面収差と赤，青の色収差を補正したレンズ．
2) アポクロマート：球面収差と赤，青，

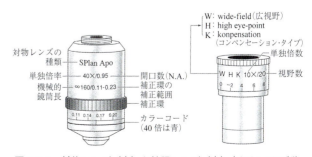

図Ⅰ-5-3　対物レンズ（左）と接眼レンズ（右）（オリンパス製）
出所）坂本穆彦編：細胞診を学ぶ人のために，医学書院，2011

第5章　光学顕微鏡の理論と取扱い　51

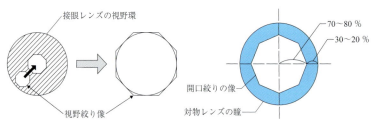

図 I-5-4　視野絞り（左）と開口絞り（右）
出所）図 I-5-3 に同じ

紫の色収差を補正したレンズ．
3）プランアクロマート：側面彎曲収差を補正したアクロマートレンズ．
4）プランアポクロマート：側面彎曲収差を補正したアポクロマートレンズ．
　レンズ類の清掃はガーゼなどで軽く拭く程度にする．指紋や油脂類の汚れのみエーテルとエタノール 7:3 の混合液をガーゼに含ませて拭く．

(10) 接眼レンズ（図 I-5-3 右）

対物レンズの色収差を接眼レンズで補正する補償型（コンペンセーション・タイプ）と，対物・接眼レンズがそれぞれ単独に倍率色収差を補正する非補償型がある．中間像をさらに拡大した虚像にする肉眼観察用接眼レンズと，中間像をフィルム面に鮮明な実像として映すように設計された写真撮影用接眼レンズがある．

(11) コンデンサー

コンデンサーレンズは単に集光レンズとしての役割だけでなく，像の分解能や焦点深度，コントラスト，明るさなどにも影響し，対物レンズの性能を十分に発揮させるために不可欠な光学系である．コンデンサーの性能は，開口数，照野，物体距離で決まる．アッベコンデンサー，アクロマートコンデンサー，アクロマチックアプラナートコンデンサーがある．

(12) 視野絞りと開口絞り（図 I-5-4）

顕微鏡には視野絞りと開口絞りがあり，それぞれ重要な役割を担っている．

a）視野絞り

顕微鏡本体に付属していて，照明範囲を制限する働きをする．絞り環を回して視野絞りを最小付近まで絞り込み，コンデンサー上下ハンドルで視野絞り像を標本面に結ばせる．次に芯出しネジ 2 個を用いて，視野絞り像が視野と同心になるよう調節し，絞り像が視野より少し大きくなるまで絞りを開く（図 I-5-4 左）．

b）開口絞り

照明光の開口数を調整するもので，コンデンサーに付属

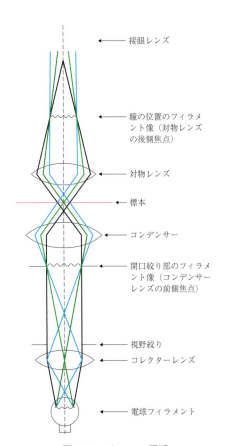

図 I-5-5　ケーラー照明
出所）図 I-5-3 に同じ

している．開口絞りを絞り込むと，分解能と明るさは低下するが，コントラストと焦点深度は増大する．逆に開放にするとコントラストは低下するが，分解能はよくなる．一般的には使用する対物レンズの開口数の70～80％程度まで絞るとバランスの取れた像となる（図Ⅰ-5-4右）．

⒀ ケーラー照明（図Ⅰ-5-5）

　ケーラー照明は光源像を対物レンズの後側焦点位置に，視野絞り像を標本面にそれぞれ結ばせるものである．この方法は顕微鏡の理想的照明条件である．また，明るく均一な照明，対物レンズの性能を十分に生かす照明，必要な視野だけの照明をすることが可能で，特に写真撮影には欠かせない照明方法である．

> **セルフチェック**
> ■光学顕微鏡の各名称を説明しなさい．
> ■開口数，分解能，集点深度について説明しなさい．
> ■対物レンズの種類について説明しなさい．

参考文献
田嶋基男他編：臨床細胞学，名古屋大学出版会，1993．
坂本穆彦編：細胞診を学ぶ人のために，第5版，医学書院，2011．

（金子千之）

第6章

スクリーニング

1 細胞の見方

(1) 細胞診におけるスクリーニングの目的

　細胞診のスクリーニングでは標本中の悪性細胞，悪性の疑いがある細胞を見つけ出すことが最も重要である．しかし，悪性細胞以外のウイルス感染細胞，クラミジア感染細胞，炎症のときにみられる細胞などの非腫瘍性の病的細胞や虫卵，腟トリコモナス，アスベスト小体，真菌類などの病的細胞以外の選別も行われる．婦人科領域ではホルモン細胞診も行われる．その他では治療効果の判定や術中迅速細胞診にも使われる．

(2) 自然剥離細胞と穿刺吸引，擦過法の細胞の差異

　自然剥離細胞は孤立散在性に出現しやすく，細胞変性がみられる．表層性の細胞が採取されやすく，深層下の細胞は採取されにくい．自然剥離した表層性腫瘍細胞は変性により核縁の肥厚，クロマチンの粗大化や不均一分布，核小体が顕著になり細胞所見が強調される．通常では粘膜下の細胞は採取されにくいが，粘膜下腫瘍が表面に露出している場合は例外である．

　穿刺吸引法，擦過法，捺印法，圧挫法などより得られた新鮮な細胞は剥離細胞ほど細胞変性所見が強調されず，クロマチンは細顆粒状，細網状であることが多い．また組織構造が標本上に反映されることも特徴で，間質成分も採取される．細胞異型と同時に構造異型にも注意を払ってスクリーニングすることが大切である．

　細胞診は細胞単位でみるため細胞判定困難なことがあるが，細胞診標本には組織像も反映されるため病理組織像についても知っていると診断に大いに役立つ．

(3) スクリーニングの実際

　スクリーニング（図I-6-1）を始める前に患者の氏名，年齢，性別，臨床診断，病歴などを確認する．さらに検体の種類，採取法，染色法も確認する．同一患者から得られた細胞でも検体採取法が違うと細胞像が異なることがある．スクリーニングは塗抹されているすべての領域を観察して見落としがないようにすることが大切である．始めは弱拡大（10 × 10倍）で観察し，異型細胞をみつけたら対物レンズを40または100倍にして詳細に観察すると見落としがない．

　細胞量が少ない検体，乾燥や染色不良な標本では無理な判定は避け，不適切な理由を説明し検体の再採取を臨床側へ求めた方がよい．細胞の異型性は正常細胞と比較して判定するので正常細胞を正しく理解することが大切である．組織学的に一致した細胞が採取されているか確認することも大切である．

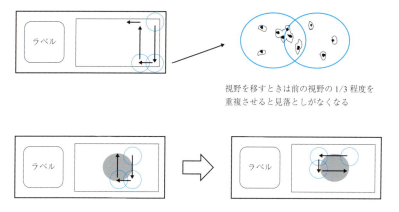

視野を移すときは前の視野の1/3程度を
重複させると見落としがなくなる

液状化検体細胞診標本の場合は縦・横の両方向から
みると見落としがなくなる

図I-6-1　スクリーニング

2　基本的な細胞形態

　標本中の異型細胞と正常細胞を選別するには，各臓器から得られる正常細胞についてよく知っておく必要がある．以下に代表的な細胞所見を記述する．臓器毎の細胞所見はⅡ部の各論を参照されたい．

(1) 重層扁平上皮の細胞形態

　重層扁平上皮は基底膜側から基底細胞，傍基底細胞，中層細胞，表層細胞に分けられる．各細胞の核は1つ，位置は中心性である．分化（成熟）とともに細胞は大きくなり菲薄化し，扁平になり多辺形となる．核は少しずつ小さくなり，表層細胞では濃縮状になる（Ⅱ部1章図Ⅱ-1-7参照）．

　基底細胞（basal cell）は細胞直径10～20 μmでライトグリーンに濃染する類円形の細胞で，核は類円形で10～12 μm，クロマチンは細顆粒状で均一に分布する．基底細胞の核／細胞質（N/C）比は1/2～1/3で扁平上皮系細胞のうち最も大きい．通常ではほとんど出現することはない．

　傍基底細胞（parabasal cell）は基底細胞より少し大きく，細胞直径15～30 μmでライトグリーンに濃染する類円形の細胞である．核は類円形で7～12 μm，クロマチンは細顆粒状～細網状である．中層に近いほど細胞質は豊富になり，N/C比は1/3～1/6である．腟スメアでは閉経後期，老人性腟炎や産褥期初期で出現する．

　中層細胞（intermediate cell）は傍基底細胞より大きく細胞直径30～60 μmでライトグリーンに染まる多辺形の細胞である．核は類円形で7～10 μm，クロマチンは細顆粒状である．N/C比は1/6以下である．傍基底細胞に近いものから表層細胞に近いものまで多様な細胞形態を示す．

　表層細胞（superficial cell）は重層扁平上皮層の最表層を占め，大型，多辺形で中層細胞より薄く扁平な細胞である．細胞直径は40～60 μmでエオジン好性からオレンジG好性に変化していく．中層細胞に近い細胞はライトグリーンに淡染する．核は小型類円形で6 μm以下，クロマチンは濃縮状である．細胞質には茶褐色に染まるケラトヒアリン顆粒がみられることがある．

(2) 円柱上皮（腺上皮）の細胞形態

　円柱上皮細胞は細胞の底部が基底膜に対し垂直に配列し，円柱形，立方形，扁平形など種々の形態を示す．細胞質はレース状，泡沫状でライトグリーンに染まる．線毛，終末板，微絨毛や粘液を有する細胞もある．核は類円形～楕円形で1個，ときに数個みられる．大きさは5～15 μm，クロマチンは細顆粒状で均一分布，核小体は1～数個認められる．核の位置は中心性，偏在性である．核は基底

膜側にあり円柱上皮を側面からみたときには偏在性で，シート状の集団を上部からみた場合は蜂巣状にみえ，核は細胞の中心に位置している．

(3) 尿路上皮の細胞形態

腎盂，尿管，膀胱などの泌尿器系にみられる細胞で，正常な尿路上皮細胞は立方状，類円形，紡錘形，有尾状などのさまざまな形を呈する．表層の細胞（被蓋細胞）は大型の細胞でしばしば多核になる．中間層の細胞は多稜形，類円形となることが多く，深層の細胞は最も小型でN/C比が大きい．

(4) 組織球（マクロファージ）の細胞形態

組織球は旺盛な貪食能を有する細胞で，マクロファージや大食細胞とも呼ばれる．大きいものから小さいものまであり，炎症が著しいときによく出現する．細胞質は泡沫状，あるいはレース状でライトグリーンに淡染する．核は類円形，腎形で異型性はない．クロマチンは細かく，核縁は薄く明瞭，小さい核小体を1～数個認める．細胞質内は貪食された炭粉，ヘモジデリン，赤血球，好中球，核破片などを認めることが多い．組織球が数個融合して，多核巨細胞となることがある．肉芽腫性炎でみられるラングハンス巨細胞，類上皮細胞などは組織球由来の細胞である．その他の組織球由来の細胞は塵埃細胞，心不全細胞，キサントーマの黄色細胞などがある．

3　腫瘍細胞のスクリーニング

次のような細胞所見に注意しながらスクリーニングする．
1) 細胞集団の極性の乱れ，配列の不規則性，単調な小型の細胞集団
2) 細胞の大小不同，核の増大と大小不同
3) 核形の不整，核縁の切れ込みの有無，核間距離の不均一，濃染核，核／細胞質（N/C）比（図 I-6-2）
4) 核クロマチンの分布
5) 核小体の大きさ，数
6) 細胞質の染色性
7) 背景の壊死物質，粘液
8) 異常核分裂像

これらのうち1つだけで決め手となる悪性細胞の所見はなく，悪性細胞と考えられる細胞のN/C比，核形，クロマチン分布，細胞配列などを総合的に評価して悪性細胞か否かを決めるのが腫瘍細胞のスクリーニングである．

(1) 細胞集団と配列

上皮性腫瘍では細胞集団（塊）として，非上皮性腫瘍では散在性に出現することが多く，細胞の重積性や配列の不規則性があれば注意する．細胞集団では組織構造を反映していることが多く診断の手助けとなる．特に腺癌は腺腔（管）状構造，間質を

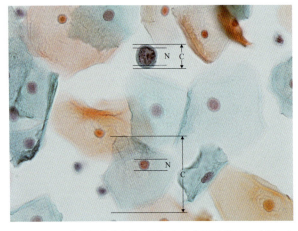

図 I-6-2　正常扁平上皮細胞（下）と高度異形成細胞（上）のN/C比　N/C比とは細胞質（Cytoplasm）に対する核（Nucleus）の容積比あるいは面積比をいう（Pap染色 ×100）

伴った乳頭状構造など，扁平上皮癌では癌真珠や相互封入像，肺小細胞癌ではインディアン・ファイル状（索状）配列，対細胞，木目込み細工様配列などがみられる．非上皮性腫瘍では細胞配列により組織型を推定できることもある．中枢神経系腫瘍ではロゼット（状）形成，髄膜腫では同心円状の渦巻構造がみられる．神経鞘腫の Antoni A 型では柵状配列が特徴である．横紋筋肉腫，悪性黒色腫などでは上皮様結合がみられることがある．

(2) 大きい細胞，大きい核

細胞の大きさを比較するのは同種細胞間で行う．細胞が著しく大きすぎるもの（長径 100 μm 以上），核は長径 20 μm（好中球の 2 倍）以上ある場合はチェックする．大型の腫瘍細胞は異型性が強く多核になることが多い．この場合の核は大小不同，クロマチンパターンの違いなどがみられる．腫瘍性の巨細胞は上皮性，非上皮性ともにみられる．結核や肉芽腫に出現する多核巨細胞は核に異型性がない．また放射線治療により巨細胞がしばしば出現する．

細胞，核などの大きさの比較はパパニコロウ染色で赤血球は 5 μm 前後，好中球は 10 μm 前後，ギムザ染色では赤血球は 7 μm 前後，好中球は 15 μm 前後として大きさを比較すると便利である．

(3) 核形，濃染核，N/C 比

核形は長径が 10 μm 以上の丸くない核はチェックし，特に N/C 比が大きいときは要注意である．また，核縁の切れ込み，一部直線化や突出があり，濃染性の核をもちクロマチン分布が多彩な細胞をチェックする．円柱上皮細胞は核の大小不同，核の濃淡，核間距離の不均等などが重要所見になる．細胞集団の核内構造が多彩で，核染色性の濃淡が目立つような場合は悪性である可能性が高い．N/C 比はどの細胞系でも 1/2 以上ならば要注意である．ただし扁平上皮細胞では細胞直径が 20 μm までは 1/2 以上，20〜40 μm は 1/3 以上，40 μm 以上は 1/6 以上の N/C 比であれば注意する．

(4) 核クロマチン

正常細胞は細網状，細顆粒状で均一に分布するが，腫瘍細胞では細顆粒状，粗顆粒状，粗網状，粗大顆粒状となり不均一分布がみられる．通常，腫瘍細胞では核が濃染するが核の内部構造が保たれていることが大切である（クロマチンが濃いのは変性細胞の核濃縮のこともある）．また核が濃染していなくても細顆粒状に充満しクロマチン密度が高いこともある．核クロマチンの多彩性は円柱上皮細胞でも重要であるが，特に扁平上皮細胞では重要所見である．核縁に不均一肥厚がみられるのは扁平上皮癌に多い．

(5) 大きい核小体と数の増加

核小体の大型化はタンパク質合成が盛んな状態であり，再生上皮細胞，腫瘍細胞などに認められ，目立つだけでは特別な所見といえない．核小体の肥大，数の増加は腺癌を考慮するときの参考所見となるが，非角化型扁平上皮癌，肉腫などでも認められる．核小体は直径が 5 μm 以上で濃く染まり，数が多い場合や新鮮材料では 3 μm 位でも数が多い場合は注意が必要である．

(6) 細胞質の染色性

パパニコロウ染色では扁平上皮癌の細胞質はライトグリーン，オレンジ G，エオジンに濃染して多彩な染色像を示す．特にライトグリーンに濃染したときの層状構造，あるいはオレンジ G の濃染では光輝性（ギラギラ輝くようにみえる）がみられる．腺癌では淡青緑，泡沫状で多房状不染空胞，粘液がみられることがある．悪性黒色腫はライトグリーンに染まり少し濁ったような感があり，細胞質内に大小のメラニン顆粒を認めることがある．乳房のパジェット病では細胞質に貪食したメラニン顆粒が出現することがある．肝細胞癌は細胞質内に胆汁色素がみられる．

(7) 背景（壊死物質，粘液，砂粒体（石灰化小体）など）

　背景の所見は診断に重要な情報を与えてくれることが多い．壊死物質は扁平上皮癌，肺小細胞癌，乳腺の乳頭腺管癌（面疱型），非腫瘍性疾患として結核結節，壊死性リンパ節炎などにみられる．壊死物質，破壊された赤血球，細胞破壊物質，線維素などが背景にみられるときは腫瘍性背景と呼ばれている．悪性リンパ腫にみられる壊死性背景は lymphoglandular body と呼ばれている．粘液は腹膜偽粘液腫（粘稠性の高いゼリー状の腹水が得られる），悪性中皮腫（体腔液は粘稠で糸を引くような性状），腺様嚢胞癌，粘液癌（乳腺）などにみられる．また脊索腫，軟骨肉腫，唾液腺の多形腺腫などでは粘液様物質が認められる．非上皮性粘液はギムザ染色で異染性を示し，上皮性粘液との鑑別点となる．甲状腺髄様癌，多発性骨髄腫ではアミロイドが出現することがある．砂粒体は穿刺吸引，擦過法による肺，卵巣，甲状腺などの乳頭状腺癌の間質にみられる．

(8) 異常核分裂像

　細胞診では頻繁にみられる所見ではないが，三極以上の多極分裂があるときには注意が必要である．なお，異常核分裂像以外の正常な核分裂像は体腔液中の中皮細胞のように腫瘍細胞以外でも時々認められる．

4　悪性細胞の一般的特徴

(1) 上皮性悪性細胞の一般的特徴

　上皮性腫瘍では細胞間結合がみられ，さまざまな細胞集塊（構造）を示す．細胞起源が同じ腫瘍細胞ならば臓器が異なっていても類似の細胞形態を示すが，起源が同じでも分化度が異なれば異なった細胞形態を示す．扁平上皮癌，腺癌，未分化癌の一般的特徴は次に示す通りである．詳細はⅡ部の各論を参照されたい．

a）扁平上皮癌細胞

　扁平上皮癌で最も特徴的なのは細胞質の角化である．パパニコロウ染色では細胞質がライトグリーンに好染して，厚ぼったく感じる．細胞質内には同心円状構造がみられる．角化が進行するとオレンジGに好染するものが多くなり，細胞質には光輝性がみられるようになる．オタマジャクシ型（tadpole cell），ヘビ型（snake cell），線維型（fiber cell）などの奇怪な細胞が出現する．癌真珠の形成も角化（高分化）型扁平上皮癌の特徴である．核は濃染し，濃縮状，融解状などを示す．クロマチンは粗大顆粒状で無構造を呈することも多い．非角化型はライトグリーンに好染性である．N/C比は大きい．核は濃染し，大小不同が著明で，クロマチンは細顆粒状ないし粗大顆粒状を示すことが多い．また，大きく不整形の核小体が目立つ．背景には壊死物質，赤血球などが出現する．

b）腺癌細胞

　分化型腺癌は乳頭状，腺腔状，腺房状などの構造を示し，立体的重積性がある細胞集団として出現することが多い．細胞質は淡青緑，泡沫状で粘液を含むことが多い．核は偏在性で大小不同があり，N/C比も大きく，細胞外へ突出するような所見もみられる．類円形の核の中に大〜中の核小体が1〜数個あり，盛り上がったようにみえる場合がある．低分化型では腺腔形成が乏しく，充実性の細胞配列がみられる．腺癌細胞は細胞変性により核は粗網状，融解状となり，細胞質は融解して裸核になりやすい．体腔液中には，細胞内に貯留した粘液により核が圧排され偏在性となった印環状を呈した悪性印環細胞が出現することがある（図Ⅰ-6-3）．

c）未分化癌細胞

腺癌の乳頭状構造，扁平上皮癌の癌真珠形成などが明らかでなく，細胞間結合をわずかに認め，特定の上皮への分化が明らかでないものが特徴である．小型円形核を有し細胞質は類円形から紡錘形の小型細胞のもの，大きい核をもち核小体が目立つ大型細胞のものや多形性が著しく巨細胞を混じているものなどさまざまである．いずれもN/C比は大きく，核は濃染する．核分裂像も比較的多くみられる．未分化癌では細胞が散在性に出現したときには悪性リンパ腫，白血病，小型の肉腫との鑑別が困難なことがある．

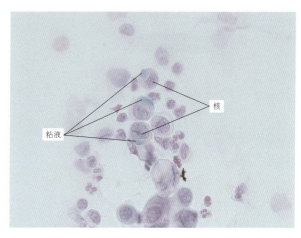

図 I-6-3　印環細胞癌　（alcian blue 染色　×100）

(2) 非上皮性悪性細胞の一般的特徴

非上皮性悪性細胞の一般的特徴についてはⅡ部の各論を参照されたい．

5　細胞診の長所と短所

細胞診は自然剥離細胞，あるいは穿刺吸引細胞診のように人為的に採取した細胞を検査する．したがってそれぞれの採取法による長所，短所をよく理解し，さらに細胞診は細胞単位でみるため細胞判定が難しいことなどを心得て臨む必要がある．組織学的な知識をよく身につけておくことも大切である．

(1) 長所

1) 簡便な検査のため患者の負担が軽度で反復検査ができ，がん細胞の細胞判定が可能である．
2) 液状検体（体腔液，尿，髄液，関節液など）が検査できる．
3) 標本作製が簡単で染色時間も短く，組織診同様に迅速診断にも用いられる．
4) 検査室内だけでなく，ベッドサイドでも標本作製ができる．
5) 細胞像からの組織型を推定することができる．
6) 深部臓器からの細胞採取ができる．
7) 穿刺吸引法，擦過法では病巣を限定して細胞採取ができる．
8) 液状化検体細胞診（LBC: liquid-based cytology）の場合は免疫染色や遺伝子検査の追加も可能である．

(2) 短所

1) 細胞所見だけでは確定診断できない症例がある．
2) 組織診と異なり腫瘍の浸潤程度（深達度）が不明である．
3) 転移性腫瘍では原発巣の推定が困難なことが多い．
4) 細胞判定ができるようになるまでには経験を要する．
5) 細胞数（細胞採取量）が少ないと診断できない場合もある．

> **セルフチェック**
>
> ■スクリーニングの目的は何か.
> ■腫瘍細胞のスクリーニングにおいて注意する細胞所見は何か.
> ■細胞診の長所と短所は何か.

(今枝義博・舟橋正範)

第7章

免疫組織化学，電子顕微鏡ほか

1 免疫組織化学

　免疫組織化学（immunohistochemistry: IHC）あるいは免疫細胞化学（immunocytochemistry: ICC）は，組織，あるいは細胞内の目的とする物質（抗原）の有無や局在を免疫学的な抗原抗体反応，化学的反応を応用して可視化する手法である．

　IHC，ICC は腫瘍の由来細胞や組織型の決定，悪性度の評価，感染性微生物の同定など，鑑別診断に欠かせない手法であるが，近年は分子標的治療薬の適否を評価するなどのコンパニオン診断（companion diagnostics: CoDx or CDx）への需要が高まっており，診断のみならず治療方針の選択という重要な検査法となっている．各メーカーよりキット化された試薬が販売されており，反応ステップの簡素化や高感度化などの試薬の改良が進み，現在では検査室に広く普及している．さらには自動免疫染色装置が開発され，導入している施設も多くみられる．本節ではその手法や応用例について概説する．

A 免疫組織化学の種類

物質を可視化するための標識物質によって以下の方法に分けられる．
1) 重金属標識抗体法：フェリチン，コロイド金など．電子顕微鏡に用いる．
2) 放射性同位元素標識抗体法：^{3}H，^{125}I など．オートラジオグラフィーで検出する．
3) 蛍光抗体法：FITC（fluorescein isothiocyanate），ローダミンなどの蛍光色素．蛍光顕微鏡で観察する．
4) 酵素抗体法：HRP（horse radish peroxidase），ALP（alkaline phosphatase）などの酵素を標識し，酵素と反応する発色基質で呈色させる．光学顕微鏡で観察する．

　このうち酵素抗体法は標本を通常の光学顕微鏡で観察でき，標本が半永久的に保存できるため広く普及している．

B 標識方法の種類

抗体に標識物質を標識する方法により2つに大別される．
1) 直接法：目的とする抗原に対する1次抗体に直接標識する方法．
2) 間接法：1次抗体には標識せず，1次抗体に対する抗体（2次抗体）に標識する方法．

　直接法（図 I-7-1）は抗原抗体反応が1回で済み，単純で特異度が高

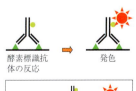
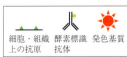

図 I-7-1　直接法（酵素抗体法の例）

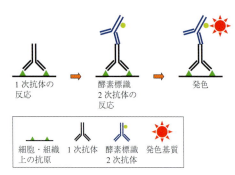

図 I-7-2　間接法（酵素抗体法の例）

いことが長所であるが，1次抗体に直接，酵素などを標識することで分子量が大きくなり，組織・細胞内への浸透が妨げられることがある．また，抗体に酵素などを標識することは容易ではなく，多種類の抗原に対する抗体すべてに標識し準備することは時間的，経済的に多くの労を費やす．

一方，間接法（図 I-7-2）は使用する1次抗体には標識をせず，1次抗体に特異的な抗体（2次抗体）に酵素などの物質を標識する．1次抗体の動物種（マウス，ウサギなど）を決めておけば，標識した2次抗体（抗マウス抗体，抗ウサギ抗体など）は共通して使用できる．これにより1次抗体を取り替えるだけでさまざまな抗原に対する酵素抗体法が可能となる．また，1次抗体に結合する2次抗体は複数であり，感度は直接法よりも高い点が長所である．欠点としては抗原抗体反応を2回行うために直接法に比べ時間を要する．また，2次抗体が1次抗体以外へ非特異的に結合することがあり，背景に非特異的陽性反応が出ることがある．

現在，一般的に行われている酵素抗体法は間接法であるが，感度を高めるためにさまざまな方法（高感度間接法）が開発された．

C 高感度間接法の種類

(1) PAP（peroxidase-antiperoxidase complex）法（図 I-7-3）

ペルオキシダーゼに対する抗体（1次抗体と同じ動物種）を作製し，あらかじめ試験管内でペルオキシダーゼとの複合体（PAP complex）を作製しておく．抗原に1次抗体を反応させた後，2次抗体を1次抗体に反応させる．次に PAP complex を反応させると既に1次抗体と結合している2次抗体が PAP complex を形成する抗体成分にも結合する．

PAP 法は酵素の標識を含め反応はすべて抗原抗体反応である．

(2) ABC（avidin biotinylated enzyme complex）法（図 I-7-4）

抗原抗体反応のほかにビオチン（biotin）[1]とアビジン（avidin）[2]の特異的結合を利用した方法．ビオチン標識した2次抗体を1次抗体と反応させる．試験管内で酵素標識したビオチンとアビジンの複合体（avidin biotinylated enzyme complex: ABC）を形成させておく．2次抗体に標識したビオチンと ABC 中の未反

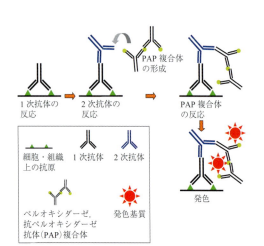

図 I-7-3　PAP 法

---

[1] ビオチンはビタミンB群の水溶性ビタミン．生体内中では腎，肝，筋に含まれる．これらの内因性のビオチンが ABC 法，LSAB 法で問題となることがある．

[2] アビジンは卵白に含まれる分子量約 68 kD の塩基性糖タンパク．ビオチンと強い親和性をもち1分子あたり4分子のビオチンと結合する．

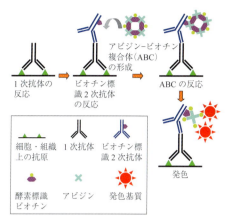

図 I-7-4　ABC 法

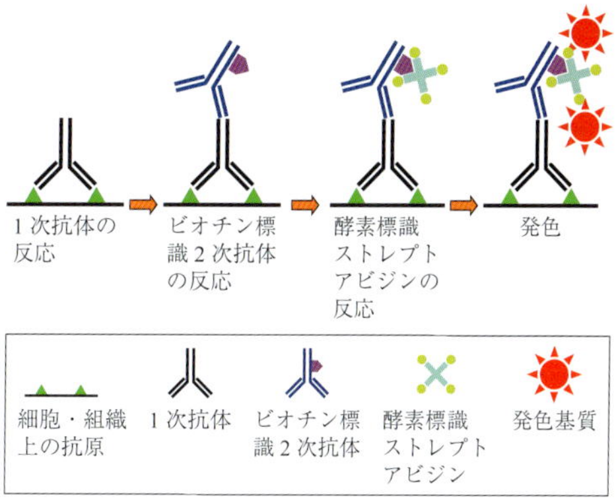

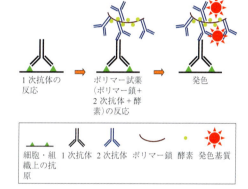

図 I-7-5　LSAB 法

応のアビジンが結合する．PAP 法よりも感度が高い．

(3) LSAB（labelled streptavidin biotin）法（図 I-7-5）

ビオチン標識した 2 次抗体を 1 次抗体に反応させる．酵素標識したストレプトアビジン（streptavidin)[3] と 2 次抗体に標識したビオチンが特異的に結合する．ビオチンと結合するストレプトアビジンに直接酵素標識するため，ABC 法での ABC を形成するステップが省略される．また，酵素標識したストレプトアビジンは分子量が小さいので組織，細胞内への浸透性に優れている．

図 I-7-6　酵素標識ポリマー法

(4) 酵素標識ポリマー法（図 I-7-6）

高分子ポリマーに酵素と 2 次抗体を標識した試薬を用いて，2 ステップの反応で発色が可能な方法．アビジン–ビオチンの結合を用いないので内因性ビオチンの影響を受けない．Agilent（DAKO）社の EnVision™ システム（デキストランポリマー使用），ニチレイバイオサイエンス社のヒストファイン・シンプルステインキット（アミノ酸ポリマー使用）がこれにあたる．浸透性を高めるためにポリマー鎖を短くした低分子量ポリマーを混合した製品もある．

D　標識酵素と発色基質

一般的に酵素抗体法で用いられる標識酵素は HRP（horse radish peroxidase，西洋ワサビペルオキシダーゼ）もしくは ALP（alkaline phosphatase，アルカリホスファターゼ）である．

これらの酵素と発色基質を反応させ呈色させることで組織，細胞における抗原の局在を可視化する．

発色基質はいくつか種類があり，発色の色調が異なる．標識酵素，発色基質を替えることにより同一標本上で複数の抗原の存在をそれぞれ異なる色調で証明する多重染色も可能である．

発色反応物質が有機試薬（エタノールないしキシレン）に可溶な場合は，アルコールによる脱水やキ

---

[3] ストレプトアビジンは *Streptomyces avidinii* に由来する分子量約 53 kD のタンパク．アビジンと同じくビオチンとの親和性をもち，非特異的反応が少ない．

表 I-7-1 標識酵素と発色基質

標識酵素	発色基質	色調	封入剤
HRP	DAB	茶褐	疎水性
	AEC	赤	水溶性
	4-chloro-1-naphthol	青紫	水溶性
ALP	fast red	濃赤	水溶性
	new fuchsin	赤	水溶性／風乾後疎水性
	BCIP/NBT	青紫色	水溶性／風乾後疎水性

DAB: 3,3'-diaminobenzidine, AEC: 3-amino-9-ethylcarbazole, BCIP: 5-bromo-4-chloro-3-indolyl phosphate, NBT: nitro blue tetrazolium

シレン透徹を行うことができないので風乾による脱水や，水溶性の封入剤を用いる．

標識酵素と代表的な発色基質を表 I-7-1 に示す．

E 酵素抗体法の実際

1） 固定された標本を親水化（下降エタノール系列を用いる）．
2） 内因性ペルオキシダーゼ活性の阻止．
3） 抗原性の賦活化処理（必要に応じて）．
4） 正常血清（2 次抗体と同一動物種の正常血清）で非特異反応を除去．
5） 1 次抗体の反応（室温 1 時間程度ないし，4℃一晩など）．
6） 各手法（ABC 法など）による反応．
7） 発色基質の反応．
8） 後染色（ヘマトキシリンないしメチル緑にて核染色）．
9） 脱水→透徹→封入

F 酵素抗体法を行うにあたっての注意事項

1） 酵素抗体法においてはプレパラートの洗浄には 10 mM, pH 7.2 の PBS（phosphate bufferd saline）などの緩衝液を用いる．
2） 好中球などの細胞内に含まれるペルオキシダーゼ活性物質が存在すると HRP と同様に発色基質と反応する．3％過酸化水素水もしくは 0.3％過酸化水素加メタノールを用いて内因性ペルオキシダーゼ活性の阻止を行う．
3） 1 次抗体は至適希釈倍率をメーカーの提供する解説書を参考に事前に検定し決定しておく．希釈は市販の抗体希釈液または 1％BSA（bovine serum albumin）加 PBS で希釈して用いる．希釈した抗体は長期保存に向かないので使用する量を用時調製する．
4） 抗原性の賦活化処理は必須ではなく，抗体の特性や標本の固定法によって異なる．賦活化処理法には加熱処理と酵素処理がある．エタノール固定の細胞診標本では賦活化が必要ないことが多いが，賦活化することで染色性が向上することもある．
5） 各反応は標本上で行うが，乾燥しないように湿潤箱中で行う．

G 細胞診への応用

1） パパニコロウ染色済みの標本でもキシレンに浸漬後，カバーガラスを剥がして下降エタノール系列で親水化を行えば酵素抗体法が可能である．細胞質の染色色素は親水化の工程で脱色される．核内抗原を証明する場合はヘマトキシリンの脱色が必要であるが，0.5％塩酸 70％エタノールで脱色できる．
2） 1 枚のプレパラート上の細胞を細胞転写法を用いて複数に分割し，それぞれ別のスライドガラス上に貼り付けることで，複数の抗体を用いた免疫染色を可能にする工夫も行われている．
3） 遠沈などで得られた細胞検体をアルギン酸ナトリウム，グルコマンナンなどを利用して細胞を固化した後にパラフィンブロックを作製し，薄切した切片に対して免疫染色を行うこともある．

表 I-7-2 診断に有用な抗体

抗体名	陽性となる細胞	腫瘍細胞
cytokeratin	上皮細胞	種々の癌腫細胞
EMA	上皮細胞	種々の癌腫細胞
Ber-EP4	上皮細胞	種々の癌腫細胞
calretinin	中皮細胞	悪性中皮腫
D2-40	中皮細胞,リンパ管内皮細胞	悪性中皮腫
HBME-1	中皮細胞	悪性中皮腫
CEA	大腸粘膜細胞	種々の腺癌
PSA	前立腺上皮細胞	前立腺癌
thyroglobulin	甲状腺濾胞上皮細胞	甲状腺乳頭癌,濾胞性腫瘍
AFP		肝細胞癌,卵黄嚢腫瘍
LCA(CD45)	リンパ球	悪性リンパ腫
CD20	B細胞	B細胞性リンパ腫
CD79α	B細胞	B細胞性リンパ腫
CD3	T細胞	T細胞性リンパ腫
CD45RO	T細胞	T細胞性リンパ腫
CD68	単球,マクロファージ	組織球症
CD30(Ki-1)		ホジキン病,Ki-1リンパ腫
desmin	横紋筋,平滑筋	横紋筋腫瘍,平滑筋腫瘍
αSMA	平滑筋,筋上皮	平滑筋腫瘍
vimentin	間葉系細胞	間葉系腫瘍,悪性中皮腫
CD117(c-kit)	カハール(Cajal)細胞,肥満細胞	GISTs
GFAP	神経膠細胞,上衣細胞	神経膠腫瘍,上衣腫
S-100タンパク	神経膠細胞,脂肪細胞,軟骨細胞,シュワン(Schwann)細胞	神経膠腫瘍,神経鞘腫,悪性黒色腫,軟骨腫瘍
chromogranin A	神経内分泌細胞	神経内分泌腫瘍
NSE	神経細胞,神経内分泌細胞	神経系腫瘍,神経内分泌腫瘍
synaptophysin	神経細胞,神経内分泌細胞	神経内分泌腫瘍
CD56	NK細胞,神経細胞	神経内分泌腫瘍,NK細胞性リンパ腫
Ki-67(MIB-1)	細胞周期 G_1, S, G_2, M期の細胞	種々の悪性腫瘍
PCNA	細胞周期 G_1 〜 S期の細胞	種々の悪性腫瘍
p53タンパク		種々の悪性腫瘍

EMA: epithelial membrane antigen, CEA: carcinoembryonic antigen, PSA: prostate specific antigen, AFP: alpha-feto protein, LCA: leukocyte common antigen, CD: cluster of differentiation, αSMA: alpha-smooth muscle actin, GFAP: glial fibrillary acidic protein, NSE: neuron specific enolase, PCNA: proliferating cell nuclear antigen, GISTs: gastrointestinal stromal tumors

この方法をセルブロック法という.

4)診断に有用な抗体の一覧を表 I-7-2 に示す.

2 電子顕微鏡

電子顕微鏡(電顕,electron microscope)は光の波長より短い電子線を用いることで光学顕微鏡よりはるかに高い解像力を得ることができ,その分解能は 0.1 nm 程度[4]である.

光学顕微鏡では観察不可能であったウイルス粒子や細胞小器官の形態が明らかとなり,医学,生物学分野にさまざまな発見をもたらした.

---

[4] ヒトの肉眼の分解能は 0.1 mm(100 μm),光学顕微鏡の分解能は 0.2 μm.

電子顕微鏡は透過型（transmission electron microscope: TEM）と走査型（scanning electron microscope: SEM）に大別される．

TEMは電子線を試料に照射したときに透過した電子線がフィルム面もしくは蛍光板上に像を形成するので，得られる像は光学顕微鏡と同様な2次元の像である．

SEMは電子線を試料に照射したときに試料表面から放出される2次電子の量を検出器で信号強度として記録する．信号強度を輝度信号に変調して像を得る．電子線を偏向コイルで試料表面を走査しつつ連続的に記録した輝度信号を画像処理することにより試料表面の凹凸像が得られる．

病理診断部門ではTEMを用いることが多い．本節ではTEMに関して述べる．

(1) TEMの構造

TEMにおいて光学顕微鏡の光源に相当するものは電子銃である．電子銃に加速電圧（通常の観察では25〜125 kV）を印加することで電子線を発生させ，試料に照射する．高電圧で電子線を発生させるために鏡体（照射部-結像部-観察記録部）内はすべて真空状態（10^{-9}〜10^{-7}Pa程度の陰圧）である必要がある．そのために真空ポンプを必要とする．

(2) 試料作製

a）固定

固定は2〜4%グルタールアルデヒド（glutaraldehyde）と1〜2%四酸化オスミウム（osmium tetraoxide, OsO_4）の2重固定法を行うのが一般的である．

グルタールアルデヒドはアルデヒド基を2つもつ分子であるためタンパク質アミノ基（NH_2基）やチオール基（SH基）との架橋が他のアルデヒド系固定液よりも強い反面，組織内での浸透が遅い．死後変化を最小にするためには固定液を速やかに浸透させることが肝腎である．試料をグルタールアルデヒド液に浸漬し4℃で振盪しながら2時間固定する．その後，0.1 Mリン酸緩衝液（pH 7.4）でグルタールアルデヒド液を洗い，次に四酸化オスミウムでの2次固定（後固定）を行う．

四酸化オスミウム固定液に浸漬し4℃で振盪しながら1〜2時間固定する．四酸化オスミウムは脂質を固定し黒変させる作用がある．揮発性が高く，粘膜を侵し人体への毒性が強いため取扱いはドラフトチャンバー内で行うべきである．また，廃液の処理，管理にも注意を払うべきである．

b）脱水

固定の終わった試料を上昇アルコール系列を用いて脱水を行う．

c）置換

樹脂とのなじみを良くするため，中間剤としてプロピレンオキサイド（propylene oxide）ないしはQY-1に30分間浸漬し置換する．

d）包埋

エポン（epon）樹脂で包埋する．エポン樹脂は包埋直前にエポンに硬化剤，重合加速剤を混合し調製しておく．包埋前にこの樹脂と置換剤の等量混合液に1時間浸漬させてなじませる．包埋はビームカプセル内に樹脂を入れておき，その上に試料を載せる．45℃で1晩おくと試料が樹脂になじみながらビームカプセルの下部に沈む．その後60℃に温度を上げると樹脂の重合が進むことにより硬化して樹脂包埋が完了する．

e）超薄切

電顕の樹脂ブロックの薄切は超薄切と呼ばれ，ウルトラミクロトームにガラスナイフまたはダイヤモンドナイフを装着して行う．

超薄切は60〜80 nmで行うのが一般的である．超薄切された切片はガラスナイフ，ダイヤモンドナ

イフのボートと呼ばれる水溜りに連なって浮遊する．切片の厚さは切片の干渉色[5]（表 I-7-3）で見極める．観察には灰色〜銀色の切片が最適である．

f）電子染色

グリッドの上にボート水面上の切片を数枚載せ，乾燥後，電子染色を行う．染色とはいうものの，色素を使用するわけではなく，重金属塩を細胞内の構造物に沈着させ，電子線の透過のコントラストを高くする処理である．酢酸ウラニル[6]水溶液とクエン酸鉛水溶液を用い2重染色が一般的である．

g）観察

切片を透過した電子線は蛍光板上に投影される．目的の部位を探し，ピントを合わせた後，撮影する．切片を透過した電子線がフィルムを感光させる．

h）現像，引き伸ばし

撮影したフィルムは現像する．その後，適当な倍率に引き伸ばし，印画紙に焼き付ける．CCD（charge-coupled device）カメラを備えたフィルムレスのTEMもある．

i）細胞診への応用

電顕での検索があらかじめ必要となっている場合は採取した細胞を生理食塩水などに浮遊させ，遠沈後に上清を取り除きグルタールアルデヒド液を重層すると細胞ペレットが得られる．後は通常どおりの処理を行う．

パパニコロウ染色標本しか試料がない場合でも，カバーガラスをはずした後，プレパラート上の目的とする細胞を倒立法で樹脂包埋し，超薄切することも可能である．

神経内分泌腫瘍における神経内分泌顆粒の証明のほか，骨・軟部腫瘍では以下のような特徴的な電顕所見が診断に有用である．メラニン欠乏性悪性黒色腫のプレメラノゾーム（premelanosome）の証明，ランゲルハンス細胞組織球症のバーベック（Birbeck）顆粒，胞巣状軟部肉腫の結晶状構造物，横紋筋肉腫のアクチン-ミオシンフィラメント配列，血管内皮由来腫瘍のバイベル・パラーデ（Weibel-Palade）顆粒など．

表 I-7-3　超薄切切片の干渉色と厚さ

干渉色	厚さ（nm）
灰	〜60
銀	60〜90
金	90〜150
紫	150〜190
青	190〜240
緑	240〜280
黄	280〜320

3　位相差顕微鏡

(1) 原理

位相差顕微鏡（phase contrast microscope）は通常の光学顕微鏡に位相差板を内蔵した位相作用対物レンズと，リングスリットを内蔵したターレットコンデンサーを取り付けた顕微鏡である．

位相差板は光の位相を変える役割があり，標本によって回折した光と背景の直接光との位相の差が像面で干渉を生じ明暗のコントラストのある像を形成する．

ターレットコンデンサー内のリングスリットは対物レンズに対応したものを使用する必要があるため，数種類のリングスリットをターレットに納め，対物レンズに合うものを選択し交換できるように工夫されている．

最適な干渉効果を得るために，位相差板とリングスリットの芯出しを正確に行う必要がある．

---

[5] 超薄切された切片はボート水面上で光の反射による干渉色を呈する．干渉色で切片の厚さを判断し最適なものをグリッド（直径約3 mmの銅製のメッシュ（金網））に載せる．

[6] 酢酸ウラニル（$UO_2(CH_3COO)_2 \cdot 2H_2O$）は国際規制物質に指定されており，使用するにあたり文部科学省の許可が必要である．年2回，保管量と使用量の報告義務がある．

(2) 特徴

通常の明視野観察では困難な生きた細胞（培養細胞など）の無染色標本の観察に適する．
位相差板の特性で以下の2種類があり，明暗の見え方が異なる．

a）ダークコントラスト（ポジティブコントラスト）

背景は明るく，標本は暗く見える．明暗のコントラストの境界部では明るくハロー（halo）を生じる．一般的な位相差観察で細胞の観察に適する．

b）ブライトコントラスト（ネガティブコントラスト）

背景は暗く，標本は明るく見える．顆粒，結晶の観察，あるいはそれらの計数に向く．

4 共焦点レーザースキャン顕微鏡

(1) 原理

共焦点レーザースキャン顕微鏡（confocal laser scanning microscope: CLSM）はレーザー光を光源としており，通常の光学顕微鏡よりも解像度が高い．標本にレーザー光を走査（scan）しながら照射し，レーザー光の反射光や蛍光の励起光を受光器（光電子増倍管[7]）で検出する．受光器では光を電気信号に変換する．走査するごとに情報を蓄積し画像を構築する．

(2) 特徴

共焦点レーザー顕微鏡は光源側と受光器側にそれぞれピンホール（pinhole）を備えている（図I-7-7）．光源側の第1ピンホールで絞ったレーザー光をピンポイントで標本面の1点に照射し，標本上で励起した蛍光や反射光の結ぶ焦点の位置（共焦点）に第2のピンホールを設置する．こうすると第2のピンホールで焦点の合っていない光を除外でき，受光器には焦点面からのみの光が届く．その結果，厚みのある標本でもフレアの少ないシャープな蛍光像を得ることができる．また，光軸（z軸）方向の分解能が高いのみならず，z軸方向に連続的にスキャンすることにより，任意の断面像やそれらの画像を再構築することで標本の断層像も得られることが可能であり，これを光学的セクショニングと呼ぶ．

蛍光物質以外にも重金属や酵素抗体法の発色基質であるDABの反射光をCLSMで解析することも可能である．また，細胞診のパパニコロウ染色，ギムザ染色標本もレーザー光を反射するのでこれらの標本の細胞や細胞集塊を3次元的に観察することも可

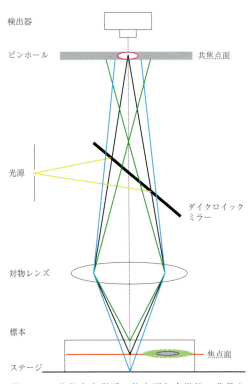

図I-7-7　共焦点光学系　焦点面と光学的に共役な位置（共焦点）にあるピンホールは焦点面からのみの光を選択的に検出器に集める．焦点面以外からの光はピンホールで除外されるので立体的（厚い）サンプルでもフレアの少ない画像を得ることができる．また焦点面をz軸方向に移動しながら連続スキャンすることにより，光学的断層像が得られる

---

[7] 光電子増倍管（photomultiplier）は光エネルギーを電気エネルギーに変換する高感度の光検出器．

能である．

(3) 細胞診への応用
1) CLSM で蛍光観察を行うと高感度でフレアの少ないシャープな蛍光像が得られるので，細胞診標本の FISH（fluorescence in situ hybridization）法における蛍光シグナル観察に適する．
2) 3 次元的な観察が可能なので，細胞診標本上の立体的な集塊の構築の解析が研究レベルで行われている．

5　フローサイトメトリー

(1) 原理
フローサイトメトリー（flow cytometry）は蛍光染色（細胞の表面マーカーに対する蛍光抗体法など）を実施した細胞浮遊液を細い管の中に流し，細胞を 1 列に通過させる際にレーザー光（一般的に波長が 488 nm のアルゴンレーザー）を当て，細胞が発する蛍光や散乱光を検知し分析する手法である．

検出した蛍光はそのマーカーを発現する細胞数や発現量を示し，散乱光のうちレーザー光の直進方向に散乱する前方散乱光（forward scatter）は個々の細胞の大きさを示し，垂直方向に散乱する側方散乱光（side scatter）は細胞の内部構造（形態，核，顆粒）の状態を示す．

それぞれの情報を集計し，y 軸に粒子数（細胞数），x 軸にさまざまな測定パラメーターをプロットしたヒストグラムが得られる．また，x 軸と y 軸にそれぞれの測定パラメーターをプロットした 2 次元ヒストグラム（サイトグラム）を解析することで細胞の特性を知ることができる．

フローサイトメトリーを行う機器をフローサイトメーター（flow cytometer）という．近年は，さまざまなパラメーターを同時に解析するために多種の蛍光(マルチカラー)に対応すべく，複数のレーザー光源を備えた機種もある．

(2) 特徴
臨床検査ではリンパ球のサブセット検査や造血器悪性腫瘍細胞の細胞表面抗原解析に用いられている．

モノクローナル抗体や蛍光標識物質の開発が進み，細胞表面抗原のみならず，細胞内の抗原の解析や核 DNA 量の解析，細胞周期，細胞の代謝・機能の解析などさまざまな研究に用いられている．

フローサイトメトリーで分画されたある一群の細胞集団のみを分離（分取）することをソーティング（sorting）といい，これを行う機器をセルソーター（cell sorter）という．細胞を生きたままでソーティングすることも可能であり，医学，生命科学分野の研究に用いられている．

(3) 細胞診への応用
フローサイトメトリーに細胞診検体を用いて DNA 量や細胞周期の解析が研究レベルで行われている．

> **セルフチェック**
>
> ■免疫組織（細胞）化学の高感度間接法にはどのような方法があるか．原理と特徴を説明せよ．
> ■透過型電子顕微鏡観察のための標本作製法を説明せよ．
> ■共焦点レーザースキャン顕微鏡とフローサイトメーターの原理と特徴を説明せよ．

参考文献
名倉宏・長村義之・堤寛編：改訂四版　渡辺・中根　酵素抗体法，学際企画，2002．
深山正久他編：免疫組織化学　診断と治療選択の指針，病理と臨床，臨時増刊号 vol.32，文光堂，2014．
（社）日本顕微鏡学会編：電顕入門ガイドブック，学会出版センター，2004．
野島博編：改訂顕微鏡の使い方ノート，羊土社，2003．
日本サイトメトリー技術者認定協議会編：スタンダードフローサイトメトリー，医歯薬出版，2012．

（橋本克訓）

第 8 章
分子生物学の細胞診への応用

　分子生物学の発達は単なる学問上の進展のみならず分子標的薬や遺伝子診断を通じて，その知識，技術が実際の臨床の場でも用いられるようになりつつある．多くの分子標的薬がすでに用いられており，そのうち少なからずの薬剤では遺伝子変異の有無によって患者選択を行う時代となっている．たとえば，分子標的薬のイマチニブ（グリベック）は，bcr-abl 転座のある慢性骨髄性白血病の標準治療を変えた実績をもつ一方，進行非小細胞癌では EGFR 遺伝子変異，ALK 融合遺伝子，ROS1 融合遺伝子，PD-L1 免疫染色の結果がなければ治療を開始することができない．また，腫瘍の診断そのものも遺伝子異常の有無によってなされる場合も少なくない．ユーイング肉腫は EWS 遺伝子再構成を特徴とする腫瘍であるが，近年は形態学的に近似した腫瘍で，BCOR-CCNB3 遺伝子融合を示すユーイング様腫瘍の存在が明らかになった．また，これまで扁平上皮癌や未分化癌と診断されていた腫瘍の中で NUT 遺伝子の再構成が見出され，新たな疾患として NUT 転座癌が独立した．このように，分子生物学や分子腫瘍学の知識は実臨床で必要不可欠となりつつある．
　本章でははじめに，がん化と関連する遺伝子異常のメカニズムについて概説し，それらの知識，技術をいかに細胞診に応用するかについて紹介する．

1　発がんのメカニズムとがん関連遺伝子

　正常細胞の増殖は，増殖を促進する因子（アクセル）と抑制する因子（ブレーキ）のうまいバランスのうえに成り立っている．がんで異常が見つかる遺伝子のうち，増殖に対して促進的に働くのが"がん遺伝子"，そして抑制的に働くのが"がん抑制遺伝子"と呼ばれる．これらの調節役の遺伝子は，どのような仕組みでがん細胞に有利な状況を導き出すのであろうか．

A　がん遺伝子の異常

　がん研究の当初には，あるウイルスに感染すると腫瘍を生じる実験モデルが良く使われてきた．それらの解析から，ウイルスの特定の遺伝子ががんを発生させることが示され，がん遺伝子（がんを促進する遺伝子）と命名された．しかしながら，実際のヒトではそのようなウイルスはむしろ少なく，細胞分裂を調節する遺伝子などにこのようながんの発生を促す遺伝子異常があることがわかってきた．つまり，正常では細胞分裂を促進するが，精巧な調節機構のなかで働いているためがんを生じることはない．しかし，がん細胞はその調節機構を変調させることでこの促進機能を逆手にとり，恒常的な分裂シグナルを出し，自己増殖を果たしている．

がん遺伝子を活性化させる主なメカニズムとして，遺伝子そのものの数が多くなる"遺伝子増幅"と，遺伝子自体の構造が変化する"遺伝子変異"があげられる．

(1) 遺伝子変異

現在分子標的薬がいくつか実際の臨床で使われているが，そのひとつとしてグリベック（メシル酸イマチニブ）が挙げられる．慢性骨髄性白血病（CML）に対する治療薬で，この薬剤の登場でCMLの治療方法が大きく変化したことで有名である．この薬剤は，bcr-ablというがん遺伝子を標的にし，この働きを抑制する．このbcr-ablという遺伝子変異は，22番染色体と9番染色体の一部が互いに入れ替わるという変異（染色体相互転座）によって生じた異常産物である（図Ⅰ-8-1左上）．この転座は，昔からフィラデルフィア染色体として知られていたが，転座の結果生じるキメラ遺伝子タンパクは非常に強い核分裂促進作用を持つことが後の研究で明らかとなった．この遺伝子変異は正常細胞には存在せず，これを標的にすればがん細胞特異的にこの作用を抑えることができる．また，この遺伝子変異はCMLに特異的でもあり，その意味ではこの遺伝子変異がCML発症の根幹をなす変異といっても過言ではない．したがってこのような発症に非常に重要な役割を果たしている遺伝子変異は，がん細胞にとってなくてはならない増殖刺激であり，それを抑制することによって非常に高い腫瘍抑制効果が得られると考えられる．実際に，グリベックによる血液学的完全寛解率は98％であり，従来のインターフェロン治療の10％前後と比較し，著しい腫瘍制御が得られる．これまで知られているがん遺伝子の変異について表Ⅰ-8-1にまとめた．

同様の分子標的薬として，肺癌に対するイレッサ（ゲフィチニブ）があげられる．イレッサはEGFR（上皮成長因子受容体）のチロシン活性を特異的に抑制する低分子化合物である．この薬剤では臨床試験で，主として腺癌で一定の効果が得られた．EGFRの強い発現が認められるのは扁平上皮癌

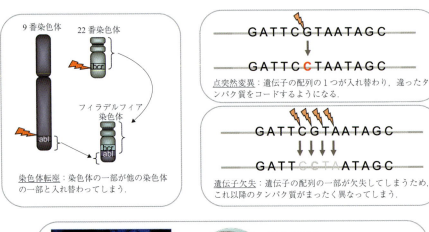

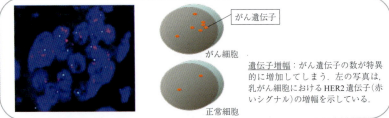

図Ⅰ-8-1 遺伝子変異の種類　いろいろな機序でがん遺伝子の活性化，がん抑制遺伝子の不活化が生じることが知られている．そのほとんどが，染色体転座，点突然変異，遺伝子欠失，遺伝子増幅のいずれかに分類される

表 I-8-1　代表的ながん遺伝子とその異常

遺伝子名	機能	遺伝子異常の種類	関連腫瘍
N-myc	転写制御	遺伝子増幅	神経芽腫, 肺小細胞癌
b-catenin	転写制御（Wntシグナル系）	点突然変異	大腸癌, 子宮内膜癌
kit	増殖因子受容体	点突然変異, 遺伝子欠失	消化管間葉系細胞
EGFR（ERBB1, HER1）	増殖因子受容体	遺伝子増幅, 点突然変異, 遺伝子欠失	膠芽腫, 肺腺癌, 頭頸部癌
MET	増殖因子受容体	遺伝子増幅	家族性乳頭状腎細胞癌
SMO	転写制御（hedgehogシグナル系）	点突然変異	基底細胞癌
c-myc	転写制御	染色体転座, 遺伝子増幅	バーキットリンパ腫, 肺癌
ABL	転写制御	染色体転座	慢性骨髄性白血病
RET	増殖因子受容体	点突然変異	多発性内分泌腫瘍症II型, 甲状腺乳頭癌
H-RAS	GTP結合タンパク	点突然変異	膀胱癌, 前立腺癌, 皮膚腫瘍
cyclin D1	細胞周期制御	遺伝子増幅, 染色体転座	乳癌, 食道癌, 頭頸部癌, マントル細胞リンパ腫
MLL	転写制御	染色体転座	乳児白血病
K-RAS	GTP結合タンパク	点突然変異	膵癌, 肺癌, 大腸癌
TEL	転写制御	染色体転座	急性リンパ性白血病
CDK4	細胞周期制御	遺伝子増幅	家族性黒色腫, 膠芽腫, 乳癌, 骨肉腫
MDM2	p53制御	遺伝子増幅	骨肉腫
PML	転写制御	染色体転座	急性前骨髄性白血病
HER2（ERBB2）	増殖因子受容体	遺伝子増幅	乳癌, 胃癌
BCL2	アポトーシス制御	染色体転座	濾胞性リンパ腫
cyclin E	細胞周期制御	遺伝子増幅	大腸癌, 胃癌
AML1	転写制御	染色体転座	急性骨髄性白血病
BCR	GTP結合タンパク	染色体転座	慢性骨髄性白血病

であり，発現が低い腺癌で効果が高く，矛盾する現象であった．その理由についていろいろな推測がなされたが，2004年にEGFRの遺伝子変異が発見され，その変異とイレッサの反応性に関連があることが報告された．EGFRの遺伝子は2000以上の核酸によってコードされているが，858番目のアミノ酸をコードする核酸が一つ異なることで，ATP結合部位の立体構造の変異をもたらし，調節シグナルに関係なく，恒常的な活性化シグナルを生み出す．このような一核酸の置換によりアミノ酸変異を生じる変異を点突然変異と呼ぶ．このほか，EGFR遺伝子変異のなかには，特定の核酸配列が欠失する変異もある（図I-8-1右上）．このような変異を遺伝子欠失と呼び，これによっても活性化型の分子を形成することが知られている．前述のグリベックはbcr-ablのみならず，c-kitのチロシンキナーゼ活性に対しても抑制効果があることが知られている．そこで，c-kit遺伝子変異を示す消化管間質腫瘍（GIST）にも効果が期待され，実際にそれが確認された．現在ではGISTに著効する唯一の治療薬として広く投与されている．このGISTのc-kit遺伝子変異にも点突然変異や遺伝子欠失が生じている．

(2) 遺伝子増幅

ハーセプチン（トラスツズマブ）は，HER2（ERBB2）というがん遺伝子に対する分子標的薬である．乳癌の約30％にはこのHER2遺伝子が正常の10倍，20倍に増えてしまうことが知られている（図I-8-1下）．HER2は細胞膜受容体であり，増殖シグナルを細胞内に伝える働きがあり，数が増えることで恒常的に増殖シグナルを伝達する．このような，遺伝子の数が増加することによって引き起こされる異常を遺伝子増幅という．ハーセプチンはこの遺伝子増幅がある乳癌に対して適応があるので，手術などで切除された病理組織標本を用いてその遺伝子の数を調べ，投与適格を決める．このような

遺伝子増幅は乳癌における HER2 のほか，神経芽腫における N-myc，頭頸部癌や肺癌での EGFR，頭頸部癌の cyclin D1，肉腫における MDM2 などが知られている．

B がん抑制遺伝子の異常

がん細胞の増殖を車にたとえると，がん遺伝子の異常とはエンジンの回転数が異常に上がってしまうようなものであり，エンジンが止まってしまうような異常は起こっても意味がない．このため，がん遺伝子の異常は特定の機能（回転数上昇を引き起こす異常）を有しているときにのみ意味を持ってくる．これに対し，がん抑制遺伝子の異常とはブレーキの異常にたとえることができ，正常の調節機能を低下させるあらゆる異常によって引き起こされる点で起こりやすいとも言える．実際にがん抑制遺伝子の異常は幅広く見つかっている．そこで，分子生物学的ながん研究のさきがけともなった網膜芽細胞腫とその遺伝子を取り上げ，パピローマウイルスとがん化，代表的な p53 抑制遺伝子について解説する．

(1) 家族性腫瘍

網膜芽細胞腫はほとんどが小児に生じる視神経の高悪性度の腫瘍である．両眼に生じる場合と片眼のみに起こる場合があり，しかも両眼に生じる場合のほとんどが家族性に生じることが知られていた．それまでどうしてこのような2つの場合があるのかわからなかったが，統計と数式を用いて Knudson が 1971 年に，少なくとも 2 つの遺伝子変異が加わることがないとこのような現象は説明できないことを示した（Knudson's two hit theory）．後の研究で，家族性腫瘍の多くがこの仮説に従うことがわかり，また，がんの発生を抑制する遺伝子というものの存在が明らかになった．図 I-8-2 に示すように人間は 1 対の染色体を父親，母親から受け継いでいるが，両眼に生じる場合は，親から受け継ぐ遺伝子の 1 つがすでに変異を有している．他方のがん抑制遺伝子の機能のみで腫瘍化を抑えているため，家族性の場合は 1 つの遺伝子変異が加わっただけ（one hit）で腫瘍が発生してしまう．これに対し，家

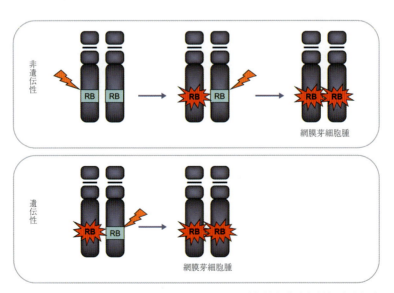

図 I-8-2　Knudson による 2 ヒット説　Knudson は遺伝性と非遺伝性網膜芽細胞腫の頻度の差や発症時期に着目し，遺伝性発症の際にはすでに，変異型の RB 遺伝子を受け継いでいることを見出した．そして 2 つのイベントによって初めてそのがん抑制遺伝子がいずれも抑制され，発症にいたることを示した

表 I-8-2　代表的な遺伝性（家族性）腫瘍

症候群名	腫瘍の部位	遺伝子	遺伝子の働き
Bloom 症候群	種々のがん	BLM	DNA 修復
色素性乾皮症	皮膚癌	XP group	DNA 修復
多発性内分泌腫瘍症候群	ラ氏島腫瘍	MEN1	転写制御
多発性内分泌腫瘍症候群 2 型	甲状腺髄様癌，褐色細胞腫	RET	転写制御
乳癌・卵巣癌症候群	乳癌，卵巣癌	BRCA1	DNA 修復
変異部位特異性乳癌	乳癌，前立腺癌，膵癌	BRCA2	DNA 修復
家族性網膜芽細胞腫	網膜芽細胞腫	RB	転写制御
神経線維腫症 type 1	神経線維肉腫，神経膠腫	NF1	転写制御
神経線維腫症 type 2	髄膜腫，神経鞘腫	NF2	細胞骨格制御
結節性硬化症	腎癌，神経膠腫	TSC1	細胞骨格制御
家族性大腸腺腫症	大腸癌	APC	細胞周期制御
遺伝性非ポリポーシス結直腸癌	結腸癌，直腸癌	hMSH2, hMSH6, hMLH1, hPMS1, hPMS2	DNA 修復
若年性ポリポーシス症	大腸癌，子宮体癌	DPC4	シグナル伝達
Peutz-Jeghers 症候群	胃癌，小腸癌，大腸癌	LKB1	シグナル伝達
遺伝性乳頭状腎癌症	乳頭状腎癌	MET	増殖因子受容体
ウイルムス腫瘍	ウイルムス腫瘍	WT1	転写制御
von-Hippel-Lindau 病	腎癌	VHL	接着因子
Li-Fraumeni 症候群	乳癌，軟部肉腫，脳腫瘍	p53	転写制御
失調性血管拡張症	リンパ腫，白血病	ATM	DNA 修復

下線を付けた RET 遺伝子，MET 遺伝子のみががん遺伝子であり，その他はすべてがん抑制遺伝子に分類される．

族性（遺伝性）でない場合は，左右の眼各々の2つの遺伝子にそれぞれ異常がなければ腫瘍は生じないため，両眼に腫瘍が発生する頻度はきわめて低くなる．このような家族性腫瘍として，家族性大腸ポリポーシス，ウイルムス腫瘍，神経線維腫症などがある．代表的な家族性腫瘍について，その原因遺伝子とともに表 I-8-2 にまとめた．

(2) ウイルスによるがん抑制機能の抑制

およそ80%の子宮頸癌でパピローマウイルス感染が確認されるが，女性全体の感染率は10%以下である．そこで，この感染ががん化となんらかの関連があるのではないかと考えられ，くわしい研究がなされてきた．その結果，パピローマウイルスが産生する E6, E7 というタンパク質がそれぞれがん抑制遺伝子 p53 と RB の機能を抑制することが明らかとなった．p53 はすべての腫瘍でこれまで最も頻度が高く変異が見出される分子で，がん化の抑制に重要な働きを担う．RB は前述の網膜芽細胞腫の病因となる遺伝子で，網膜芽細胞腫以外にも，多くの腫瘍でその機能が抑制されている．このように腫瘍と関連するといわれているウイルスのほとんどが，がん抑制遺伝子の機能を抑制するタンパク質を産生することで，がん化を促進する．がん化と関連あるウイルスとしては，バーキットリンパ腫や鼻咽頭癌の一部と関連する Epstein-Barr ウイルス，肝細胞癌と関連する B 型肝炎ウイルス，カポジ肉腫と関連するヒトヘルペスウイルス 8 などが知られている．

(3) p53 遺伝子の異常

p53 遺伝子は，現在知られているがん抑制遺伝子の中で，多くの腫瘍で最も頻度の高い変異として知られている．その理由として，p53 遺伝子は遺伝子のポリスマンやその見張り役といわれ，遺伝子異常に対する細胞の恒常性を司る機能を持っているためだと考えられている．たとえば，遺伝子に異常があると感知された場合，p53 は細胞分裂を停止させ，その修復のための分子を誘導し，それでも修復ができなければアポトーシスを起こさせて細胞死に至る指令を出す．このように，中心的な役割

を果たすがゆえに，この機能の喪失はがん化と直接関連してくる．通常，p53遺伝子の変異は，DNA結合領域における点突然変異が多いものの，機能を喪失させるような遺伝子欠失，ナンセンス変異などさまざまな変異パターンもとる．また，p53遺伝子変異は17番染色体短腕に位置し，がん細胞の染色体解析では，非常に高い頻度でこの領域の欠失が生じていることが明らかになっている．すなわち，p53はがん抑制遺伝子なので2つの染色体にある遺伝子が2つとも機能を失わない限りがん化とは関連しない．それゆえ，一方の染色体には17番染色体の欠失などが生じ，残りの染色体には点突然変異などが生じるといった機能喪失の様式をとる．この様式は他のがん抑制遺伝子にもしばしば認められる．がん抑制遺伝子の多くが遺伝性腫瘍として見出された歴史的な経緯があり，表I-8-2を参照されたい．

C DNA修復機能の障害

がんの頻度が加齢とともに上昇する理由として，これまで述べてきたがん遺伝子やがん抑制遺伝子の異常が一定の確率で起こり，それが蓄積されるためだと考えている．Knudson's two hit theoryで述べたように，家族性（遺伝性）腫瘍の多くが若年発症なのはすでに一方のがん抑制遺伝子に変異が起きているためであり，このような考え方を裏付けている．しかしながら，このような変異が特定の遺伝子に起きるのではなく，DNA修復機構が障害を受け，がん化を促進するという異常も存在する．常に組織は紫外線，活性酸素，放射線，化学物質など外界のさまざまな因子によってDNAに変異がもたらされるが，それらはDNA修復酵素によって正常配列に保たれている．しかしながら，このDNA修復をつかさどる酵素に変異が起きるとうまく修復されず，がん遺伝子やがん抑制遺伝子にも変異をもたらす．遺伝性非ポリポーシス性大腸癌（リンチ症候群）はその例で，DNAの繰り返し配列について修復を担う酵素遺伝子に変異が加わり，その機能が喪失したことに起因する．その結果，繰り返し配列が分裂後の細胞では正常に保たれないということが，全遺伝子で生じる．TGFβRIIやBATなどのがん遺伝子内には繰り返し配列が存在し，その長さが変化することによってそれら遺伝子の機能に変調をきたし，がん化を促進することになる．このようなDNA修復遺伝子の異常としてはほかに，色素性乾皮症，失調性血管拡張症などがあげられる．

D その他の異常（エピジェネティック異常）

がんの遺伝子異常のみならず，遺伝子に変化は生じないが，遺伝子の構造が変わることによってがん抑制遺伝子などの不活化が生じることが知られている．そのひとつがDNAメチル化である．正常の細胞では，上記の転写制御に加え，DNA構造を変化させていろいろな転写調節を行っている．DNAメチル化で有名な現象として，女性におけるX染色体の不活化が挙げられる．これはDNA構造の変化によって一方の染色体からの転写のみを行う調節機構である．この現象では，DNAのシトシンにメチル化がおき，それが高密度に生じるとDNAが巻きつくヒストンの脱アセチル化と関連してDNA構造の変化をきたす．がん細胞においてもこの機能を逆手にとって，がん抑制遺伝子などの不活化などを通して，がん化に関連している．DNAメチル化によるがん抑制遺伝子としては，細胞周期調節因子のp16，細胞接着因子のEカドヘリン，DNA修復に関連したMLH1などが知られている．

2 分子生物学的検索方法

これらの遺伝子変異を検索するために,種々の方法が用いられている.このうち,PCR法,RT-PCR法,FISH法については基本的な検索方法であり,応用範囲が広い.また,近年では次世代シークエンサーによる遺伝子解析も多く行われていることから,これら原理,方法を概説する.

A PCR法

耐熱性ポリメラーゼで,プライマーに挟まれたDNAをおよそ100万倍以上に増幅する方法である.DNAは通常二本鎖であるが,熱（95℃）をかけることで一本鎖に変性する.ゆっくりと温度を下げていくと,相補的な配列をもつDNA配列どうしが再び結合を始める.PCR反応では,プライマーDNAを圧倒的過剰状態にしておくので,腫瘍のDNAのほとんどはプライマーと結合することになる.結合した状態で,DNAポリメラーゼの活性温度にするとプライマー結合部位から伸長反応によって,相補的な長さのDNAが産生される.このような温度サイクルを30～35回繰り返すことで,2^{30}～2^{35}に増幅される（図I-8-3）.

B RT-PCR法

RT-PCRはRNAを標的とした核酸増幅法である.DNAはすべての細胞に均一に分布するが,RNAは細胞機能に応じた発現パターンを示し,組織や細胞種ごとにその発現は異なる.そこで,腫瘍特異的な発現を検出することでその腫瘍の存在を示すことができる.しかしながら,RNAはDNAに比べてきわめて分解しやすく,凍結組織などからしか抽出は難しい.また,RNAはPCR反応によって増幅することができないため,まずはRNAを逆転写酵素でDNAに変換し（converted DNAという意味でcDNAと称される）,それを鋳型としてPCR反応を行うことで目的とする領域の遺伝子増幅を行うのがRT-PCRである.

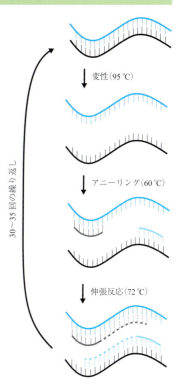

図I-8-3 PCR法の原理 DNAは常温では相補的な二本鎖からなっているが,熱（95℃）をかけることで一本鎖に変性する.溶液中に過剰量のプライマーを入れ,ゆっくりと温度を下げていくとプライマーと相補的な配列が結合する.これをアニーリングと呼ぶ.その後,DNAポリメラーゼ活性が高くなる72℃付近にすると結合したプライマーから5'→3'に伸張反応がおき,プライマー以降のDNA合成が行われる.DNA水溶液中に適切な酵素,基質を入れ,周期的に変えることで,DNAを増幅する

C FISH法

FISH法は遺伝子を増幅することなしにその遺伝子の存在や遺伝子変化をみる方法である.標的とする遺伝子を蛍光物質でラベルしておき,PCR法と同様に標本上のDNAを変性し,過剰量の蛍光ラベルしたプローブと結合させることによってその存在を検出する.文字通り,蛍光ラベルした（fluorescent）プローブによる,標本上での（in-situ）DNAの結合（hybridization）である.主に,染色体転座や遺伝子増幅の検出に用いられ,転座の検出方法には2種類がある（図I-8-4）.

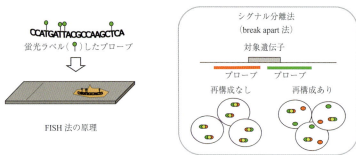
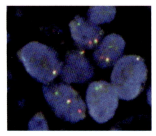
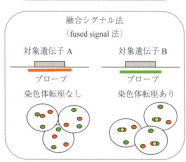

図 I-8-4　FISH（fluorescent in-situ hybridization）法による遺伝子転座の検出法
（左上）FISH 法は，蛍光ラベルしたプローブを，組織上で（"in-situ"）核酸結合させる（"hybridization"）ことによって，標的核酸の局在を知る方法である．（左下）FISH 法の実例．API2/MALT1 遺伝子変異は胃の MALT 型リンパ腫などで生じる遺伝子転座であり，この遺伝子変異があるとヘリコバクターピロリの除菌療法に抵抗性を示すことが知られている．図は API2 遺伝子プローブを赤，MALT1 遺伝子プローブを緑に蛍光標識してあり，融合シグナルの存在でその転移を示している．融合シグナルは赤と緑が重なり，黄色に見える．（右）FISH 法による遺伝子転座検出には 2 つの方法，シグナル分離法および融合シグナル法がある．主にシグナル分離法は，転座相手が多い場合に用いられる．ユーイング肉腫，明細胞肉腫，線維形成性小円形細胞腫瘍（desmoplastic small round cell tumor）では EWS 遺伝子を含む転座が認められるが，それぞれ FLI1 遺伝子，ATF1 遺伝子，WT1 遺伝子がその転座相手である．このため，融合シグナル法ではたとえ 1 パターンの FISH で陰性であっても転座の存在を否定できない．シグナル分離法では相手方転座遺伝子はどうであれ，EWS 遺伝子を含んだ転座の有無がわかるので，鑑別腫瘍の範囲を狭めることができる

D　次世代型シークエンス

次世代型シークエンスとは，非常に多くの DNA 配列を断片的に並行して同時に読み取る技術である．臨床的に用いられる次世代型シークエンスには，その原理からアンプリコン型シークエンスとキャプチャー型シークエンスの 2 つの方法にわけられる（図 I-8-5）．いずれも増幅した DNA からライブラリーを作成し，それをシークエンスするという点は同じであり，それぞれ長所と短所がある（表 I-8-3）．これらの方法により次世代型シークエンスでは，小さな生検組織から，少なく

表 I-8-3　次世代型シークエンサーのタイプによる違い

	hybrid capture 型	amplicon 型
必要とされる検査対象 DNA 量	より多い	より少ない（<5% alleles）
遺伝子コピー数	難しい	より難しい
情報処理	必要	それほど必要ではない
報告までの時間	より長い	より短い
シークエンスエラー	より少ない	より多い
未知の融合遺伝子	シークエンス可能	シークエンス不可

とも 400 以上もの遺伝子についての情報を得ることができる．

3 細胞診検体への応用

分子生物学の応用を考える上で，細胞診検体が有用である理由として，1）腫瘍細胞の豊富さ，2）アルコールによる細胞の固定，などがあげられる．細胞診は腫瘍を直接穿刺することから腫瘍細胞が選択的に採取され，組織標本などに比べて正常組織の混入が少ない．このため，laser capture microdissection 装置などにより腫瘍細胞を選択的に採取するのと同様に，効率的に腫瘍細胞を高い比率で得ることが可能となる．また，通常の病理標本はホルマリンで固定されるが，ホルマリンには強い DNA 断片化作用があり，核酸の検討には一定の制限がある．これに対し，核酸の最も安定した保存方法はアルコール内での沈殿であり，アルコール固定はよく核酸を保持する．アルコール固定を行う細胞診検体は，この点でも遺伝子検査に適しているといえる．

一方で，免疫染色は，抗原賦活化や抗原量の違いから，種類に応じた至適条件を出す必要があり，ホルマリン固定標本用に至適化した免疫染色を細胞診検体に用いることはできない．しかし，ホルマリン固定標本と同じ過程を経たセルブロックであれば，組織と同様の条件を用いて染色することが可能である．また，現在の多くの遺伝子バイオマーカー検索はホルマリン固定パラフィン包埋標本で行うことから，断片化した DNA でも検討可能な方法も多く，細胞診検体の有用性が広がる点で，積極的に導入する必要がある．図 I-8-6 にその応用例を示した．

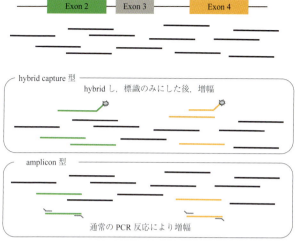

図 I-8-5　次世代シークエンサーの原理　大きく分けて2つの方法がある．hybrid capture 法では，目的とする配列を認識するプローブを hybrid させ，標識された断片のみを抽出し，増幅を経た後シークエンス反応を行う．これに対し，amplicon 型では通常の PCR を行い，その増幅産物をシークエンスする

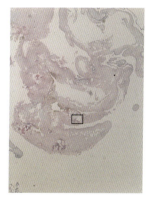 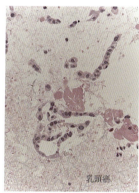

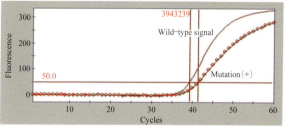

図 I-8-6　細胞診穿刺標本を用いた甲状腺乳頭癌，BRAF 遺伝子における V600E 変異の検出例　甲状腺腫瘍に対する穿刺細胞セルブロック標本像とその未染標本3枚から解析した BRAF V600E 変異解析（サイクリーブ法）．正常シグナルのみならず，変異シグナルの上昇も見られ，変異ありと評価した

43歳女性．甲状腺に腫瘍が見出され，USガイド下に腫瘍穿刺吸引細胞診が施行された．腫瘍細胞は核溝を有するものの，核内封入体は認められず，背景には囊胞性変化があり，囊胞型の甲状腺乳頭癌が示唆された（図I-8-6）．同時に作製された穿刺セルブロック標本を用いたBRAF遺伝子の検索ではV600Eの変異が見出され，この所見とあわせて乳頭癌と診断した．

A 遺伝子の解析

現在臨床的に必要とされる遺伝子異常については，前述のような異常があり，それぞれの異常によって使われる方法やそれに適した組織サンプルが規定される．

(1) 遺伝子変異

遺伝子変異にはKRAS遺伝子のように90％以上の変異部位がコドン12，コドン13に限局していることもあるが，p53遺伝子のようにエクソン4から11までの広い部位に広く分布することも少なくない．現在固形腫瘍に対して臨床的に必要とされる遺伝子変異検査としては，EGFR，KRASにとどまる．いずれもホットスポットが存在し，その部分を感度良く検出できる方法が開発されている．詳細は成書を参照されたい．膵癌における遺伝子変異検出の例を提示する．

65歳男性．CTにて膵腫瘍を指摘され，超音波内視鏡による穿刺細胞診検体が施行された．出現細胞は図I-8-7上に示すように少量であり，膵管癌を疑うものの，確定は困難であった．KRAS変異は膵管癌の95％以上に検出され，前癌病変でも変異をきたすとの報告はあるものの，その変異の検出は膵管癌の存在を示唆する．そこで，細胞診と同時に採取されたアルコール固定未染標本を用いて，RNAを抽出，RT-PCRの後，KRAS遺伝子についてダイレクトシークエンスを行った．図I-8-7下に示すように，明瞭な変異シグナルが観察され，KRAS G12Dの変異の存在から膵管癌と診断された．

(2) 遺伝子増幅

遺伝子増幅は腫瘍細胞特異的に生じ，正常細胞を常に含む臨床サンプルでは過小評価されることが多い．とくに，核酸を組織から抽出する場合は，混入する正常細胞に応じて遺伝子増幅を検出できない場合もある．そこで，腫瘍細胞を形態学的に確認しつつ遺伝子コピー数の検討が可能なFISH法が用いられることが多い．現在は蛍光色素のみならず，光学顕微鏡で観察可能な色素での発色系も開発されており，臨床的にも応用されている．

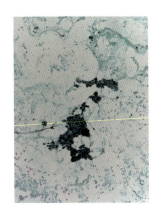
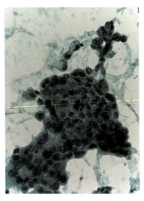
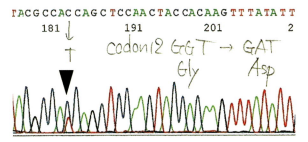

図I-8-7 穿刺細胞診標本を用いた膵管癌のKRAS遺伝子変異の検出例　超音波内視鏡による膵腫瘍に対する穿刺細胞診像とそれをもとにしたRT-PCRダイレクトシークエンス法によるKRAS遺伝子解析結果．正常シグナルのCに加え，TのシグナルをコドンI2，第2塩基に認め，G12Dの変異があることを示している

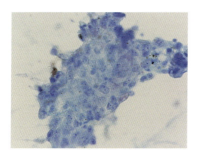
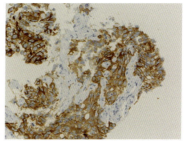
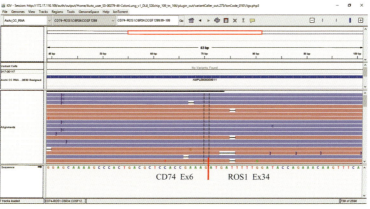

図 I-8-8　擦過細胞診を用いた肺癌での ROS1 融合遺伝子の検出例　ROS1 免疫染色で陽性を示す他，次世代シークエンサーによる amplicon シークエンスにより CD74-ROS1 の融合転写産物が確認された

(3) 遺伝子転座

　染色体の構造異常により，正常組織では不活化されているようなキナーゼが融合遺伝子のプロモーター活性により発現され，がん化に寄与すると考えられている．通常，長いイントロンを挟むため，次世代シークエンサー以外の方法では抽出した DNA からの検討は困難であり，RNA をもとにした RT-PCR もしくは FISH 法が用いられる．細胞診を用いた解析例について一例を示す．

　67 歳非喫煙女性．多発骨転移，副腎転移，肝転移にて発症した肺腺癌．気管支鏡にて生検組織および擦過細胞診が提出された．擦過細胞診では図 I-8-8 上に示すように核異型の明瞭な腺癌を見る．生検組織で施行した ROS1 IHC が強い陽性像を示すほか，細胞診検体から抽出した RNA を用いて次世代シークエンスで検討した多遺伝子解析の結果から CD74-ROS1 融合遺伝子が検出された．

セルフチェック

- ■がん遺伝子の活性化にはどのようなメカニズムがあるか．
- ■家族性腫瘍での発症に至る機序について説明せよ．
- ■細胞診検体で用いることのできる分子生物学的解析法にはどのようなものがあるか．
- ■遺伝子転座を検出する方法にはどのような方法があるか．

参考文献
深山正久・金井弥栄・田中伸哉：癌の分子病理学，病理と臨床，臨時増刊号 vol.34，文光堂，2016.

（谷田部恭）

II

各 論

第1章

婦人科

　婦人科領域の細胞診では，子宮頸部の細胞診判定にベセスダ分類が広く普及し，内膜の細胞診診断技術も飛躍的進歩を遂げている．本章では，基礎的な項目に加え，こうした細胞診の進歩や疾患概念の変化についても解説を加える．

1　婦人科臓器の解剖と機能

　女性器は外側から外陰，膣，子宮の順に並んでいる．外陰には大陰唇，小陰唇，膣前庭が含まれている．膣前庭には前側に尿道口，後側に膣口がある（図Ⅱ-1-1）．膣（vagina）は長さ7～10 cmの管状の器官であり，組織学的には非角化重層扁平上皮に覆われている．子宮（uterus）は，内腔7～8 cmの洋ナシのような形をした器官で，さかさまに，すなわち子宮底が最も上になって骨盤内腔におさまっており，内子宮口より上を子宮体部（corpus uteri），下を子宮頸部（cervix uteri）と呼ぶ．子宮頸部も外子宮口より上を子宮頸管（cervical canal），膣腔に露出した部分を子宮膣部（portio vaginalis）と呼ぶ（図Ⅱ-1-2）．組織学的には子宮膣部の重層扁平上皮と粘液腺からなる頸管腺上皮との境界部を扁平円柱上皮境界（squamocolumunar junction（SCJ））と呼ぶ（図Ⅱ-1-3）．子宮体部の壁は内腔より子宮内膜（endometrium），子宮筋層（myometrium），子宮外膜の3層よりなっている．子宮内膜は内膜腺と間質よりなっており，被覆上皮に覆われている．内膜腺および被覆上皮はともに一層の円柱上皮よりなる．内膜はさらに，月経時に剥離する機能層とその深部で残存する基底層に分けられ，機能層は月経周期によって増殖期と分泌期に変化する．基底層は時期により変化を示さない（図Ⅱ-1-4）．

　卵巣（ovary）はアーモンドのような形をした左右一対の臓器であり，表面は表層上皮（胚上皮）と呼ばれる一層の扁平あるいは立方上皮で覆われる．卵巣内には卵胞，黄体，白体，間質組織がみられる．卵胞は，一次（原始）

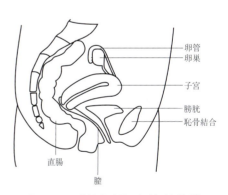

図 Ⅱ-1-1　女性生殖器の解剖（矢状断）

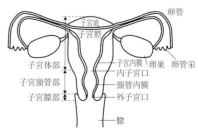

図 Ⅱ-1-2　女性内生殖器の解剖

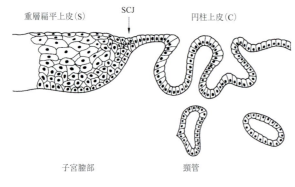

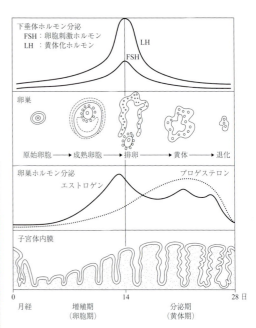

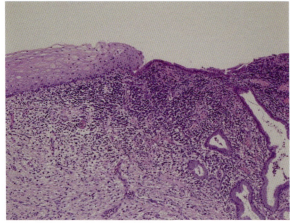

図 II-1-3　SCJ の構造と組織像（HE 染色　×10）
出所）梶原博毅・神山隆一監修：スタンダード病理学，文光堂，2016

図 II-1-4　卵巣と子宮内膜の周期的変化とホルモン変動
出所）藤田尚男・藤田恒夫：標準組織学　各論，医学書院，2017

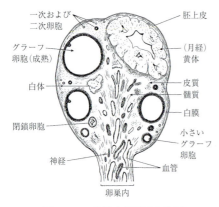

図 II-1-5　卵巣の組織像の略図
出所）図 II-1-4 に同じ

卵胞と呼ばれる卵母細胞とそれをとり囲む一層の卵胞上皮が多層化して顆粒膜となり，周囲に莢膜（卵胞膜）が形成され，二次卵胞となる．さらに成熟して最終的にグラーフ卵胞と呼ばれる内腔の広がった状態となる．排卵後には残った卵胞の内腔が消失し，顆粒膜細胞と莢膜細胞が細胞質内に脂質を蓄えた黄体と呼ばれる状態になる．黄体は妊娠した場合は妊娠黄体となりホルモン産生を示すが，妊娠しなければ排卵後およそ 10 日後には退化，線維化して白体となる（図 II-1-5）．

卵管（fallopian tube, oviduct）は 10 cm ほどの長さの管状器官であり，左右の卵管間質部から卵管峡部，膨大部，卵管采へと続いて腹腔に直接開口している．組織学的に内腔は線毛円柱上皮によっておおわれている．

2　婦人科の検体採取法

A　子宮頸部

　子宮頸部の細胞診は，ベセスダシステム 2001 に従って運用されている．ベセスダシステムでは，検体の適否が，重要な点として記載されており，基準を満たさず不適正と判定されれば，理由を記載してその後の判定を行わない．不適正検体とする理由としては，細胞量が少ない，乾燥標本，赤血球・白血球が多数で判定不能，多数の細菌による細胞変性，不適切な塗抹などが挙げられている．また，子宮頸部腫瘍の好発部位は，扁平円柱上皮境界（SCJ）であり，この部位から的確に採取されなければならない．検体採取不良による不適正をなくすためにも検体採取法を正しく理解することが大切である．採取する前の処理として，頸管粘液や血液を綿棒などで除去しておく．コルポスコピーの酢酸加工は細胞量の減少や細胞変性の原因となるため，細胞採取はコルポスコピー診断前に行う必要がある．

　採取器具は，施設によって異なるが，綿棒，サーベックスブラシ，サイトブラシ，サイトピックなどがある．綿棒，サーベックスブラシ，サイトブラシについて簡単に説明する（図II-1-6）．綿棒は，細胞採取量が少なく乾燥しやすいので，採取前に子宮膣部を生理食塩水で湿らせておき，外子宮口からその周囲にかけて広範囲にまんべんなく擦過する．SCJ が内反している場合は，細い綿棒で頸管内の擦過を加える．採取直後は，綿棒を一方向に回転させながらスライドガラスに，広く薄く迅速に塗抹する．塗抹後は，数秒以内に 95% エタノール入りドーゼに入れ固定する．細胞診用スプレー式固定剤を用いても良い．塗抹後に細胞が乾燥しないように迅速に固定することが重要である．綿棒は低コストで，手軽に入手可能である．また，擦過後の出血も少ない．しかし，回収率が低いので液状化検体細胞診（liquid-based cytology：LBC）の検体としては不向きである．

　サーベックスブラシは，ブラシ先端部中央の突起を外子宮口に軽く押し当てて時計回りに数回回転させて擦過する．採取後は，LBC あるいは，直接塗抹法で処理を行う．LBC では，ブラシを固定液バイアルの中に速やかに入れ，固定液中でブラシを洗い，ブラシ先端部をバイアルの蓋で押さえて軸を引き抜く．ブラシ先端部が固定液に浸っていることを確かめてふたを閉める．直接塗抹法ではブラシとスライドガラスを平行にし，スライドガラスにブラシ先端部を押し付けて回しながら塗抹する．塗抹後，迅速に固定する．サーベックスブラシの利点は LBC 検体として用いることができることである．LBC は，細胞回収率が良く，乾燥や不均一分布もなく，免疫細胞化学染色や HPV の遺伝子検査への応用も可能である．膣部と頸管下部の両方からの細胞採取も可能である．しかし，組織の損傷をきたしやすく，出血しやすいので 10 週目以降の妊婦には使用しない．

　サイトブラシは，ブラシを外子宮口から頸管内に挿入し，時計回りに数回回転させて擦過する．擦過直後の処理はブラシとスライドガラスを直角にしてブラシをスライ

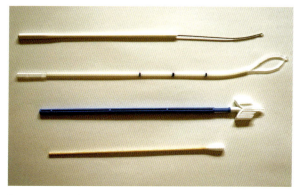

図 II-1-6　細胞採取器具（頸部および内膜）　上から，内膜用のソフトブラシ，内膜用ソフトサイト，頸部用サーベックスブラシ，頸部用の綿棒

ドガラス上に水平移動するようにしてスライドガラスに塗抹する．塗抹後迅速に固定する．サイトブラシは，頸管内の擦過に優れている．腺系病変の検出や，SCJ が内向した高齢者に適した採取法である．

B 子宮内膜

　子宮内膜癌は増加傾向を示し，子宮癌全体の 5 割を占めている．診断は組織診が主体であるが，わが国では侵襲性の少ない子宮内膜細胞診が広く普及している．診断精度の向上のためには，子宮内膜細胞採取法を正しく理解し，適正な標本の作製と細胞像の理解が必要である．施設によりさまざまな採取器具が用いられており，エンドサイト，ソフトサイト，エンドサーチ，ウテロブラシなどがあるが，ソフトサイトを例にあげて説明する（図Ⅱ-1-6）．ループを先端まで外套内に収納し，先端を子宮底部までゆっくり挿入する．先端から 4 cm，7 cm，10 cm のところに目盛りがついていて，目盛りで挿入長を確認できる．ハンドルを保持したまま外套を引き，ループ部を露出する．ハンドルを左右に 1〜2 回回転させ細胞を採取する．採取後外套を子宮底方向にずらし，ループ部を外套内に収納してから抜去する．抜去後は，ループ部を再露出させて，ループ部開口面をスライドガラス上で軽く横に引きながら細胞を塗抹する．塗抹後は乾燥しないように迅速に固定する．LBC への応用も可能である．挿入時の疼痛や出血も少ないが，スライドガラスへの塗抹にやや難がある．異型細胞が重積した集塊として出現しやすく，構造の観察に適している．

3 ホルモン細胞診

　重層扁平上皮は基底細胞から表層細胞へ分化・成熟するが，この分化・成熟に卵巣ホルモンが影響を与える．エストロゲンは膣上皮の表層への成熟を促進する．プロゲステロンは中層の増殖を促進し，かつ表層への成熟を妨げる作用がある．テストステロンは，エストロゲンと拮抗し，傍基底層・中層の増殖を促し，表層への成熟を抑制する．特に膣の扁平上皮は卵巣機能の状態をよく反映するため，血中ホルモン値の測定が容易でなかった時代には，膣のホルモン細胞診が排卵日推定などに用いられた．今日ではホルモン細胞診の臨床的意義はきわめて限定され，月経周期の日付推定にも適さないが，大まかな内分泌状態を推定する方法として知っておくべきである．

　ホルモン細胞診の指数には①エオジン好性指数（扁平上皮細胞中に占めるエオジン好性細胞の割合を％であらわす）②核濃縮指数（karyopyknotic index）（扁平上皮細胞中に占める核濃縮細胞の割合を％であらわす）③成熟指数（maturation index）があるが，成熟指数がエストロゲン値やその変動をよく表現するため最も広く用いられている．

　成熟指数の算出方法は，①膣壁の円蓋側（頭側）1/3 の粘膜を擦過し，細胞を採取して標本を作製する．②標本の任意の場所で，正常の表層細胞，中層細胞，傍基底細胞の数の合計が 20 個になるまで数え，それを 5 か所で繰り返す．③合計 100 個の細胞に占めるそれぞれの細胞の比を傍基底細胞／中層細胞／表層細胞としてあらわす．たとえば傍基底細胞 10 個，中層細胞 30 個，表層細胞 60 個であれば，10/30/60 となる．表層細胞が多い場合を右方移動，傍基底細胞が多い場合を左方移動と表現する．正常月経周期において，増殖期（卵胞期）にはエストロゲンの影響で，右方移動し，特に増殖後期では表層細胞のみが出現する．分泌期（黄体期）中期には，中層細胞が目立つようになり，黄体期後期には全体が中層細胞になる．一方，閉経後には左方移動を示す．年齢不相応の右方移動を示す場合には，ホルモン産生腫瘍やホルモン剤の使用などを考える．病的に左方移動を示す場合としては，

睾丸性女性化症候群，ターナー症候群，卵巣形成不全，副腎性器症候群などの先天異常，神経性食思不振症，乳汁漏出性無月経症（高プロラクチン血症），早発閉経，甲状腺機能低下症，副腎機能の異常（機能低下および亢進）などがある．成熟指数の算出時の注意点として，炎症がないこと，扁平上皮化生細胞が主体を占める検体でないこと，ホルモン剤を使用していないこと，放射線照射後でないこと，妊娠授乳中でないこと，性行為から時間がある程度経過していることなどがあげられる．

4 子宮頸部の細胞診

子宮頸癌の好発部位は，子宮頸部の SCJ 部分（移行帯）であるため，子宮頸部細胞診では移行帯部分からの細胞採取が大切である．子宮頸部の移行帯は，ホルモンなどの影響を受け位置が変化することに留意する必要がある．性成熟期では，SCJ は外反して円柱上皮が外に出て，外子宮口はびらん状となり，閉経後は頸管側に移行する．細胞採取器具も工夫されているが，最も効率よく移行帯部の細胞を採取することが重要である．最近，細胞診とともに HPV 検査も可能な液状化検体細胞診（LBC）の応用が多くなってきている．細胞所見に関しても，従来の直接塗抹法と LBC の違いについて知っておく必要がある．

A 子宮腟・頸部にみられる正常細胞および成分

(1) 重層扁平上皮細胞

重層扁平上皮は基底膜から基底細胞，傍基底細胞，中層細胞，表層細胞で構成される．扁平上皮の核はいずれも中心性である．細胞質にグリコーゲンを含むが，基底細胞では少ない（図 II-1-7）．

a）基底細胞（basal cell）

扁平上皮の最深部の細胞で，通常の頸部塗抹材料に出現することはまれである．傍基底細胞よりも小型で，細胞は類円形である．細胞質はライトグリーン好性を示しやや厚い．N/C 比は大きく，核は円く，クロマチンは顆粒状で均一に分布する．小さい核小体を認める．

b）傍基底細胞（parabasal cell）

思春前期，閉経期，ホルモン異常などの低エストロゲン状態で出現する．細胞の大きさは，基底細胞より大きく，中層細胞より小さい．N/C 比は基底細胞側では大きく，中層細胞側では小さい．細胞質はライトグリーン好性で，核は円くクロマチンは細顆粒状で，明るく見える．小さい核小体を有する．

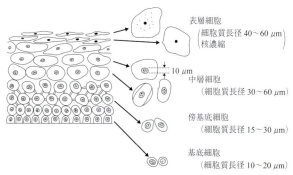
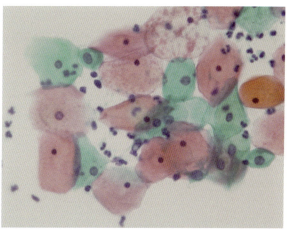

図 II-1-7 重層扁平上皮層の構造と細胞像 （Pap 染色 ×40）

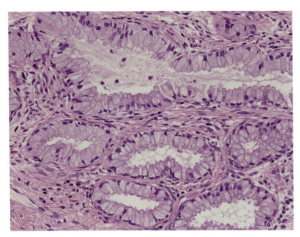

図 II-1-8　頸管腺（組織像）　腺管は粘液を含む高円柱上皮からなる（HE 染色　×20）

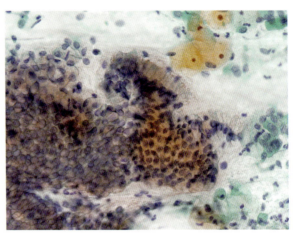

図 II-1-9　頸管腺　細胞質に粘液を有する円柱上皮が，規則的な配列を示す（Pap 染色　×40）

c）中層細胞（intermediate cell）

傍基底細胞と表層細胞の間に位置し，細胞質は多辺形～類円形で，ライトグリーン好性である．傍基底細胞側では細胞質はやや濃染し，表層細胞側では淡染する．N/C 比は小さく，核は円くクロマチンは細顆粒状である．

d）表層細胞（superficial cell）

中層細胞の上層にあり，細胞は扁平となる．細胞質は菲薄，多辺形でエオジンや，オレンジ G に好性，時にライトグリーンに淡染する．N/C 比は，きわめて小さくなる．核は円く小さく，ヘマトキシリンに濃染し，無構造である．細胞質にケラトヒアリン顆粒を有する場合もある．

(2) 頸管腺細胞

頸管上皮は円柱上皮で，非線毛細胞と粘液分泌細胞に分けられる．粘液分泌細胞が優位を示す．粘液分泌細胞の核は基底側に偏在している．組織標本では，一層の頸管円柱上皮と基底膜との間に予備細胞（reserve cell）が認められるが，細胞診では認識できない．頸管上皮細胞は，柵状配列や規則的重積性を示したり，シート状配列で出現したりすることが多い．非線毛円柱上皮細胞は，細胞質はライトグリーン好性で，核は類円形で偏在し，クロマチンの増量は認めない．核縁は明瞭で，小さな核小体を 1～2 個認める．粘液分泌細胞は，細胞質に粘液を有し，ライトグリーンやヘマトキシリンに淡染し，核は粘液に押しやられて基底部に偏在する．シート状集塊を示す場合は，蜂巣状構造（honeycomb structure）を呈する（図 II-1-8, 図 II-1-9）．

(3) 内膜細胞

子宮内膜細胞が頸部擦過材料に出現するのは，月経開始後約 10 日頃までである．間質細胞を中心として外側に内膜上皮細胞が一層取り巻く集塊が，組織球や炎症性細胞とともに出現する像をエクソダス（exodus）と呼んでいる．

(4) 組織球（マクロファージ）

細胞質はライトグリーンに淡染し，泡沫状やレース状を示す．核は偏在し，クロマチンの増量は見られず，明るく見える．小さな核小体を有する（図 II-1-10）．

その他，赤血球，好中球，リンパ球などが少量見られることがある．デーデルライン桿菌はグラム陽性桿菌で，扁平上皮のグリコーゲンを代謝して乳酸を産生することにより，腟内を酸性にし，腟の

自浄作用の役割をしている．

B 良性疾患・良性異型細胞

(1) 萎縮性腟炎 (senile colpitis)

閉経後，エストロゲンの消退とともに子宮腟部の扁平上皮は傍基底細胞主体で，萎縮状となる．そのため感染が起こりやすい．萎縮性腟炎では，多数の好中球を伴って，核がやや腫大し，細胞質が濃染した傍基底細胞と中層細胞が散在性に存在する．中等度異形成や高度異形成などの扁平上皮内病変と鑑別を要する場合がある（図II-1-11）．

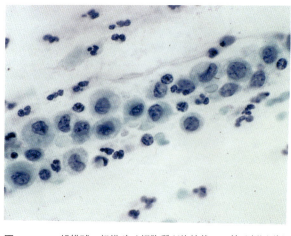

図 II-1-10　組織球　組織球は細胞質が泡沫状で，核は類円形から馬蹄形を示す（Pap 染色　× 40）

(2) 濾胞性頸管炎 (follicular cervicitis)

小型成熟リンパ球を多数認め，核小体の目立つ大型リンパ球が少数出現し，核断片物質を貪食したマクロファージ（tingible body macrophage）も認め多彩性な細胞像を呈する（図II-1-12）．悪性リンパ腫との鑑別を要する．悪性リンパ腫では，クロマチンが増量し細顆粒で，核小体を有する異型細胞が多数出現し，tingible body macrophage を認めない．

(3) 子宮頸部の化生性変化

化生とはすでに分化した組織が，さまざまな原因で，形態的・機能的に本来の組織とは異なる性状の組織に変化する現象である．子宮頸部では，扁平上皮化生，卵管上皮化生，幽門腺化生などが知られる．

a) 扁平上皮化生 (squamous metaplasia)

扁平上皮化生は，内頸部の円柱上皮が，さまざまな原因で重層扁平上皮に変化する非可逆的現象である．SCJ に起こる．SCJ 部は，重層扁平上皮〜扁平上皮化生〜円柱上皮と段階的に移行し，扁平上

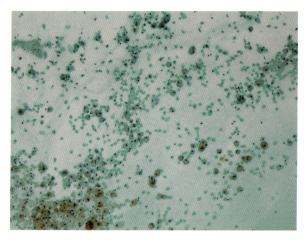

図 II-1-11　萎縮性腟炎　細胞の変性物，debris，炎症細胞などが見られる．細胞変性物をトリコモナスと誤ってはならない（Pap 染色　× 10）

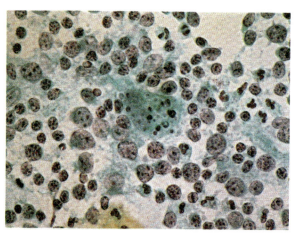

図 II-1-12　濾胞性頸管炎　大型の芽球化したリンパ球，中心に tingible body macrophage を見る（Pap 染色　× 40）

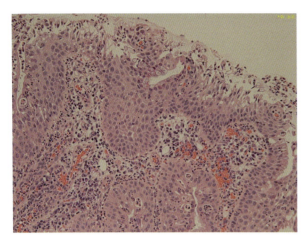

図 II-1-13　扁平上皮化生（組織像）　表層に頸管腺上皮を残し，基底部に扁平上皮細胞を見る（HE 染色　×10）

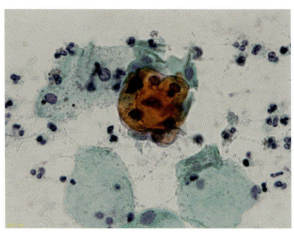

図 II-1-14　扁平上皮化生　細胞内角化を示す細胞が，数個の結合性を示す細胞塊をつくる（Pap 染色　×40）

皮化生部は，移行帯と呼ばれる．細胞診では，細胞質は重厚でオレンジ G 淡好性を示し，多辺形や類円形で細胞間橋を有する．クロマチンは均一分布し，軽度増量する．核の大きさはそろっている（図 II-1-13，図 II-1-14）．

b）予備細胞化生・未熟化生（reserve cell hyperplasia, immature metaplasia）

予備細胞は，頸管円柱上皮の基底膜に接して存在し，多分化能を有する．炎症や上皮欠損に伴って，その修復過程で増生し，多層化し，未熟化生から成熟化生，扁平上皮へ分化する．予備細胞が多層化した状態を未熟化生と呼ぶ（図 II-1-15）．化生細胞の増加により既存の円柱上皮は徐々に表層に持ち上げられ，圧排萎縮状となり，最終的に扁平上皮化生となる．

扁平上皮化生は，容易に認識できるが，未熟化生は CIN2 や CIN3 との鑑別が問題となる．未熟化生の組織像では，表層に菲薄化した円柱上皮が見られることが特徴である．未熟化生に細胞異型を伴った場合を異型未熟化生と呼ぶ．HPV 感染に伴う非腫瘍性の異型上皮と考えられており，腫瘍性の異型上皮との鑑別を要する．

細胞診の未熟化生細胞所見は，小型で N/C の大きな異型細胞で，集団で出現することが多い．細胞質はライトグリーンに淡染する．核は類円形でクロマチンはやや増量するが，分布は均一である．クロマチンパターンや分布状態が均一であることが，高度異形成や CIS との鑑別に重要である．

c）卵管上皮化生（tubal metaplasia）

線毛上皮化生ともいわれている．SCJ 近傍の内頸腺上部に栓（peg）細胞，粘液産生細胞などが認められ，多彩である．細胞像では，大型で大小不同のある核を有する円柱上皮集塊をみる．偽層状配列を示す場合には細胞集塊辺縁の線毛に注目することが，腫瘍細胞集塊との鑑別に重要である．

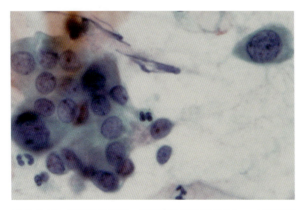

図 II-1-15　未熟化生細胞　細胞内角化を示さない，小型で腺系か扁平上皮系か区別できない未熟な細胞の集塊を認める（Pap 染色　×100）

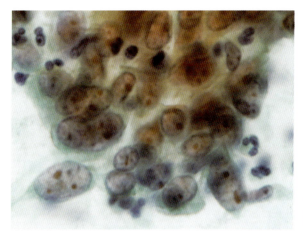
図 II-1-16　再生上皮　N/C 比が大きく，核クロマチンは微細顆粒状，小型で多数の核小体を認める．細胞形態が比較的均一な集塊をつくる（Pap 染色　×100）

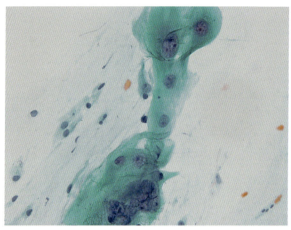
図 II-1-17　放射線照射による変化　大型で，奇異な形態の細胞が出現する．核は腫大し，多核細胞も認める．核クロマチンの増量は認めない（Pap 染色　×100）

d）幽門腺化生（pyloric gland metaplasia）

細胞質に黄橙色調の粘液を有し，胃の幽門腺と類似の構造を示す．黄橙色調粘液は，免疫組織化学染色で，HIK1083 に陽性で，特徴的な胃型の形質発現を示す．

(4) 再生細胞・修復細胞（regenerative cell, repair cell）

再生は，何らかの原因で細胞や組織が欠損した場合に，増殖によってそれを補うことをいい，組織の修復を示す．再生細胞は，正常細胞より大型化し，細胞質は豊富である．核の大小不同が見られ，明瞭な核小体を有する．クロマチンの増量は認めないことが重要である（図 II-1-16）．

(5) 放射線照射による変化

放射線治療後に出現する細胞は，扁平上皮細胞では細胞質も核も大型化するが，クロマチンの増量は認めない．細胞質はライトグリーン好性であるが，核の周囲がエオジンに染まる 2 色性（two tone color）や空胞化が見られる（図 II-1-17）．

C 感染症の細胞所見

子宮腟部頸部にみられる感染症にはさまざまなものがある．代表的なものについて解説する．

(1) 真菌症

性器に感染する真菌症で代表的なものは，酵母型真菌であるカンジダ（candida albicans）である．オレンジ G に淡染した仮性菌糸と柿の種様の胞子が特徴的である（図 II-1-18）．

(2) トリコモナス感染（trichomonas infection）

ライトグリーンに淡染した西洋梨形の原虫で，核は淡染し不明瞭である．鞭毛を有

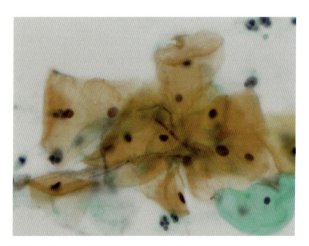
図 II-1-18　カンジダ感染　エオジン好性の分枝状の仮性菌糸と小さな紡錘状の芽胞が特徴である（Pap 染色　×100）

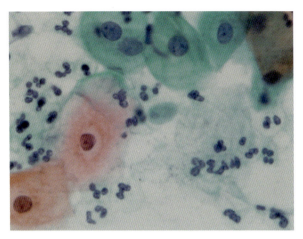
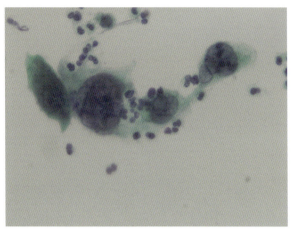

図II-1-19 トリコモナス感染　中央に西洋梨型のトリコモナス原虫を見る．左の表層型扁平上皮に核周明庭を伴う（Pap染色 ×100）

図II-1-20 ヘルペス感染　すりガラス状で無構造な核クロマチンを有し，核内に好酸性の封入体を見る．大型の多核細胞が見られる（Pap染色 ×100）

するが，細胞診標本ではわからない（図II-1-19）．背景に好中球を認める．感染により背景の扁平上皮に軽度の異型を認めることがある．壊死し，断片化した細胞質と間違えないようにする必要がある．

（3）クラミジア感染

クラミジア（*chlamydia trachomatis*）感染細胞は，頸管円柱上皮や扁平上皮化生細胞にみられる．細胞質内に砂粒状の封入体（星雲状封入体と呼ばれる）が特徴である．

（4）ヘルペス感染（herpes simplex infection）

単純ヘルペスウイルス（herpes simplex virus）はDNAウイルスで，性器に感染するものはII型である．感染細胞の核はすりガラス状のクロマチンを呈し，単核から圧排性の多核として認められる．時に，好酸性の封入体を認める場合がある．背景には多数の好中球を伴うことが多い（図II-1-20）．

D　HPV感染について

（1）ヒトパピローマウイルス感染

ヒトパピローマウイルス（human papilloma virus: HPV）は，パピローマウイルス科に属するDNAウイルスで，100種類以上の型がある．発癌性による分類では低リスク群と高リスク群に分けられ，子宮頸癌の原因となるものとして16，18，31，33，35，39，45，51，52，56，58，59，68，73，82型の15種類が挙げられる．この中で16，18型は高リスク群とされている．子宮頸部の扁平上皮癌では16，18型が多く，腺癌では18型が多い．尖圭コンジローマでは，6，11型が多い．

異形成の初期病変，特にCIN1，CIN2の一部では，ウイルスの宿主ゲノムへの組み込みが起こっておらず，まだ宿主の免疫学的要因によってウイルス感染細胞が除去されることがある．感染が持続して遺伝子の組み込みが起こるとウイルスの産生は減少し，ウイルス由来の発がん遺伝子E6およびE7が高発現し，細胞性のがん抑制遺伝子を不活化することによって癌の発生を引き起こす．具体的には，主に高リスク群HPVのE6がp53を，E7がRBを不活化し，その結果，細胞が不死化し，単クローン性に増殖し，p53などの不活化に関連して遺伝子変異がさらに加わり，浸潤癌へ進展していくと考えられる（図II-1-21，図II-1-22）．このとき，RBの不活化によってp16の過剰発現が起こるため，

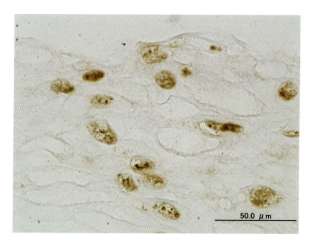

図 II-1-21　ISH 法による HPV の染色パターン（軽度異形成）
HPV16 型に対するプローブで，in situ hybridization を行うと軽度異形成では，核がびまん性に陽性を示す

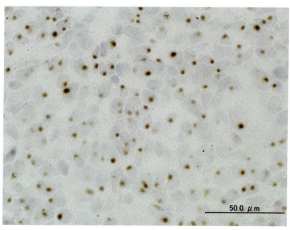

図 II-1-22　ISH 法による HPV の染色パターン（扁平上皮癌）
扁平上皮癌では，ドット状に陽性を示す．これは遺伝子が組み込まれていることを示す

p16 のびまん性発現は，ハイリスク HPV 感染による異形成の有用なマーカーとして知られている．

(2) HPV 感染所見について

　コイロサイトーシスは，ウイルス粒子の複製に伴って重層扁平上皮を構成する有棘細胞が細胞傷害効果をうけることによって生じる現象である．核の腫大と大小不同，核形不整，すりガラス様（ground glass）あるいは濃染する無構造（smudgy）の核，特に核周明庭（halo）の形成が特徴的な所見である．核の辺縁は明瞭で，周囲の細胞質は厚い．核の大きさは，周囲の有棘細胞の2〜4倍で，核のくびれにより二核あるいは多核に見える細胞もある．コイロサイトーシスは，重層扁平上皮の表層約 1/3 の範囲で特に顕著である（図 II-1-23）．

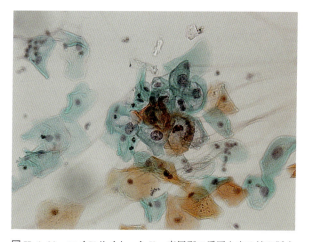

図 II-1-23　コイロサイトーシス　表層型の扁平上皮の核が腫大し，核周明庭を有している．HPV が感染し，増殖していることを示し，細胞の変性を示していると考えられている（Pap 染色 × 40）

E　ベセスダシステムについて（報告様式）

　わが国では，長年，子宮膣部頸部病変の細胞診の判定に日母分類が用いられてきたが，日本産婦人科医会の作成したベセスダシステム 2001 に準拠した報告様式に変更された．ベセスダシステムによる判定と報告様式の特徴は，まず標本（検体）の適否を明確に示すこと，クラス分類ではなく推定病変を記述的に記載する点に特徴がある．報告様式には，標本の種類，検体の適否，細胞診判定とともに推定病変を記載する（表 II-1-1）．

(1) 標本の種類

　標本作製法と細胞の採取器具を明示する．直接塗抹法か液状化検体法か，サイトピック，ヘラ，ブ

表 II-1-1　ベセスダ分類の結果について

1）扁平上皮系

結果	略語	内容	指針
陰性	NILM	非腫瘍性所見,炎症	次回の定期検診を要精密検査
意義不明な異型扁平上皮細胞	ASC-US	軽度扁平上皮内病変疑い	HPV検査または細胞診（6カ月後）が必要
軽度扁平上皮内病変	LSIL	HPV感染 軽度異形成	要精密検査（コルポ,生検）
HSILを除外できない異型扁平上皮細胞	ASC-H	高度扁平上皮内病変疑い	
高度扁平上皮内病変	HSIL	中等度異形成 高度異形成 上皮内癌	
扁平上皮癌	SCC	扁平上皮癌	

2）腺系

結果	略語	内容	指針
異型腺細胞	AGC	腺異型または腺癌疑い	要精密検査（コルポ,生検,頸管および内膜細胞診または組織診）
上皮内腺癌 腺癌	AIS Adenocarcinoma	上皮内腺癌 腺癌	
その他の悪性腫瘍	Other malig	その他の悪性腫瘍	要精密検査（病変検索）

ラシなどの細胞採取器具も明記する.

(2) 検体の適否

細胞診採取材料の適正もしくは不適正を明示する．不適正の場合は，その理由を記入する．

適正検体の条件としては，保存状態が良く鮮明にみえること．扁平上皮細胞が直接塗抹法で，8,000〜12,000 個，液状化検体法では 5,000 個以上である．不適正検体は，上皮細胞数が基準値を満たさないもの，多数の炎症細胞に覆われ，上皮細胞の評価が困難な検体，塗抹部分の大部分が乾燥しているため観察が困難な場合などがある．

(3) 細胞診判定

陰性（NILM）は腫瘍性細胞所見を認めない場合で，HPV感染以外の炎症や修復所見も含まれる．

意義不明な異型扁平上皮細胞（ASC-US）は，軽度な異型が見られ，軽度扁平上皮内病変（LSIL）が疑われるが，LSILの基準を満たさないものを指す．全報告の5％以下であることが期待される．ハイリスクHPVが，約50％に検出される．約10〜20％は，中等度〜高度異形成，上皮内癌と最終診断される．

高度扁平上皮内病変（HSIL）を除外できない異型扁平上皮細胞（ASC-H）は，中等度異形成以上の高度な病変が疑われるが，断定できない場合である．精密検査の対象になる．全ASCの10％以下であることが期待される．

軽度扁平上皮内病変（LSIL）は，HPV感染（コイロサイトーシス）と軽度異形成に相当する．

高度扁平上皮内病変（HSIL）は，中等度異形成，高度異形成，上皮内癌までを包括する概念である．

扁平上皮癌（SCC）は，浸潤扁平上皮癌である．

異型腺細胞（AGC）は，腺に異型があるが，上皮内腺癌（AIS）とするには異型が弱いもの，あるいは腺癌が疑われるが，断定できないものをいう．AGC-NOS（特定不能な異型腺細胞）とAGC-favor neoplastic（腫瘍性を示す異型腺細胞）に分けられる．

上皮内腺癌（AIS）は，間質浸潤を欠く内頸部腺癌である．腺癌（Adenocarcinoma）は，浸潤癌である．

F　子宮頸部腫瘍および腫瘍関連病変

子宮頸癌取扱い規約で分類されている腫瘍および腫瘍関連病変に準拠して記述する．WHO分類

(2014) での改訂点についても補足して解説する.

(1) 扁平上皮病変 (表Ⅱ-1-2)

a) 子宮頸部上皮内病変 (cervical intraepithelial neoplasia: CIN)

子宮頸部上皮内病変の分類は，異形成 (dysplasia) (軽度，中等度，高度) と上皮内癌 (carcinoma in situ：CIS) に分けられていたが，現在は，頸部上皮内腫瘍 (cervical intraepithelial neoplasia：CIN) が広く用いられている. CIN1 が軽度異形成，CIN2 が中等度異形成，CIN3 が高度異形成，上皮内癌に相当する. 子宮頸癌取扱い規約では CIN が採用されているが，WHO 分類 (2014) では，ベセスダシステムで用いられてきた SIL が組織分類として採用されている. すなわち CIN1 が LSIL に，CIN2，3 が HSIL に対応する. WHO 分類に SIL が採用された理由には，細胞診 (ベセスダシステム) との整合性，LSIL が HPV 感染症であるのに対し，HSIL が腫瘍であること，CIN2 と CIN3 の診断者間の再現性の低さなどが挙げられる (表Ⅱ-1-3).

①CIN1 (軽度異形成 mild dysplasia, LSIL)

HPV 感染により重層扁平上皮内で，ウイルスの複製が行われている状態で，約 60% は消退，約 30% が遷延し，約 10% が進展する. 約 80% にハイリスク HPV が検出される.

組織学的には扁平上皮細胞の層形成や極性の乱れが上皮の基底側 1/3 に限局する扁平上皮内病変である. コイロサイトーシスが認められるだけの場合でも CIN1 と判定される.

細胞像は正常の扁平上皮を伴って表層型と中層型の軽度異型細胞が出現し，ライトグリーン好性の小型の異型細胞は，通常認めない. N/C 比は正常よりもやや大きく，核の大小不同と核形不整が軽度に見られ，クロマチンも軽度に増量する. コイロサイトーシスや核が濃染する smudge nucleus もしばしば認める (図Ⅱ-1-24).

②CIN2 (中等度異形成 moderate dysplasia, HSIL)

約 30% が消退，60% が遷延，10% が CIN3 へ進展する. ほぼ 100% ハイリスク HPV が検出される. 組織学的には，扁平上皮細胞の層形成や極性の乱れが上皮の基底側 1/3 から 2/3 にある扁平上皮内異型病変である. 表層にコイロサイトーシスを認めることもある.

細胞像は，正常の扁平上皮細胞を伴って，中層型の異型細胞が主体となり，傍基底型の異型細胞が少数混在，表層型の異型細胞も出現する. 核は類円形でやや大きくなり大小不同も見られ，N/C 比も大きくなる. クロマチンは中等度に増量するが，高度異形成ほどでなく，顆粒状で分布は均一である. 核小体は，認めることもあるが小さい (図Ⅱ-1-25).

③CIN3 (高度異形成 severe dysplasia, 上皮内癌 carcinoma in situ, HSIL)

ほぼ 100% でハイリスク HPV が検出される. 組織学的には，扁平上皮細胞の層形成や極性の乱れ

表 Ⅱ-1-2　子宮頸部扁平上皮病変の分類

1. 子宮頸部上皮内病変
2. 微小浸潤扁平上皮癌
3. 扁平上皮癌
   a) 角化型扁平上皮癌
   b) 非角化型扁平上皮癌
   特殊型　類基底細胞癌
   　　　　疣贅癌
   　　　　コンジローマ様癌
   　　　　乳頭状扁平上皮癌
   　　　　リンパ上皮腫様扁平上皮癌

表 Ⅱ-1-3　子宮頸部扁平上皮系異型病変分類の比較 (取扱い規約，CIN 分類，ベセスダシステム)

取扱い規約	軽度	中等度	高度	CIS
CIN	1	2	3	3
ベセスダ	LSIL	HSIL	HSIL	HSIL

CIN：Cervical Intraepithelial Neoplasia
LSIL: Low Grade Squamous Intraepithelial Lesion
HSIL: High Grade Squamous Intraepithelial Lesion

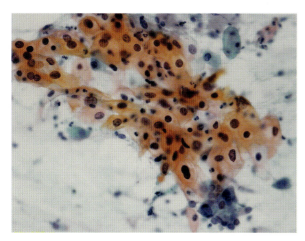

図 II-1-24　LSIL, CIN1（mild dysplasia）　表層型の異型扁平上皮の出現とコイロサイトーシスを認める（Pap 染色　×40）

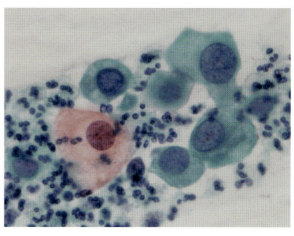

図 II-1-25　HSIL, CIN2（moderate dysplasia）　中層型の異型扁平上皮が出現する（Pap 染色　×40）

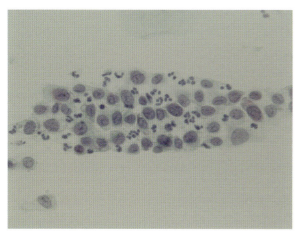

図 II-1-26　HSIL, CIN3（severe dysplasia）　傍基底型の異型扁平上皮が出現する（Pap 染色　×40）

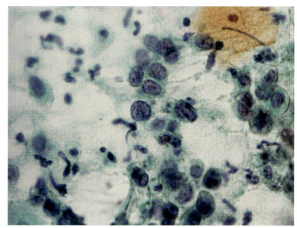

図 II-1-27　HSIL, CIN3（CIS）　N/C 比の大きな小型異型細胞を見る．顕著な核クロマチンの増量を認める（Pap 染色　×40）

が上皮の表層の 1/3 ないし全層におよぶ扁平上皮内異型病変である．子宮癌取扱い規約の改定により，前規約では区別されていた高度異形成と上皮内癌は CIN3 に包括された．しかし，両者には類似点も多いが，相違も見られるため特に本邦における細胞診では区別されて記載されることが多い．CIN2 および CIN3 病変は，しばしば頸管腺を置換して進展する場合がある．腺侵襲（glandular involvement）と呼ばれ，浸潤像と間違ってはならない．

③-i　高度異形成の細胞像

背景はきれいで正常の扁平上皮細胞を伴って，傍基底細胞型の小型の異型細胞が主体で出現する．N/C 比は大きく，核の大小不同が見られ，核形不整が見られ，クロマチンも中等量に増量するが分布は均一で，異型細胞間でクロマチンパターンに差は認めず，染色性が一様である．小さい核小体を認める場合もある（図 II-1-26）．

③-ii　上皮内癌の細胞像

背景がきれいで，正常細胞を伴って，核が中心性の小型の癌細胞が多く出現する．細胞質は，ライトグリーンに淡染し，N/C 比は大きく，核は類円形のものが多いが，核形不整が見られるものもある．

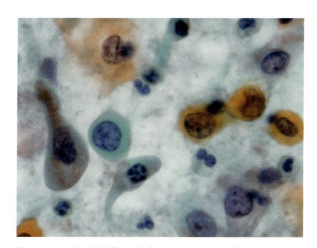
図Ⅱ-1-28　角化型扁平上皮癌　オレンジG陽性の異型細胞を認める．細胞形態は多彩で，紡錘状やオタマジャクシ様の細胞も見られる．細胞質に厚みがある（Pap染色　×40）

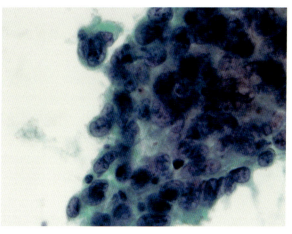
図Ⅱ-1-29　非角化型扁平上皮癌　クロマチンの増量した異型細胞の集塊を認める．細胞質に厚みがあり，辺縁は扁平上皮の分化を示す（Pap染色　×100）

核の大小不同が見られ，クロマチンは増量し核の緊満感が見られる．クロマチンパターンは，細顆粒状〜粗大顆粒状で，均一に分布するものや不均一に分布するものが見られ，癌細胞の核は少しずつ濃さやクロマチンパターンが異なって，多彩性を示す．核小体は目立たない（図Ⅱ-1-27）．

b）微小浸潤扁平上皮癌（microinvasive squamous cell carcinoma: MIC）

組織学的には，癌細胞の浸潤の深さが基底膜より5 mm以内，縦軸の広がりが7 mm以内の扁平上皮癌に対してもちいられているが，組織型ではなく，あくまで進行期を表すものである．
WHO分類（2014）においては削除されている．

c）扁平上皮癌（squamous cell carcinoma: SCC）

扁平上皮癌は，組織学的に角化型と非角化型に分類される．

①角化型扁平上皮癌（squamous cell carcinoma, keratinizing type）

組織学的には，角化真珠（keratin pearl）（癌真珠 cancer pearl）などの角化傾向が著明な扁平上皮癌である．角化真珠とは，上皮細胞巣のなかで，同心円状に配列する角質層からなる好酸性の球状構造物である．細胞境界は明瞭で，細胞間橋が容易に観察できる．扁平上皮癌全体の1/6を占める．

細胞像は，背景に壊死物質を伴って，オレンジGやエオジン好性およびライトグリーン好性の悪性細胞が散在性に出現する．細胞の大きさや形も多彩で，N/C比は大きく，核形不整が見られクロマチンは著明に増量し顆粒状や凝集状，濃縮状を呈する（図Ⅱ-1-28）．

②非角化型扁平上皮癌（squamous cell carcinoma, non-keratinizing type）

組織学的には，角化真珠の形成を欠く扁平上皮癌で，個細胞角化を認めることがある．細胞は比較的均一で細胞質に乏しく，多形性が目立ち，核分裂像も多い．扁平上皮癌の中でも最も多く全体の2/3を占める．比較的小型の細胞で構成されるものや，紡錘形で肉腫様の形態を示すことも稀にある（紡錘細胞扁平上皮癌・肉腫様扁平上皮癌）．

細胞像は，背景に壊死を伴って，ライトグリーン好性の悪性細胞が，集団や散在性に出現する．細胞の大きさはさまざまである．細胞集団では，N/C比の大きな細胞が重積性および流れ状配列を示す．集団のなかの細胞質や多くの核にピントを合わせることができる所見も扁平上皮癌の特徴である．重層および充実増殖する扁平上皮癌の形態的特徴の現れと考えられる．細胞集団には核分裂像が認められる場合が多い．孤在性細胞では，核は中心性で，細胞質はレース状と層状構造を示す場合が見られ

る．核は，類円形から不整形まで見られ，クロマチンは著明に増量し細顆粒状や粗大顆粒状，粗網状などさまざまである．核小体が目立つ場合もある．細胞貪食像(カニバリズム)を認めることもある(図Ⅱ-1-29)．

③特殊型

組織学的には類基底細胞癌（basalioid carcinoma），疣贅癌（verrucous carcinoma），コンジローマ様癌（condylomatous（warty）carcinoma），乳頭状扁平上皮癌（papillary squamous cell carcinoma），リンパ上皮腫様扁平上皮癌（lymphoepithelioma-like carcinoma）などが見られる．

類基底細胞癌は，基底細胞様の腫瘍細胞からなる扁平上皮癌であり，悪性度が高い．

疣贅癌は，きわめて分化度の高い扁平上皮癌で，表面で過角化を示す太い乳頭状外向性発育を示し，深部では梶棒状浸潤を特徴とする．

コンジローマ様癌は，ウイルス疣贅様の乳頭状隆起を特徴とする高分化な扁平上皮癌で，一見，尖圭コンジローマに類似するが，ハイリスクHPVに関連した腫瘍である．

乳頭状扁平上皮癌は，狭い線維血管間質の周囲をHSILのように重積した基底細胞様の腫瘍細胞が取り囲み乳頭状に増殖する扁平上皮癌である．生検時に浸潤を示さなくても，切除すると間質浸潤を示すことが多い．晩期再発をきたすことがある．

リンパ上皮腫様扁平上皮癌は，鼻咽頭に発生するリンパ上皮腫様癌に類似した形態を示す癌である．Epstein-Barrウイルス（EBV）は陰性で，ハイリスクHPVが検出される．

(2) 腺上皮および関連病変(表Ⅱ-1-4)

a) 腺異形成 (glandular dysplasia)

子宮頸癌取扱い規約では，組織学的には，核の異常が反応性異型よりも高度であるが，上皮内腺癌の診断基準を満たさない腺病変とされる．

細胞診では，腺異形成は異型腺細胞（AGC）と判定される．AGCには良性腺病変から上皮内腺癌，腺癌（頸部，体部）が含まれる．細胞診判定では，上皮内腺癌よりも核異型が弱く，細胞の偽重層化が乏しく，配列に乱れの無い場合に腺異形成を疑うが，腺異形成の多くは上皮内腺癌であるというのが実情である．

この腺異形成は，WHO分類（2014）では削除された．この中には，細胞異型が軽度な上皮内癌と卵管上皮化生，反応性異型などが含まれていると考えられている（図Ⅱ-1-30）．

b) 上皮内腺癌 (adenocarcinoma in situ: AIS)

組織学的には，悪性の腺上皮細胞が正常の頸管腺構造を保ったまま上皮を置換している状態で，間質浸潤を示さない病変である．腺管内に部分的に存在する場合，悪性細胞と正常細胞がいわゆるフロント（front）を形成する．多くは粘液産生形質を欠き，子宮内膜腺や腸上皮に類似した異型円柱上皮の形態を示す．核の偽重層や篩状構造を示し，核分裂像やアポトーシスを散見する．HSILを併存することもある．異型上皮の出現は，正常の頸管腺の存在する部位にとどまる．

WHO分類（2014）で新たに加わった上皮内腺癌に，重層型粘液産生上皮内腫瘍（stratified mucin-producing intraepithelial lesion（SMILE））がある．SMILEは細胞質内粘液空胞を有する腫瘍が頸管上皮内に重積する病変で，しばしばHSIL，通常型上皮内腺癌，腺扁平上皮癌などと併存する．

表Ⅱ-1-4 子宮頸部腺上皮病変の分類

1. 腺異形成
2. 上皮内腺癌，微小浸潤腺癌
3. 腺癌
    粘液性腺癌（内頸部型，腸型，印環細胞型，最小偏倚型）
    類内膜腺癌
    明細胞腺癌
    漿液性腺癌
    中腎性腺癌

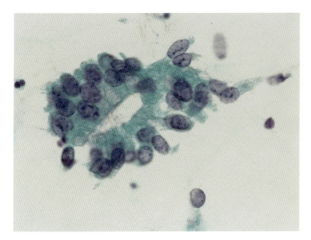

図 II-1-30　腺異形成　腺管状配列をとる異型腺上皮，核腫大を示すが，クロマチンの増量は軽度である（Pap 染色　×40）

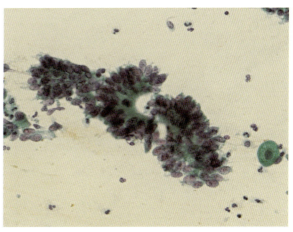

図 II-1-31　上皮内腺癌　クロマチンの増量した偏在核を有する異型腺上皮が腺管状の集塊をつくる．背景はきれいである（Pap 染色　×40）

　免疫組織学的に上皮内腺癌は Estrogen Receptor（ER）陰性で，Ki-67 陽性率は 50% を超える．HPV に関連した腫瘍ではハイリスクに属するため p16 がびまん性に強陽性を示す．

　上皮内腺癌の細胞像は背景が比較的きれいで，シート状，柵状，腺腔様配列を示す集団を中心に，腺房状，羽毛状配列を示す細胞集団を見る．細胞質辺縁からの核の突出，核腫大が著明で，核分裂像が見られる．クロマチンは細顆粒状で均一に分布し，核小体は目立たない（図 II-1-31）．

c）微小浸潤腺癌（microinvasive adenocarcinoma）

　組織学的には浸潤の深さが 5 mm 以内，縦軸方向が 7 mm 以内のものとなっている．

　細胞像は，上皮内腺癌と類似しているが，それに加えて核の大小不同，核の多様性，クロマチンの増量，核分裂像が目立つ，立体状の細胞集塊の出現が見られる場合が多いが，実際には区別できない場合が多い．

　WHO 分類（2014）では削除されている．あくまで進行期に関連した概念である．

d）腺癌（adenocarcinoma）

　子宮頸部腺癌は，子宮頸部悪性腫瘍の約 20% を占め，増加傾向にある．子宮頸癌取扱い規約では，組織学的に粘液性腺癌，類内膜腺癌，明細胞腺癌，漿液性腺癌，中腎性腺癌に分けられる．粘液性腺癌が多い．

①粘液性腺癌（mucinous adenocarcinoma）

①-i　内頸部型粘液性腺癌（mucinous adenocarcinoma, endocervical type）

　組織学的には細胞質内粘液を有し，頸管腺上皮に類似する細胞からなる粘液性腺癌である．しかし，実際は粘液をごく少量しか有さないものがほとんどである．腺癌のうち最も頻度が高い．

　細胞像は，高分化〜中分化粘液性腺癌の場合，血性，壊死性などのいわゆる腫瘍性背景，炎症性背景の中にシート状，柵状，腺腔様，腺房様，羽毛状，乳頭状集団などが認められる．不規則な重積，核腫大，核の多様性，クロマチンの増量，核分裂の増加が認められ，核小体が大きく，多数みられることもある（図 II-1-32）．

①-ii　腸型粘液性腺癌（mucinous adenocarcinoma, intestinal type）

　組織学的には，杯細胞，吸収上皮細胞の形態を示す細胞からなる腺癌で，大腸癌に類似する．腸型の形質が全体にみられる場合と，一部にとどまるものがある．免疫組織化学染色では MUC2，CDX2

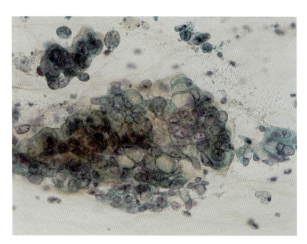

図 II-1-32　内頸部型粘液性腺癌　細胞質に粘液空胞を有し，偏在性異型核を有する異型腺上皮が重積性集塊を形成している（Pap染色　×40）

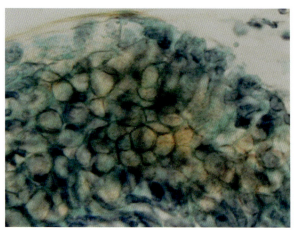

図 II-1-33　最小偏倚型粘液性腺癌　細胞質に豊富な粘液を有する異型腺細胞の集塊あるいはシートを見る．異型は強くなく，腺癌と判定することは難しい（Pap染色　×40）

などが陽性を示す．chromogranin A 陽性の神経内分泌細胞も併存することが多い．細胞像では大腸癌に類似する癌細胞集団が見られる．高円柱状の細胞や多量の粘液で，核が圧排され細胞質が球状を示す細胞が見られる．

　①-iii　印環細胞型粘液性腺癌（mucinous adenocarcinoma, signet-ring cell type）

　組織学的には，印環細胞からなる腺癌で，胃癌にみられる印環細胞癌に類似する．多くは腸型粘液性腺癌の部分像として見られる．細胞像は核の偏在が著明な印環型の細胞が散在性にみられる．消化器などからの転移を除外する必要がある．

　①-iv　最小偏倚型粘液性腺癌（mucinous adenocarcinoma, minimal deviation type）

　臨床的には，大量の水様性帯下を主訴として発見されることが多い．頸部腺癌の1～3%程度と頻度は低い．組織学的に腫瘍細胞は豊富な粘液を有し，正常の頸管腺上皮と区別できないほどよく分化している．細胞異型が乏しいが，高度な浸潤性増殖を示し，予後不良である．

　腺の配列の複雑さ，正常の深さを超える浸潤性の腺管，核分裂像の出現が組織学的診断根拠となる．従来悪性腺腫（adenoma malignum）と称されたものと同義である．幽門腺の形質を有し，免疫組織化学的にHIK1083，MUC6が陽性を示す．後に記す分葉状内頸部腺過形成（LEGH）も，同様の形質を示すため鑑別が重要となる．細胞像は，正常の頸管腺細胞に似て高円柱状で，黄色調粘液を有する細胞からなり，比較的大きなシート状，柵状集塊の形で出現する．核の位置が微妙に乱れていたり，小さいものの明瞭な核小体を有したりする場合もある．腺癌と容易に診断可能な細胞集塊が出現する場合もある（図II-1-33）．

　①-v　絨毛腺管状粘液性腺癌（mucinous

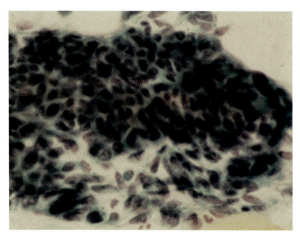

図 II-1-34　絨毛腺管状粘液性腺癌　異型腺上皮は，比較的規則的配列を示すが，重積性を示す（Pap染色　×40）

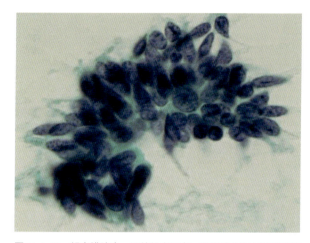

図 II-1-35　類内膜腺癌　比較的丈の高い異型腺上皮が腺管状配列を示す．核は長円柱状で，クロマチンの増量を示す（Pap 染色　×40）

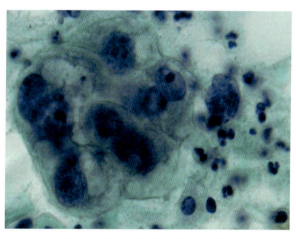

図 II-1-36　明細胞腺癌　腫瘍細胞の細胞質が淡明あるいは空胞状を示す．核小体も目立つ（Pap 染色　×100）

adenocarcinoma, villoglandular type）

　主として外向性に絨毛状，乳頭状に発育を示す腺癌でハイリスク HPV が検出される．

　組織学的には，狭い線維性間質を中心として絨毛状，管状，乳頭状構造を呈して増生する腺癌である．間質浸潤は無いか，圧排性浸潤にとどまる．CIN3 や AIS を合併することもある．若年者に多く，リンパ節転移は稀で，病変が完全に切除されれば，他の腺癌に比して予後良好である．細胞像は，背景がきれいで，細長い細胞集塊を形成する．細胞異型や配列の不整が軽度であることが多く，偽陰性となることもあり，疾患をよく認識していることが重要である（図 II-1-34）．

　②類内膜腺癌（endometrioid adenocarcinoma）

　頻度は稀で頸部腺癌のうち 5% 未満である．ハイリスク HPV は陰性である．

　組織学的には，子宮内膜腺上皮細胞に類似した粘液を有さない高円柱状の異型細胞からなり，管状，絨毛状増殖を示す．扁平上皮への分化を伴うこともある．子宮内膜腺癌の頸部進展や粘液成分の少ない粘液性腺癌が鑑別となることがある．細胞像は，細胞内に粘液を有さず，子宮内膜腺上皮に類似した異型細胞が，乳頭状，篩状，樹枝状，球状あるいはシート状の集塊をつくる．分化度が低くなるほど結合性がゆるくなり，孤在性となる（図 II-1-35）．

　③明細胞腺癌（clear cell adenocarcinoma）

　組織学的には，グリコーゲンの貯留のため淡明な比較的広い細胞質を有する腫瘍細胞が乳頭状，管状，充実胞巣状の増殖を示すが，細胞質がいわゆる hobnail（鋲釘）状を示す場合もある．子宮頸部では稀な組織型である．HPV は陰性であるという報告が多い．細胞像では，腫瘍細胞は豊富で，淡明な細胞質を有し，重積性に乏しい小集塊で存在し，基底膜様物質から構成される無構造のいわゆるラズベリー小体と呼ばれる細胞外基質を腫瘍細胞が取り囲む場合もある（図 II-1-36）．

　④漿液性腺癌（serous adenocarcinoma）

　子宮体部内膜や卵巣に発生する高度異型型漿液性腺癌と同様の形態を示す稀な腺癌である．HPV は陰性であることが多い．組織学的には，高度な異型を示す癌細胞が複雑な乳頭構造をとって増殖する．芽出性の突出も特徴的である．砂粒体もしばしば出現する．充実性に増殖する場合もスリット状の空隙が見られる．免疫組織化学的に WT1，p53 陽性を示し，p16 はハイリスク HPV と無関係に陽性を示す．頸部では稀な組織型であり，予後不良である．細胞像は，球状，乳頭状，不整形細胞集塊

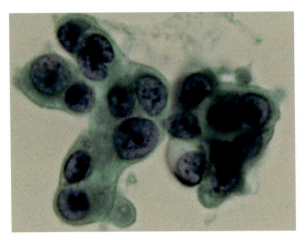

図 II-1-37　漿液性腺癌　クロマチンの増量した異型細胞が，小乳頭状の集塊を形成している（Pap染色　×100）

を形成し，N/C比大で，核は円形〜類円形，クロマチンは細顆粒状で，核小体は複数見られることが多い．しばしば，細胞質に空胞を有する（図II-1-37）．

⑤中腎性腺癌（**mesonephric adenocarcinoma**）

発生学的に，子宮頸部の側壁深部の中腎管遺残から発生する．HPVは陰性である．

組織学的には，立方状あるいは低円柱状の腫瘍細胞が小腺腔を形成して集簇性に増殖する．内腔には均一な好酸性物質を有する．背景に中腎過形成を伴うことが多い．

⑥分葉状内頸部腺過形成（**lobular endocervical glandular hyperplasia: LEGH**）

LEGHは，頸部腺系過形成性病変で，組織学的には内頸部の体部側に発生することが多い．囊胞状に拡張した大型腺管の周囲に小型の内頸部腺の分葉状集簇性増生を認める．胃型の粘液分泌を示し免疫組織化学的にHIK1083が陽性を示す．

LEGHは，良性病変とされるが，上皮内腺癌や最小偏倚型粘液性腺癌を含む浸潤性腺癌を共存する症例が見られ，胃型の頸部腺癌の前駆病変と考えられている（図II-1-38，図II-1-39）．

⑦胃型の腺癌

胃型の腺癌は非HPV関連腫瘍であり，2014年改訂のWHO分類では，最小偏倚型粘液性腺癌を含む胃型腺癌が，頸部腺癌の中で独立した分類となった．改訂版WHO分類では，頸部腺癌は，通常型腺癌，胃型腺癌，類内膜腺癌，漿液性腺癌，明細胞癌，中腎性腺癌などに分類され，改訂が予定される規約もこれに準拠した分類となる．

⑧最小偏倚型粘液性腺癌とLEGHの鑑別点

細胞学的に最小偏倚型粘液性腺癌では，核腫大，核形不整，核の大小不同，核小体の明瞭化，クロマチンの増量が見られ，組織学的には，腺管の形や配列，細胞異型，破壊性浸潤を意味する線維性間質の存在が見られる．多くの症例では明らかな腺癌と判定できる部分が存在する．位置的にLEGH

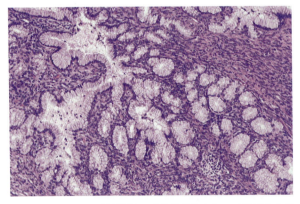

図 II-1-38　LEGH（組織像）　分枝状構造をとって過形成を示す頸管腺を見る．類器官様の構造をとり，一定の深さ以上に増殖は示さない（HE染色　×10）

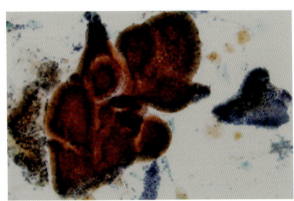

図 II-1-39　LEGH　細胞像弱拡大で，分枝状，乳頭状の腺上皮集塊を認める．核は基底部に存在し，異型を認めない（Pap染色　×20）

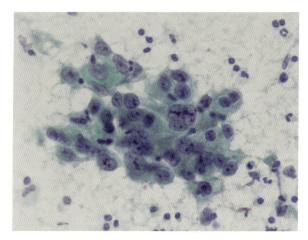
図Ⅱ-1-40　すりガラス癌　ライトグリーン好性で，多型性を示す大型の腫瘍細胞が，シート状の集塊を形成している．背景に炎症細胞を伴う（Pap染色　×40）

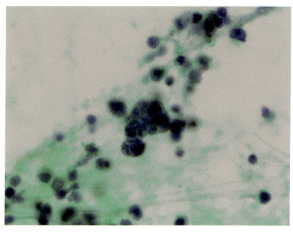
図Ⅱ-1-41　小細胞癌　木目込み細工用の配列を示すN/C比大で小型の腫瘍細胞塊を見る（Pap染色　×40）

のほうが内子宮口付近に発生することが多いが，最小偏倚型粘液性腺癌は腫瘍腺管がより広範囲に分布し，しばしば膣壁や傍子宮結合織に進展することも多い．

e）腺扁平上皮癌（adenosquamous carcinoma）

　頸部腺癌に比して年齢が若い，稀な組織型である．HPV18が検出されることが多い．通常HSILの併存を認めず，前駆病変を経ずに急速に進行すると考えられる．診断時に遠隔転移を伴うことが多い．組織学的には，腺癌と扁平上皮癌が移行，混在する癌である．腺癌成分はほとんど粘液性腺癌である．腺癌の成分が類内膜癌であることもあるが，その場合，桑実胚様巣や良性の扁平上皮への分化は，扁平上皮癌への移行としない．また，それぞれの成分が移行，混在しない場合は独立した組織型とする．細胞像は，腺癌細胞と扁平上皮癌の細胞が混在している．

　特殊な亜型としてすりガラス癌（glassy cell carcinoma）があり，低分化な腺扁平上皮癌として位置づけられる．組織像は，淡好酸性～微細顆粒状のすりガラス様の細胞質の細胞が，充実胞巣状に浸潤増生する癌で，間質に著明なリンパ球，好酸球浸潤を伴う．明らかな腺扁平上皮癌の成分を伴うこともある．細胞像では，壊死性，炎症性背景のなかに平面的敷石状配列を示す細胞集塊として存在し，細胞質が豊富で，ライトグリーンに淡染し細顆粒状を示す．核は大きく中央に位置し，クロマチンは微細顆粒状～細顆粒状で，明瞭な核小体を1～数個有する（図Ⅱ-1-40）．

　WHO分類で，腺扁平上皮癌の亜型とされた粘表皮癌は，扁平上皮様の細胞と粘液産生細胞，いわゆる中間細胞から構成される腫瘍であるが，唾液腺の粘表皮癌と同様にCRTC-MAML2癒合遺伝子が検出されることから，腺扁平上皮癌とは異なる腫瘍と考えられている．

f）その他の腫瘍

①小細胞癌（small cell carcinoma）

　小細胞癌は神経内分泌癌のひとつでSCJに発生し，粘膜下に増殖するためポリープ状に増殖する．表面に潰瘍を形成することもある．腫瘍細胞は肺の小細胞癌と同様で，類円形あるいは紡錘形を示し，N/C比は大きく，クロマチンは細顆粒状である．核分裂像が目立ち，壊死傾向が強い．免疫組織化学的にはCD56（NCAM），PGP9.5とともにchromogranin Aやsynaptophysinが陽性を示す場合がある．細胞像は壊死性背景に小型で，N/C比は大きく裸核状である．結合性に乏しく，鋳型状に配列する．また核溝もしばしば観察される．核形は不整で，クロマチンは増量し細顆粒状で，核縁は薄く，小型

第1章　婦人科　105

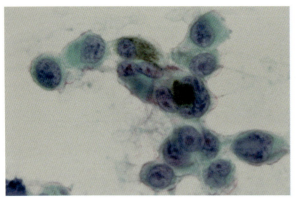

図 II-1-42　悪性黒色腫　散在性，小集塊状に異型細胞を認める．クロマチンは著明に増加し，一部にメラニン色素を見る（Pap染色　×40）

の核小体を複数認めることがある（図 II-1-41）．

②悪性リンパ腫（malignant lymphoma）

　子宮頸部原発の悪性リンパ腫は極めて稀で，多くは続発性である．粘膜下に発生し，子宮頸部粘膜は保たれることが多く，頸部は肉眼的に腫大する．多くはB細胞性の大細胞性である．大型の類円形核，核に切れ込みを有する大型のリンパ球様腫瘍細胞がびまん性に増殖する．

　細胞像では腫瘍細胞は大型で，円形から不整形の核を有し，クロマチンは粗く，明瞭な核小体を認める．

③悪性黒色腫（malignant melanoma）

　外陰・膣と同様に悪性黒色腫が発生する．外陰・膣よりも頻度は低い．半数で子宮を超えて進展し，予後不良である．免疫組織化学染色ではHMB-45，Melan Aが陽性である（図 II-1-42）．

g）二次性腫瘍（secondary tumors）

　子宮頸部への直接浸潤あるいは転移性に進展する腫瘍である．膀胱，直腸などの骨盤内臓器からの直接浸潤や，胃癌，乳癌などの遠隔転移がある．卵巣癌，腹膜播種病変が卵管を経由して子宮頸部に出現する場合もある．

　細胞診で，腫瘍性背景を伴わずに悪性細胞が唐突に出現する場合は，二次性腫瘍を考慮する必要がある．

5　子宮体部の細胞診

A　子宮内膜の周期的変化

　子宮内膜は月経により剥脱する機能層と剥脱しない基底層に分かれており，機能層は正常な月経周期では，増殖期（proliferative phase），分泌期（secretory phase），月経期（menstrual phase）に区別され，規則的な組織変化を示す．閉経後は基底層のみとなり，萎縮内膜像を示す．組織学的に生理的子宮内膜腺は単一腺管であり，分枝は示さない．

（1）増殖期の内膜

　基底層の間質細胞と内膜腺が増殖し，月経の際に剥脱した粘膜を覆い，機能層が厚くなり腺管が増殖して長く伸びて密度を増す．この子宮内膜の増殖は，卵胞からのエストロゲン分泌と一致する．組織学的には，単一腺管状で，腺管は狭く直線状で，細胞は密に規則的に配列している．間質は密で，細胞数も多い．細胞像では，細胞配列が密な土管状集団や，シート状集団として出現する．核は円形から類円形で，N/C比が大きく，クロマチンはやや増量するが，分布は均一であり，小さい核小体を認める．間質細胞の核は小型で円形，類円形，不整形などを呈し，配列は不規則で，細胞質境界が不明瞭であり，クロマチンは腺細胞に比べるとやや粗い（図 II-1-43）．

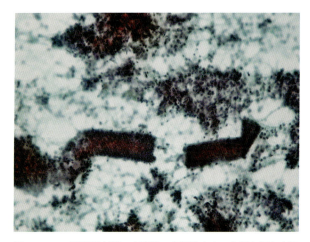
図 II-1-43　増殖期内膜　土管状の内膜腺上皮の集塊と周りを取り巻くように間質細胞を認める（Pap 染色　×10）

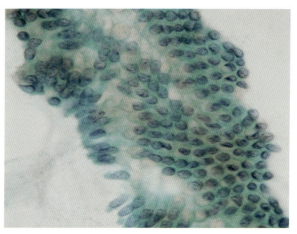
図 II-1-44　分泌期内膜　いわゆる蜂巣様の分泌細胞のシート状集塊を認める（Pap 染色　×40）

(2) 分泌期の内膜

排卵後の黄体から分泌されるプロゲステロンとエストロゲンの作用により，組織像では，内膜腺は肥大し，迂曲蛇行状となり，内腔はグリコーゲンに富む分泌物で充たされるようになる．子宮内膜は浮腫状となりさらに厚みを増し，腺上皮と間質ともに体積を増す．分泌早期では，内膜腺の上皮細胞は核の下が明るく見える核下空胞が特徴的である．分泌中期では，細胞質内空胞が消失し，内腔への分泌像が著明となり，間質は浮腫状となる．分泌後期では，内膜腺上皮は鋸歯状構造が著明となり，間質は脱落膜様細胞が多くなる．組織像では，丸みを帯びた迂曲腺管や，やや拡張した腺管構造集団と，シート状集団が出現する．シート状集団では，増殖期と比較して細胞質がやや豊富になり，ライトグリーンに淡染し，核は類円形でクロマチンは細顆粒状で，核は明るくみえる．間質細胞は増殖期に比べてやや大型化し，細胞集団では，核密度がやや低くなる．組織球に類似した形態を示す場合もある（図 II-1-44）．

(3) 月経期の内膜

黄体の退縮による血中のプロゲステロン（およびエストロゲン）の濃度低下により，月経が誘発され，子宮内膜の機能層は，剥脱する．脱落した子宮内膜組織は，分解した間質の断片，凝血，内膜腺を含んでいる．細胞像では，出血性背景のなかに小型の濃染核の不規則配列集団や腺上皮細胞が出現する．

(4) 閉経後の内膜

閉経によりエストロゲンの減少とともに子宮内膜は薄くなり基底層のみとなる．細胞像では，核は小型でやや濃染した腺上皮細胞が厚みの無い腺管やシート状集団で出現する萎縮内膜の像を示し，間質細胞の出現は少ない．

B　ホルモン失調による内膜変化

ホルモンに関連する出血は機能性出血と言われる．性成熟期におけるホルモン失調は，無月経，月経不順，不正性器出血などの症状として現れる．無排卵性と排卵性の月経異常がある．

無排卵の状態では黄体が形成されないためプロゲステロンによる変化が起こらずエストロゲンによる影響のみが持続し，子宮内膜は増殖するが分泌期に移行せず，増殖期のまま断片化し破綻出血する．この状態が，子宮内膜間質破綻（endometrial glandular and stromal breakdown: EGBD）と呼ばれる（図 II-1-

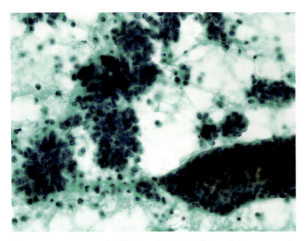 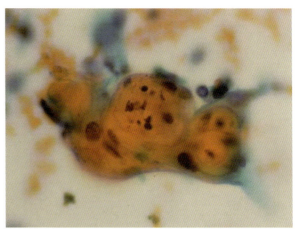

図 II-1-45　EGBD　間質細胞の凝集と内膜腺の断片，debris などが見られる（Pap 染色　×20）

図 II-1-46　扁平上皮化生　細胞内角化を示す扁平上皮化生細胞の集塊を認める（Pap 染色　×40）

45）．組織像では EGBD は，月経時内膜に類似するが，内膜増殖症や内膜癌との鑑別を要する場合もある．細胞像においては，増殖期に相当する内膜腺管が断片化し，血液やフィブリンに埋もれた像（断片化塊）や内膜間質細胞が密に凝集した集簇像の内膜間質細胞凝集塊，表層合胞体・乳頭状化生を反映した化生性不整突出集塊が特徴とされている．

　不規則増殖内膜（disordered proliferative phase: DPP）は，無排卵性子宮出血の症状でエストロゲンの過剰により起こり，内膜がやや厚く増殖期の腺管からなり，部分的に腺管の構造が複雑になり子宮内膜増殖症への移行型と考えられている．また DPP は，単純型の内膜増殖症に類似するが，増殖症と異なりあくまで局所的な変化である．

C　子宮内膜上皮の化生性変化

　子宮内膜の腺上皮はさまざまな化生性変化を示し，一般的に扁平上皮性，好酸性，線毛性，粘液性，明細胞性などに分類されている．

(1) 扁平上皮への分化，桑実胚様細胞巣

　炎症後あるいはホルモン療法や内膜増殖性病変に伴って出現することがある．扁平上皮への分化では好酸性細胞の出現や角化を伴う（図 II-1-46）．桑実胚様細胞巣は，扁平上皮への分化の特殊型で，細胞境界が不明瞭な多角形の上皮細胞集塊である．予備細胞や未熟な扁平上皮と考えられている（図 II-1-47，図 II-1-48）．

(2) 線毛上皮性変化（卵管上皮化生）

　線毛上皮性変化は内膜腺が線毛上皮に覆われた状態で，比較的高頻度に認められる．卵管上皮化生とも呼ばれる．類内膜腺癌の背景に認めることが多い．

(3) 分泌性変化

　初期分泌期の内膜にみられる核下空胞を有する腺上皮に類似する変化で，類内膜癌に見られる場合を分泌型類内膜腺癌と呼んでいる．子宮内膜増殖症や子宮内膜異型増殖症にも認められる．

(4) 好酸性変化

　豊富な好酸性の胞体を有するもので，しばしば腺腔内に乳頭状突出を示す．子宮内膜増殖症に合併すると腺構造が複雑に見えるため，過剰診断につながることがあり注意が必要である．細胞質は広く，

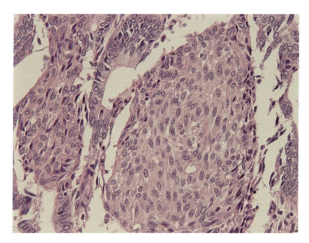
図 II-1-47　桑実胚様化生（組織像）　内膜腺に介在するように存在する桑実胚様化生細胞の胞巣を認める（HE 染色　×20）

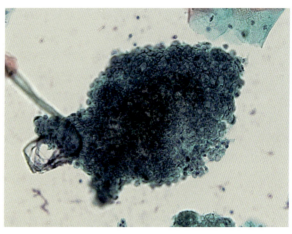
図 II-1-48　桑実胚様化生　細胞診検体にみられた桑実胚様化生の細胞集塊（Pap 染色　×20）

核分裂像は見られない．

（5）乳頭状変化（表層合胞状変化）

異型のない内膜表層上皮が間質の介在なしに腺腔内に乳頭状に突出する変化で，細胞境界が不明瞭で合胞状に見えることから表層合胞状変化とも呼ばれる．

D　子宮内膜の炎症病変

（1）急性子宮内膜炎（acute endometritis）

細菌感染により起こる．背景に多数の好中球，リンパ球，組織球，赤血球などを認め，時に上皮細胞内に好中球が侵入する所見を伴う．

（2）子宮瘤膿腫（pyometra）

子宮体部内腔に膿が貯留した状態で，壊死物質とともに多数の好中球，組織球を伴い，変性状の腺上皮を伴うことがある．閉経後の高齢者にみられることが多く，老人性瘤膿腫と癌を背景とする癌性瘤膿腫がある．また，稀に避妊具を子宮体部内腔に留置したまま放置した症例で，アクチノマイコーシスを合併する場合がある．この場合アクチノマイセスの菌塊（ドルーゼ）の証明が診断に重要であるが，同時に強い炎症所見を伴うことがある．

（3）結核性子宮内膜炎

結核菌による特異性炎症も内膜に発生することがある．リンパ球を中心とした炎症所見の中に壊死や紡錘形あるいは上皮様の形態を示す類上皮肉芽と，時にラングハンス巨細胞を認めることがある．

E　子宮内膜の増殖性および腫瘍性病変

内膜の増殖性および腫瘍性病変の分類は子宮内膜癌取扱い規約に準拠し，WHO 分類（2014）における改訂点を補足する（表 II-1-5）．

（1）子宮内膜増殖症

子宮内膜増殖症は，エストロゲンの過剰刺激による腺上皮と間質細胞の過剰増殖で，腺上皮に異型を伴わない子宮内膜増殖症と異型を伴う子宮内膜異型増殖症に分けられる．

表 II-1-5　子宮内膜癌の組織分類

1. 類内膜腺癌
　　Grade1～Grade 3
　　変異型(1)扁平上皮への分化を伴う
　　　　　　類内膜腺癌
　　　　　(2)絨毛腺管型類内膜腺癌
　　　　　(3)分泌型類内膜腺癌
2. 粘液性腺癌
3. 漿液性腺癌
4. 明細胞腺癌
5. 扁平上皮癌

a）子宮内膜増殖症（endometrial hyperplasia）

　組織学的には異型を伴わない増殖期内膜に類似した子宮内膜腺の過剰増殖である．腺上皮が，分泌像，好酸性変化，乳頭状変化，桑実胚様細胞巣を伴うこともある．組織学的には，異型のない増殖期内膜相当の内膜腺が過剰増殖を示し，腺管は管状あるいは囊胞状を示す．豊富な間質成分を伴い，囊胞状のものはスイスチーズ様と呼ばれる．細胞像は，内膜腺上皮の大きなシート状集塊を認める（図II-1-49）．細胞診断学的には疑陽性と診断し，組織学的精査を依頼するか，細胞異型を認めず，構造にも異常が見られない場合は陰性とするが，再検あるいはフォローアップを推奨する．

b）子宮内膜異型増殖症（atypical endometrial hyperplasia）

　組織学的には細胞異型を伴う子宮内膜腺の過剰増殖であり，複雑な構造を示すことが多い．桑実胚様細胞巣を伴うこともある．内膜腺癌へ進展する危険率が高く，いわゆる前癌病変として扱われる．G1の高分化な類内膜腺癌との鑑別を要する．その場合異型腺管の癒合，間質の欠如が重要な指標となる．細胞像では，不規則重積性配列を示す細胞集塊が出現し，クロマチンが増量した異型細胞集塊が見られる（図II-1-50）．

　子宮内膜増殖症は旧来，増殖腺管の構造が単純か，複雑かによって単純型，複雑型に分けられていたが，細胞異型がない場合は構造も単純で，細胞異型のあるものは複雑な構造をとることがほとんどであることから単純型，複雑型の分類は規約から除かれた．

(2) 子宮内膜癌

　子宮内膜癌は発生機序および特性からI型とII型に分類される．I型はエストロゲン依存性で，子宮内膜増殖症を基盤として発生することが多く，高分化類内膜腺癌が代表的である．癌組織の周囲に内膜増殖症を伴うことが多く，比較的若年に発生する．II型はより高齢者に多く，ホルモン異常と無関係に発生する．組織学的に悪性度が高く，予後不良である．漿液性腺癌や明細胞腺癌などの特殊型がこの型に属する（表II-1-6）．

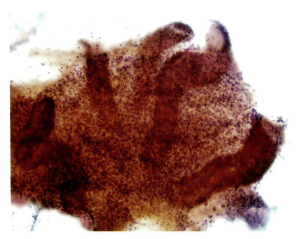

図II-1-49　子宮内膜増殖症　腺管構造と間質からなる大きな細胞集塊が見られる（Pap染色　×20）

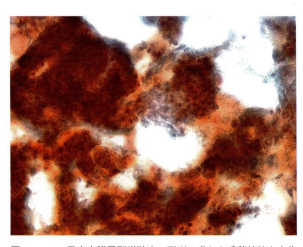

図II-1-50　子宮内膜異型増殖症　配列の乱れた重積性腺上皮集塊を見る．細胞集塊の辺縁はきれいで，不規則な突出は示さない（Pap染色　×20）

表 II-1-6 子宮内膜癌の臨床病理学的特徴

特徴		I 型	II 型	
			II 型類内膜型	II 型特殊型
エストロゲン過剰刺激		依存性	非依存性	非依存性
発症年齢		閉経前後	閉経後	閉経後
肥満		あり	なし	なし
腫瘍の特徴	組織型	類内膜腺癌	類内膜腺癌	特殊型腺癌（漿液性, 明細胞他）
	組織分化度	高分化・中分化	中分化・低分化	核異型高度
	浸潤の深さ	浅層	深層	深層
	転移	低率	高率	高率
	臨床進行期	早期	進行	進行
	前駆病変（腫瘍周辺病変）	あり（内膜増殖症）	なし（de Novo?）	あり？（化生上皮？）
	予後	良好	中等度	不良

a）類内膜腺癌（endometrioid adenocarcinoma）

内膜癌の約 90% を占め，内膜癌の中で最も頻度が高い．組織学的には，増殖期内膜腺に類似している．管状の増生を示し，高分化な症例では，高円柱状の腫瘍細胞が基底膜に垂直に配列し，核は細長く，腺管が複雑に癒合したり，篩状構造を示したりする．丈の高い絨毛状構造をとることもある．内膜増殖症や内膜異型増殖症を合併していることもある．

類内膜腺癌は，細胞異型と構造異型（充実性増殖の割合）により Grade1～3 に分類される．Grade1 は，明瞭な腺管構造が大部分を占め，充実性病巣が 5% 以下のもの．Grade 2 は，充実性病巣が 5～50% 以下，あるいは 5% 以下でも核異型が強いもの．Grade 3 は，充実性病巣が 50% を超えるか，50% 以下でも核異型が強いもの．この Grade 分類は，予後とよく相関する．高頻度に変異が見られる遺伝子には PTEN，PIK3CA，PIK3R，ADIDIA，KRAS がある．G3 の類内膜腺癌では p53 の変異の頻度も高い．

細胞診では，背景は出血性，壊死性，炎症性であることが多い．細胞集塊の形と大きさと数，単在性細胞の数，間質細胞の量に注目し，細胞の配列，個々の細胞の異型を観察する．

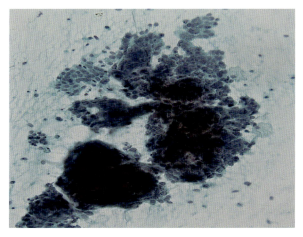

図 II-1-51 類内膜腺癌 G1 重積性を示す配列の乱れた異型細胞集塊を見る．細胞集塊の辺縁は不規則で，突起状の突出を認める（Pap 染色 ×20）

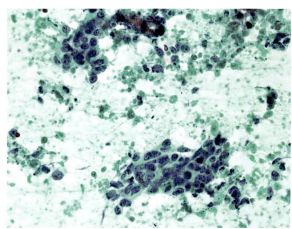

図 II-1-52 類内膜腺癌 G3 壊死性背景に，異型の強い腺癌細胞が，集塊状，散在性に認められる（Pap 染色 ×20）

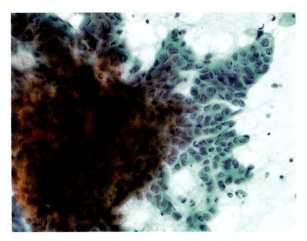
図 II-1-53　扁平上皮への分化を伴う類内膜腺癌　重積性を示す腺癌の集塊を見る（Pap 染色　×40）

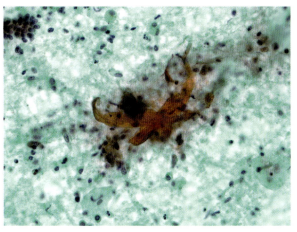
図 II-1-54　扁平上皮への分化を伴う類内膜腺癌　扁平上皮化生の細胞集塊を認める（Pap 染色　×20）

　Grade1 の細胞所見は，細胞は集塊状で出現することが多く，細胞配列は腺腔状，集塊の形は不規則に辺縁が突出した集塊，乳頭状，類円形のことが多い．背景に間質細胞は少ない．細胞集塊は，不規則重積性を示す．核は類円形で軽度の大小不同を示す．クロマチンは増量し，顆粒状である．核小体は目立たない（図Ⅱ-1-51）．Grade 2 の細胞所見は，小集塊と単在性細胞が混在する．核の大小不同が見られ，クロマチンも増量し，核小体も目立つ．Grade 3 では，壊死性背景が著明で，著明な核小体を有し，クロマチンの増量を見る異型の強い腫瘍細胞が，散在性に出現する（図Ⅱ-1-52）．

b）扁平上皮への分化を伴う類内膜腺癌（endometrioid adenocarcinoma with squamous differentiation）

　組織学的には，良性や悪性の形態を示す類内膜腺癌である．旧規約では，扁平上皮の異型の弱いものを腺棘細胞腺癌（adenoacanthoma），異型の強いものを腺扁平上皮癌と分類していたが，扁平上皮成分の分化度は予後と無関係であることから単に，扁平上皮への分化を記述するのみとなった．細胞像では，炎症性や壊死性背景を伴って，不規則な配列や腺腔構造様配列を示す集塊とともに扁平上皮系異型細胞が存在する（図Ⅱ-1-53，図Ⅱ-1-54）．

c）絨毛腺管型内膜腺癌（endometrioid adenocarcinoma, villoglandular variant）

　組織学的に，絨毛腺管状の構造を特徴とする．比較的に異型が軽度な癌細胞が細い間質を伴い，鋸歯状に増殖する．細胞像では，類円形で，大小不同が軽度の癌細胞が，集塊状，散在性に出現する．散在性の細胞は裸核状を示す．不規則重積性を示す集塊や柵状配列を示す集塊を見ることもある．核は小型で，クロマチンは細顆粒状である．細胞異型が弱く，悪性と診断が難しい場合がある．

d）粘液性腺癌（mucinous adenocarcinoma）

　粘液を産生する腫瘍細胞が 50％ を超える内膜癌である．類内膜腺癌と併存あるいは移行していることが多い．頻度は内膜癌の 10％ 未満である．40 歳後半から 80 歳代にみられ，ほとんどが高分化で，予後は良好である．頸管腺の粘液産生円柱上皮に類似した好塩基性あるいは淡明かつ顆粒状の細胞質を有する高円柱上皮で構成され，管状，乳頭状の増殖を示す．核異型は，軽度から中等度で，重層化は目立たず，核分裂像も少ない．免疫組織化学染色では，ER，vimentin が陽性で，p16 は陰性である．頸部腺癌の多くが ER 陰性，vimentin 陰性，p16 陽性であり，鑑別に有用である．細胞像では，細胞質に粘液を有し，核の偏在を見る腺癌細胞が，シート状の集塊をつくり出現する．核形は不整で，ク

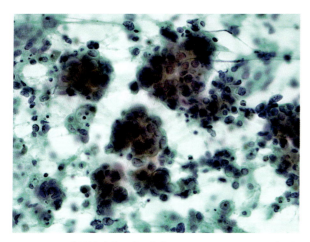

図Ⅱ-1-55 漿液性腺癌　壊死性背景の中にクロマチンの増量を見る異型細胞が乳頭状集塊をつくる（Pap 染色　×40）

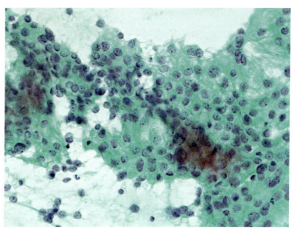

図Ⅱ-1-56 明細胞腺癌　細胞質が淡明な腫瘍細胞がシート状集塊をつくる．クロマチンは増量し，核小体が目立つ（Pap 染色　×40）

ロマチンは増量する．

e）漿液性腺癌（serous adenocarcinoma）

複雑な乳頭状構造，細胞出芽像を特徴とする腺癌で，細胞異型は高度で，しばしば砂粒体を有する．Ⅱ型（高悪性度）の腫瘍である．内膜癌の5〜10％を占める．閉経後60歳代後半に多い．乳頭状の増殖を示すが，充実性増殖を示す場合もあり，スリット状空隙が見られる．免疫組織学的にはp53が陽性を示し，K-67陽性率が高い．漿液性子宮内膜上皮内癌（serous endometrial intraepithelial carcinoma）は，漿液性腺癌の前駆病変と考えられているが，ポリープや萎縮内膜に発生することが多い．明らかな間質浸潤を示さないにもかかわらず，子宮外に転移することがある病態である．

漿液性腺癌の細胞像は，壊死性背景の中に大小の癌細胞が不規則配列や乳頭状配列を示す集塊として出現する．集塊の辺縁は凹凸不整を示し，細胞質に空胞変性を伴うことが多い．クロマチンは増量し，核小体が目立つ．砂粒体を認める場合がある（図Ⅱ-1-55）．

f）明細胞腺癌（clear cell adenocarcinoma）

漿液性腺癌より頻度は低い．Ⅱ型の高異型度を示す腫瘍である．内膜癌の2％を占める．腫瘍細胞は淡明な細胞質を有し，高円柱状あるいは鋲釘状細胞（hobnail細胞）からなり，充実性，管状，乳頭状，嚢胞状の増殖を示す．間質に基底膜様物質の沈着を見ることがある．大型の核を有し，核小体も目立つ．免疫組織化学染色では，ERやPgRは通常陰性で，p53の高発現も見られない．多くがHNF-1β陽性である．PTEN，PIK3CA，ADIDIAの変異の頻度は高い．細胞像でも細胞質は豊富で，淡明である．平面的な集塊で出現することが多い．集塊に基底膜様物質を伴う場合，ギムザ染色では異染性を示す．類円形，球状の集塊をつくる場合，ミラーボール状集塊とも表現される（図Ⅱ-1-56）．

F　間葉性腫瘍および上皮性・間葉性混合性腫瘍

子宮体部の間葉性腫瘍（mesenchymal tumors）には内膜間質細胞に由来する子宮内膜間質結節，低悪性度子宮内膜間質肉腫，高悪性度子宮内膜間質肉腫，未分化子宮肉腫と子宮平滑筋に由来する平滑筋腫，平滑筋肉腫があり，上皮性・間葉性混合腫瘍（mixed epithelial and mesenchymal tumors）には腺筋腫，腺肉腫，癌肉腫などがある．異型ポリープ状腺筋腫は比較的頻度が高く，細胞診検体としては認識が難しいが知っておくべき腫瘍である．高悪性度子宮内膜間質肉腫は，現規約で削除されたが，WHO

分類（2014）で復活した．未分化子宮内膜腫瘍はWHO分類（2014）で，未分化子宮肉腫に改名された．これらの腫瘍が細胞診検体に出現することは稀である．

(1) 低悪性度子宮内膜間質肉腫（endometrial stromal sarcoma, low grade）

子宮内膜間質細胞に類似した細胞からなる肉腫である．子宮内膜間質結節と異なり浸潤性に増殖する．腫瘍細胞は増殖期子宮内膜の間質細胞に類似し，大小の胞巣を形成し，舌状，芋虫様に筋層に浸潤，血管内に浸潤する．通常核分裂像は高倍率10視野で5個を超えない．50歳を超える症例が多く，タモキシフェン服用を含むエストロゲン過剰状態や，骨盤への放射線照射などとの関連性も知られる．免疫組織化学染色ではsmooth-muscle actin，CD10，ER，PgRなどが陽性となる．遺伝子異常として*JAZF1*と*SUZ12*（*JJAZ1*）の癒合が見られる．細胞像では，類円形から楕円形の腫瘍細胞が散在性に多数出現する．N/C比は大きく，クロマチンは細顆粒状で，核形不整を示し，核小体を認める．

(2) 高悪性度子宮内膜間質肉腫（endometrial stromal sarcoma, high grade）

子宮内膜間質細胞に由来する異型の強い腫瘍で，低悪性度間質肉腫に比して，早期に再発し，予後不良である．破壊性浸潤増殖を示し，しばしば子宮外へ浸潤する．腫瘍細胞の細胞質は，好酸性あるいは顆粒状で，不整な空胞状の核を有する．核分裂像は，高倍率10視野で10個を超える．壊死が高度に見られ，脈管侵襲も高度である．免疫組織化学染色では，Cyclin D1は陽性を示す．CD10，ER，PgRは陰性である．遺伝子異常ではYWHAE-FAM22が起こる．

(3) 平滑筋肉腫（leiomyosarcoma）

平滑筋肉腫は，子宮に発生する非上皮性腫瘍の中で，最も頻度が高く，子宮悪性腫瘍の1〜2%を占める．乳癌に対するタモキシフェン服用により頻度が高まるとされる．閉経後に発生することが多い．平滑筋に由来する悪性腫瘍で，核は紡錘形から多形性を示し，クロマチンは増量し，核小体も目立つ．核分裂も目立ち，凝固壊死を伴う．類上皮平滑筋肉腫（epithelioid leiomyosarcoma），類粘液平滑筋肉腫（myxoid leiomyosarcoma）などの亜型がある．免疫組織化学染色では，desmin，h-caldesmon，ER，PR，cytokeratin，CD10，EMAなどが陽性となる．細胞像では，腫瘍細胞が束状あるいは不規則に配列する細胞集塊や単在性に出現し，核は紡錘形から不整形で，大型のものまで多彩で，大小不同も著明である．クロマチンは細顆粒状で，軽度増量するが，やや明るく見えるものもある．核小体は目立つ．

(4) 異型ポリープ状腺筋腫（atypical polypoid adenomyoma: APAM）

異型子宮内膜腺が線維筋性間質を伴い複雑な構造をとって増殖するポリープ状の病変である．主に子宮頸部に近い体部に発生する．異型子宮内膜にしばしば桑実胚様細胞巣（morula）の形成を見る．子宮内膜癌の発生リスクが10%とされる．

(5) 癌肉腫（carcinosarcoma）

癌腫成分と肉腫成分からなる悪性腫瘍で，子宮内腔に突出してポリープ状の腫瘤を形成することが多い．出血や壊死を伴い，筋層への浸潤傾向を示す高悪性度の腫瘍である．かつては悪性混合性ミューラー

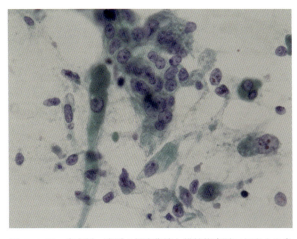

図II-1-57　癌肉腫　癌腫の細胞集塊と横紋筋肉腫に相当する多型性腫瘍細胞が散在する（Pap染色　×40）

管腫瘍（malignant mixed mullerian /mesodermal tumor：MMMT）と呼ばれていたが，癌肉腫の肉腫成分は，癌腫の間葉形質転換（epithelial-mesenchymal transition：EMT）によって発生する腫瘍と考えられている．癌腫成分は類内膜腺癌，漿液性腺癌などの腺癌であることが多く，肉腫成分が，平滑筋肉腫，子宮内膜間質肉腫などの場合，同所性（homologous），横紋筋肉腫，軟骨肉腫，骨肉腫などを含む場合，異所性（heterologous）と呼ぶ．細胞像では，壊死性背景を伴って，癌腫成分と肉腫成分が同時に採取された場合は診断が可能であるが，通常はどちらかの成分が優位を示すことが多い（図Ⅱ-1-57）．

6　外陰・腟の細胞診

外陰と腟の疾患で，細胞診の対象となる疾患には，尖圭コンジローマ，頸部のCINに相当する上皮内腫瘍，パジェット病，扁平上皮癌を中心とする浸潤癌，悪性黒色腫などが挙げられる．

A　尖圭コンジローマ（condyloma acuminatum）

HPV6型，11型の感染による扁平上皮の良性乳頭状増殖性病変である．組織像，細胞像ではコイロサイトーシス，核腫大，二核，クロマチン濃縮などHPV感染を示唆する細胞が出現する．

B　上皮内腫瘍

(1) 外陰上皮内腫瘍（vulvar intraepithelial neoplasia: VIN）

VINは重層扁平上皮の成熟と極性の乱れ，核異型を示す上皮内病変で，異形成から上皮内癌までが含まれる．VIN1は軽度異形成，VIN2は中等度異形成，VIN3は高度異形成および上皮内癌に相当する．HPV感染に関連した病変が含まれる．細胞診では，表層に角化を伴うことが多いため診断が難しい．

(2) 腟上皮内腫瘍（vaginal intraepithelial neoplasia: VAIN）

一部は腟扁平上皮癌へ進展する病変で，頸部に近い上部1/3に発生することが多い．CINやVINよりも頻度は低い．VAIN1は軽度異形成，VAIN2は中等度異形成，VAIN3は高度異形成および上皮内癌に相当する．ほとんどがHPV感染に関連した病変と考えられる．

(3) パジェット病（Paget's disease）

乳房外パジェット病の多くは，外陰部に発生する．上皮層の基底部を中心に大型で大きな核を有し，核小体の著明な異型細胞（パジェット細胞）が増生，進展する悪性腫瘍である．擦過細胞診では，ライトグリーン好性の大型悪性細胞が小集塊状あるいは散在性に存在する．豊富な細胞質を有し，核は大小不同を示し，クロマチンも増量し，著明な核小体を有する．細胞質内にメラニン顆粒を有することがあり，悪性黒色腫と鑑別を要することがある．パジェット細胞のメラニン顆粒は，大小不同が目立ち，数が少なく局在するが，悪性黒色腫のメラニンは微細顆粒状でびまん性に存在する．

C　浸潤性腫瘍

(1) 外陰扁平上皮癌

組織学的には，角化型，非角化型の通常型に加え，基底細胞型，疣状型，コンジローマ様なども稀に発生する．細胞診では，頸部の扁平上皮癌と同様であるが，異型が軽度であったり，表層細胞のみが出現したりして扁平上皮癌の診断が難しい場合もあり，注意が必要である．

(2) 腟扁平上皮癌

腟癌の大部分は扁平上皮癌である．角化型，非角化型の通常型に加え，基底細胞型，疣状型，コン

ジローマ様なども稀に発生する．非角化型が多い．
　膣には，稀であるが，明細胞腺癌，類内膜腺癌，中腎癌が発生することもある．

(3) 悪性黒色腫（malignant melanoma）

　悪性黒色腫は，外陰，膣，子宮頸部にも発生することがある．外陰部に発生する悪性腫瘍の中では扁平上皮癌に次いで多い．肉眼的に黒色調を呈するが，色素を持たない症例もある．
　擦過細胞診では，腫瘍細胞は，小集塊状あるいは散在性に出現する．細胞質に微細顆粒状のメラニン顆粒を認め診断の決め手になるが，メラニン色素産生が少ないか，認めない症例では他の悪性腫瘍との鑑別を要し，HMB-45などの特異抗体を用いた免疫細胞染色が有用である．

7　妊娠・絨毛性疾患の細胞診

　妊娠時の内膜や，流産，絨毛性疾患において細胞診が診断に用いられることは少ないが，妊娠時の頸部細胞診に関連する細胞が混在したり，絨毛癌の転移巣が細胞診の対象となることはあり得る．

A　妊娠関連現象

(1) 妊娠と胎盤の構造

　卵管膨大部で受精が起こると，受精卵は細胞分裂を繰り返し，桑実胚となり子宮に到達する．
　桑実胚は，分割を続け，受精卵は内側の内細胞塊とそれを取り囲む外細胞塊となる．内細胞塊からは胎児が形成され，外細胞塊から胎盤のもととなる栄養膜が形成される．栄養膜細胞（trophoblast）は子宮内膜に侵入し，着床する．栄養膜からは多数の絨毛が伸展し絨毛膜を形成し，母体の内膜の変化した脱落膜とともに胎盤が形成される．絨毛は血管を伴う間質を中心として内側に配列する細胞性栄養膜細胞（cytotrophoblast）と外側を取り巻く合胞性栄養膜細胞（syncytiotrophoblast）で構成される（図II-1-58）．胎盤と胎児は臍帯でつながっている．細胞性栄養膜細胞は増殖能を有し，合胞性栄養膜細胞はヒト絨毛性ゴナドトロピン（hCG）を分泌する．

(2) 栄養膜細胞の細胞像

　細胞性栄養膜細胞は，大型で単核の異型細胞として出現する．細胞や核の大小不同が見られ，クロ

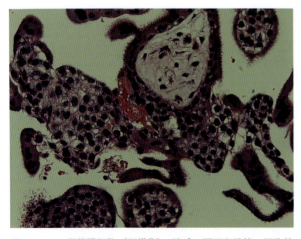

図II-1-58　栄養膜細胞（組織像）　絨毛の周囲を単核の細胞性栄養膜細胞が覆い，さらにその周囲に多核の合胞性栄養膜細胞が存在する（HE染色　×40）

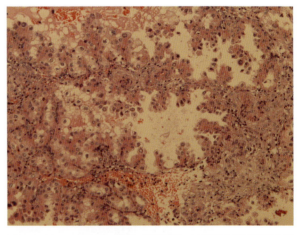

図II-1-59　Arias-Stella現象（組織像）　内膜腺上皮は淡明な細胞質を有し，内腔に乳頭状に突出する（HE染色　×20）

マチンは増量するが，均一分布を示す．核小体も明瞭である．合胞性栄養膜細胞は多核巨細胞で，有尾状や類円形など多彩な形態を示す．核は中心に位置し，核小体も明瞭である．細胞質に厚みがあるのが特徴である．妊娠時の頸部スメアに出現することがある．

(3) 脱落膜細胞 (decidual cell)

妊娠が成立するとプロゲステロンの作用により内膜間質細胞は脱落膜に変化する．間質細胞は腫大し，豊富な細胞質を有し，細胞相互に結合性が増加する．核の大小不同も著明になる．

(4) Arias-Stella 現象

ヒト絨毛性ゴナドトロピン (hCG) 高値に対応した内膜の組織反応である．正常妊娠以外でも，子宮外妊娠や流産の内膜組織にもみられる．内膜腺上皮の細胞質がグリコーゲンの蓄積により空胞化し，核腫大とクロマチン増量など異型を示す．悪性細胞に比して N/C 比が小さい（図Ⅱ-1-59）.

B 絨毛性疾患

絨毛性疾患には，胞状奇胎，侵入胞状奇胎，絨毛癌，胎盤部栄養膜細胞腫瘍などがある．一般的に胞状奇胎，侵入胞状奇胎，絨毛癌の順に栄養膜細胞の異型が増加する．

(1) 胞状奇胎・侵入胞状奇胎 (hydatidiform mole, invasive hydatidiform mole)

胞状奇胎は，栄養膜細胞の増殖と水腫状腫大を示す絨毛構造を見る異常な胎盤病変である．侵入胞状奇胎は，子宮筋層，子宮血管腔や肺などの遠隔臓器に水腫状絨毛が存在する病変である．奇怪な形態を示す合胞性栄養膜細胞と大型で異型を伴った細胞性栄養膜細胞が見られる．細胞性栄養膜細胞の異型が強い場合，絨毛癌との鑑別が問題となるが，侵入性胞状奇胎に出現する合胞性栄養膜細胞の核は小さい（図Ⅱ-1-60）.

(2) 絨毛癌 (choriocarcinoma)

異型が強く，増殖性が強い細胞性栄養膜細胞と合胞性栄養膜細胞からなり，絨毛構造を欠く悪性腫瘍である．妊娠に関連して発生するものと非妊娠性のものがある．化学療法が著効することが知られる．細胞像は，大型で著明な核異型や多核の悪性細胞が出現し，合胞性栄養膜細胞の出現は少なくなる（図Ⅱ-1-61）.

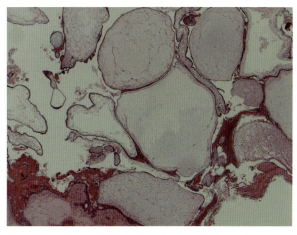

図 Ⅱ-1-60 胞状奇胎（組織像） すべての絨毛が，水腫状変性を示す全胞状奇胎の所見．栄養膜細胞の増生を伴う（HE 染色 × 4）

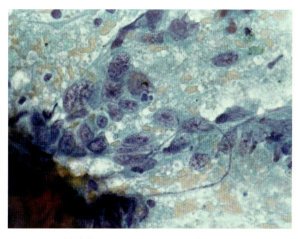

図 Ⅱ-1-61 絨毛癌 異型の強い細胞性栄養膜細胞様腫瘍細胞の集塊を認める（Pap 染色 × 40）

8 卵巣の細胞診

卵巣には，表層上皮性腫瘍，胚細胞性腫瘍，性索間質性腫瘍といった多彩な腫瘍が原発する（表Ⅱ-1-7）．細胞診の検体は，囊胞状腫瘍の囊胞穿刺液，腫瘍捺印細胞診，腹水等の体腔液の細胞診などである．

A 卵巣腫瘍

卵巣腫瘍は多彩であり，代表的な組織型について説明し，捺印細胞診の細胞像を加える．

(1) 表層上皮性腫瘍

卵巣腫瘍の中で最も頻度が高い．表層上皮が発生母地と考えられているが，漿液性腫瘍の一部は卵管上皮由来と考えられ，粘液性腫瘍，類内膜腫瘍，明細胞性腫瘍の一部も内膜症由来と考えられる．それぞれ，良性，境界悪性，悪性がある．卵巣の悪性腫瘍のほとんどは表層上皮性腫瘍であり，発生頻度は，漿液性腺癌，ついで明細胞腺癌，類内膜腺癌，粘液性腺癌の順である．わが国では明細胞腺癌の頻度が高い．

a) 漿液性腫瘍 (serous tumor)

漿液性腫瘍は，表層上皮あるいは卵管上皮に類似した円柱状あるいは立方状の上皮からなる腫瘍で，良性，境界悪性では線毛を有することもある．砂粒体（psammoma body）が出現することもある．

漿液性腺癌（serous adenocarcinoma）

低悪性度，高悪性度に分類されるが，高悪性度の腫瘍の頻度が高い．低悪性度のものは，境界悪性腫瘍からの進展が見られる．腫瘍細胞は，乳頭状増殖を示すことが多く，核は濃染し大小不同を示し，核小体は明瞭である．化学療法に対する反応が比較的良好で，治療後の残存腫瘍細胞には，大型化，多核化，奇怪な細胞の出現が見られる．細胞像は，壊死傾向が強く，不規則重積性の乳頭状，類円形集塊を形成する．核の大小不同やクロマチンの増量が見られ，核小体も明瞭である．細胞に空胞変性を伴うこともある（図Ⅱ-1-62）．境界悪性腫瘍でも，腹膜にインプラントを形成することがある．境界悪性腫瘍の細胞像は癌に比して背景が清明で，異型も軽度である（図Ⅱ-1-63，図Ⅱ-1-64）．

b) 粘液性腫瘍 (mucinous tumor)

粘液性腫瘍は，細胞質に粘液を有する円柱状上皮で構成される．上皮細胞の形態と性状から，腸上皮型と内頸部型に分けられてきたが，内頸部型は新規約では漿粘液性腫瘍（seromucinous tumor）に名称が変わり，分類されている（図Ⅱ-1-65）．漿粘液性腫瘍には，子宮内膜症の合併が多い．単房性，多房性の囊胞形成を示す．ひとつの腫瘍内に良性，境界悪性，悪性の成分が共存することも多く，正確な診断のために多数のサンプリングが重要である（図Ⅱ-1-66）．従来，卵巣粘液性腫瘍が腹膜偽粘液腫の主な原因と考えられてきたが，むしろ虫垂腫瘍など他臓器の粘液性腫瘍が主な原因と考えられている．境界悪性腫瘍の頻度は，漿液性腫瘍に次ぐ．

表 Ⅱ-1-7　卵巣腫瘍の分類

1. 表層上皮性・間質性腫瘍
    a) 漿液性腫瘍
    b) 粘液性腫瘍
    c) 類内膜腫瘍
    d) 明細胞性腫瘍
    e) ブレンナー腫瘍
2. 胚細胞性腫瘍
    a) 奇形腫（未熟，成熟）
    b) ディスジャーミノーマ
    c) 卵黄囊腫瘍
    d) 胎児性癌
    e) 絨毛癌
    f) 複合型
3. 性索間質性腫瘍
    a) 顆粒膜細胞腫
    b) 莢膜細胞腫
    c) 線維腫
    d) セルトリ細胞腫
    e) ライディック細胞腫
4. 二次性腫瘍

＊表層上皮性腫瘍・間質性腫瘍は，腺腫，境界悪性腫瘍，腺癌に分類される

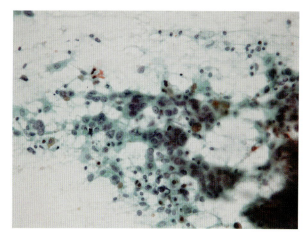

図 II-1-62　漿液性腺癌　壊死性背景にクロマチンの増量した異型腺上皮が乳頭状の小集塊をつくる（Pap 染色　×20）

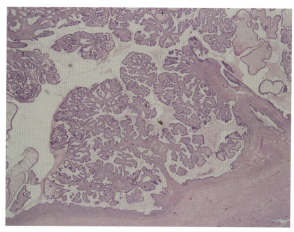

図 II-1-63　漿液性境界悪性腫瘍（組織像）　階層性，分枝状，乳頭状に増生するパターンが漿液性境界悪性腫瘍の特徴で，間質浸潤を認めない（HE 染色　×4）

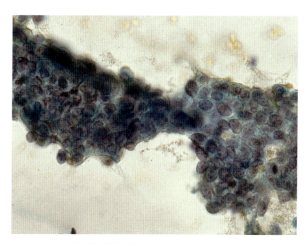

図 II-1-64　漿液性境界悪性腫瘍　クロマチンの軽度増加を見る異型腺上皮が，結合性の強い乳頭状集塊をつくる（Pap 染色　×40）

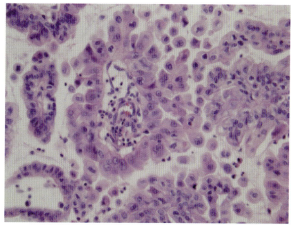

図 II-1-65　漿粘液性境界悪性腫瘍（組織像）　高倍率で構成細胞を見ると，粘液細胞だけでなく，好酸性細胞，線毛円柱上皮などが混在している．好中球浸潤も特徴的である（HE 染色　×40）

c）類内膜腫瘍 (endometrioid tumor)

子宮内膜腺に類似した腫瘍で，類内膜腺癌の像は子宮内膜の類内膜腺癌と同様である．多くは悪性である．

d）明細胞性腫瘍 (clear cell tumor)

多くは悪性で，子宮内膜症を合併することが多い．嚢胞と充実部が混在する場合が多いが，嚢胞の中に出血を伴った黄色調の結節が多発することもある．化学療法に抵抗性を示すことが多い．腫瘍細胞は細胞質に豊富なグリコーゲンを有し，淡明である．高円柱状を示すことが多いが，しばしば腺腔内に突出するいわゆる鋲釘（hobnail）状の，特徴的な形態を示す．細胞像で，腫瘍細胞は比較的平面的なシート状集塊として出現する．細胞質はライトグリーンに淡染し，核は円形で，クロマチンは顆粒状で，軽度の増量を示す．核小体は明瞭で通常 1 個認める．基底膜様物質を中心とする腫瘍細胞の球状集塊として出現することもあり，特徴的な所見である（図 II-1-67）．

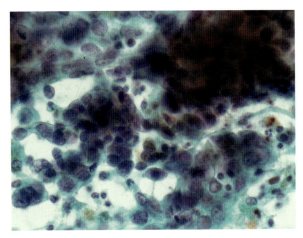

図 II-1-66　粘液性腺癌　炎症性背景に重積性，多型性を示す異型腺上皮集塊を見る（Pap 染色　×40）

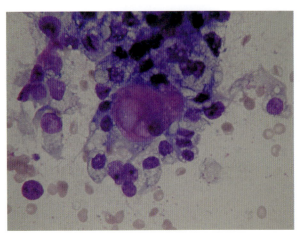

図 II-1-67　明細胞腺癌　ギムザ染色で異染性を示す細胞外基質成分を見る．基底膜様物質とされる（MGG 染色　×40）

e）ブレンナー腫瘍（Brenner tumor）

　多くは良性である．境界悪性腫瘍，悪性ブレンナー腫瘍も稀に見られる．良性腫瘍は線維腫様の充実性腫瘍で，線維性間質の中に上皮細胞の小胞巣が散在するが，境界悪性は嚢胞状で，嚢胞内に低悪性度の尿路上皮癌様の腫瘍細胞が乳頭状に増生する．悪性は境界悪性を背景に尿路上皮癌様の癌細胞が浸潤性の病巣をつくる．良性のブレンナー腫瘍では，腫瘍細胞は尿路上皮に類似し，異型に乏しく，核溝を持つコーヒー豆（coffee bean nucleus）様の形状を示す．細胞像も同様であるが，悪性になると異型度が増し，良性の特徴的核所見は失われる．

(2) 性索間質性腫瘍（sex cord-stromal tumor）

　発生初期の性索構造に由来する組織から発生する腫瘍で，顆粒膜細胞腫，莢膜細胞腫，線維腫，セルトリ・間質細胞腫などがあり，発生頻度は，表層上皮性腫瘍や胚細胞性腫瘍に比して低い．

a）顆粒膜細胞腫（granulosa cell tumor）

　成人型，若年型に分類されるが，成人型が多い．成人型は境界悪性腫瘍の病態を示す．エストロゲン産生を示すことが多く，高齢者の子宮内膜癌の発生を誘発することがある．腫瘍細胞は細胞質が乏しく，核は円形あるいは楕円形で，コーヒー豆様の核溝が特徴である．胞巣状，島状の増殖パターンを示し，胞巣内に特徴的なコール・エクスナー小体（Call-Exner body）と呼ばれる微小嚢胞構造をつくるが，微小嚢胞腔の腺腔の実際は，血管結合織である（図 II-1-68）．

b）莢膜細胞腫（thecoma）

　莢膜細胞の腫瘍性増殖による良性腫瘍である．線維腫との異同が問題となり，鑑別困難な症例や混在している症例では fibrothecoma といった診断名が使われることもある．充実性腫瘍であるが，変性による嚢胞を伴うこともある．典型例では山吹色を呈する．腫瘍細胞は，細胞質に脂質を有しており，ズダン染色で陽性を示す．エストロゲン産生を示すものもある．

(3) 胚細胞性腫瘍（germ cell tumor）

　未熟な生殖細胞から発生したと考えられる腫瘍で，ディスジャーミノーマ，卵黄嚢腫瘍，絨毛癌，胎児性癌，奇形腫などが存在する．成熟奇形腫（皮様嚢腫）の頻度が高い．

a）ディスジャーミノーマ（dysgerminoma）

　最も未分化な胚細胞性腫瘍で，若年に発生する悪性腫瘍である．精巣のセミノーマに相当する．化

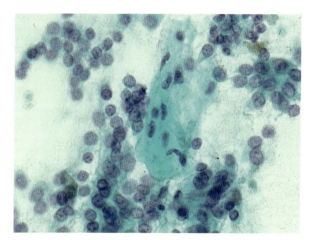

図 II-1-68　顆粒膜細胞腫　コーヒー豆様の核を有する腫瘍細胞と血管結合組織を見る（Pap染色　×40）

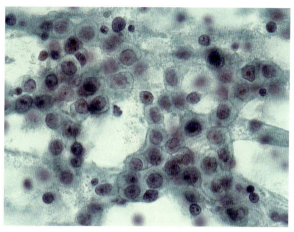

図 II-1-69　ディスジャーミノーマ　淡明な細胞質の類円型腫瘍細胞が，ゆるい結合性を示して集塊をつくる．核は類円形で，核小体が目立つ．小リンパ球の混在を認める（Pap染色　×40）

学療法や放射線療法が著効する腫瘍である．腫瘍細胞は大型類円形で，細胞境界は明瞭，大型で類円形の核を有し，クロマチンは粗く核小体が明瞭である．細胞質はグリコーゲンが豊富で，明るい．上皮様に胞巣状に増生したり散在性に存在したり，小リンパ球を伴って，いわゆる2細胞性（two cell pattern）を示す．類上皮肉芽腫を認めることもある．免疫組織化学的には胎盤性アルカリフォスファターゼが細胞膜に陽性となる．細胞像でも大型で細胞質が淡明な類円形の腫瘍細胞が平面的に散在し，核は類円形で，クロマチンは顆粒状で，明瞭な核小体を有する．リンパ球を伴う（図II-1-69）．

b）卵黄嚢腫瘍（yolk sac tumor）

α-フェトプロテイン（AFP）を産生する悪性腫瘍で，胎児期の内胚葉成分，卵黄嚢成分の腫瘍化したものと考えられている．若年に好発する．網状，嚢胞状など多彩なパターンを示して増殖し，シラー・デュバール体（schillar-duval body）の形成や，細胞内外に硝子小体（hyaline globule）を認める．細胞像では，異型の強い腫瘍細胞が集塊状あるいは散在性に出現する（図II-1-70）．

c）胎児性癌（embryonal carcinoma）

大型の未熟な腫瘍細胞が充実胞巣状に増生する上皮性悪性腫瘍で，単独の組織型ではなく，他の組織型と複合して出現することが多い．細胞像では，きわめて異型の強い腫瘍細胞が上皮性の結合を示して出現する．核形は不整で，多数の核小体が見られる．

d）絨毛癌（choriocarcinoma）

非妊娠性で，栄養膜細胞由来の悪性腫瘍で，単独の組織型としてでなく，複合型の一型として出現する．hCGを産生し，腫瘍マーカーとなる．組織像や細胞像は妊娠性のものと同様である．

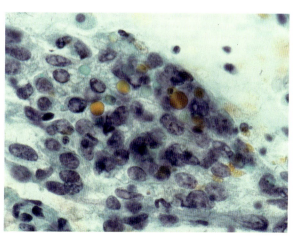

図 II-1-70　卵黄嚢腫瘍　境界不明瞭な泡沫状細胞質の腫瘍細胞とエオジン好性の硝子小体を認める（Pap染色　×40）

e）奇形腫（teratoma）

2〜3胚葉由来のさまざまな組織からなる腫瘍で，組織の成熟度から成熟奇形腫と未熟奇形腫に分けられる．成熟奇形腫が多く，表皮，毛嚢，脂腺，歯牙，神経組織，甲状腺，骨軟骨などを有し，皮様嚢腫とも呼ばれる．稀に悪性転化を示すが，扁平上皮癌を発生することが多い．未熟奇形腫は，未熟な胎児様の組織を見るが，未熟な神経組織の多寡が予後に反映する．

（4）二次性腫瘍（secondary tumor）

他臓器からの転移が多くみられるが，中でも腹腔内臓器からの転移が多い．両側性も多く認められる．胃癌，大腸癌，乳癌などの頻度が高い．Krukenberg腫瘍は，印環細胞癌（signet ring cell carcinoma）の転移で，胃癌からの転移が多い．大腸癌の転移は，癌胞巣内の壊死が特徴的であるが，原発性の粘液性腺癌の鑑別にCK7と20の免疫染色が有用である．原発性はCK7が陽性となる．

9 卵管の細胞診

卵管は左右両側にあり，卵巣近くにラッパ状に開口する部分を膨大部と呼ぶ．子宮外妊娠の病変として最も多く，卵管妊娠と呼ばれる．クラミジア感染による卵管の炎症，不妊症，卵管水腫などの非腫瘍性の病変が多いが，細胞診に関係あるのは腫瘍性病変である．卵管癌が悪性腫瘍として発生するが，早期で卵管内腔にとどまっている状態では，蛇が卵を飲みこんだような形状と形容される．組織学的には，漿液性腺癌が多い．進行すれば腹腔に広がり，腹膜播種，がん性腹膜炎を呈するが，早期でも経卵管的に，腫瘍細胞が剥離して移動するので，内膜，頸部の細胞診検体に出現することがある．

セルフチェック

■ベセスダシステムについて説明せよ．
■卵巣上皮性境界悪性腫瘍について説明せよ．

参考文献

梶原博毅・神山隆一監修，沢辺元司・長坂徹郎編：スタンダード病理学，第4版，文光堂，2016．
藤田尚男・藤田恒夫原著，岩永敏彦・石村和敬改訂：標準組織学 各論，第5版，医学書院，2017．
日本産婦人科学会・病理学会：子宮頸癌取扱い規約，第3版，金原出版，2012．
日本産婦人科学会・病理学会：卵巣腫瘍・卵管癌・腹膜癌取扱い規約，第1版，金原出版，2012．
WHO Classification of tumours of female reproductive organs，2014．

（長坂徹郎）

第 2 章

呼 吸 器

　呼吸器領域の細胞診では，子宮頸部細胞診とともに古くから行われている喀痰細胞診が現在も大きな柱の一つであることは変わりない．一方，気管支内視鏡が普及してからは内視鏡検査時の擦過や洗浄，さらに，CT，超音波下の穿刺などによる細胞診検体採取の機会が大幅に増え，それにより，病変から直接採取された新鮮な細胞を対象とする細胞診の比重が増大してきたといえる．

　呼吸器細胞診では悪性腫瘍の死亡原因の第一位である肺癌が主要な対象であるが，その組織型は多様でありそれに対応して治療法もさまざまであるうえに，分子標的療法をはじめ次々に新しい治療法が開発されている．よって細胞診の段階でも良悪の判定のみならず組織型の推定が大きな目的となることが多い．また，呼吸器疾患には腫瘍以外にも，感染症などの炎症性疾患，慢性閉塞性肺疾患を始め多様な疾患がある．これらの非腫瘍性疾患の診断においても細胞診は有用であるが，一方で，腫瘍性と非腫瘍性の異型細胞の鑑別診断も常に大きな問題として起こりうることが特徴といえる．

1　呼吸器の正常構造

Ａ　呼吸器系の概要

　個体発生の過程で内胚葉由来の前腸に生じた呼吸器原器は左右に分かれ分岐をくり返して肺が形成される．肺は左右の胸腔内にあるが，胸腔の内面および肺の表面を覆うのは，中胚葉由来の中皮細胞である．肺を外側から見ると，右肺は上葉，中葉，下葉の3つの葉，左肺は上葉（舌区を含む），下葉の2葉よりなる．それぞれの葉は各々2～4個の区域に分かれ，それらはさらに多数の小葉よりなる．小葉は3～5個の細葉で構成され小葉間間質と胸膜で区画される．

　呼吸器は酸素の取り込みと二酸化炭素の排出を主たる機能とし，発声の機能もあわせもつ器官で，空気の通り道である気道とガス交換を行う呼吸帯からなる．気道は外から順に鼻腔，副鼻腔，咽頭，喉頭，気管，気管支，細気管支よりなる．このうち鼻腔から喉頭までを上気道，気管から細気管支までを下気道という．一方，呼吸帯は気腔ともいい，呼吸細気管支，肺胞道，肺胞囊，肺胞よりなる．呼吸細気管支は細気管支のうち最も細い部分で気道の一部でもあるが，壁の一部はガス交換を行う肺胞よりなっているので呼吸帯として扱う．なお，口腔は食物摂取・咀嚼の機能が一義的であるが気道の役割を果たすこともある（図Ⅱ-2-1）．

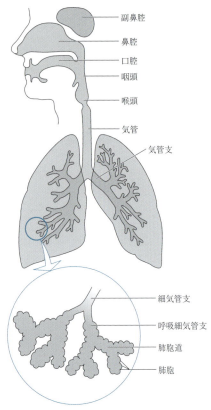

図 II-2-1　呼吸器系の模式図

B 呼吸器系の組織学的特徴

　上気道のうち鼻前庭，中咽頭，下咽頭，喉頭（声帯を含む）の粘膜上皮は重層扁平上皮である．上気道のうち，鼻腔後部，副鼻腔，上咽頭と，下気道のうち，気管・気管支の粘膜は多列線毛円柱上皮で覆われ（図II-2-2），上皮を構成するのは線毛円柱上皮細胞，杯細胞，基底細胞および内分泌の性格を持つクルチツキー（Kulchitsky）細胞である．粘膜上皮下の間質には粘液・漿液を分泌する気管支腺（気管腺）があり導管により粘膜表面に開口している．さらに外側には軟骨（硝子軟骨）がある（図II-2-3）．気管支は分岐をくり返し直径が 1〜2 mm になると細気管支に移行する．細気管支には軟骨，気管支腺がなく，粘膜上皮は気管支粘膜上皮よりも薄く杯細胞は少なく，線毛円柱細胞にクララ細胞が混在する（図II-2-4）．細気管支で最も細い部分を終末細気管支といい，一本の終末細気管支より末梢の肺組織が細葉である．呼吸細気管支において円柱または立方上皮は途切れ，I 型および II 型肺胞上皮細胞で覆われる肺胞領域へ移行する．I 型肺胞上皮細胞は肺胞内面の大部分を覆う極めて扁平な細胞で，肺胞中隔の毛細血管・基底膜とともにガス交換を行う．II 型肺胞上皮細胞は立方状で，肺胞の表面張力を維持するためのサーファクタントを分泌するとともに肺胞上皮が障害を受けた場合の予備細胞としても機能する（図II-2-5）．肺胞マクロファージは吸入した塵埃などを貪食するとともに多彩な生理活性物質を分泌する内分泌細胞の機能も有する．肺の最外層は臓側胸膜よりなり，正常では扁平な単層の中皮細胞で覆われる．

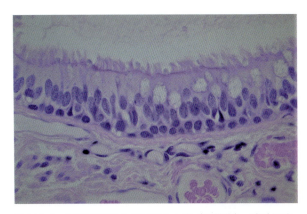

図 II-2-2　気管支粘膜の多列線毛上皮（組織像）　線毛細胞，杯細胞，基底細胞などがみられる（HE 染色　×40）

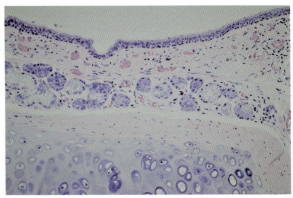

図 II-2-3　気管支壁（組織像）　粘膜上皮下には気管支腺が，さらにその外側には軟骨がみられる（HE 染色　×4）

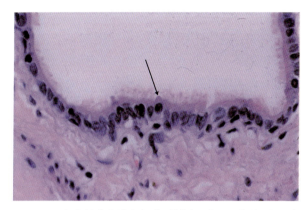

図 II-2-4　細気管支粘膜上皮（組織像）　単層の線毛円柱上皮細胞とクララ細胞（矢印）がみられる（HE染色　×40）

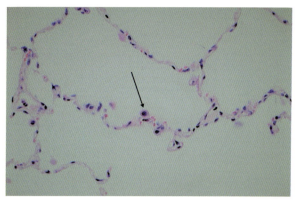

図 II-2-5　肺胞（組織像）　肺胞内面に立方状のII型肺胞上皮細胞（矢印）と扁平なI型肺胞上皮細胞が見られる（HE染色　×40）

2　呼吸器の検体採取法・報告様式

A　検体採取法

　呼吸器の細胞診では，検体によって採取される細胞の鮮度や構成，出現様式などにかなりの違いが見られるので，それぞれの検体での細胞の読みに習熟する必要がある．一般に喀痰中には剥離して変性の加わった細胞が多く，気管支鏡下擦過や経皮針穿刺吸引などのように病変から直接採取した材料には新鮮な細胞が多い．

(1) 喀痰

　起床直後に採痰する．食物残渣などを除くために口を水でゆすいだ後，大きな咳とともに痰を喀出する．痰が出にくい時はネブライザーで生理食塩水を吸入するなど，気管支を刺激するとよい．唾液や鼻汁だけでは検体不適正となるので注意を要する．3〜5日連続で採取すると陽性率が上がる．喀痰は粘液性，膿性，漿液性，血性などさまざまな性状を示し，それぞれ特定の疾患を示唆することもある．性状の異なる数カ所から標本を作製するとよい．肺がん検診ではサコマノ液や粘液融解剤を加えた保存液を用いて3日間の蓄痰法で実施する．

(2) 気管支鏡下擦過・穿刺

　気管支鏡で観察している病変を直接，ブラシや鋭匙で擦過し，乾燥しないように直ちに塗抹固定する．X線透視下にさらにブラシ，鋭匙を気管支鏡の可視範囲外まで進めて擦過したり，超音波気管支鏡を通じて縦隔リンパ節などの病変を穿刺して細胞材料を得ることもある（EBUS-TBNA）．擦過後のブラシなどを生理食塩水などで洗浄し遠心して細胞を回収する方法も有効である．

(3) 気管支肺胞洗浄

　気管支鏡下に生理食塩水を気管支内腔に注入し，回収した液を1500〜2000回転で5〜6分間遠心して沈渣の細胞を塗抹固定する．

(4) 経皮針穿刺吸引

　X線透視またはCT下に胸壁の皮膚から穿刺針を肺の病巣に刺入し細胞を吸引する．採取した細胞は乾燥しないように直ちに塗抹固定する．穿刺針を生理食塩水などで洗浄し遠心して細胞を回収する方法も有効である．

(5) 生検・手術材料の捺印

気管支鏡下生検，経皮針生検，あるいは手術材料を捺印して細胞診標本を作製し，組織診に併用することも多い．材料はホルマリン固定前の新鮮な状態で捺印し固定する．

B 報告様式

呼吸器細胞診成績の報告は，まず標本が適正かどうかを評価する．標本作製に問題がある場合や病変を推定するに足る細胞が採取されていない場合は検体不適正とする．特に，喀痰細胞診で標本上に組織球が含まれていない時は，検体が喀痰を含まず唾液や鼻汁のみの可能性が強く，判定不能材料と報告する．判定区分は，陰性，疑陽性，陽性の3つで，パパニコロウ分類は使用しない．集団検診では，後述するように異なる判定区分を用いるが，区分の理念はほぼ共通している．判定を陽性または疑陽性とした場合は，細胞の特徴により推定される組織型を可能であれば記載する．ただ，陰性の場合も特定の感染症などを示唆する所見があれば記載する．

3 呼吸器の正常細胞・良性非腫瘍性細胞・非細胞性物質

A 正常細胞・良性非腫瘍性細胞

(1) 扁平上皮細胞

喀痰中に多数出現する．子宮頸部扁平上皮細胞の表層型・中層型に類似のものが多い．主として口腔粘膜由来で，しばしば口腔内常在細菌を伴う（図Ⅱ-2-6）．

(2) 線毛円柱上皮細胞

気管支鏡下擦過材料などに多数出現する．主に気管支粘膜上皮由来である．細胞は円柱状で一端に線毛があり他端に小型で楕円形の繊細なクロマチンを有する核がある（図Ⅱ-2-7）．細胞質はライトグリーンに淡染する．CCP（ciliocytophthoria）細胞とは線毛円柱上皮細胞が主にウイルス感染により変化したもので，線毛の凝集，核濃縮と細胞質内好酸性小体の出現が特徴である．慢性気管支炎や気管支喘息などの炎症性疾患では過形成性の円柱上皮細胞がクレオラ小体（Creola body）と呼ばれる細胞集

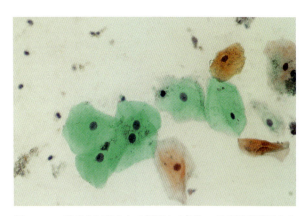

図Ⅱ-2-6 喀痰中に見られる扁平上皮細胞 子宮頸部扁平上皮細胞の表層型・中層型に類似のものが多い．主として口腔粘膜由来で，口腔内常在細菌を伴っている（Pap染色 ×40）

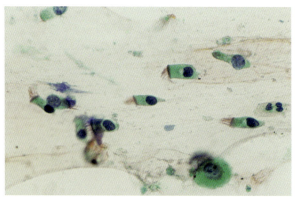

図Ⅱ-2-7 線毛円柱上皮細胞 一端に線毛があり他端に小型で楕円形の繊細なクロマチンを有する核がある．細胞質はライトグリーンに淡染する．主に気管支粘膜上皮由来である（Pap染色 ×40）

団として見られる（図Ⅱ-2-8）．これは円柱上皮細胞の乳頭状の集団で，核の腫大，核小体の顕在化を示す．また，線毛が消失することがあるため，腺癌との鑑別が問題になることがある．

(3) 杯細胞

気管支鏡下擦過材料などで，線毛円柱上皮細胞に混在して，または単独でも出現する．細胞質は豊富な粘液を含み広く，淡いピンク色またはオレンジ色である（図Ⅱ-2-9）．核は細胞の一端に圧排されている．杯細胞過形成は慢性気管支炎，気管支喘息，気管支拡張症などの炎症性疾患で見られる．上皮細胞集塊の中に杯細胞が多数出現する．通常は集塊の中に線毛細胞を伴うが，そうでないときは腺癌，特に粘液性腺癌との鑑別が問題になることがある．

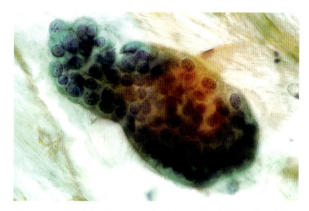

図Ⅱ-2-8　円柱上皮細胞の集塊（クレオラ小体）　核の腫大，軽度の重積性がみられる（Pap染色　×40）

(4) 基底細胞

主に気管支鏡下擦過材料に出現する．気管支粘膜上皮基底層に由来する小型の細胞で，細胞質が乏しく細胞境界が不明瞭で，核のクロマチンは微細顆粒状で均一に分布する．基底細胞過形成は炎症性疾患，高度喫煙者などで見られる．基底細胞が集塊で出現し，しばしば扁平上皮化生細胞を伴う（図Ⅱ-2-10）．時に悪性細胞との鑑別が問題になる．

(5) 肺胞上皮細胞

喀痰や気管支肺胞洗浄液中に出現する．炎症などによる傷害の後，修復の過程で増生したⅡ型肺胞上皮細胞がほとんどである．核は類円形で核小体がやや目立ち，クロマチンは繊細である（図Ⅱ-2-11）．異型腺腫様過形成や上皮内腺癌（旧分類での細気管支肺胞上皮癌，非粘液型）との鑑別が問題になることがある．

(6) 組織球（マクロファージ）

喀痰中には常に出現する．核は楕円形から腎形でクロマチンは微細顆粒状で均一に分布する．細胞

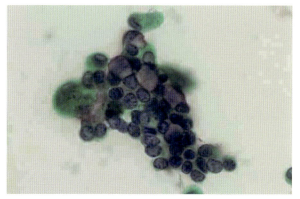

図Ⅱ-2-9　気管支粘膜上皮細胞集塊の中に点在する，粘液を有する杯細胞（Pap染色　×40）

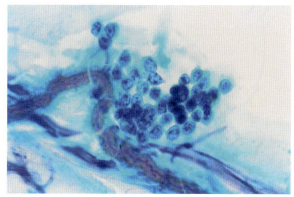

図Ⅱ-2-10　高度喫煙者の喀痰に出現した基底細胞集塊　核が軽度に腫大し核小体が明瞭である．クルシュマン螺旋体も見られる（Pap染色　×40）

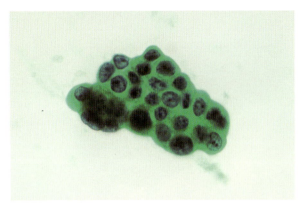

図 II-2-11 喀痰に出現したII型肺胞上皮細胞の集塊 核は小型類円形でN/C比は小さい．肺胞領域の炎症などで過形成をおこしたものと考えられる（Pap染色 ×40）

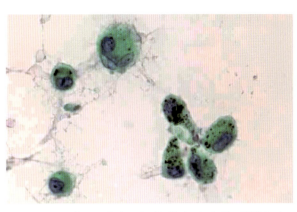

図 II-2-12 組織球と塵埃細胞（組織球の細胞質に炭粉などの塵埃が取り込まれたもの） 核は楕円形から腎形でクロマチンは微細顆粒状で均一に分布する（Pap染色 ×40）

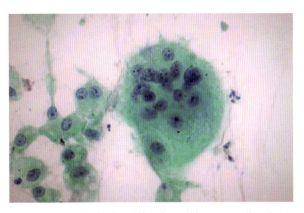

図 II-2-13 多核組織球 単核のものに混じってしばしばみられる（Pap染色 ×40）

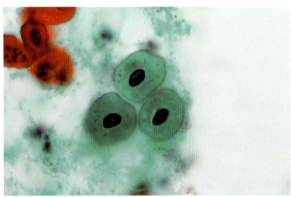

図 II-2-14 扁平上皮化生細胞 核は小型円形でクロマチンは均一に分布し，細胞質は多稜形でやや重厚であり緑色またはピンク色を呈する（Pap染色 ×40）

質は広く泡沫状で炭粉などの塵埃を含むことが多い（塵埃細胞 dust cell）（図II-2-12）．肺うっ血や出血ではヘモジデリンを含む組織球が出現する（心不全細胞 heart failure cell）．時に多核の組織球も見られる（図II-2-13）．組織球は正常でも肺胞内に常在し，炎症性疾患，塵肺などで増加する．検体中に組織球，特に塵埃細胞が含まれていることは，それが喀痰であることの証明になる．よって喀痰として提出された検体中に組織球がなければ単に唾液のみの可能性があり，不適切な検体といえる．

(7) 扁平上皮化生細胞

正常の気管支粘膜には扁平上皮細胞はないが，喫煙などの刺激でしばしば扁平上皮化生を起こす．扁平上皮化生細胞は平面的でシート状の集団として出現する．核は小型円形でクロマチンは均一に分布し，細胞質は多稜形でやや重厚であり緑色またはピンク色を呈する（図II-2-14）．扁平上皮化生細胞はしばしば異型を伴い，また化生の範囲を超えて異形成，上皮内癌，さらには浸潤性扁平上皮癌など腫瘍性病変にも進展しうる．よって喀痰細胞診において扁平上皮化生細胞から扁平上皮癌までの一連の扁平上皮系細胞の評価は極めて重要である．異型扁平上皮細胞については肺がん検診と合わせ5節で述べる．

(8) 修復細胞

炎症性疾患や手術・放射線治療などによる上皮の傷害が起きると，残存する上皮細胞は旺盛に増殖

して修復を行う．これを修復細胞（repair cell）または再生細胞（regenerating cell）という．修復細胞は比較的結合性良好で平面的な集団として出現する（図Ⅱ-2-15）．核は類円形で増大し大小不同も見られ，核小体は大型明瞭で複数見られることもある．クロマチンは軽度に増加するが細顆粒状で分布は均一である．核分裂像がみられることがある．細胞質は比較的豊富でレース状である．N/C比はあまり大きくない．放射線照射後の修復細胞では巨細胞化が起きることがある．時に悪性細胞との鑑別が困難である．

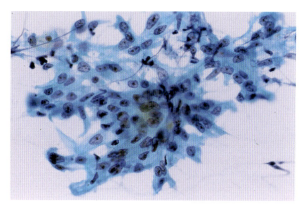

図 Ⅱ-2-15 肺切除術後に出現した修復細胞 比較的結合性良好な平面的な集塊で，核は類円形で増大し大小不同も見られ，核小体は大型明瞭である．N/C比はあまり大きくない（Pap染色 ×40）

B 感染症

(1) 結核

①臨床

1950年代まで国民病として恐れられた結核は，その後有効な抗生剤の普及により激減したものの，近年，免疫不全者，高齢者，若年者の間で再び流行し，また薬剤耐性菌の出現もあり再興感染症といわれている．

結核菌の初感染では通常は初期変化群（primary complex）といわれる肺実質と肺門リンパ節の小病巣が形成され陳旧性病変となる．その後，宿主が免疫能低下・老化などの状況になって再燃するか，または，再感染を受けることによって発病する．ただ，初感染でそのまま発病することもある．

通常の結核が経気道感染であるのに対し，血流を介して結核菌が運ばれ多数の微小な病巣を形成することがある．これを粟粒結核（miliary tuberculosis）という．

②病理

結核の病変は肺尖部や肺の後面に生じることが多い．肉眼的には中心に空洞とスイスチーズ様の壊死（乾酪壊死）を伴う結節性病変で，組織学的には乾酪壊死巣をとりまいて類上皮細胞とラングハン

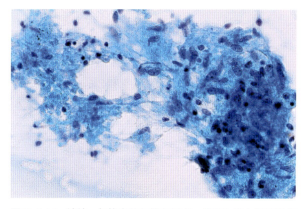

図 Ⅱ-2-16 結核 気管支鏡下擦過標本．壊死と類上皮細胞がみられる（Pap染色 ×40）

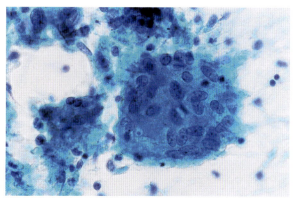

図 Ⅱ-2-17 結核 気管支鏡下擦過標本．ラングハンス巨細胞がみられる（Pap染色 ×40）

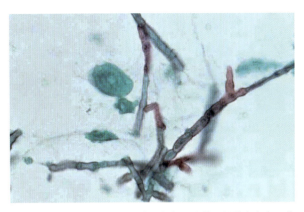

図 II-2-18　アスペルギルス症　鋭角に分岐し隔壁を有する菌糸（Pap 染色　×40）

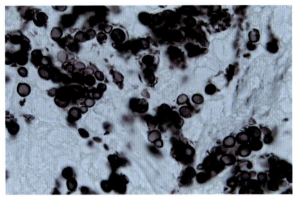

図 II-2-19　クリプトコッカス症（組織像）　肉芽腫性病変の中に円形胞子が多数見られる（Grocott 染色　×40）

ス巨細胞が増生し，リンパ球浸潤・線維化を伴う．Ziehl-Neelsen 染色により抗酸性の桿菌が主に壊死巣内にみられる（I 部 2 章図 I-2-3）．

③細胞像

　気管支鏡下擦過材料，穿刺吸引材料などで，壊死物質（乾酪壊死）とともに核の細長い類上皮細胞とそれが融合して生じたと考えられる多核のラングハンス巨細胞が出現するが（図 II-2-16，図 II-2-17），喀痰中に出現することは稀である．活動性の結核では喀痰中へ結核菌が排出されることがあるが，パパニコロウ染色では菌の検出は不可能である．

(2) 真菌症

　肺には主に経気道的に多くの真菌が感染する．臨床所見はさまざまであるが，特に免疫能の低下した状態においては重篤な病態を呈することも多く，的確な診断と迅速な治療が重要である．真菌は微生物のうちでも菌体そのものを光学顕微鏡で認識しやすいので，診断において細胞診の果たす役割は大きい．パパニコロウ染色で検出できることもあるが，グロコット染色は真菌全般に検出感度が高く有用である．

　アスペルギルスは既存の肺疾患や免疫状態など患者の背景に対応して多様な病態を呈する．既存の空洞性病変に真菌球が生じるアスペルギローマ，既存の肺疾患に菌が腐生し組織侵襲性を示すことのある慢性進行性アスペルギルス症，免疫抑制状態で発症する侵襲性アスペルギルス症，気管支喘息の患者に多いアレルギー性気管支肺アスペルギルス症があり，細胞診検体への出現の態様もそれぞれ異なる．鋭角に分岐し隔壁を有する菌糸として出現する（図 II-2-18）．シュウ酸カルシウムの結晶を伴うことがある（特に，*Aspergillus niger*）．

　クリプトコッカスもさまざまな病態をとるが，一般に患者の免疫状態が比較的健常な時には肺野に限局性の肉芽腫性病変を形成し，免疫不全の状態では浸潤性の病変を形成する．中枢神経系にも感染することが多い．莢膜を有する大小の円形分芽胞子として出現する（図 II-2-19）．グロコット染色，ムチカルミン染色陽性である．

　カンジダは主に免疫能の低下した状態の患者で浸潤性病変を形成する．オレンジ色または紫色の線維状の仮性菌糸または楕円形の胞子として出現する（図 II-2-20）．口腔内に常在するので，喀痰中にはしばしば混入する．よって気管支や肺の病変の病原体かどうかは慎重に判定する必要がある．

(3) ニューモシスチス肺炎

　ニューモシスチス・イロベッチ（*Pneumocystis jiroveci*）の感染による肺疾患．免疫能の低下した状態

の患者での発症が多く，AIDS の肺感染症として最も頻度が高い．この病原体は従来，ニューモシスチス・カリニー（*Pneumocystis carinii*）と呼ばれており，疾患もカリニー肺炎との名称が一般的であったが，現在では病原体の名称変更によりニューモシスチス肺炎と呼ばれている．病原体も従来は原虫として扱われていたが，現在は遺伝子解析の結果から真菌に分類されている．

病理学的には主に間質の炎症とともに肺胞内に泡沫状物質が見られ，グロコット染色で赤血球程度のサイズの円形またはヘル

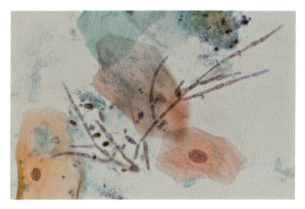

図 II-2-20　喀痰中のカンジダ　線維状の仮性菌糸および楕円形の胞子が出現している．口腔内に常在する（Pap 染色　×40）

メット状の囊子が見られる．喀痰や肺胞洗浄液の細胞診では肺胞内由来の泡沫状物質が出現することがあるが（図 II-2-21），検出が困難なことも多く，臨床的にニューモシスチス肺炎が疑われる場合はグロコット染色を行う必要がある（図 II-2-22）．

(4) アクチノマイセスとノカルジア

放線菌門に属する菌でヒトに病原性を示す代表的なものにはアクチノマイセス（狭義の放線菌）とノカルジアがあり，細菌と真菌の中間的な性格をもつ．口腔内に常在し口腔内病変を引き起こすとともに，そこから吸引することにより肺内病変が形成される．限局性腫瘤性病変のことが多く，組織学的には膿瘍を伴う肉芽腫性病変である．

菌体はいずれもグラム染色陽性，グロコット染色陽性で細長く，アクチノマイセスは密な菌塊を形成して抗酸性染色陰性，ノカルジアはより疎に集簇し，抗酸性染色で弱陽性を示す．

(5) ウイルス

気道には多種のウイルスが感染し上気道炎から重症肺炎に至るさまざまな病態を引き起こす．このうち細胞診で比較の診断しやすいのは，ヘルペスウイルス感染症とサイトメガロウイルス感染症で，いずれも免疫抑制状態で発症しやすい．

ヘルペスウイルス感染細胞は大型で多核のものが多く，相互に圧排するすりガラス状核が特徴であ

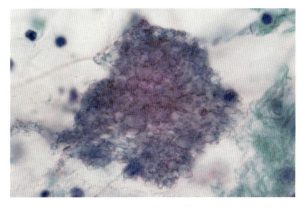

図 II-2-21　ニューモシスチス肺炎　肺胞洗浄液標本．肺胞内由来の泡沫状物質がみられる（Pap 染色　×40）

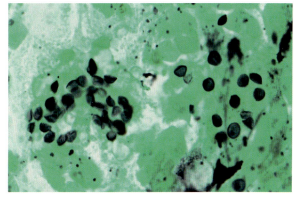

図 II-2-22　ニューモシスチス肺炎　肺胞洗浄液標本．多数の円形またはヘルメット状の囊子がみられる（Grocott 染色　×40）

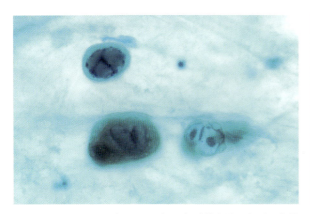

図II-2-23 ヘルペスウイルス（HSV）感染細胞　大型で多核のものが多く，相互に圧排するすりガラス状核が見られる（Pap染色　×40）

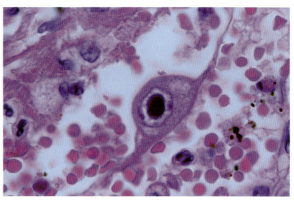

図II-2-24 サイトメガロウイルス（CMV）感染細胞（組織像）大型の核に封入体が見られる（HE染色　×40）

る（図II-2-23）．サイトメガロウイルス感染細胞の核は大型でよく目立つ好酸性封入体を有する（図II-2-24）．細胞質にも封入体を形成する．

C 非細胞性物質

(1) シャルコー・ライデン結晶

喀痰や気管支肺胞洗浄液中に出現する．両端が針状にとがった菱形の細いオレンジ色または緑色の結晶（図II-2-25）．組織切片では六角形の横断面が見られることがある．好酸球の顆粒に由来するとされる．気管支喘息や寄生虫症の患者に多く見られる．

(2) クルシュマン螺旋体

喀痰や気管支肺胞洗浄液中に出現する．中心は暗紫色またはオレンジ色でその周囲は透明な螺旋状の形態を示し大きさはさまざまである（図II-2-26）．粘液などの分泌物に炎症細胞が混じ，細気管支内腔に充満し濃縮したものとされる．気管支喘息や慢性閉塞性肺疾患の患者に多く見られるが，他の疾患でも見られる．

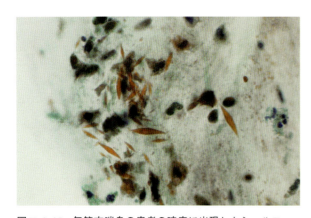

図II-2-25 気管支喘息の患者の喀痰に出現したシャルコー・ライデン結晶　好酸球の顆粒に由来するとされる（Pap染色　×40）

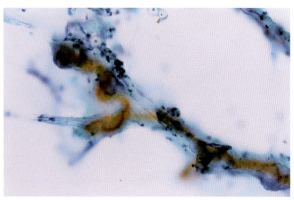

図II-2-26 喀痰に出現したクルシュマン螺旋体　粘液などの分泌物に炎症細胞が混じ，細気管支内腔に充満し濃縮したものとされる（Pap染色　×20）

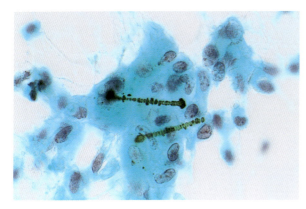

図 II-2-27　アスベスト小体　吸引したアスベスト線維に鉄・タンパク質が沈着したもの（Pap 染色　×100）

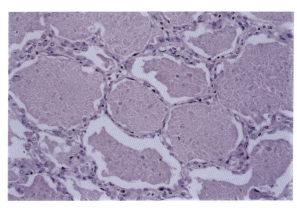

図 II-2-28　肺胞タンパク症（組織像）　肺胞内に好酸性顆粒状の物質が充満している（HE 染色　×10）

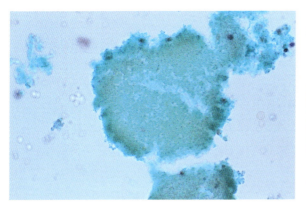

図 II-2-29　肺胞タンパク症　肺胞洗浄液．肺胞のサイズまでの顆粒状物質の集塊が出現している（Pap 染色　×20）

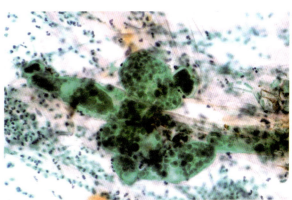

図 II-2-30　喀痰中の食物残渣　時には悪性細胞と紛らわしいものもある（Pap 染色　×40）

(3) アスベスト小体

喀痰や気管支肺胞洗浄液中に出現する．アスベスト（石綿）の線維に鉄・タンパク質が沈着したもの．黄緑色から褐色のビーズ状またはアレイ状で，中心にアスベスト線維が透見されることがある（図 II-2-27）．石綿肺，悪性中皮腫の患者に多く見られる．

(4) 肺胞タンパク症

肺胞内に好酸性顆粒状の物質が貯留する疾患で（図 II-2-28），抗 GM-CSF 自己抗体が陽性の自己免疫性肺胞タンパク症が多いが，血液疾患や免疫不全に合併する続発性の症例や先天性の症例もある．好酸性物質はサーファクタントを主成分とする．肺胞洗浄液は白濁し，パパニコロウ染色で顆粒状の物質が肺胞と同程度のサイズまでの集塊で見られる（図 II-2-29）．PAS 染色で陽性である．

(5) 類でんぷん小体

喀痰や気管支肺胞洗浄液中に出現する．肺内で加齢に伴って生成される．青紫色の円形体で同心円状構造がみられることがある．病的意義はない．

(6) 砂粒体

喀痰や気管支肺胞洗浄液中に出現する．石灰化小体ともいう．黄金色から紫色の円形体で同心円状構造がみられることがある．甲状腺の乳頭癌，乳癌，卵巣の漿液性囊胞腺癌の転移などで見られる．

(7) 食物残渣

喀痰中にはしばしば口腔内の食物残渣が混入する（図II-2-30）．時に悪性腫瘍に類似したものがあるので注意を要する．

4 呼吸器の良性腫瘍細胞

気管支・肺にはさまざまな組織型の良性腫瘍が発生するが，悪性腫瘍に比べて頻度は少ない．その中でも比較的よく遭遇する疾患について以下に述べる．

(1) 硬化性肺胞上皮腫

硬化性肺胞上皮腫は中年女性に多い良性腫瘍で，従来，硬化性血管腫と呼ばれてきたが，肺胞上皮由来であることが明らかになり最新の取扱い規約で名称が変更された．II型肺胞上皮に類似の立方状細胞が表層で主に乳頭状に増生し，その間に円形細胞が充実性に増生する（図II-2-31）．間質の硬化，ヘモジデリン沈着，立方状細胞で囲まれた腔内の出血を伴う．細胞診では，組織に対応した立方状細胞および円形細胞が軽度の重積性を示す集塊として出現する（図II-2-32）．ヘモジデリンを貪食した組織球や泡沫状組織球も出現する．時に上皮細胞の核の腫大，核小体の顕在化がみられ，腺癌との鑑別が問題になる．

(2) 気管支過誤腫

気管支過誤腫は気管支・肺の良性腫瘍で最も多い．境界明瞭で，軟骨，脂肪，線維性結合組織などの非上皮組織とその表面や裂隙を覆う線毛上皮などの上皮組織よりなる．細胞診の対象になることは少ない．

(3) 乳頭腫

気管支腔内に乳頭状に発育する良性腫瘍で，血管性の結合組織を軸に重層扁平上皮または円柱上皮が乳頭状に増殖する．細胞診の対象になることは少ない．

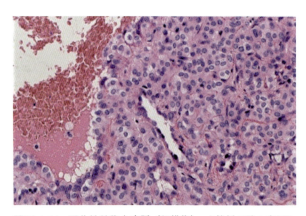

図II-2-31 硬化性肺胞上皮腫（組織像） 血管様の腔の内面に配列するII型肺胞上皮様細胞および充実性に増生する円形細胞よりなる（HE染色 ×20）

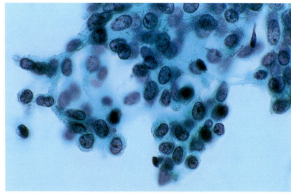

図II-2-32 硬化性肺胞上皮腫 軽度の重積性を示す上皮性集塊として出現する．時にII型肺胞上皮様細胞の核の腫大，核小体の顕在化がみられ，腺癌との鑑別が問題になる（Pap染色 ×40）

5 肺がん検診と異型扁平上皮細胞

A 肺がん検診

　国の指針に定められた肺がん検診では，問診，胸部X線検査に加えて特定の対象者には喀痰細胞診が行われている．対象は高危険群とされる50歳以上で喫煙指数（1日本数×年数）が600以上の者である．肺がん検診での喀痰細胞診の主たる目的は肺門部の癌の発見である．肺門部には小細胞癌も発生するが，頻度が高く早期に発見されやすいのは扁平上皮癌である．よって肺がん検診の喀痰細胞診では異型扁平上皮細胞，すなわち異型扁平上皮化生，異形成，上皮内癌，微小浸潤癌，浸潤性扁平上皮癌の細胞の鑑別に主眼をおいた判定を行う．また，異型円柱上皮細胞も対象となり，悪性腫瘍細胞やそれが疑われる細胞があれば扁平上皮癌以外でも報告しなければならない．

B 異型扁平上皮細胞

　肺癌取扱い規約では，「肺がん検診における喀痰細胞診の判定基準と指導区分」（表Ⅱ-2-1）を定め，さらにその判定基準を「喀痰細胞診における異型扁平上皮細胞および扁平上皮癌細胞の判定基準」（表Ⅱ-2-2）において詳細に記載している．正常細胞と明らかな悪性腫瘍細胞の間に，軽度，中等度，高度異型扁平上皮細胞が定義され，それらの細胞の出現に基づいて判定がなされ，指導区分が決定される．特に，軽度異型扁平上皮細胞と中等度異型扁平上皮細胞との鑑別（総合的にB判定かC判定かの区分），および中等度異型扁平上皮細胞と高度異型扁平上皮細胞との鑑別

表Ⅱ-2-1　肺がん検診における喀痰細胞診の判定基準と指導区分（2016改訂）

判定区分	細胞所見	指導区分
A	喀痰中に組織球を認めない	材料不適，再検査
B	正常上皮細胞のみ 基底細胞増生 軽度異型扁平上皮細胞 線毛円柱上皮細胞	現在異常を認めない 次回定期検査
C	中等度異型扁平上皮細胞 核の増大や濃染を伴う円柱上皮細胞	再塗抹または 6カ月以内の再検査
D	高度（境界）異型扁平上皮細胞または 悪性腫瘍が疑われる細胞を認める	直ちに精密検査
E	悪性腫瘍細胞を認める	

注1）喀痰1検体の全標本に関する総合判定であるが，異型細胞少数例では再検査を考慮する．
2）全標本上の細胞異型の最も高度な部分によって判定する．
3）扁平上皮細胞の異型度の判定は異型扁平上皮細胞の判定基準（表Ⅱ-2-2），および細胞図譜を参照して行う．
4）再検査が困難なときには，次回定期検査の受診を勧める．
5）D・E判定で精密検査の結果，癌が発見されない場合には常に厳重な追跡を行う．

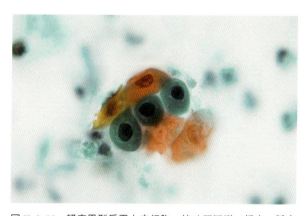

図Ⅱ-2-33　軽度異型扁平上皮細胞　核は類円形で軽度に腫大する（Pap染色　×100）

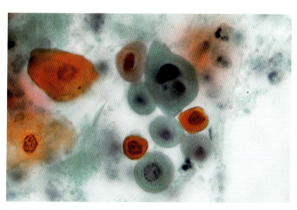

図Ⅱ-2-34　中等度異型扁平上皮細胞　N/C比はやや大きく，細胞質はやや重厚である（Pap染色　×100）

表 II-2-2　喀痰細胞診における異型扁平上皮細胞および扁平上皮癌細胞の判定基準（2016改訂）

判定区分		出現様相	細胞質染色性	細胞質の光輝性	細胞質の厚み・構造	細胞形	細胞の大小不同	N/C比[1]	核形	核の大小不同	核縁[2]	核数	クロマチン量[3]	クロマチン分布・パターン	核小体
B	軽度異型扁平上皮細胞	多くは孤立性	ほとんどOG好性，淡染		均質	小リンパ球の2倍程度まで，類円形ないし多辺形	目立たない	小〜中	小リンパ球まで，類円形	目立たない	円滑		軽度増量	ほぼ均等	不明
C	中等度異型扁平上皮細胞	多くは孤立性	ほとんどOG好性，ときに重厚感のある染色性		ときにやや厚みあり，ときに不整な構造	小リンパ球の2倍程度まで，類円形ないし多辺形，ときに奇妙な形	目立たない	小〜中	小リンパ球まで，軽度不整まで	目立たない	やや不整	ときに多核	軽度増量	ほぼ均等	ときに認める
D	高度（境界）異型扁平上皮細胞	孤立性，不規則配列の細胞集団，ときに細胞相互封入像	ほとんどOG好性，一部LG好性，重厚感のある染色性	ときに橙黄色（レモンイエローなど）の光輝性	厚みあり，不整な構造，ときに層状構造	小リンパ球の2倍から4倍程度まで，類円形，多辺形，奇妙な形など多様	目立つ	小〜大	ときに小リンパ球を越える，**不整やくびれ**	目立つ	不整	しばしば多核	中等度増量	不均等分布，凝集	しばしば認める
E	扁平上皮癌細胞	孤立性，不規則配列の細胞集団，しばしば細胞相互封入像	多様，OG好性，LG好性，重厚感のある染色性	しばしば橙黄色（レモンイエローなど）の光輝性	**不整な構造，顕著な層状構造**	小リンパ球の2倍から5倍以上のものも，**不整形，奇妙な形など多彩**	著明，しばしば大型細胞	小〜大	しばしば小リンパ球の2，3倍，しばしば不整やくびれ	著明	粗剛	しばしば多核，多彩な核数，核の大小不同も著明	高度な増量	不均等分布，凝集，濃縮核	しばしば認める

OG：オレンジG，LG：ライトグリーン

注 1) N/C比 "中" とは，OG好性細胞では 1/3，LG好性細胞では 1/2 とする．
2) 核縁 "円滑" とは，「核縁が均一の厚みであること」，"不整" とは，「核縁の厚みが不均一で凸凹していること」，"粗剛" とは「核縁に不均等に著明なクロマチンの凝集を認め，核縁の厚みが際立って不均一であること」とする．
3) クロマチン量 "中等度増量" とは，「好中球の染色性と同程度の核濃度であること」とする．
4) **太字**による記載は重視すべき細胞所見である．
5) 高度（境界）異型には一部癌が含まれている．

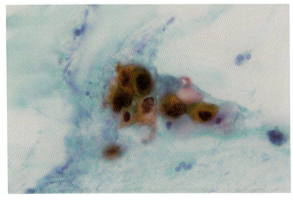

図 II-2-35　高度異型扁平上皮細胞　クロマチンが増量し，核形はやや不整である．細胞質は不整形である（Pap染色 ×100）

（総合的にC判定かD判定かの区分）では，癌の見落としを防ぐ観点などから，より上位の区分に判定するよう推奨している（図 II-2-33，図 II-2-34，図 II-2-35）．

6　呼吸器の悪性腫瘍細胞

A　肺癌

肺癌は近年増加が著しく，最新の統計（2014年）では日本人の悪性新生物（がん）による死亡数のうちで，男性では第1位，女性では大腸癌に次いで第2位，男女合計で第1位である．中高年に多く，男性は女

性の3〜4倍多い．主な症状は咳，胸痛，呼吸困難，体重減少などであるが，初期には無症状で，喀痰細胞診，胸部単純X線やCTなどで発見されることも多い．診断は生検組織診で確定するのが基本であるが，患者の状態によっては細胞診が最終的な診断根拠となることもある．治療は非小細胞癌では手術による摘出が基本となり，術後の補助療法として，また手術不能例には化学療法，放射線療法，さらに分子標的治療などが施行される．小細胞癌では手術を行うことはほとんどなく化学療法や放射線療法が主な治療法である．予後は全般的に不良で5年生存率（2014年）は男性で27％，女性で43％である．

　肺癌の発生と喫煙の量・期間には有意な相関がある．また，アスベストの曝露も肺癌の危険性を高め，しかも，喫煙とアスベストの曝露が重なることで肺癌発生において相乗的に影響する．一方，非喫煙者の肺癌も増加しており肺癌発生要因の複雑さを物語っている．遺伝子レベルでの解析により，肺癌でも他の癌と同様に多くの遺伝子異常が発見されている．特に，単一の遺伝子異常で癌を引き起こすドライバー遺伝子として，EGFRとALKなどについて研究が進み，すでにこれらの遺伝子産物を標的とした分子標的治療が開発され効果を上げている．この他にもC-MYC, K-RAS, HER-2/neuなどのがん遺伝子の異常，p53, RB, P16INK4aなどのがん抑制遺伝子の異常が見られる．

　原発性肺癌の病理組織学的分類は，2015年のWHO分類とそれを踏襲した肺癌取扱い規約第8版（2017）において旧版から大幅な改訂が行われた（表Ⅱ-2-3）．肺癌取扱い規約では旧版に引き続き細胞診についても詳細な記載をしている（表Ⅱ-2-4）．改訂において，特に腺癌の分類が次項に示すように根本的に変更された．また，腺癌，扁平上皮癌などと並んで神経内分泌腫瘍という大項目が設けられ，その中に従来の小細胞癌とともに大細胞神経内分泌癌，異型カルチノイド，定型カルチノイドが組み込まれた．これは，従来の4大組織型（腺癌，扁平上皮癌，小細胞癌，大細胞癌）という枠組みの変更ということになるが，決して小細胞癌の占める位置が低下したわけではない．一方，大細胞癌からは大細胞神経内分泌癌やその他の組織型が削除され，特異的な組織型というよりも，より除外診断的な概念となった．

(1) 腺癌 (adenocarcinoma)

①臨床

　腺癌は肺の末梢組織である細気管支から肺胞領域に好発する．最も多い組織型であり肺癌全体の約50％程度を占める．他の組織型に比べ，女性および非喫煙者にも発生頻度が高いことが特徴である．胸部X線では末梢肺野の結節性陰影を示すことが多い．胸部CTではX線で検出できない小型の癌もしばしば発見される．腺癌の一型である浸潤性粘液性腺癌（従来の細気管支肺胞上皮癌粘液型）では胸部X線上，肺炎様の陰影を示すことが多い．腺癌は胸膜に近い部位に発生することが多いので，しばしば胸膜陥入，胸膜癌症（癌性胸膜炎）を起こす．腺癌は比較的小型のものでも早期に肺門などのリンパ節に転移することがある．

②病理

　肺の腺癌は，腺上皮分化を示す悪性の上皮性腫瘍と定義されるが，その中でもかなり多彩な組織像を呈する．前述のように最新のWHO分類（2015）および肺癌取扱い規約第8版（2017）では，腺癌の項で最も大幅な変更が行われ，主として優勢な増殖パターンと浸潤の有無程度に基づく詳細な分類となった．進行した肺腺癌の多くを占める浸潤性腺癌（径5 mmを超える浸潤成分がある）の一般型は，置換型の非浸潤成分が優勢な置換型腺癌 (lepidic adenocarcinoma)，腺房状（管）のパターンが優勢な腺房型腺癌 (acinar adenocarcinoma)（図Ⅱ-2-36），乳頭状のパターンが優勢な乳頭型腺癌 (papillary adenocarcinoma)（図Ⅱ-2-37），微小乳頭状のパターンが優勢な微小乳頭型腺癌 (micropapillary

表 II-2-3　分類表

規約分類（2016改訂第8版）	WHO分類（2015）	旧規約分類	ICD-O
肺腫瘍	Tumours of the lung		
上皮性腫瘍	Epithelial tumours		
腺癌	Adenocarcinoma	腺癌	8140/3
置換型腺癌	Lepidic adenocarcinoma	なし	8250/3*
腺房型腺癌	Acinar adenocarcinoma	腺房型腺癌	8550/3*
乳頭型腺癌	Papillary adenocarcinoma	乳頭型腺癌	8260/3
微小乳頭型腺癌	Micropapillary adenocarcinoma	なし	8265/3
充実型腺癌	Solid adenocarcinoma	粘液産生充実型腺癌	8230/3
特殊型腺癌	Variants of adenocarcinoma		
浸潤性粘液性腺癌	Invasive mucinous adenocarcinoma	多くは細気管支肺胞上皮癌粘液産生性	8253/3*
粘液・非粘液混合腺癌	Mixed invasive mucinous and non-mucinous adenocarcinoma	多くは細気管支肺胞上皮癌粘液産生性・非産生性混合型	8254/3*
コロイド腺癌	Colloid adenocarcinoma	膠様（コロイド）腺癌，粘液嚢胞腺癌	8480/3
胎児型腺癌	Fetal adenocarcinoma	高分化胎児型腺癌	8333/3
腸型腺癌	Enteric adenocarcinoma	なし	8144/3
		印環細胞癌（WHOでは印環細胞癌，淡明細胞癌は削除されている）	
微少浸潤性腺癌	Minimally invasive adenocarcinoma	なし	
非粘液性	Non-mucinous		8250/2*
粘液性	Mucinous		8257/3*
前浸潤性病変	Preinvasive lesions	前浸潤性病変	
異型腺腫様過形成	Atypical adenomatous hyperplasia	異型腺腫様過形成	8250/0*
上皮内腺癌	Adenocarcinoma in situ	細気管支肺胞上皮癌	8140/2
非粘液性	Non-mucinous	粘液非産生性	8140/2
粘液性	Mucinous	粘液産生性	8253/2
扁平上皮癌	Squamous cell carcinoma	扁平上皮癌	8070/3
角化型扁平上皮癌	Keratinizing squamous cell carcinoma	なし	8071/3
非角化型扁平上皮癌	Non-keratinizing squamous cell carcinoma	なし	8072/3
類基底細胞型扁平上皮癌	Basaloid squamous cell carcinoma	類基底細胞型扁平上皮癌，類基底細胞癌	8083/3
前浸潤性病変	Preinvasive lesion	前浸潤性病変	
異形成	Dysplasia	異形成	8077/2
上皮内扁平上皮癌	Squamous cell carcinoma in situ	上皮内（扁平上皮）癌	8070/2
神経内分泌腫瘍	Neuroendocrine tumours	なし	
小細胞癌	Small cell carcinoma	小細胞癌	8041/3
混合型小細胞癌	Combined small cell carcinoma	混合型小細胞癌	8045/3
大細胞神経内分泌癌	Large cell neuroendocrine carcinoma	大細胞神経内分泌癌	8013/3
混合型大細胞神経内分泌癌	Combined large cell neuroendocrine carcinoma	混合型大細胞神経内分泌癌	8013/3
カルチノイド腫瘍	Carcinoid tumours	カルチノイド腫瘍	
定型カルチノイド	Typical carcinoid	定型的カルチノイド	8240/3
異型カルチノイド	Atypical carcinoid	非定型的カルチノイド	8249/3
前浸潤性病変	Preinvasive lesion	前浸潤性病変	
びまん性特発性肺神経内分泌細胞過形成	Diffuse idiopathic pulmonary neuroendocrine cell hyperplasia	びまん性特発性肺神経内分泌細胞過形成	8040/0*
大細胞癌	Large cell carcinoma	大細胞癌	8012/3
腺扁平上皮癌	Adenosquamous carcinoma	腺扁平上皮癌	8560/3
肉腫様癌	Sarcomatoid carcinoma	多形，肉腫様あるいは肉腫成分を含む癌	
多形癌	Pleomorphic carcinoma	多形癌	8022/3
紡錘細胞癌	Spindle cell carcinoma	紡錘細胞癌	8032/3
巨細胞癌	Giant cell carcinoma	巨細胞癌	8031/3
癌肉腫	Carcinosarcoma	癌肉腫	8980/3
肺芽腫	Pulmonary blastoma	肺芽腫	8972/3
分類不能癌	Other and unclassified carcinoma	分類不能癌	
リンパ上皮腫様癌	Lymphoepithelioma-like carcinoma	リンパ上皮腫様癌（大細胞癌特殊型から移動）	8082/3
NUT転座癌	NUT carcinoma	なし	8023/3*
唾液腺型腫瘍	Salivary gland-type tumours	唾液腺型癌	
粘表皮癌	Mucoepidermoid carcinoma	粘表皮癌	8430/3
腺様嚢胞癌	Adenoid cystic carcinoma	腺様嚢胞癌	8200/3
上皮筋上皮癌	Epithelial-myoepithelial carcinoma	なし	8562/3
多形腺腫	Pleomorphic adenoma	多形腺腫	8940/0
乳頭腫	Papillomas		
扁平上皮乳頭腫	Squamous cell papilloma	扁平上皮性乳頭腫	8052/0
外向性	Exophytic	外方性	8052/0
内反性	Inverted	内反性	8053/0
腺上皮乳頭腫	Glandular papilloma	腺上皮性乳頭腫	8260/0
扁平上皮腺上皮混合型乳頭腫	Mixed squamous cell and glandular papilloma	扁平上皮腺上皮性混合型乳頭腫	8560/0
腺腫	Adenomas		
硬化性肺上皮腫	Sclerosing pneumocytoma	硬化性血管腫（その他の腫瘍から移動）	8832/0
肺胞腺腫	Alveolar adenoma	肺胞腺腫	8251/0
乳頭腺腫	Papillary adenoma	乳頭腺腫	8260/0
粘液嚢胞腺腫	Mucinous cystadenoma	粘液嚢胞腺腫	8470/0
粘液腺腺腫	Mucous gland adenoma	粘液腺腺腫	8480/0

表 II-2-4 肺癌細胞型分類（2016 改訂）

項目		腺癌細胞	扁平上皮癌細胞		小細胞癌細胞
			角化	非角化	
細胞	配列	立体的・平面的	平面的・孤立性	平面的・孤立性	平面的・孤立性
	大小不同	+	#	#	#
	多形性	+	#	+	#
	細胞間結合	密	きわめて疎	疎	きわめて疎
	形	円・楕円	多様	類円〜多辺	円・多辺
	辺縁	明瞭（ときに不明瞭）	明瞭	明瞭（ときに不明瞭）	不明瞭
細胞質	染色性	青緑	多彩	青緑・淡褐	不明瞭（淡青）
	性状	淡明・泡沫状（時に重厚感）	層状重厚感	やや重厚〜淡明	不明瞭
N/C 比増大		+	+	+	#
核	位置	偏在性・中心性	種々	中心性（ときに偏在性）	中心性
	形	円	不整	類円	円・類円・多辺・核線
	大小不同	+	#	+	#
	核縁	円滑（きわめて薄い）・切れ込み	粗剛（薄く均等）	やや厚い（薄く均等）・切れ込み	きわめて薄い
	クロマチン	顆粒状・ときに融解状（細網・細顆・密）	粗大凝塊（細顆粒）	粗顆粒（細顆粒）	細・粗顆粒・密
核小体	形	円	不整	円・不整	不整
	大きさ	大	小（大あり）	中（大あり）	小
	数	1 個・明瞭（少数，ときに不明瞭）	数個	少数（ときに明瞭）	数個（不明瞭）
特徴所見		腺様配列	角化・壊死背景・	敷石状・細胞相互封入	裸核状
		粘液空胞	細胞相互封入		壊死背景
構造		乳頭状・微少乳頭状・細胞集塊辺縁の平滑や核の飛び出し	細胞集塊内の流れ様配列（層状構造）・細胞集塊辺縁の不整（毛羽立ち）や扁平化・放射状構造		

注 1)（ ）内の所見は穿刺，擦過など直接病巣から採取された検体において認められるものを示す．
 2) 少数とは 2〜3 個，数個とは 4〜6 個を意味する．
 3) 核小体の「不整形」とは主として丸味を失っているという意味である．
 4) 腺癌細胞の細胞形態には細胞亜型により若干の特徴がある．

adenocarcinoma）（図 II-2-38），充実性増殖が優勢な充実型腺癌（solid adenocarcinoma）に分類された．いずれの増殖パターンもよく見られるもので，一つの癌の中に混在することもしばしばある．なお，浸潤成分が径 5 mm 以内の腺癌は微少浸潤性腺癌（minimally invasive adenocarcinoma）となった．

浸潤成分を欠く腺癌は上皮内腺癌（adenocarcinoma in situ: AIS）となった．これは既存の肺胞構造を破壊することなくその内面に沿って癌細胞が進展するという特徴を示し，旧分類での細気管支肺胞上皮癌（bronchioloalveolar carcinoma: BAC）の一部に相当する（図 II-2-39）．クララ細胞または II 型肺胞上皮細胞に類似の立方状の癌細胞よりなる非粘液型が多い．一方，従来の細気管支肺胞上皮癌の粘液型は，細胞質に豊富な粘液を有する杯細胞類似の円柱状の癌細胞が肺胞の内面に沿って進展するのが特徴的であるが，その多くが浸潤成分を有すると考えられ，新分類では特殊型腺癌の一型である浸潤性粘液性腺癌（invasive mucinous adenocarcinoma）となった（図 II-2-40）．以上のように今回の改訂で長年使用されてきた細気管支肺胞上皮癌の用語は廃止された．

非浸潤性病変である異型腺腫様過形成

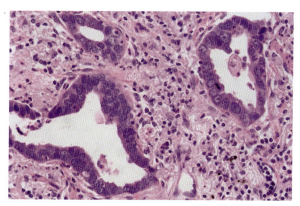

図 II-2-36 腺癌（腺房型パターン）（組織像） 円柱状，立方状の癌細胞が腺房状（管状）に増生している（HE 染色 ×40）

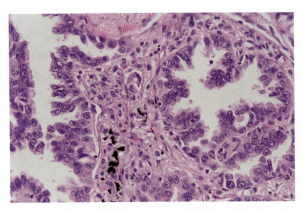

図 II-2-37 腺癌（乳頭型パターン）（組織像） 円柱状，立方状の癌細胞が乳頭状に増生している（HE 染色 ×40）

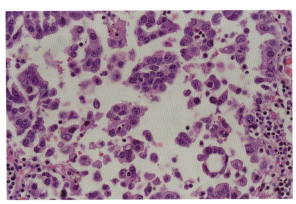

図 II-2-38 腺癌（微小乳頭型パターン）（組織像） 円柱状，立方状の癌細胞が微小乳頭状に増生している（HE 染色 ×40）

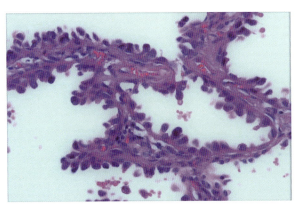

図 II-2-39 上皮内腺癌，非粘液型（組織像） 立方状または釘の頭状の細胞が既存の肺胞に沿って増殖・進展している（HE 染色 ×40）

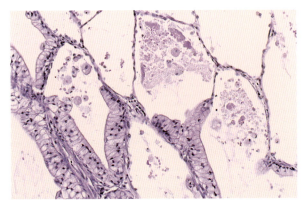

図 II-2-40 浸潤性粘液性腺癌（組織像） 細胞質に豊富な粘液を有する円柱状細胞が既存の肺胞に沿って増殖・進展する非浸潤性成分が多い（HE 染色 ×20）

（atypical adenomatous hyperplasia: AAH）は，クララ細胞またはⅡ型肺胞上皮細胞への分化を示す異型細胞が既存の肺胞に沿って増殖する限局性の病変で，上皮内腺癌とは細胞異型や病変の大きさなどに基づいて鑑別する．

③細胞像

　早期の腺癌は喀痰細胞診で検出されることは稀であるが，進行すれば喀痰中にも癌細胞が出現する．気管支鏡下の擦過細胞診や気管支肺胞洗浄液細胞診，あるいは穿刺細胞診では高率に腺癌細胞が検出される．腺癌細胞は一般に立体的な重積性のある集塊として出現する．腺腔様配列，柵状配列，乳頭状集塊，微小乳頭状の小型集塊，シート状の集塊など組織学的なパターンを反映した像が見られることもある．核間距離は不均等である．核は細胞内で偏在し，類円形で時に軽度の不整を示し，核縁は平滑で肥厚しクロマチンは細顆粒状または細網状，核小体は大型円形で1～2個のことが多い．細胞質は泡沫状でライトグリーンに淡染し，粘液や空胞を伴うことがある（図Ⅱ-2-41，図Ⅱ-2-42）．一般に分化度の高い癌ほど細胞の結合性は良好でN/C比が比較的小さく核異型は軽度である．一方，分化度の低い癌では細胞の結合性は不良で，孤在性のものも多く核異型は高度であり，低分化扁平上皮癌などとの鑑別が困難なことが多く，非小細胞癌との診断に留めざるを得ないことも多い（図Ⅱ-2-43）．

　特殊型腺癌の一型である浸潤性粘液性腺癌（従来の細気管支肺胞上皮癌，粘液型）の細胞は，結合性

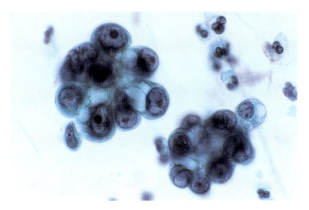

図 II-2-41　腺癌　重積性のある集塊として出現している．核は偏在し，類円形で軽度の不整を示し，クロマチンは細顆粒状，核小体は大型円形である．細胞質は泡沫状で粘液空胞を伴う（Pap 染色　×40）

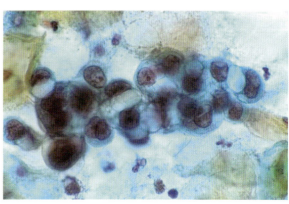

図 II-2-42　腺癌　核の偏在，粘液空胞がみられる（Pap 染色　×40）

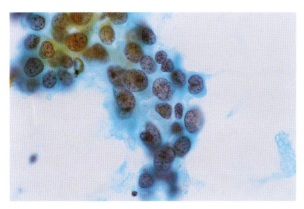

図 II-2-43　低分化腺癌　核は大小不同と形態不整が目立つ．他の非小細胞癌との鑑別が難しいことが多い（Pap 染色　×40）

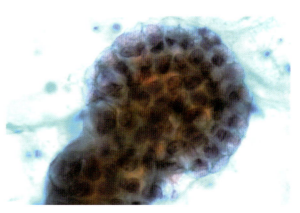

図 II-2-44　浸潤性粘液性腺癌　結合性良好で平面的な集塊として出現している．核は比較的小型で偏在し，細胞質に豊富な粘液を容れる．N/C 比は小さい（Pap 染色　×40）

良好で平面的な集塊として出現する．核は比較的小型で切れ込みやしわを伴い，クロマチンは細顆粒状で軽度に増量する．細胞境界は明瞭で，細胞質に豊富な粘液を含み N/C 比は小さい（図 II-2-44）．異型が軽度なので時に良性細胞との鑑別が問題になる．

上皮内腺癌，非粘液型（従来の細気管支肺胞上皮癌，非粘液型）あるいは微少浸潤性腺癌，非粘液型の非浸潤性成分の細胞は，平面的または軽度に重積性のある集塊として出現する．核は類円形で，切れ込みやしわ，また，時には核内封入体がみられる．クロマチンは細顆粒状で軽度に増量する．細胞質に粘液は見られない（図 II-2-45）．

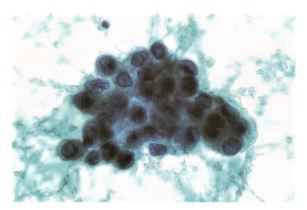

図 II-2-45　上皮内腺癌，非粘液型　軽度に重積性のある集塊として出現している．核は類円形で，しわがみられる．クロマチンは細顆粒状で軽度に増量する．細胞質に粘液は見られない（Pap 染色　×40）

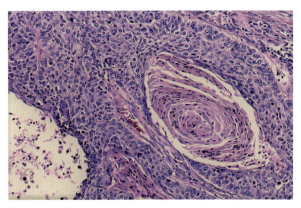 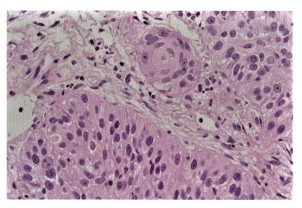

図 II-2-46　扁平上皮癌，角化型（組織像）　多稜形または扁平な癌細胞が重層配列をとって増生する．癌真珠（角化）を伴う（HE 染色　×10）

図 II-2-47　扁平上皮癌，非角化型（組織像）　細胞質の豊富な上皮細胞が充実胞巣状に増生している（HE 染色　×40）

(2) 扁平上皮癌（squamous cell carcinoma）

①臨床

　扁平上皮癌は主気管支，葉気管支，区域気管支あたりまでの中枢気管支に好発するが，より末梢部での発生も増加している．腺癌の次に多く，25～30％を占める．喫煙との関連が強いことが特徴である．中高年の男性に多い．胸部X線では早期には異常を示さないことが多く，しばしば喀痰細胞診が診断の手がかりとなる．扁平上皮癌はしばしば気管支内腔にポリープ状または結節状に発育し内腔を閉塞し，それより末梢部に無気肺や閉塞性肺炎を起こすことがある．遠隔転移の頻度は他の組織型に比しやや低い．

②病理

　扁平上皮癌は角化または細胞間橋を伴う，あるいは，免疫組織化学的に扁平上皮癌マーカーが陽性を示す悪性上皮性腫瘍と定義される．多稜形または扁平な癌細胞が重層配列をとってまたは充実性の胞巣を成して増生する．角化細胞が同心円状に配列したものを癌真珠（cancer pearl）という（図II-2-46）．壊死を伴うことが多い．最新のWHO分類と肺癌取扱い規約では，扁平上皮癌を角化型，非角化型，類基底細胞型の3亜型のみに分類している．角化型は角化や細胞間橋が目立つ比較的高分化な癌であり，非角化型はそれらがあまり目立たない比較的低分化な癌で（図II-2-47），扁平上皮癌マーカーの免疫組織化学が診断に有用となる．類基底細胞型はN/C比の大きい小型細胞よりなり胞巣辺縁の柵状配列が特徴的である．扁平上皮癌は前癌病変としての異形成（dysplasia）から上皮内扁平上皮癌（squamous carcinoma in situ），さらに浸潤癌へ進行すると考えられている．

③細胞像

　細胞診でも扁平上皮癌を角化型と非角化型に分けるが，実際には両者は連続的なスペクトラムを成している．喀痰と擦過，穿刺などの新鮮な材料では所見が若干異なる．喀痰では背景に壊死物質，ゴースト細胞が見られることが多い．角化型の扁平上皮癌細胞は単独で出現することが多く，集塊で出現しても細胞間の結合性はゆるい．核は細胞の中心にあり不整形で大小不同が著しく，核縁は粗剛でクロマチンは粗大で，しばしば濃縮核も見られる．細胞質は重厚で，輝きのある（光輝性）オレンジ色から青緑色まで多彩な色調を呈し，時に同心円状の層状構造も見られる（図II-2-48）．癌細胞の形態も多様で，オタマジャクシ型細胞，ヘビ型細胞，線維型細胞などと称する（図II-2-49）．対細胞（pair cell），癌真珠も見られることがある．非角化型では角化型に比べて色調，形態とも多彩な印象は少な

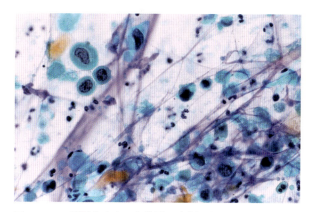

図 II-2-48　扁平上皮癌，角化型　喀痰標本．ライトグリーン好性の細胞質をもった癌細胞が出現している．核は細胞の中心にあり，核縁は粗剛でクロマチンは粗大である．細胞質は重厚である（Pap染色　×40）

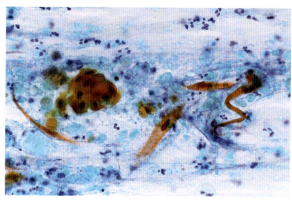

図 II-2-49　扁平上皮癌，角化型　喀痰標本．背景に壊死物質，ゴースト細胞が見られる．角化型の癌細胞は輝きのある（光輝性）オレンジ色の細胞質である．ヘビ型細胞，線維型細胞などを含む多様な形態の癌細胞が出現している（Pap染色　×40）

く，中心性核で青緑色の細胞質の類円形または多稜形細胞が単独または集塊で出現する（図II-2-50）．不整形の核小体が目立つことがある．擦過，穿刺などの新鮮な材料では，喀痰に比べて単独の細胞が少なく平面的なまたは立体的な細胞集塊として出現することが多い．核のクロマチンはやや細顆粒状で，濃縮核は少ない．なお，類基底型ではN/C比の大きい小型細胞が出現し，小細胞癌との鑑別が問題になることがある．

扁平上皮癌は中枢気管支に多いので，早期でも喀痰細胞診で検出されることがしばしばある．上皮内癌および早期浸潤癌は，進行した扁平上皮癌に比べて，背景の壊死物質，ゴースト細胞は少ないかほとんどなく，出現する癌細胞の数も少ない．核は類円形で大小不同は軽度であり，クロマチンの増量も比較的軽度であるが，時に二核のことがある．不均一な角化が見られる．擦過法では癌細胞は集塊で出現することが多い．異型扁平上皮細胞との鑑別は時に困難である．

(3) 神経内分泌腫瘍（neuroendocrine tumor）

最新のWHO分類と肺癌取扱い規約では，腫瘍細胞が神経内分泌的性格を有するという共通点で大きく括った神経内分泌腫瘍という大項目を設けた．小細胞癌はその中で頻度が高く予後も不良で臨床的に重要であり，中心的な亜型といえる．それに加えて，従来は大細胞癌の亜型であった大細胞神経内分泌癌がこの項に組み込まれ，さらにそれらよりも悪性度の低いカルチノイド腫瘍（異型カルチノイド，定型カルチノイド）も併せて神経内分泌腫瘍となった．また，前浸潤性病変としてびまん性特発性肺神経内分泌細胞過形成が旧版に引き続き規定されている．

a）小細胞癌（small cell carcinoma）

①臨床

小細胞癌は末梢肺にもかなり発生する

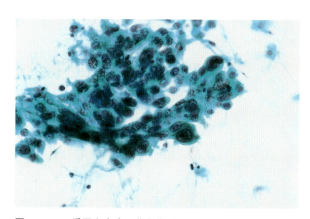

図 II-2-50　扁平上皮癌，非角化型　気管支鏡下擦過標本．ライトグリーン好性の細胞質をもった癌細胞が結合性不良な集塊として出現している．核は細胞の中心にあり，細胞質は重厚である（Pap染色　×40）

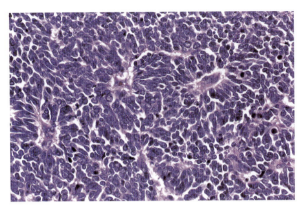

図 II-2-51　小細胞癌（組織像）　小型類円形核で細胞質の乏しい細胞が充実性に増殖する（HE染色　×20）

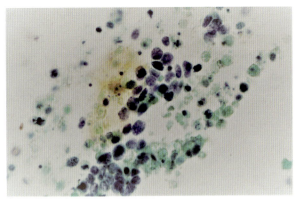

図 II-2-52　小細胞癌　背景に壊死物質が見られる．癌細胞は単独でまたは結合性不良な小集塊として出現している（Pap染色　×40）

が，中枢気管支の発生が多く喀痰細胞診の陽性率は高い．腺癌，扁平上皮癌に次いで多く，15〜20%を占める．扁平上皮癌と同様，喫煙との関連が深く男性に多い．胸部X線では早期は小結節影または気管支壁の肥厚が見られ，進行すると肺門部の原発巣と肺門リンパ節転移巣とが一塊となった腫瘤影を呈することが多い．肺癌では癌細胞からホルモンなどの生理活性物質を分泌する異所性ホルモン産生腫瘍のことがしばしばあるが，小細胞癌はその頻度が高い．ACTH分泌によるCushing症候群，ADH分泌によるSIADHなどがその例である．また，骨・関節症状や神経・筋症状を呈することもある．抗がん剤や放射線に対する感受性が高い一方で，進行は極めて急速で予後は不良である．小細胞癌は特に治療反応性においてそれ以外の3つの組織型とかなり異なるので，小細胞癌と非小細胞癌（扁平上皮癌，腺癌，大細胞癌）の2大分類も臨床的にはよく用いられる．

②病理

小細胞癌は気管支壁に沿って進展することが多く，早期に血行性，リンパ行性転移を来す．組織学的に小型類円形核で細胞質の乏しい癌細胞が充実性に増殖し，時にロゼット様配列を示す（図II-2-51）．核分裂像は多く，ほとんど常に壊死を伴う．免疫組織化学的に神経内分泌系のマーカーであるCD56, chromogranin-A, synaptophysinなどが種々の程度に陽性を示す．しかし，必ずしも神経内分泌の性格が明らかでないものもある．小細胞癌の亜型である混合型小細胞癌は，ひとつの腫瘍の中に小細胞癌の成分と非小細胞癌（扁平上皮癌，腺癌，大細胞癌など）の成分が混在するものである．

③細胞像

小細胞癌では背景に壊死物質が見られることが多い．癌細胞は単独で，または結合性不良な小集塊として出現することが多く，しばしば一列縦隊（indian file），鋳型形成（molding），対細胞（pair cell）が見られる（図II-2-52，図II-2-53）．核は成熟リ

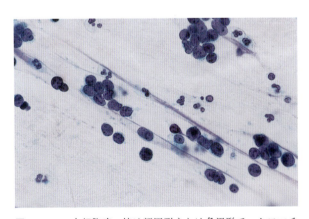

図 II-2-53　小細胞癌　核は類円形または多辺形で，クロマチンは繊細で核小体は目立たない．細胞質は極めて乏しく，裸核状の細胞もしばしばみられる．インディアンファイル，鋳型形成がみられる（Pap染色　×40）

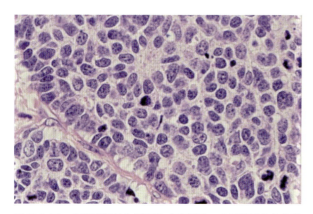

図II-2-54 大細胞神経内分泌癌（組織像）　小細胞癌より大型の核で細胞質もやや豊富な癌細胞がロゼット様配列を伴って増生している（HE染色　×40）

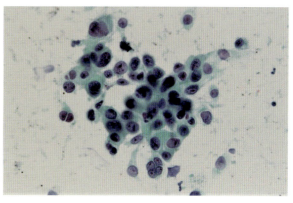

図II-2-55 大細胞神経内分泌癌　癌細胞は単独でまたは結合性不良な集塊として，または単独に出現している．核小体はやや目立ち，細胞質は小細胞癌より豊富である（Pap染色　×40）

ンパ球程度のものから好中球の2倍ほどまでやや幅があり，類円形または多辺形で核縁は薄い．クロマチンは喀痰中のものは粗顆粒状，濃縮状で，新鮮材料では細顆粒状である．核小体は目立たない．細胞質は極めて乏しく，裸核状の細胞もしばしば見られる．

b）大細胞神経内分泌癌（large cell neuroendocrine carcinoma）

①臨床

従来は大細胞癌の亜型であったが，最新の規約では神経内分泌腫瘍に移された．大細胞神経内分泌癌は比較的末梢肺に多い．他の神経内分泌腫瘍と同様，ホルモンなどを分泌しその症状を呈することがあるが稀である．神経内分泌腫瘍の中で小細胞癌とともに高悪性度の腫瘍で予後は極めて不良である．近年，小細胞癌に準ずる治療法を行う施設が増えている．

②病理

大細胞神経内分泌癌は，組織学的に小細胞癌より大型の核で細胞質もやや豊富な癌細胞が類器官構造，索状配列をとって増殖ししばしばロゼット様配列を伴う（図II-2-54）．核分裂像は多く，広範な壊死を伴う．HE染色でこのような特徴的所見を示すことに加え，免疫組織化学的にCD56，chromogranin-A，synaptophysinなどの神経内分泌系マーカーが陽性を示すことが病理診断に必須である．小細胞癌の場合と同様に，ひとつの腫瘍の中に大細胞神経内分泌癌の成分と非小細胞癌（扁平上皮癌，腺癌など）の成分が混在することがあり，混合型大細胞神経内分泌癌と呼ばれる．

③細胞像

大細胞神経内分泌癌の細胞は重積性のある集塊としてまたは単独で出現する（図II-2-55）．しばしば柵状配列，ロゼット様配列を示す．小細胞癌より集塊の結合性が強い．核は小細胞癌より大型でクロマチンは顆粒状で密である．核小体はやや目立つことが多い．細胞質は淡明で比較的豊富であるが，裸核状のことも多い．核分裂像は多数みられ，背景は壊死性である．

c）カルチノイド腫瘍（carcinoid tumor）；
　　定型カルチノイド（typical carcinoid）および異型カルチノイド（atypical carcinoid）

①臨床

カルチノイド腫瘍は，気管支粘膜上皮にあるクルチツキー（Kulchitsky）細胞由来の比較的低悪性度の腫瘍である．中枢気管支に好発し内腔に突出して発育し，気管支を閉塞することもある．少数なが

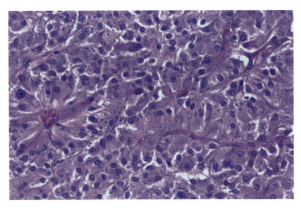

図 II-2-56 定型カルチノイド（組織像） 均一な類円形核を有する N/C 比の小さい細胞が，索状・胞巣状に増殖している（HE 染色 ×20）

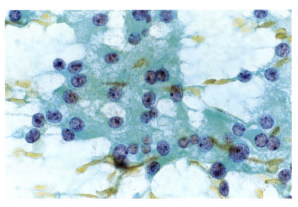

図 II-2-57 定型カルチノイド 平面的な集塊としてまたは単独で出現している．核は小型円形で大きさはほぼそろっている．クロマチンは軽度に増加し，核小体は比較的明瞭である．細胞質は顆粒状または泡沫状である（Pap 染色 ×40）

ら末梢肺にも発生する．セロトニンなどのホルモンを分泌し，カルチノイド症候群と言われる症状（下痢，顔面紅潮，貧血など）を呈することがある．カルチノイド腫瘍は，低悪性度の定型カルチノイドと中間悪性度の異型カルチノイドに分類される．なお，カルチノイド腫瘍は直径 0.5 cm 以上のものを指し，それより小さい結節性病変で同様の組織像を呈するものはテューモレットという．

②病理

組織学的に類円形核と顆粒状の細胞質より成る腫瘍細胞が，類器官，索状，島状，柵状，リボン状，ロゼット様に増殖する（図Ⅱ-2-56）．免疫組織化学的には CD56, chromogranin-A, synaptophysin や各種ホルモンが陽性，電顕的には細胞質に神経内分泌顆粒がみられる．カルチノイド腫瘍のうち，核分裂像が 2 mm^2（約強拡大 10 視野）で 2 個未満であり壊死を伴わないものは定型カルチノイドに，核分裂像が 2 mm^2 で 2〜10 個あるかまたは壊死を伴うものは異型カルチノイドに分類される．

③細胞像

カルチノイド腫瘍の細胞は，直接擦過または穿刺材料で見られることが多い．腫瘍細胞は平面的な集団としてまたは単独で出現する（図Ⅱ-2-57）．核は小型円形で大きさはほぼそろっているか，軽度の大小不同を呈する．クロマチンは軽度に増加し，核小体は比較的明瞭である．細胞質は顆粒状または泡沫状である．定型カルチノイドに比べ異型カルチノイドでは全体に核異型がやや強く，核分裂像や壊死が見られることがある．

(4) 大細胞癌（large cell carcinoma）

①臨床

大細胞癌は比較的末梢の肺野に発生する．全肺癌の 5% 程度を占める．喫煙との関連は低いとされている．胸部 X 線では末梢肺野の孤立性腫瘤影を示すことが多い．腫瘍の増大は比較的速く予後は不良である．大細胞癌では（時に腺癌でも）腫瘍随伴症候群として末梢血の好中球増多を示すことがあり，癌細胞からの G-CSF（granulocyte colony stimulating factor）の分泌が見られることがある．

②病理

最新の規約では，大細胞癌から大細胞神経内分泌癌などの亜型がすべて削除された．よって，大細胞癌は非小細胞癌の中で他の組織型の特徴を欠くものと考えてよい．大細胞癌は組織学的に未分化な癌細胞の充実性増生よりなり，核は大型で核小体は著明，細胞質は比較的豊富である（図Ⅱ-2-58）．

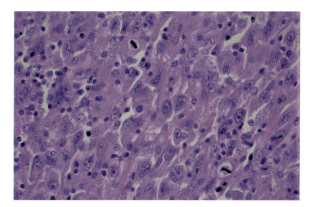

図 II-2-58 大細胞癌（組織像） 未分化な大型細胞の充実性増生よりなり，扁平上皮癌にみられる角化や細胞間橋，腺癌にみられる乳頭状，管状配列はいずれもみられない（HE染色 ×40）

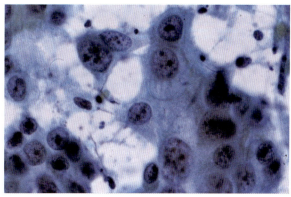

図 II-2-59 大細胞癌 結合性不良な集塊として出現している．核は大きく中心性で，クロマチンは粗大顆粒状，核小体は大型明瞭である．細胞質は広くライトグリーンに淡染する（Pap染色 ×40）

扁平上皮癌にみられる角化や細胞間橋，腺癌にみられる乳頭状，管状配列，さらに小細胞癌や大細胞神経内分泌癌にみられるロゼット様構造などの特徴はいずれもみられず，免疫組織化学的にも腺癌マーカーおよび扁平上皮癌マーカーは陰性である．

③細胞像

大細胞癌では背景に壊死物質がみられることがある．癌細胞は単独でまたは結合性不良な集団として出現する．核は大きく中心性で，円形または不整形，核縁はやや厚い．クロマチンは粗大顆粒状で，核小体は大型明瞭である（図II-2-59）．細胞質は広くライトグリーンに淡染する．大細胞癌は悪性細胞としての特徴は明瞭であるが分化傾向に乏しいので，低分化型の扁平上皮癌細胞や腺癌細胞との鑑別が難しいことが多い．よって，細胞診では大細胞癌と確定診断することは避けるべきである．

(5) 腺扁平上皮癌

腺扁平上皮癌は1つの腫瘍の中に，管状，乳頭状増生などの分化が明らかな腺癌の成分と角化，細胞間橋などの分化が明らかな扁平上皮癌の成分がともに10%以上存在する癌である．末梢発生が多い．細胞診では腺癌および扁平上皮癌の細胞が同時に出現すれば診断可能であるが，一方のみのことも多い．粘表皮癌との鑑別は発生部位，組織学的特徴を基本に行うが困難なこともある．

(6) 多形癌

多形癌は最新の規約の上位項目である肉腫様癌の中の代表的な組織型であり，紡錘細胞あるいは巨細胞の成分のみからなるか（図II-2-60），または，それに扁平上皮癌，腺癌，または未分化非小細胞癌の成分を伴い紡錘細胞あるいは巨細胞の成分が腫瘍全体の10%以上を占めるものである．それぞれ紡錘細胞，巨細胞のみから成る紡錘細胞癌，巨細胞癌も規定されているが極めて稀である．多形癌にみられる巨細胞は奇怪な形の巨大な単核または多核の大型細胞で（図II-2-61），細胞質内に好中球の取り込み（emperiopolesis）がみられることがある．紡錘細胞は束状，花むしろ状の配列で肉腫様の像を呈する．

(7) 癌肉腫・肺芽腫

癌肉腫および肺芽腫はいずれも癌腫および肉腫の成分を含む悪性腫瘍で，最新の規約では上位項目の肉腫様癌に含まれている．癌肉腫は扁平上皮癌や腺癌など上皮性成分と軟骨，骨，筋などへの分化を示す肉腫性成分よりなる腫瘍で悪性度が高い．肺芽腫は胎児肺に似た上皮性成分と未熟な間葉系成

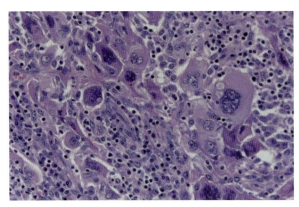

図 II-2-60 多形癌（組織像） 巨大で奇怪な形の単核または多核の細胞と紡錘細胞が不規則に増生している（HE 染色 ×40）

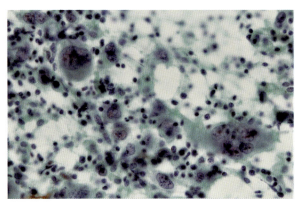

図 II-2-61 多形癌 巨大な単核または多核の巨細胞が単独で出現している（Pap 染色 ×40）

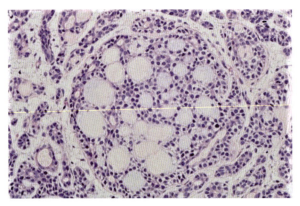

図 II-2-62 腺様嚢胞癌（組織像） 比較的小型の腫瘍細胞が篩状構造をとって増生している（HE 染色 ×20）

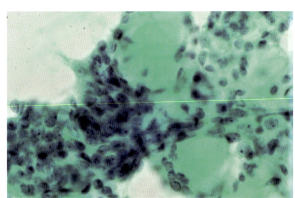

図 II-2-63 腺様嚢胞癌 小型の均一な細胞が粘液物質をとり囲むように配列している．（Pap 染色 ×40）

分よりなる．

(8) 粘表皮癌

　気管支腺由来の腫瘍で，最新の規約では上位項目の唾液腺型腫瘍の一型となっている．唾液腺由来のものと同一の組織像で，重層扁平上皮へ分化した細胞と粘液を有する細胞，さらに両者の中間型の細胞からなる．細胞診でも各々に対応した細胞が出現する．低悪性度および高悪性度のタイプがあり，後者では細胞異型がより強く，腺扁平上皮癌との鑑別が問題になることがある．

(9) 腺様嚢胞癌

　気管支腺由来の腫瘍で，粘表皮癌と同様，唾液腺型腫瘍の一型である．唾液腺由来のものと同一の組織像で，比較的小型の上皮様細胞と筋上皮細胞が篩状構造をとって，または管状，充実性に増生する（図 II-2-62）．細胞診では小型の均一な細胞が粘液物質をとり囲むように配列する（図 II-2-63）．クロマチンは微細顆粒状で軽度に増加する．

B 悪性リンパ腫

　肺原発の悪性リンパ腫には，低悪性度の B 細胞性リンパ腫である MALT 型リンパ腫，高悪性度のびまん性大細胞性 B リンパ腫などがある．細胞診では大細胞性の場合は比較的容易に検出できるが，MALT 型リンパ腫の細胞は小型で異型に乏しく，診断は容易ではない．

C その他の肺腫瘍

　肺には上記以外にも多くの原発性腫瘍が発生するが，いずれも稀であり解説は省略する．なお，悪性中皮腫などの胸膜腫瘍は別章で述べる．

D 転移性肺腫瘍

　肺以外の臓器に発生した悪性腫瘍が肺に転移したものをいう．肺は全身から還流する静脈血が通過するので血行性転移が高頻度に起こる．肺へはさまざまな臓器の悪性腫瘍が転移するが，特に大腸癌，肝癌，腎癌などの頻度が高い．一方，リンパ行性転移もしばしばみられ，特に肺内に広範にリンパ管侵襲を来たし特徴的な画像所見を示すものを癌性リンパ管症といい，胃癌や乳癌の転移によく見られる．細胞診では原発巣の特徴を示す腫瘍細胞が検出されれば診断には有用である．

E 縦隔腫瘍

　縦隔腫瘍は一般に縦隔の組織のうち心・大血管，気管・気管支，食道以外の部分から発生した腫瘍を指す．前上縦隔には胸腺腫瘍（胸腺腫，胸腺癌など），甲状腺腫，胚細胞腫，悪性リンパ腫，中縦隔には気管・気管支嚢腫，心膜嚢腫，悪性リンパ腫，後縦隔には神経原性腫瘍，胃・腸管嚢腫が好発する．このうち，胸腺に発生する胸腺腫は比較的頻度が高く，臨床的にも重症筋無力症との合併など特徴的な所見が多い．また，胸腺に発生する癌には組織学的に扁平上皮癌，腺癌，小細胞癌などが見られる．これらの腫瘍は時に穿刺吸引細胞診の対象になる．

セルフチェック

- ■呼吸器細胞診の検体採取にはどのような方法があるか．
- ■呼吸器でよく見られる感染症とその細胞像の特徴は何か．
- ■肺癌は大きくどのように分類されるか．また各々の細胞像の特徴は何か．

参考文献

日本肺癌学会：肺癌取扱い規約，第8版，金原出版，2017．
Travis, W.D., Brambilla, E., Burke, A.P., et al.: World Health Organization Classification of Tumours of the Lung, Pleura, Thymus and Heart, 4th Edition, IARC, 2015.
田嶋基男他編：臨床細胞学，名古屋大学出版会，1993．
北村諭，巽浩一郎，石井芳樹：別冊・医学のあゆみ；呼吸器疾患，第6版，医歯薬出版，2013．

（横井豊治）

第3章

消化器

消化器には口腔，食道，胃，小腸，大腸などの管腔臓器である消化管とそれらに開口部をもつ分泌臓器である唾液腺，肝臓，胆囊，膵臓などが含まれる．消化管の細胞診は内視鏡による生検診断の普及によりほとんど行われていない．一方，分泌臓器では従来からの分泌液細胞診に加えて，画像診断の発達とともに穿刺吸引細胞診の重要性が増している．特に，生検が困難な胆道，膵臓では細胞診が診断に貢献している．

1 消化器の正常構造

図II-3-1に消化管の構造を示す．

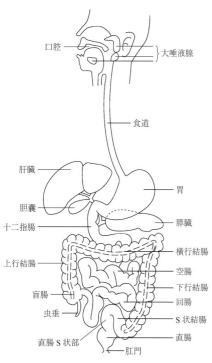

図II-3-1　消化管の形と位置関係

A 唾液腺

唾液腺（salivary gland）は消化酵素と粘液を含む分泌物を出す腺組織で，大唾液腺（耳下腺，顎下腺，舌下腺）と小唾液腺（口唇腺，舌腺，口蓋腺，頬腺など）とがあり，分泌物を産生する腺房とそれを口腔まで運ぶ導管系からなる．腺房は主に消化酵素を産生する漿液細胞，粘液を産生する粘液細胞，それらを取り囲む筋上皮細胞によって構成されている．漿液細胞にはアミラーゼを豊富に含む酵素原顆粒（チモーゲン顆粒）が多数認められる．漿液細胞と粘液細胞の構成は場所によって異なる．耳下腺では漿液細胞のみからなり，顎下腺・舌下腺・多くの小唾液腺は漿液細胞と粘液細胞からなる混合腺である．

B 口腔

口腔（oral cavity）粘膜は扁平上皮で覆われており，角化部（口唇，舌，硬口蓋，歯肉）と非角化部がある．

C 食道

食道（esophagus）は咽頭と胃をつなぐ25 cm前後の管

状臓器で，口側から頸部，胸部（上部，中部，下部），腹部に区分され，食道入口部，気管分岐部，横隔膜裂孔部は生理的に狭くなっており，病変が起こりやすいといわれている．食道壁は粘膜，粘膜筋板，粘膜下層，筋層，外膜からなり，粘膜は角化していない扁平上皮で覆われている．粘膜下層には食道腺が存在する．また，食道には漿膜がないため，炎症や腫瘍などの病変が周囲の臓器に波及しやすい．

D 胃

胃（stomach）は袋状の管腔臓器で，正面からみると逆Cの形をしており，食道側からU（上部，fundus），M（中部，corpus），L（下部，antrum and pylorus）の3つの領域に分けるが，一般的には前記の英単語を訳した噴門部，体部，幽門前庭部と呼称される．壁は粘膜，粘膜筋板，粘膜下層，筋層，漿膜下層，漿膜からなる．粘膜は1層の円柱上皮で覆われ，部位により噴門腺，胃底腺，幽門腺などがみられる．胃底腺は主細胞（ペプシンを分泌），副細胞（粘液を分泌），壁細胞（内因子や塩酸を分泌）からなり，噴門腺と幽門腺は粘液を多量に含有する腺細胞からなる．また，幽門腺にはガストリンを分泌する内分泌細胞もみられる．

E 小腸・大腸

小腸（small intestine）は全長約6〜7 mの管腔臓器で，口側から，十二指腸，空腸，回腸に区分される．粘膜には内腔に突出する腸絨毛がみられ，刷子縁をもつ高円柱上皮（吸収上皮）と杯細胞で覆われている．腸絨毛間には腸陰窩（リーベルキューン腺）があり，パネート細胞や基底顆粒細胞（胃腸管系内分泌細胞）がみられる．十二指腸の粘膜下層には十二指腸腺（ブルンネル腺）がある．回腸にみられる集合リンパ小節はパイエル板と呼ばれる．

大腸（large intestine）は1〜1.5 m長で，盲腸，上行結腸，横行結腸，下行結腸，S状結腸，直腸に区分される．従来，直腸（Rs）に区分されていた部位は直腸S状部（RS）となった．大腸には腸絨毛がなく，小腸よりも杯細胞が多く，刷子縁の発達が悪い．パネート細胞は右側の大腸に少数みられる．

F 肝臓

肝臓（liver）は1 mmぐらいの肝小葉という単位の集合からなる．肝小葉には1〜2列の肝細胞索が放射状に中心静脈に向かうように配列し，肝細胞索の内部には胆汁を運ぶ毛細胆管が，周囲には血管の一種である類洞が存在する．肝細胞は多方形で，細胞質は好酸性を示し，核はほぼ中心性に位置し，核小体がみられる．類洞と肝細胞の間（ディッセ Disse 腔）には伊東細胞が，類洞内にはクッパー（Kupffer）細胞がある．肝小葉の周囲にはグリソン鞘（小葉間結合組織）があり，その中に小葉間胆管，小型門脈枝，肝動脈枝がみられる．

G 胆嚢・肝外胆管

肝細胞で産生された胆汁が毛細胆管に排出されて，十二指腸に至るまでの全経路が胆道であるが，胆道癌取扱い規約では，肝外胆道系を胆道といい，肝外胆管（extrahepatic bile duct），胆嚢（gallbladder），乳頭部に区分される．肝外胆管は，さらに上部から，肝門部領域胆管と遠位胆管に区分される．肝外胆管は胆嚢から注ぎ込む胆嚢管と合流して総胆管（解剖学的名称で，取扱い規約では用いない）となり，膵臓内を通り，主膵管と合流して十二指腸乳頭部に開口する．乳頭部は総胆管と主膵管が貫通する十二指腸壁部分から開口部までで，オッディ（Oddi）括約筋に囲まれた部分である．胆嚢は西洋ナシ

の形をした袋で，胆嚢管側から頸部，体部，底部に区分される．胆嚢や肝外胆管の壁は粘膜，筋層（胆管は線維筋層，胆嚢は固有筋層），漿膜下層からなり，粘膜筋板・粘膜下層を欠く．粘膜は円柱上皮で覆われている．

H 膵臓

膵臓（pancreas）は後腹膜臓器で，腹腔側は漿膜で覆われており，解剖学的に十二指腸側から頭部，体部，尾部に区分されている．実質は結合組織で囲まれた小葉からなり，小葉は外分泌腺（腺房および導管系）と内分泌腺（ランゲルハンス島）で構成されている．小葉を構成する腺房は数個の腺房細胞からなり，腺房細胞はトリプシン，キモトリプシン，リパーゼ，アミラーゼなどを分泌する．導管系は小葉側から介在部，導管，小葉内導管，小葉間導管，主膵管となり，十二指腸乳頭部に開口している．ランゲルハンス島は膵全体に分布するが尾部に多い．ランゲルハンス島にはグルカゴンを分泌するA細胞，インスリンを分泌するB細胞，ソマトスタチンを分泌するD細胞，膵ポリペプチドを分泌するPP細胞，ガストリンを分泌するG細胞，VIPを分泌するVIP細胞などがある．

2 消化器の検体採取法・判定区分

A 唾液腺

腫瘍性病変に対して穿刺吸引細胞診が行われる．判定区分は，標本の適正評価後，良性，良・悪性鑑別困難，悪性の疑い，悪性，の4区分とされている．

B 口腔

綿棒，ブラシなどを使って病変部を擦過して細胞を採取する．粘膜性病変が細胞診の主たる対象病変であり，難治性潰瘍，水疱性病変，隆起性病変，白苔，白斑，紅斑などがみられた場合に細胞診が行われる．近年，一部の口腔がん検診で液状化検体細胞診（LBC）も行われている．

判定区分は，標本の適正評価後，正常および反応性，低異型度上皮内腫瘍性病変あるいは上皮異形成相当（LSIL），高異型度上皮内腫瘍性病変あるいは上皮異形成相当（HSIL），扁平上皮癌（SCC），鑑別困難（indefinite for neoplasia：IFN）の5区分とされている．

C 食道

洗浄法，バルーン法，吸引法などが過去には行われていたが，現在では内視鏡による生検診断が主体であるため通常細胞診は行われていない．GISTなどの粘膜下腫瘍に対しては超音波内視鏡ガイド下穿刺吸引細胞診（endoscopic ultrasound-guided fine-needle aspiration cytology：EUS-FNA）が行われることがある．消化管（食道，胃，小腸，大腸）の判定区分は，標本の適正評価後，陰性／良性，異型／鑑別困難，悪性の疑い／低悪性度以上，陽性／悪性，の4区分とされている．

D 胃・十二指腸

内視鏡による生検診断が主体であるため，通常細胞診は行われていないが，洗浄法，内視鏡的擦過法，生検材料の捺印法，あるいは手術時の迅速標本からの捺印などによって採取されることがある．GISTなどの粘膜下腫瘍に対してはEUS-FNAが行われる．判定区分に関しては食道（前記）を参照．

E 小腸・大腸

細胞診が主目的で行われることはなく，生検材料や術中迅速材料の捺印が行われることが稀にある．判定区分に関しては食道（前記）を参照．

F 肝臓

画像診断で鑑別できない限局性病変がみられる場合，超音波ガイド下穿刺吸引細胞診（US guided FNA）が行われることがある．高度異型結節，高分化型肝細胞癌，肝内胆管癌，転移性肝腫瘍などから細胞が採取される．肝胆膵の判定区分は，標本の適正評価後，陰性／良性，異型／鑑別困難，悪性の疑い／低悪性度以上，陽性／悪性，の4区分とする．

G 胆嚢・肝外胆管

胆道病変では経皮経肝胆管ドレナージ（percutaneous transhepatic biliary drainage：PTBD）で胆汁バッグに貯留した胆汁や，経皮経肝胆管造影（percutaneous transhepatic cholangiography：PTC）および内視鏡的逆向性胆管膵管造影（endoscopic retrograde cholangiopnacreatography：ERCP）などの検査時に採取された胆汁を検体とした胆汁細胞診，あるいはそれらの検査時に施行したブラシ擦過による細胞診が行われている．判定区分は肝臓（前記）を参照．

H 膵臓

膵病変ではERCP時に採取した膵液，内視鏡的に膵管に留置した内視鏡的経鼻膵管ドレナージ（endoscopic nasopancreatic drainage）でバッグに貯留した膵液，などを検体とした膵液細胞診，小結節性病変などに対するEUS-FNA，などが行われている．本邦では，粘液性病変（膵管内乳頭粘液性腫瘍，粘液性嚢胞腫瘍など）に対するEUS-FNAは播種の危険性より禁忌とされている（粘液を産生する異型細胞はmalignant potentialを持っているため）が，米国では行われていることや，実際の播種の報告例が稀であることより，将来的には粘液性病変に対するEUS-FNAが本邦においても導入される可能性がある．判定区分は肝臓（前記）を参照．

3 消化器の正常細胞・良性細胞・悪性細胞

A 唾液腺（表Ⅱ-3-1，表Ⅱ-3-2）

(1) 正常細胞

正常唾液腺では腺房細胞，導管上皮細胞，脂肪細胞などが少量採取される．腺房細胞は結合性が良く，腺房構造を保ったまま球状に出現する．導管上皮細胞はシート状あるいは導管状に出現する．筋上皮細胞は裸核状で認識が困難である．

(2) 良性細胞

a）多形腺腫（pleomorphic adenona）

唾液腺腫瘍の大半を占める．腺細胞，扁平上皮細胞，筋上皮細胞などの上皮細胞と粘液腫様，

表Ⅱ-3-1 唾液腺腫瘍の構成細胞と組織型

	腺房・導管上皮	腺房・導管上皮＋筋上皮	筋上皮
良性	ワルチン腫瘍 オンコサイトーマ	多形腺腫 基底細胞腺腫	筋上皮腫
悪性	腺房細胞癌 粘表皮癌 唾液腺導管癌	上皮筋上皮癌 基底細胞腺癌 腺様嚢胞癌	筋上皮癌

表 II-3-2　唾液腺腫瘍の臨床像

発生頻度	耳下腺＞小唾液腺＞顎下腺＞舌下腺
組織型別頻度	良性腫瘍：多形腺腫＞ワルチン腫瘍
	悪性腫瘍：粘表皮癌＞腺様嚢胞癌
両側発生	悪性リンパ腫，ワルチン腫瘍
好発部位・性別	多形腺腫（耳下腺・若年女性），ワルチン腫瘍（耳下腺・高齢男性），基底細胞腺腫（耳下腺・高齢者），腺房細胞腫（耳下腺），粘表皮癌（耳下腺・若年女性），唾液腺導管癌（耳下腺・高齢男性），多型低悪性度腺癌（小唾液腺）
環境	ワルチン腫瘍（喫煙），リンパ上皮腫（EBウイルス）
良性／悪性比	耳下腺（4：1），顎下腺（2：1），舌下腺（1：4）
小児上皮性腫瘍	粘表皮癌，腺房細胞癌

軟骨性間質，脂肪組織などの間葉系組織の両方からなり，多彩な組織像を呈する．細胞診では小円形，紡錘形，星芒状，類上皮様，形質細胞様（hyaline cell）など種々の形態をした筋上皮系細胞が上皮系細胞集塊の周囲からほつれ落ちるような所見がみられる．背景に間質性粘液がみられる（図Ⅱ-3-2）．間質性粘液はメイ・ギムザ染色に異染性を示し，辺縁は刷毛状である（図Ⅱ-3-3）．シート状，腺管状の上皮細胞も少数みられる．

b）ワルチン腫瘍（Warthin tumor）

男性，高齢者，喫煙者の耳下腺下極に好発する嚢胞性良性腫瘍である．組織学的には，二層性を示す好酸性細胞が乳頭状，腺管状に増殖し，間質はリンパ濾胞の形成を伴ったリンパ組織からなる．細胞診では，円柱状〜多稜形の厚い顆粒状細胞質を有する好酸性細胞と大小さまざまな大きさのリンパ球が多数みられる（図Ⅱ-3-4）．背景には壊死物質，コレステロール結晶，タンパク様物質などの嚢胞内容液が観察される．肥満細胞が出現することも特徴である．

(3) 悪性細胞

a）粘表皮癌（mucoepidermoid carcinoma）

粘液産生細胞，扁平上皮細胞，中間型細胞から構成される悪性腫瘍で，背景に多数のリンパ球浸潤を伴う（tumor-associated lymphoid proliferation：TALP）症例もある．粘液産生細胞は杯細胞様，泡沫状，空胞状とさまざまである（図Ⅱ-3-5）．中間型細胞は淡明で豊富な細胞質を有する類円形細胞で，結合性がよい．扁平上皮細胞は基底細胞様細胞から表層細胞様細胞までさまざまである．低悪性度群は異

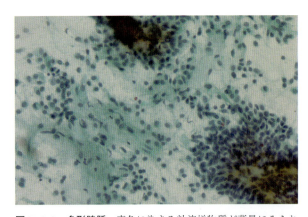

図Ⅱ-3-2　多形腺腫　青色に染まる粘液様物質が背景にみられる．腫瘍細胞は小円形〜短紡錘形で異型は乏しく，細胞集塊から剥離したようにみえる（Pap染色　×20）

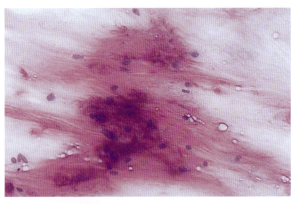

図Ⅱ-3-3　多形腺腫　背景の間質性粘液は赤紫色に染まっている（異染性）．粘液は方向性をもって流れるように塗抹されており，その辺縁は刷毛状である（MGG染色　×40）

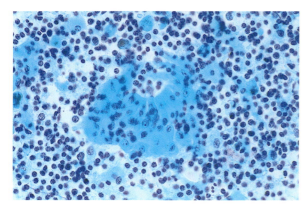

図 II-3-4　ワルチン腫瘍　上皮性細胞と多数のリンパ球がみられる．上皮性細胞は高円柱状で，細胞質はライトグリーン好性である．リンパ球は種々の大きさのものがあり，反応性と考えられる（Pap 染色　×40）

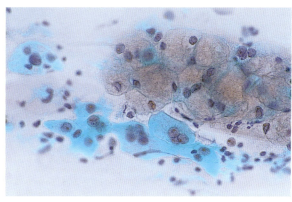

図 II-3-5　粘表皮癌　多稜形で，厚い細胞質を有する扁平上皮細胞と胞体内に多量の粘液を含む腺細胞がみられる．核小体がみられるが，全体的に異型性は乏しく，低悪性度粘表皮癌である（Pap 染色　×40）

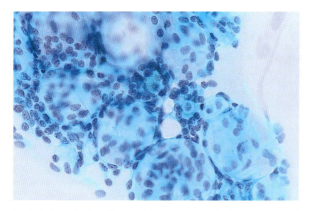

図 II-3-6　腺様嚢胞癌　小型で異型性の乏しい腫瘍細胞が，類円形で透明感のある粘液球を取り囲むようにしている．一見，篩状構造にみえるが，真の管腔構造ではない（Pap 染色　×40）

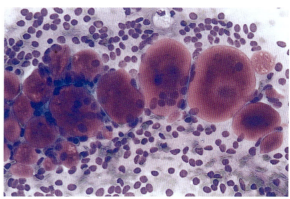

図 II-3-7　腺様嚢胞癌　腺様嚢胞癌にみられる粘液球は間質性粘液もしくは基底膜様物質であるため，MGG 染色にて強い異染性を示す．多形腺腫にみられる異染性粘液と比べて，境界が明瞭である（MGG 染色　×40）

型性が乏しく，背景に多量の粘液がみられ，良性疾患と間違われやすい．

b）腺様嚢胞癌（adenoid cystic carcinoma）

筋上皮細胞と腺上皮細胞の両方への分化を示す悪性腫瘍であるが，前者が優位であり，基底膜物質や間質性粘液を入れた偽篩状構造を特徴とする．本腫瘍の発育は緩慢であるが，時に神経浸潤による痛みや顔面麻痺などを起こすことがある．細胞診では，小型で異型性の乏しい，N/C 比の大きい腫瘍細胞が篩状構造を呈するのが特徴的で，その内腔に相当する部分（偽腺腔）にはメイ・ギムザ染色で異染性を示す間質性粘液（粘液球）や基底膜物質（硝子球）が存在する（図 II-3-6，図 II-3-7）．

c）腺房細胞癌（acinic cell carcinoma）

漿液性腺房細胞への分化を示す悪性腫瘍である．組織学的には，充実型，微小嚢胞型，乳頭嚢胞型，濾胞型と多彩な増殖パターンを示し，腫瘍細胞も腺房細胞型，空胞細胞型，介在部導管細胞型，非特徴的腺管上皮細胞型，好酸性細胞型など多彩である．細胞像も多彩で，腫瘍細胞は乳頭状，血管周囲性配列，腺管状，重積性，シート状に出現する．腺房細胞型では細胞質が顆粒状で，正常の漿液細胞に類似するが，導管細胞がみられないことが鑑別点である．空胞細胞型もこの腫瘍に特徴的な細胞で，

細胞質内に小さな空胞が多数みられる．免疫組織学的にアミラーゼ陽性あるいはジアスターゼ消化PAS反応陽性のチモーゲン顆粒を有する典型的な腺房細胞型以外の亜型の診断にあたっては，乳腺相似分泌癌[1]との鑑別に注意が必要である．

B 口腔

(1) 正常細胞
非角化部粘膜からは中層扁平上皮が，角化部粘膜からは無核細胞や表層上皮が主体にみられる．

(2) 良性細胞
傍基底細胞は潰瘍部からの擦過の場合にみられる．良性の核腫大は化学療法，放射線，粘膜刺激，潰瘍性・炎症性疾患，ヘルペス感染症，ビタミン欠乏症（B_{12}，葉酸），鉄欠乏症などでみられる．粘膜に慢性の刺激が加わると，肉眼的に限局性の白色（白板症）あるいは赤色（紅板症）病変を呈することがある．これらは組織学的には角化層の肥厚（角化症）や異型核を有する扁平上皮（異形成）に相当し，白板症では3～16%に，紅板症では約80%に癌化がみられることより，いずれも前癌病変と考えられている．感染症では，放線菌症，カンジダ症，単純ヘルペスウイルス感染症，巨大細胞性封入体症などがみられ，他部位にみられる病変と同様の細胞像を示す．

a) 単純ヘルペスウイルス感染症 (herpes simplex virus infection)
口唇，口腔内に水疱を形成する．細胞診では扁平上皮細胞にすりガラス状核，核内封入体，多核化，核圧排像などがみられ，他領域のものと差はない．

b) 尋常性天疱瘡 (pemphigus vulgaris)
自己免疫疾患の一つで，細胞接着に対する抗表皮間抗体が存在する．皮膚，口腔，食道の扁平上皮の基底層上部の水疱形成が特徴で，約90%以上が経過中に口腔粘膜病変がみられ，そのうちの約2/3は口腔領域を初発とする．水疱を擦過すると，結合性に乏しい傍基底型細胞（棘融解細胞 acantholytic cell，ツアンク Tzank 細胞）が敷石状配列をした小集団として多数みられる．この細胞は核小体が目立ち，N/C比が大きいため悪性腫瘍と間違われやすい．

(3) 悪性細胞

扁平上皮癌
口腔領域の悪性腫瘍の中で最も頻度が高い．その多くは角化型・高分化型で，他の臓器に発生する高分化型扁平上皮癌と同様の細胞所見を呈する．

C 食道

(1) 正常細胞
粘膜は非角化型扁平上皮によって覆われており，正常状態では中間型細胞が主体である．

(2) 良性細胞
炎症や潰瘍があると傍基底細胞が出現する．悪性貧血（ビタミン B_{12} 欠乏症）では扁平上皮は核，細胞質ともに大きくなるが，N/C比は大きくならない．食道の炎症性疾患はさまざまな原因（飲酒，喫煙，酸やアルカリの嚥下，胃液の逆流，放射線療法，化学療法，感染症，尿毒症など）で起こり，傍基底細胞や再生上皮細胞，核や細胞質の変性，炎症性細胞などの非特異的所見がみられるが，好酸球がみら

---

[1] 乳腺相似分泌癌 (mammary analogue secretary carcinoma：MASC) と同様の ETV6-NTRK3 融合遺伝子を持つものが，典型的な腺房細胞型以外の亜型に多く含まれている．

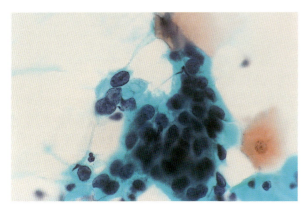 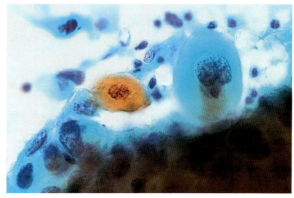

図Ⅱ-3-8　バレット食道　異型性に乏しい腺細胞が良好な結合性を有して出現している．食道から採取された検体であることから，バレット食道であると判断できる．この症例には腸上皮化生はみられない（Pap染色　×40）

図Ⅱ-3-9　食道扁平上皮癌　厚みがあり，硝子様の細胞質を有する異型細胞と，角化を示す異型細胞がみられる．大型細胞集塊（右下）も本腫瘍の特徴である（Pap染色　×100）

れた場合には逆流性食道炎の可能性が示唆される．肺や縦隔に対して放射線療法を受けた患者では大型の異型扁平上皮細胞が出現することがある．

バレット食道（Barrett's esophagus）

下部食道で胃粘膜から連続性にみられる円柱上皮をバレット粘膜といい，それが存在する食道をバレット食道という．食道炎（逆流性食道炎など）や食道潰瘍の修復像の可能性が考えられている．多くは腸型形質（杯細胞）を伴うが，胃型腺上皮で構成される場合もある．一方，食道胃接合部から離れた部位に出現する胃型腺上皮は異所性胃粘膜と呼ばれている．細胞診では結合性のよい胃の粘膜上皮細胞がシート状に出現する（図Ⅱ-3-8）．杯細胞が混在することもある．食道の細胞診で腺上皮がみられた場合には本疾患を考えるが，その前に胃食道接合部付近からの採取ではないことを確かめる必要がある．バレット食道にみられる再生上皮はしばしば高分化型腺癌との鑑別が問題となる（表Ⅱ-3-3）．

(3) 悪性細胞

a) 扁平上皮癌

食道癌のほとんど（95％以上）は扁平上皮癌である．好発部位は中部食道で，次は下部食道に多い．角化型，非角化型のいずれもみられるが，細胞像は他の部位に発生する扁平上皮癌と同様である（図Ⅱ-3-9）．

b) 腺癌

食道癌の数％を占め，下部食道に好発し，バレット食道から発生する場合がほとんどであるが，稀に異所性胃粘膜や食道腺からの発生もみられる．腫瘍細胞は乳頭状，腺管状に増殖する腸型が大半である．食道の印環細胞癌は胃と比べると極端に稀であるため，もし印環細胞癌がみられた時はまず胃からの浸潤を考える．

表Ⅱ-3-3　バレット食道と腺癌の細胞像

	バレット食道（再生上皮）	腺癌
細胞集塊	大きな集塊	より小さい集塊
	良好な結合性，平面的	乏しい結合性，立体的
辺縁	明瞭	不規則，ほつれ像
孤在細胞	稀	多い
配列	規則正しい，極性あり	不規則，極性消失
核	均一	腫大，多形性
形	卵円形	紡錘形，円形，不規則
核縁	平滑	不規則な切れ込み
クロマチン	微細，均一分布	微細～粗，不規則分布，過染性
細胞質	顆粒状	粘液量減少，印環型細胞，細胞質内小腺腔

D 胃・十二指腸

(1) 正常細胞

粘液細胞は胃の表面全体を被覆しているため，最も多く出現する細胞である．高円柱状で，核は基底側に位置し，結合性がよく，シート状に出現し，蜂窩状構造を示す．細胞集塊の辺縁では柵状配列やロゼット様配列がみられる．細胞質は比較的豊富で，好酸性，微細顆粒状もしくは空胞状である．内腔面の細胞質は厚くみえるが，線毛はみられない．粘液は中性で，PAS反応に強陽性，アルシアンブルー染色に陰性を示す．正常状態では杯細胞は混在しない．胃底腺の主細胞は立方状で，細胞質はチモーゲン顆粒を含むため，膵や唾液腺の腺房細胞に類似し，粗顆粒状である．壁細胞はピラミッド形，フラスコ形，円形で，主細胞よりも大きい．細胞質は豊富で，顆粒状好酸性である．核クロマチンはやや粗く，核小体が目立つ．副細胞は細胞質が淡染性である以外は主細胞に類似する．これら胃底腺細胞は表面に存在しないので剥離細胞診の場合は出現しにくい．

(2) 良性細胞

a) 再生上皮

再生上皮は胃炎や潰瘍に伴ってしばしばみられる．結合性のよい，平面的で大型の細胞集団として出現する．核の大型化，軽度の大小不同，明瞭な核小体，核分裂像などがみられるが，核の極性の乱れ，核縁の切れ込み像，核小体周囲明暈，孤在細胞などがみられにくいことが腺癌との鑑別点である（図Ⅱ-3-10，図Ⅱ-3-11）．

b) 腸上皮化生

胃の粘膜に杯細胞，腸の吸収細胞，パネート（Paneth）細胞などが出現する腸上皮化生は慢性胃炎でしばしばみられる．杯細胞は大きな分泌空胞を有する膨張した細胞で，粘液細胞や吸収細胞のシートの中に散在性に出現し，その淡明な細胞質のためにスイスチーズ様にみえる（図Ⅱ-3-12）．細胞境界はきわめて明瞭で，核は基底側に位置するが，シート状配列の中央部では細胞を縦方向に観察するため核周囲明暈として現れる．吸収細胞は高円柱状細胞で，細胞質は微細顆粒状を呈し，内腔面の細胞膜は線状に肥厚してみえる．

c) ヘリコバクター・ピロリ（*Helicobacter pylori: H. pylori*）感染症

ヘリコバクター・ピロリは1〜3μm長の曲線状，螺旋状の桿菌で，胃表面の粘液層内に存在する．ヘリコバクター・ピロリの菌体はパパニコロウ染色でも観察可能であるが，メイ・ギムザ染色を行うと容易にみつけることができる（図Ⅱ-3-13）．近年，ヘリコバクター・ピロリ感染症は慢性胃炎，胃・十二指腸潰瘍，胃癌，MALTリンパ腫の発生に関連するといわれている．

d) 腺腫

腺腫のほとんどは腸型腺腫で，胃型腺腫も稀にみられる．平坦な隆起性病変で，2cm以下のものが多い．過染性の紡錘形核を有する高円柱状異型細胞が比較的整った腺管状増殖を示す．細胞診では結合性を有する高円柱状細胞の柵状配列が特徴的である（図Ⅱ-3-14）．細胞は密に分布するが細胞集塊の重積性は乏しい．核は桿状〜長楕円形で，クロマチンが顆粒状に増量し，同じ方向に並んでいる．核小体は腺癌ほど目立たない．細胞質はライトグリーンに好染し，粘液はみられにくい．

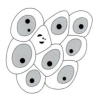
再生上皮細胞

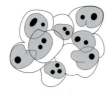
腺癌細胞

図Ⅱ-3-10　再生上皮細胞と腺癌細胞

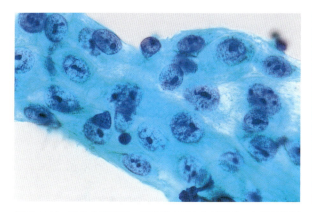

図 II-3-11　再生上皮細胞　不正形の核小体が目立つ大型異型細胞がみられる．細胞集塊は平面的で，出現細胞には配列の極性が保たれており，N/C 比は大きくないことが良性異型を示唆する（Pap 染色　×100）

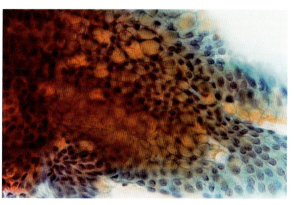

図 II-3-12　胃腸上皮化生　結合性の良い，シート状細胞集塊がみられる．集塊は円柱状の表層細胞と粘液を多量に含み腫大した杯細胞が混在している（Pap 染色　×40）

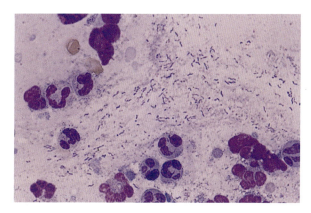

図 II-3-13　ヘリコバクター・ピロリ感染症　螺旋形，波状形をした桿菌が粘液の内に多数みられる．背景には炎症性細胞も認められる．菌体は Pap 染色でも観察できるが，MGG 染色のほうがみつけやすい（MGG 染色　×100）

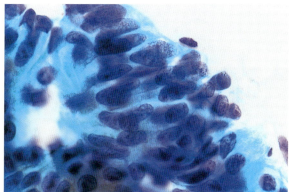

図 II-3-14　胃腺腫　クロマチンに富んだ紡錘形の核が密に柵状配列する像が特徴である．核の長軸はほぼ同方向に向いている．核小体は目立たない（Pap 染色　×100）

(3) 悪性細胞
a) 腺癌

　胃癌は長い間日本人のがん死因の 1 位を占めてきたが，最近は死亡率が減少しており，男性では肺癌に次いで 2 位で，女性では大腸癌，肺癌に次いで 3 位である（平成 26 年度）．好発年齢は 50～70 歳で，男性に多い．好発部位は幽門前庭部小弯側である．リンパ節転移の有無に関係なく，深達度により，粘膜下層までに留まっている早期癌とさらに浸潤している進行癌に区別される[2]．肉眼形態は「表在型」と「進行型」に分類され，粘膜面からみた形態を 0～5 型に分類する．5 型は 0～4 型のいずれにも分類しがたいものを指す．0 型はさらに隆起型，表面型，陥凹型に分類する．0-I 型と 0-IIa 型の隆起の高さは，2～3 mm までのものを 0-IIa 型とし，それを超えるものは 0-I 型とするのが一般的で

---

[2] 胃癌の転移巣には，その部位により人名がつけられたものがある．たとえば，左鎖骨上窩リンパ節への転移はウィルヒョウ（Virchow）の転移，卵巣への転移はクルーケンベルグ（Krukenberg）腫瘍，ダグラス窩（Douglas）への転移はシュニッツラー（Schnitzler）の転移と呼ばれる．

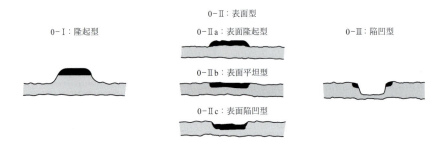

図 II-3-15　早期胃癌の肉眼分類（0 型）

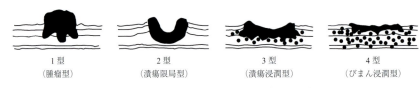

図 II-3-16　進行胃癌の肉眼分類（1～4 型）

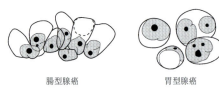

図 II-3-17　腸型腺癌と胃型腺癌

表 II-3-4　胃の腸型腺癌と胃型腺癌の違い

	腸型腺癌（分化型癌）	胃型腺癌（未分化型癌）
組織型	高～中分化型	印環細胞型, 低分化型
発生母地	腸上皮化生, 慢性胃炎	正常胃粘膜
増殖パターン	隆起性（1 型, 2 型）	びまん性（3 型, 4 型）
年齢	高齢	やや若い
性	男性に多い	性差なし
細胞所見		
出現様式	重積性, 乳頭状, 腺管状	孤立散在性
細胞形	円柱状	類円形
壊死性	背景みられやすい	稀
粘液	酸性粘液が主体	中性粘液が主体

ある（図 II-3-15，図 II-3-16）．

　胃癌には種々の分類があるが，腸上皮化生を基盤として起こり，大腸の腺癌に類似する腸型腺癌（分化型癌）と，正常の胃粘膜に発生する印環細胞癌ないし低分化型腺癌の胃型腺癌（未分化型癌）の 2 つに分けるのが細胞診的には理解しやすい（図 II-3-17，表 II-3-4）．腸型腺癌は粗な結合性を示し，重積性集塊，シート状，乳頭状，腺管状，孤立散在性に出現する（図 II-3-18）．高分化型では腫瘍細胞は円柱状で，低分化型では立方状から類円形である．核は偏在性に位置し，N/C 比が大きい．核には微細なクロマチンと目立つ一個の核小体を有する場合と，粗いクロマチンと数個の小さな核小体を有する場合とがある．核縁には切れ込みがみられ，時に脳回状を呈する．細胞質は顆粒状で，酸性粘液が主体の粘液を含む．背景には壊死や好中球がみられやすい．一方，胃型腺癌は孤立散在性に出現しやすく，結合性が乏しい．細胞は類円形で，核はやや小型であるが，N/C 比はより大きい（図 II-3-19）．細胞質内には酸性粘液よりも中性粘液が多い粘液を含み，核を圧排する像（印環細胞癌）もみられる（図 II-3-20）．背景は比較的きれいである．また，しばしば細胞質内に境界明瞭な空胞（細胞質内小腺腔）がみられ，その内部に濃縮した分泌液を含むものもある．この空胞は微絨毛を有する細胞膜で囲まれた空隙で，腺癌の特徴的所見の一つである．その他に，粘液癌（図 II-3-21），腺扁平上皮癌，扁平上皮癌，カルチノイド腫瘍，内分泌細胞癌，リンパ球浸潤癌，肝様腺癌，未分化癌，絨毛癌，αフェトプロテイン産生が証明されることの多い胎児消化管上皮類似癌などの特殊型がある．

　胃癌の術中腹腔洗浄細胞診（CY）は胃癌取扱い規約（第 13 版・1999 年）に予後不良因子の 1 つと

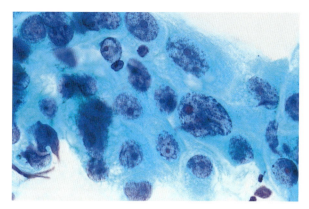

図 II-3-18　胃高分化型腺癌（腸型）　核の大小不同と極性の乱れがある．クロマチンは不均一分布している．核小体は大きく，周囲に明暈を示すものもみられる．細胞質は比較的広く，淡染性である（Pap 染色　×100）

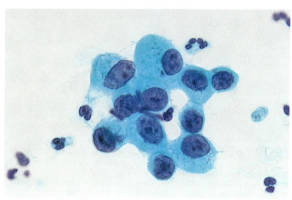

図 II-3-19　胃低分化型腺癌（胃型）　やや小型の類円形異型細胞が疎な結合性を示している．核は偏在性で，数個の核小体がみられる．細胞質はやや顆粒状で，粘液の存在は確認できない（Pap 染色　×100）

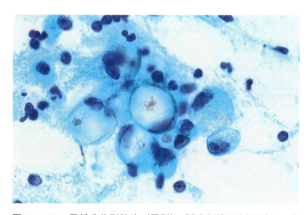

図 II-3-20　胃低分化型腺癌（胃型）　腫瘍細胞は類円形で，結合性が乏しい．細胞質内には粘液がみられ，淡染性ないし泡沫状である．濃縮した分泌物を入れた空胞（細胞質内小腺腔）を有する腫瘍細胞や核を圧排した印環型細胞もみられる（Pap 染色　×100）

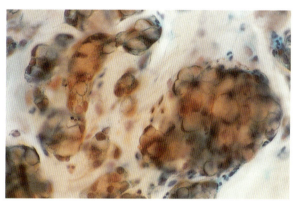

図 II-3-21　胃粘液癌　異型細胞が立体的な集塊を形成して島状に出現し，背景には粘液がみられる．この症例では異型細胞は大きな空胞を細胞質に有し，杯細胞型をしているが，細胞質に粘液をもたない粘液癌の場合もある（Pap 染色　×40）

して採用され，CY1（癌細胞あり）の場合には肉眼的進行度分類は Stage IV となる．癌細胞を認めない場合（疑陽性も含む）は CY0 とし，CY を行っていない場合は CYX と記載する．検体の取扱や判定方法に関しては日本臨床細胞学会雑誌（2001）にガイドラインとして掲載されている．細胞診では通常の腺癌細胞の判定基準で問題はないが，反応性中皮細胞との鑑別が時に困難な場合がある．中皮細胞では核が比較的中心性で時に二核であるのに対し，腺癌細胞では核の偏在性が鑑別点としてあげられる（図 II-3-22）．また，必要時には粘液染色（PAS 反応，アルシアンブルー染色など）を追加する．最近では CEA などの免疫染色なども行われている．

b）悪性リンパ腫

悪性リンパ腫は 2 番目に多い胃の悪性腫瘍で，ほとんどが B 細胞由来である．高悪性度リンパ腫であるびまん性大細胞型（約 30％）と，粘膜に関連したリンパ装置（mucosa-associated lymphoid tissue: MALT）から発生したと考えられる MALT 型リンパ腫（約 60％）がほとんどを占める．MALT 型リンパ腫の多くは低悪性度で，ヘリコバクター・ピロリの除菌を行えば多くの病変部が消失する．細胞診

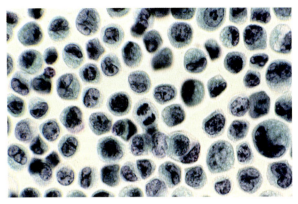

図 II-3-22　胃癌の腹腔内洗浄細胞診　核異型（大小不同，クロマチン増量，核型不整）の強い癌細胞が孤在性に出現している．核は偏在し，分裂期細胞もみられる（Pap 染色　×40）

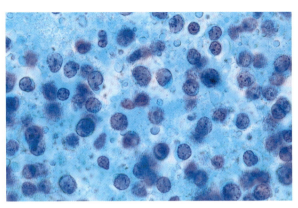

図 II-3-23　胃悪性リンパ腫　均一な細胞所見を呈する類円形異型細胞がみられる．異型細胞は裸核状で，クロマチンの不均一分布や核縁の切れ込みがみられる．背景には細胞質の破片（lymphoglandular body）が目立つ（Pap 染色　×100）

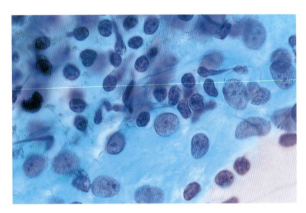

図 II-3-24　胃 MALT 型リンパ腫　小型異型リンパ球とシート状に出現した上皮細胞が混在し，リンパ上皮性病変の存在がうかがわれる．リンパ球は小型であるにもかかわらず，ヘテロクロマチンの粗大な凝集，ユークロマチンの増量，核縁の不規則な肥厚や切れ込み，核小体などがみられる（Pap 染色　×100）

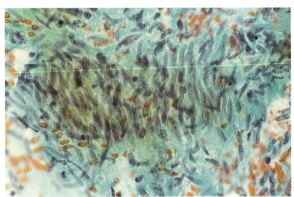

図 II-3-25　胃腸管間質腫瘍（GIST）　紡錘形の核を有する細胞が同一方向に流れをもって塗抹されている．細胞質は淡染性で，細胞境界は不明瞭である．核に軽度の屈曲がある．細胞像のみから良性・悪性の判定は困難である（Pap 染色　×40）

では，腫瘍細胞は類円形で，孤立散在性に出現し，結合性を示さない．細胞や核には大小不同がみられるが，クロマチンパターンや細胞質所見が均一であることと核縁の切れ込み像が目立つことが反応性リンパ組織増生症と異なる．背景にはしばしば細胞質の破砕物（lymphoglandular body）がみられる（図 II-3-23）．MALT 型リンパ腫では腫瘍細胞は小型で，腺上皮細胞とリンパ腫細胞が混在する像が特徴的である（リンパ上皮性病変 lymphoepithelial lesion）（図 II-3-24）．

c）胃腸管間質腫瘍（gastrointestinal stromal tumor：GIST）

消化管の粘膜下に発生する紡錘形腫瘍で，胃の間葉系腫瘍の 90％ を占め，ほとんどの症例で c-kit 遺伝子異常が，一部で PDGFR 遺伝子異常がみられる（表 II-3-5）．カハールの介在細胞（自律神経と平滑筋との間に介在しペースメーカー細胞と

表 II-3-5　胃腸管間質腫瘍の特徴

カハールの介在細胞由来
胃，小腸，大腸の粘膜下腫瘍
胃間葉系腫瘍の 90％
紡錘形〜類円形細胞
skeinoid fiber（小腸）
MIB-1 標識率 10％以上，腫瘍径 5.0 cm 以上，壊死＋，潰瘍＋の場合悪性度が高い
CD117（KIT），CD34 陽性，DOG1 陽性

しての機能を有する）のマーカーである CD117（KIT）や CD34 に陽性を示すことから，GIST はこの細胞に由来すると考えられている．最近では，より感度・特異度の高い DOG1 が診断に有用とされている．GIST の診断は腫瘍が粘膜下に位置するため EUS-FNA にて行われる．腫瘍細胞は紡錘形〜類円形で，孤立散在性あるいは合胞状集塊として出現する．核は紡錘形で，折れ曲がったようなねじれが観察される（図Ⅱ-3-25）．細胞質は淡く，細胞境界は不明瞭である．良性・悪性の区別や平滑筋腫や神経鞘腫との鑑別は細胞診では難しい．GIST は小腸や大腸にも発生し，小腸の GIST では背景に硝子様物（skeinoid fiber）が観察される．GIST の悪性度（リスク分類）は，腫瘍最大径，核分裂像数，MIB-1 labeling index などで判定されている．

E 小腸・大腸

(1) 正常細胞

小腸粘膜からは吸収上皮細胞と杯細胞が採取される．吸収上皮細胞は蜂窩状構造を示すシートとして出現し，その中に淡明な細胞質を有する杯細胞が散見される．吸収上皮細胞は高円柱状で，内腔側には線状に厚くなった細胞膜（微絨毛に相当）が観察される．

大腸は吸収上皮細胞と豊富な杯細胞からなり，真直ぐで枝分かれのない，試験管のような腺管を形成している．吸収上皮細胞は比較的大きな単層のシートとして出現する．シートは結合性が良く，規則正しく蜂窩状配列した吸収上皮細胞で構成され，細胞質の淡明な杯細胞が混在する．

(2) 良性細胞

腺腫

大腸ポリープの大半が腺腫で，大きいもの（2 cm 以上）では腺腫内に腺癌を伴いやすい（腺腫内癌）．腺腫は多発することがある（大腸多発腺腫）が，特に 100 個以上みられる場合（大腸腺腫症）には APC 遺伝子の異常があり，放置すれば 100% 癌化するといわれている（表Ⅱ-3-6）．組織学的には管状腺腫，管状絨毛腺腫，絨毛腺腫，鋸歯状腺腫に分類され，管状腺腫が最も多いが，癌化しやすいのは絨毛腺腫である．

細胞診では比較的均一な高円柱状細胞が結合性のよいやや厚みのあるシート状に，あるいは腺管状，乳頭状，柵状に出現する（図Ⅱ-3-26）．内腔側の細胞膜は境界明瞭で，基底膜側の細胞膜は境界不明瞭である．細胞質は顆粒状を呈し，杯細胞や粘液を含んだ細胞の混在は少ない．核は桿状〜長紡錘形で，ヘテロクロマチンの増量が目立ち，細胞の長軸方向に沿って柵状に配列し，その多くは基底側に

表 Ⅱ-3-6　大腸ポリポーシスの種類と特徴

大腸腺腫症 （大腸・十二指腸・胃；腺腫）	家族性，常染色体優性，APC 遺伝子異常，癌化率 100%，胃底腺ポリープ，骨腫，皮様嚢腫，デスモイド，甲状腺癌
ポイツ・ジェガーズ症候群 （小腸；過誤腫または過形成）	常染色体優性，SKT11/LKB1 がん抑制遺伝子異常，若年性発症癌化（稀），口唇・指趾皮膚色素沈着，卵巣精索腫瘍，子宮頸部腺癌
クロンカイト・カナダ症候群 （胃・大腸；過形成）	非遺伝性，高齢者，下痢，蛋白漏出性胃腸症，禿頭，爪甲異常，皮膚色素沈着，白内障
若年性ポリポーシス （直腸・S 状結腸；過形成または炎症性）	常染色体優性，幼小児，癌化率 10%
炎症性ポリポーシス （再生性・過形成性偽ポリープ）	潰瘍性大腸炎・クローン病
カウデン病（過誤腫）	常染色体優性，PTEN 遺伝子変異 顔面の多発性丘疹，四肢末端角化性丘疹，口腔乳頭腫，多臓器に過誤腫

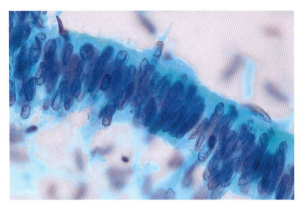

図 II-3-26　大腸腺腫　高円柱状の異型細胞が軽度重積性を示しながら一列に配列している．核は長紡錘形で，同じ方向を向き，密な柵状配列を示している．細胞の結合性は非常によい．写真の右上側の細胞膜は明瞭なため，こちら側が内腔面である（Pap染色　×100）

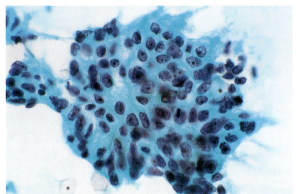

図 II-3-27　大腸腺癌　円柱状異型細胞が腺管状に配列している．核はクロマチンに富み，核小体が目立つ．核小体周囲明暈もみられる．紡錘形核を有する異型細胞が混在しているが，腺癌細胞の核が紡錘形であることは大腸由来を示唆する（Pap染色　×40）

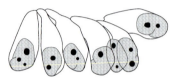

図 II-3-28　大腸腺癌の細胞像

位置する．核小体は存在するが，あまり目立たない．通常，背景に壊死はみられない．

(3) 悪性細胞

a) 腺癌

大腸癌はわが国では近年増加傾向にあり，死亡率は男性では3位，女性では胃癌の死亡率を上回って1位となっている（平成26年度）．直腸が好発部位で，次はS状結腸に多い．組織型はほとんどが腺癌である．腺腫から癌になる場合（adenoma-carcinoma sequence）と腺腫を経ずに直接癌化する場合（de novo 癌）とがある．腺腫から腺癌になる場合は，正常粘膜，上皮過形成，低異型度腺腫，高異型度腺腫，癌と進行するのにAPC遺伝子，k-ras遺伝子，DCC遺伝子などの種々の遺伝子異常が積み重なって発癌（多段階発癌）すると言われている．

腺癌は腺腫と比べて塗抹量が多く，孤立散在性に出現する腫瘍細胞が目立つ．高分化型の場合には

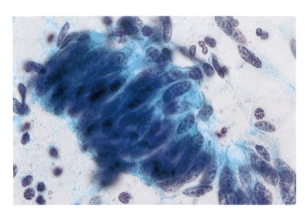

図 II-3-29　大腸腺癌　異型細胞が柵状に配列している．核は紡錘形で腺腫に類似するが，重積性が強い，ユークロマチンが目立つ，核小体がみられる，配列の極性の乱れがみられるなどの所見から悪性を考える（Pap染色　×100）

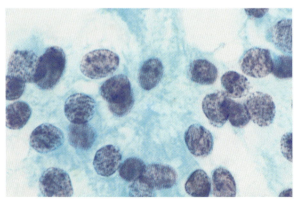

図 II-3-30　カルチノイド　異型性の乏しい類円形の核を有する細胞がロゼット様に配列している．クロマチンは顆粒状で，細胞質は淡く，境界不明瞭である（Pap染色　×100）

腺腫との区別が困難であるが，重積性が強い，核の極性が乱れている，ユークロマチンが目立つ，核小体がみられる，類円形核が混在する，孤立散在性の細胞を伴うなどの所見に注目する（図Ⅱ-3-27）．ときに，高円柱状で，核は紡錘形を呈し，先端部に直線状に厚くなった細胞膜をみるものもある（図Ⅱ-3-28，図Ⅱ-3-29）．低分化型では腫瘍細胞や核は類円形で

表Ⅱ-3-7 大腸癌取扱い規約（第8版）とWHO分類（2010）との関係

大腸癌取扱い規約	WHO分類（2010）	
（第8版）	Ki67指標（％）	核分裂像
カルチノイド腫瘍 NET G1	≦2	<2
NET G2	3〜20	2〜20
内分泌細胞癌 NEC	>20	>20

NET : neuroendocrine tumor, NEC : neuroendocrine carcinoma, G : grade
出所）大腸癌研究会編：大腸癌取扱い規約，第8版，金原出版，2013

ある．核小体は目立ち，核縁には鋭い切れ込みがみられ，核クロマチンは顆粒状で密に分布する傾向がある．潰瘍を形成している場合には背景に壊死物質が多量にみられる．

b）内分泌細胞腫瘍

内分泌細胞の形質を有する腫瘍で，低異型度のカルチノイド腫瘍（carcinoid tumor）（WHO分類（2010）のNET G1，G2に相当）と高異型度の内分泌細胞癌（WHO分類（2010）のNECに相当）に大別される．本邦の大腸癌取扱い規約とWHO分類（2010）との関係を表Ⅱ-3-7に示す．

カルチノイド腫瘍は直腸，胃，十二指腸，小腸の順に多く，発生部位により前腸系（胃，十二指腸），中腸系（空腸，回腸，虫垂），後腸系（直腸）に分類され，中腸系ではセロトニンを産生し，銀親和性（フォンタナ・マッソン（Fontana-Masson）染色）であるのに対し，前腸系や後腸系では部位別に特徴的なペプチドホルモンを産生し，好銀性（グリメリウス（Grimelius）染色）である．腫瘍は粘膜から粘膜下層にかけて増殖し，索状，リボン状，胞巣状に増殖する．細胞診では腫瘍細胞は形質細胞様あるいは紡錘形で，結合性は弱く，孤立散在性に出現しやすい．ロゼット様構造を示すこともある（図Ⅱ-3-30）．核は類円形で，異型性に乏しく，顆粒状のクロマチン（salt-and-pepper chromatin）をしている．細胞質は比較的豊富で，淡く，顆粒状である．カルチノイド腫瘍は神経内分泌顆粒を有するため，ディフ・クイック（Diff-Quik）染色で微細な赤い顆粒が観察されることがある．

内分泌細胞癌は胃や直腸に好発し，肺の小細胞癌に類似した小型のものから大型で異型性の強いものまでさまざまで，胞巣状，シート状に増殖し，しばしばセロトニンを産生する．カルチノイド腫瘍は低悪性度癌で，予後は転移の有無に左右されるが，内分泌細胞癌は急速に発育進展し，予後不良である．

F 肝臓（表Ⅱ-3-8）

(1) 正常細胞

正常肝では肝細胞，胆管上皮細胞，クッパー細胞，血管内皮細胞などが観察される．肝細胞は多稜形から類円形で，孤立散在性あるいは集塊状に出現する．集塊は平面的なシート状で，ときに内皮細胞が付着する索状配列を示す．細胞質は豊富で，厚く，顆粒状で，赤橙色から橙褐色，あるいは青緑色を呈する（図Ⅱ-3-31）．この顆粒は豊富なライソソームやミトコンドリアに由来する．黄褐色の顆粒状色素（リポフスチン）がみられることもある．核は円形で，ほぼ中心性に位置し，N/C比は小さい．クロマチンは顆粒状で，暗く，核縁が厚い．二核がみられることがある．糖尿病患者ではグリコーゲンが核内に蓄積し，淡明な核がみられる．胆管上皮細胞は肝細胞よりも小型で，立方状から円柱状をしている．平面的で，結合性のよいシートとして出現する．クッパー細胞は組織球の形態をしている．内皮細胞は紡錘形核と，縦に走るしわ（核溝）が特徴的である．

表 II-3-8　肝腫瘍の組織学的分類

1. 上皮性肝細胞性腫瘍
    良性
        肝細胞腺腫　Hepatocellular adenoma
        限局性結節性過形成　Focal nodular hyperplasia
    悪性関連病変，前癌病変
        異型結節　Dysplastic nodules　a. 軽度異型（low grade）　b. 高度異型（high grade）
    悪性
        肝細胞癌　Hepatocellular carcinoma
        肝細胞癌　Fibrolamellar variant
        肝芽腫　Hepatoblastoma, epithelial variant
        未分化癌　Undifferentiated carcinoma
2. 上皮性胆管細胞性腫瘍
    良性
        胆管腺腫　Bile duct adenoma
    前癌病変
        胆管内上皮内腫瘍　Biliary intraepithelial neoplasia grade1～3：BilIN-1～3
        胆管内乳頭状腫瘍　Intraductal papillary neoplasm with low-, intermediate-, high-grade intraepithelial neoplasia
        粘液嚢胞性腫瘍　Mucinous cystic neoplasm with low-, intermediate-, high-grade intraepithelial neoplasia
    悪性
        肝内胆管癌　Intrahepatic cholangiocarcinoma
        浸潤性胆管内乳頭状腫瘍　Intraductal papillary neoplasm with an associated invasive carcinoma
        浸潤性粘液嚢胞性腫瘍　Mucinous cystic neoplasm with an associated invasive carcinoma
3. 混合性悪性腫瘍
    肝細胞癌と肝内胆管癌の混合型　Combined hepatocellular and cholangiocarcinoma
        Classical type（通常型），Subtype with stem-cell feature
    癌肉腫　Carcinosarcoma
    肝芽腫（混在型）　Hepatoblastoma, mixed epithelial-mesenchymal
4. 間葉系腫瘍
    良性
        海綿状血管腫　cavernous haemangioma
        血管筋脂肪腫　Angiomyolipoma
        炎症性偽腫瘍　Inflammatory pseudotumor
    悪性
        血管肉腫　Angiosarcoma
        類上皮性血管内皮腫　Epithelioid haemangioendothelioma
        胎児性肉腫　Embryonal sarcoma
5. 悪性リンパ腫

出所）日本臨床細胞学会編：細胞診ガイドライン5（消化器），金原出版，2015（一部改変）

(2) 良性細胞

a）再生結節（regenerative nodule）

慢性肝炎や肝硬変では再生肝細胞にしばしば異型性が観察される．たとえば，大小不同，核腫大，核小体の明瞭化，過染性クロマチン，多核，核内細胞質封入体などがみられる．また，胞体内には好酸性顆粒（ミトコンドリア・図II-3-32）がみられる．悪性との鑑別としては腫大した核がみられるが，N/C 比は小さく，クロマチンが微細にならないことである．

　肝細胞の細胞質にはしばしば脂肪空胞（脂肪変性）がみられる．脂肪空胞は非特異的な所見で，肝細胞障害，アルコール性肝障害，代謝異常，肥満，糖尿病などさまざまな原因でみられ，ときに腫瘍と紛らわしいような結節を形成することがある（結節性脂肪変性）．ただし，高分化型肝細胞癌も脂肪化を伴いやすいので鑑別は必ずしも容易ではない．

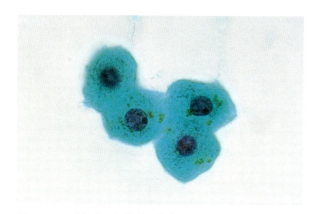

図 II-3-31　肝細胞　細胞質は多稜形で，ライトグリーンに濃染色し，顆粒状である．リポフスチンと思われる黄褐色の顆粒がみられる．核はほぼ中心性に位置し，核小体がみられる（Pap染色　×100）

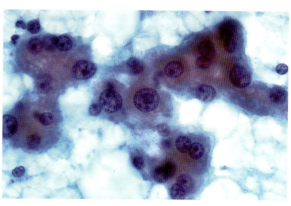

図 II-3-32　肝硬変の再生結節　正常肝細胞に比較して核の腫大や大小不同がみられるが N/C 比は小さい．明瞭な核小体や多核などもみられる．胞体内には好酸性顆粒（ミトコンドリア）がみられている（Pap染色　×40）

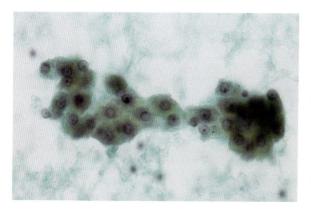

図 II-3-33　高度異型結節　核は小型均一，中心性であるが，正常肝細胞に比較してクロマチンがやや増加し，N/C 比もやや大きくなっている．細胞密度もやや増大している（Pap染色　×40）

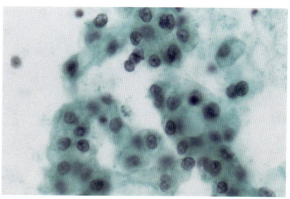

図 II-3-34　高分化型肝細胞癌　核は小型均一で高度異型結節とあまり変わらないが，中心～偏在性で，核クロマチンや細胞密度はやや増加し，N/C 比はやや大きくなっている．しかしながら，実際の鑑別は困難である（Pap染色　×40）

b）肝細胞腺腫（hepatocellular adenoma）

結合性良好な大きな細胞集塊で出現する．核は小型均一で中心性，胞体はグリコーゲンに富み，正常肝細胞よりやや大型である．

(3) 境界病変

WHO 分類（2010）に，原発性肝癌の前癌病変（premalignant lesion）として以下の腫瘍が記載されていることより，本章ではそれらを境界病変として表 II-3-8 に記載した．原発性肝癌取扱い規約（第6版）にも一部が境界病変として扱われている．

a）異型結節（dysplastic nodule）

周囲肝組織に比較して細胞密度が軽～中等度（軽度異型），高度（高度異型）を示す病変で，より異型の強い高度異型結節（図 II-3-33）は癌か否かの判定が困難な境界病変（borderline lesion）とされ，核は小型均一であるが正常肝細胞に比較してクロマチンがやや増量し，N/C 比もやや大きくなっている．しかしながら，核が小型均一の高分化型肝細胞癌（図 II-3-34）との鑑別は困難である．しいて鑑別点をあげるなら，高分化型肝細胞癌は高度異型結節に比較し，細胞密度や N/C 比がやや大きく，

表 II-3-9　肝硬変再生結節，高度異型結節，高分化型肝細胞癌，の鑑別点

	肝硬変再生結節	高度異型結節	高分化型肝細胞癌
核	しばしば腫大核 中心性	小型均一 中心性	小型均一 中心～偏在性
クロマチン	正常～やや過染性	正常～やや増加	やや増加
N/C 比	小	肝硬変より大 高分化型肝細胞癌より小	高度異型結節より大
細胞密度	小	やや増大	増大

表 II-3-10　肝細胞癌の分化度と組織学的特徴

分化度 エドモンドソン分類 腫瘍細胞の性状	高分化型 I 型	中分化型 II 型	低分化型 III 型	未分化癌 IV 型
配列	細索状 小さな偽腺管	細索状←中索状→大索状 偽腺管	索状構造不明瞭化 または充実型	充実型または髄様
細胞密度	高	中		高
細胞形質好酸性顆粒	明瞭			→ 不明瞭
細胞形質好酸性顆粒の量	豊富			→ 少，貧
細胞の接着性	₩	₩	+	－～±
巨細胞	－	+	₩	－～±
脂肪化	高頻度	±	±	－
胆汁産生	±		+～	

出所）日本肝癌研究会編：原発性肝癌取扱い規約，第 4 版，金原出版，2000

核が中心～偏在性，等があげられるが，実臨床でそれらの鑑別はほぼ不可能と言わざるを得ない（表 II-3-9）．

b) 粘液囊胞性腫瘍（mucinous cystic neoplasm：MCN）

膵臓の MCN に類似する肝臓内の囊胞性腫瘍で，女性に好発し，明瞭な線維性被膜を持つ単房性～多房性の囊胞がある．その内部には，出血性あるいは粘液性の内容物を有する．胆管との交通はないとされているが，切除標本で交通が証明された症例もあり，疾患概念や診断基準に議論のあるところである．特徴的所見としては，上皮下囊胞壁に卵巣様間質をもち，間質細胞にエストロゲン，プロゲステロン受容体の発現をみる．腫瘍細胞は高～低円柱状，立方状で，クロマチンに富む円形～楕円形核を有し，細胞異型により軽度異型，中等度異型，高度異型（上皮内癌も含む）に分けられ，軽度～中等度異型は粘液囊胞腺腫，高度異型～浸潤性は粘液囊胞腺癌と診断することが原発性肝癌取扱い規約に記載されているが，WHO 分類では low ～ high grade dysplasia は前癌病変（境界病変）とされている．日本の上皮内癌は欧米の high grade dysplasia に相当するため日本と欧米で異なる診断になっている．細胞診のみでは胆管内乳頭状腫瘍（IPNB）や胆管内上皮内腫瘍（BilIN）との鑑別は困難である．

c) 胆管内乳頭状腫瘍（IPNB），胆管内上皮内腫瘍（BilIN）

胆囊・肝外胆管の項を参照．

(4) 悪性細胞

a) 肝細胞癌（hepatocellular carcinoma）

分化度と組織学的特徴を表 II-3-10 に示す．肝細胞由来の悪性腫瘍で，他国に比べて日本では頻度が高く，特に肝硬変に合併しやすい．病因としては，C 型肝炎ウイルス，

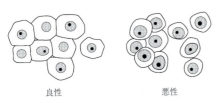

図 II-3-35　良性肝細胞と高分化型肝細胞癌

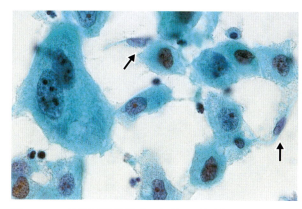

図Ⅱ-3-36 低分化型肝細胞癌 大型で，異型性が強く，結合性が乏しいことから低分化型と判断される．多稜形の細胞であることや，血管内皮細胞の（矢印）存在が肝細胞癌を示唆する（Pap染色 ×100）

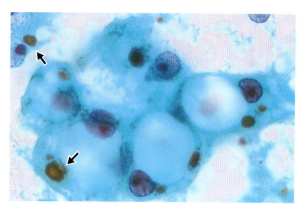

図Ⅱ-3-37 肝細胞癌 異型細胞の細胞質内に大型の脂肪空胞がみられる．高分化型の早期肝癌ではしばしば脂肪変性を伴う．また，細胞質内にはα-1アンチトリプシンあるいはαフェトプロテインと考えられているオレンジ色の硝子球（矢印）もみられる（Pap染色 ×100）

B型肝炎ウイルス，カビ毒であるアフラトキシン，アルコールなどがあげられているが，日本では前2者がほとんどを占める．腫瘍マーカーとしては，αフェトプロテイン（L3分画）とPIVKA-Ⅱが有用である．肝細胞癌は原発性肝癌のほとんどを占め，形態的には肝細胞との類似性を有している（表Ⅱ-3-9）．定型例では，腫瘍細胞は多稜形で，核は中心～偏在性に位置し，細胞質は厚く，顆粒状で，細胞境界は明瞭である．これらは肝細胞と共通の所見である．採取細胞量が多く，腫瘍細胞は孤立散在性，および立体的集塊として出現し，特徴的な索状配列がみられ，内皮細胞が付着していることもある．高分化型では，正常肝細胞よりも小型の腫瘍細胞や，細胞質の脂肪空胞がみられるのが特徴であり，悪性を示唆する所見はN/C比が大きいことにある（図Ⅱ-3-34，図Ⅱ-3-35，表Ⅱ-3-9）．中～低分化型では細胞異型や集塊構造の不規則性が目立ち，悪性の診断は容易である（図Ⅱ-3-36）．小さな核の破片，衛星核，核の不規則な切れ込み像，非常に繊細なクロマチンパターンなどが悪性を示唆する所見となる．また，多数の核小体，非常に大型の核小体などもみられやすい．胆汁産生

表Ⅱ-3-11 肝細胞癌の特徴

出現様式	索状（内皮細胞が付着），偽腺管状，孤立散在性
細胞	多稜形，細胞境界明瞭，N/C比大，小型細胞～大型異型細胞，胆管細胞（−）
核	中心～偏在性，大型，核縁の切れ込み，衛星核，核内細胞質封入体，二核，多核，微細～粗クロマチン，極端に大きい核小体
細胞質	好酸性顆粒（ミトコンドリア），胆汁産生，空胞（淡明）グリコーゲン，脂肪，硝子球，マロリー小体 pale body，リポフスチン（−），ヘモジデリン（−）

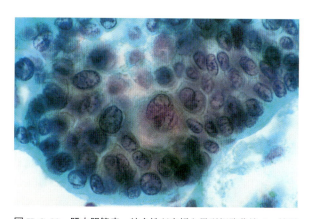

図Ⅱ-3-38 肝内胆管癌 結合性が良好な異型細胞集塊で，核形の不整，クロマチンの不均一分布，核縁の不規則な肥厚などがみられる．細胞集塊の辺縁では核が一列に並ぶ像がみられる（Pap染色 ×100）

は肝細胞癌に特有の所見で，腫瘍細胞の細胞質内あるいは細胞間にみられるが，出現頻度は半数以下である．その他，細胞質には脂肪空胞や硝子球（α-1 アンチトリプシンもしくはαフェトプロテイン）（図Ⅱ-3-37），マロリー体（アルコール性肝炎でもみられる），すりガラス状細胞質（フィブリノーゲン），淡明な細胞質（グリコーゲン），脂肪空胞（高分化型でよくみられる）などさまざまな所見がみられるが，リポフスチンやヘモジデリンはみられない（表Ⅱ-3-11）．

b）肝内胆管癌（intrahepatic cholangiocarcinoma）

肝外胆管や他の臓器にみられる腺癌と同様の細胞像である．多くの場合は高分化型腺癌である（図Ⅱ-3-38）．細胞質には粘液がみられることが多い．胆汁は産生しないが，胆汁のうっ滞はしばしば伴う．転移性の腺癌との鑑別は細胞診では困難である．

Ⓖ 胆嚢・肝外胆管（表Ⅱ-3-12）

(1) 正常細胞

膵管と胆道系の細胞は形態的に類似しており，区別が難しいが，胆道の上皮のほうがやや背が高く，細長い傾向がある．上皮細胞は円柱状で，規則正しくシート状に出現し，蜂窩状構造がみられる．単独で出現する場合は類円形になりやすい．背景には黄金色から褐色で顆粒状の胆汁色素がみられる．

(2) 良性細胞

炎症（胆管炎，胆嚢炎），胆石，胆道への外科的処置などの場合には，しばしば上皮細胞に過形成，再生，変性などがみられる．時に，核小体が明瞭な反応性大型細胞が出現し，悪性細胞と間違われやすい．変性細胞は孤立散在性に出現しやすく，長くて細い「鉛筆細胞」，核のところが膨らんだ「マッチ棒細胞」がみられる．細胞質が好酸性を示す場合（偽角化）もある．

(3) 境界病変（前癌病変）

WHO 分類（2010）では，前癌病変（premalignant lesion）として，腺腫および以下の腫瘍が記載されていることより，本章ではそれらを境界病変（前癌病変）として表Ⅱ-3-12 に記載した．胆道癌取扱い規約（第6版）にも一部が前癌病変・初期癌病変として扱われている．

a）胆道（管）内乳頭状腫瘍（IPNB），胆嚢内乳頭状腫瘍

胆管内腔に低乳頭状〜乳頭状に増殖する上皮性腫瘍で，膵の IPMN と同様に粘液を過剰に産生し，粘液貯留を伴う場合がある．また，嚢胞状の胆管拡張を示す例もみられる．腫瘍細胞は高円柱状〜低円柱状，立方状を示し，クロマチンに富む円形〜楕円形核を有する．細胞異型の程度により軽度〜中等度異型（境界病変），高度異型（上皮内癌）に分類される．また，膵 IPMN と同様に亜型分類され，胃型（細胞質内粘液が豊富），腸型（粘液が乏しい），好酸性の細胞質で核の異型が目立つ胆膵型や好酸性細胞型（オンコサイト型）に分類される．これらが進行して胆管壁外（胆嚢壁外）に浸潤すると，通常の胆管癌（管状腺癌）や粘液癌の形態を示す．細胞像のみで亜型を分類をするのは容易ではない．

b）胆管内上皮内腫瘍（BilIN）

顕微鏡下で同定される胆管上皮の腫瘍性病変で，前癌病変，初期癌病変とされている．平坦型や微小乳頭状の形態を示し，異型度により BilIN-1（軽度異型），BilIN-2（中等度異型），BilIN-3（高度異型，上皮内癌）に分類される．細胞像では，細胞の不規則配列を認めるが，集塊の凹凸や重積性に乏しく，細胞結合性は比較的保たれている．異型度が増加（軽度〜高度）するにつれて，核の大小不同，N/C 比，極性の乱れが増大してくるが，浸潤癌ほどではない．

c）粘液嚢胞性腫瘍（mucinous cystic neoplasm：MCN）

肝臓の項を参照．

表 II-3-12 胆道腫瘍の組織学的分類

1. 前癌病変（初期癌病変）
   腺腫　adenoma
   胆管内上皮内腫瘍　Biliary intraepithelial neoplasia grade1～3：BilIN-1～3
   胆道内乳頭状腫瘍　Intraductal papillary neoplasm with low-, intermediate-, high-grade intraepithelial neoplasia
   粘液嚢胞性腫瘍　Mucinous cystic neoplasm with low-, intermediate-, high-grade intraepithelial neoplasia
2. 悪性
   (1) 腺癌　Adenocarcinoma
     1) 乳頭腺癌　Papillary carcinoma（Pap）
     2) 管状腺癌　Tubular adencarcinoma
        高分化型　Well differentiated（tub 1）
        中分化型　Moderately differentiated（tub 2）
     3) 低分化腺癌　Poorly differentiated adenocarcinoma
        充実型　Solid type（por 1）
        非充実型　Non-solid type（por 2）
     4) 粘液癌　Mucinous adenocarcinoma（muc）
     5) 印環細胞癌　Signet-ring cell carcinoma（sig）
   (2) 腺扁平上皮癌　Adenosquamous（cell）carcinoma
   (3) 扁平上皮癌　Squamous cell carcinoma（scc）
   (4) 未分化癌　Undifferentiated carcinoma（ud）
   (5) 絨毛癌　Choriocarcinoma（cc）
   (6) 癌肉腫　Carcinosarcoma（cs）
   (7) AFP産生腺癌　α-Fetoprotein producing adenocarcinoma
   (8) 神経内分泌腫瘍　Neuroendocrine neoplasm（NEN）
     1) 神経内分泌腫瘍　Neuroendocrine tumor（NET）
        i) NET G1（carcinoid）
        ii) NET G2
     2) 神経内分泌癌　Neuroendocrine carcinoma（NEC）
        i) Large cell NEC
        ii) Small cell NEC
     3) 混合型腺神経内分泌癌　Mixed adenoendocrine carcinoma（MANEC）
     4) 杯細胞カルチノイド　Goblet cell carcinoid
     5) 管状カルチノイド　Tubular carcinoid
   (9) 浸潤性粘液嚢胞性腫瘍　Mucinous cystic neoplasm with an associated invasive carcinoma
   (10) 分類不能腫瘍　Unclassified tumor（uct）

出所）日本肝胆膵外科学会編，胆道癌取扱い規約，第6版，金原出版，2013（一部改変）
　　　日本臨床細胞学会編，細胞診ガイドライン5（消化器），金原出版，2015

(4) 悪性細胞

腺癌

　胆嚢癌は女性に多く，約半数に胆石の合併がみられるが，胆管癌は男性に多く，胆石との因果関係は明らかでない．胆嚢は粘膜筋板を欠き，壁が薄いので，癌が浸潤，転移を来しやすい．胆道系の悪性腫瘍のほとんどが腺癌で，どこにでも発生する．胆管癌のハイリスクとしては，膵・胆管合流異常，原発性硬化性胆管炎，肝内結石，などがある．腺癌細胞は良性細胞に比べて結合性が乏しく，孤立散在性に出現する傾向がある．細胞集塊は胆汁では立体的に，擦過材料ではシート状に出現しやすい．核の不規則な重畳，鋳型状配列，核縁の切れ込みなどの所見が悪性を示唆する．明らかな腺癌細胞と扁平上皮癌の両方がみられた場合には腺扁平上皮癌を考える（図II-3-39）．また，検体が胆汁の場合は細胞が変性を来しやすく，核濃縮や空胞変性がみられやすい（図II-3-40）．そのため，日本臨床細胞学会胆汁細胞診研究班（広岡班）では『貯留胆汁細胞診の細胞判定基準』（2010）を作成した（表II-

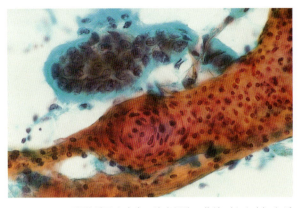

図 II-3-39　胆嚢腺扁平上皮癌　腺癌細胞の集塊（上中央）と扁平上皮癌細胞の集塊の両方がみられる．扁平上皮癌の集塊には渦巻き様構造（下中央）が存在する（Pap 染色　×40）

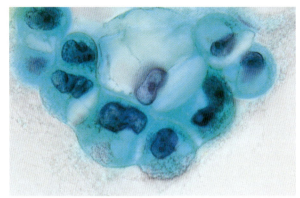

図 II-3-40　胆管腺癌　異型細胞の細胞質は淡染性～泡沫状で，粘液を有している．核は偏在し，核形不整が目立つ．明瞭な空胞は変性によるもので，検体が胆汁の場合にはしばしば観察される（Pap 染色　×100）

表 II-3-13　貯留胆汁細胞診の判定基準

①の3項目あるいは②の3項目を満たせば腺癌と判定
①細胞集塊の判定基準 　1. 不規則な重積　　2. 核の配列不整*1　　3. 集塊辺縁の凹凸不整*2 ②個々の細胞の判定基準 　1. 核の腫大*3　　　2. 核形不整*4　　　　3. クロマチンの異常 ③その他の重視される所見 　1. 壊死背景　　　　2. 多彩な細胞集塊（単個～集塊）の出現 ④良性細胞集塊の参考所見 　1. 核間距離均等　　2. 集塊辺縁の細胞質

＊1：核の極性の乱れや核間距離の不整をさす
＊2：核の飛び出しや分枝不整をさし，ある程度の大きさの集塊に当てはめる
＊3：正常核の2倍以上をさし，判定にはN/C比や核の大小不同が参考となる
＊4：核の切れ込みや凹凸をさす
出所）日本臨床細胞学会雑誌　49:7-14,2010（一部改変）

3-13）．①の3項目あるいは②の3項目を満たせば腺癌と判定しても良い，というもので，最低このような所見があれば確実に癌と診断しましょう，という基準であり，普段からあまり胆汁細胞診を見慣れていない検査士や，これから細胞診の勉強を始める医師，臨床検査技師には有用と思われる．

H　膵臓（表II-3-14）

(1) 正常細胞

　腺房細胞はピラミッド形～多稜形で，小集塊状に出現する．細胞質は比較的豊富で，粗い顆粒状を呈するのが特徴的である．導管上皮細胞は立方状～円柱状で，シート状に出現する．細胞境界は明瞭で，蜂窩状構造を呈する．細胞質は淡染性あるいは空胞状で，太い膵管の場合には杯細胞が混じることもあるが，多数の杯細胞がみられたときには腺癌の可能性がある．なお，穿刺吸引材料で出現細胞が導管上皮細胞のみの場合，あるいは腺房細胞のみの場合は，異型性が乏しくてもそれぞれ腺癌，腺房細胞癌を疑う．ランゲルハンス島は約100万個で，尾部に密度が高い．少なくとも6種類の島細胞があるが，形態的には区別できない．島細胞は結合性が乏しく，顆粒状（salt-and-pepper）の核クロマチン，不明瞭な細胞境界，異染性の細かい細胞質内顆粒が特徴的である．

表 II-3-14 膵腫瘍の組織学的分類

1. 上皮性腫瘍　Epithelial neoplasms
    (A) 外分泌腫瘍　Exocrine neoplasms（Adenocarcinoma）
        1. 漿液性腫瘍　Serous neoplasms（SNs）
            a）漿液性嚢胞腺腫　Serous cystadenoma（SCA）
            b）漿液性嚢胞腺癌　Serous cystadenocarcinoma（SCC）
        2. 粘液性嚢胞腫瘍　Mucinous cystic neoplasms（MCNs）
            a）粘液性嚢胞腺腫　Mucinous cystadenoma（MCA）
            b）粘液性嚢胞腺癌　非浸潤性　Mucinous cystadenocarcinoma（MCC），noninvasive
            c）粘液性嚢胞腺癌　浸潤性　Mucinous cystadenocarcinoma（MCC），invasive
        3. 膵管内腫瘍
            a）膵管内乳頭粘液性腫瘍　Intraductal papillary mucinous neoplasms（IPMNs）
                (1) 膵管内乳頭粘液性腺腫　Intraductal papillary mucinous adenoma（IPMA）
                (2) 膵管内乳頭粘液性腺癌，非浸潤性　Intraductal papillary mucinous carcinoma（IPMC），noninvasive
                (3) 膵管内乳頭粘液性腺癌，浸潤性　Intraductal papillary mucinous carcinoma（IPMC），invasive
            b）膵管内管状乳頭腫瘍　Intraductal tubulopapillary neoplasms（ITPNs）
                (1) 膵管内管状乳頭腺癌，非浸潤性　Intraductal tubulopapillary carcinoma, non-invasive
                (2) 膵管内管状乳頭腺癌，浸潤性　Intraductal tubulopapillary carcinoma, invasive
            c）膵上皮内腫瘍性病変　Pancreatic intraepithelial neoplasia（PanIN）
                (1) 低異型度膵上皮内腫瘍性病変　Low-grade PanIN
                (2) 高異型度膵上皮内腫瘍性病変　High-grade PanIN
        4. 浸潤性膵管癌　Invasive ductal carcinoma（IDCs）
            a）腺癌　Adenocarcinoma
                (1) 高分化型　Well differentiated type（well）
                (2) 中分化型　Moderately differentiated type（mod）
                (3) 低分化型　Poorly differentiated adenocarcinoma（por）
            b）腺扁平上皮癌　Adenosquamous carcinoma（asc）
            c）粘液癌　Mucinous carcinoma（muc）
            d）退形成癌　Anaplastic carcinoma
                (1) 多形細胞型退形成癌　Anaplastic carcinoma, pleomorphic type
                (2) 紡錘細胞型退形成癌　Anaplastic carcinoma, spindle type
                (3) 破骨型多核巨細胞を伴う退形成癌　Anaplastic carcinoma with osteoclast-like giant cells
        5. 腺房細胞腫瘍　Acinar cell neoplasms（ACNs）
            a）腺房細胞嚢胞腺腫　Acinar cell cystadenoma（ACA）
            b）腺房細胞癌　Acinar cell carcinoma（ACC）
    (B) 神経内分泌腫瘍　Neuroendocrine neoplasms（NENs）
        1. 神経内分泌腫瘍　Neuroendocrine tumors（NETs, G1, G2）
        2. 神経内分泌癌　Neuroendocrine carcinoma（NEC）
    (C) 併存腫瘍　Combined neoplasms
    (D) 分化方向の不明な上皮性腫瘍　Epithelial neoplasms of uncertain differentiation
        1. 充実性偽乳頭状腫瘍　Solid-pseudopapillary neoplasm（SPN）
        2. 膵芽種　Pancreatoblastoma
    (E) 分類不能　Unclassifiable
    (F) その他　Miscellaneous
2. 非上皮性腫瘍

出所）日本膵臓学会編，膵癌取扱い規約，第7版，金原出版，2016

(2) 良性細胞

慢性膵炎や腫瘤形成性膵炎では臨床的に膵癌が疑われ，穿刺吸引細胞診が行われることがある．線維化が強く，細胞の採取量は少ない．導管上皮細胞が主体で，腺房細胞は少ない．粘液，組織球，変性物質，石灰化物，扁平上皮細胞などがみられることもある．

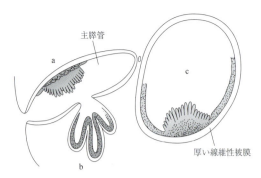

図 II-3-41　IPMN と MCN　a：IPMN（主膵管型），b：IPMN（分枝膵管型），c：MCN
出所）表 II-3-14 に同じ

(3) 境界病変（前癌病変）（図 II-3-41）

WHO 分類（2010）では前癌病変として，膵上皮内腫瘍性病変（PanIN-3），膵管内乳頭粘液性腫瘍（IPMN），膵粘液性囊胞腫瘍（MCN）が記載されている．

IPMN は粘液産生能を有する乳頭状増殖病変が膵管内に発生する腫瘍で，高齢男性の膵頭部に好発する．形態的に主膵管型，分枝膵管型，混合型に分けられ，主膵管型では高悪性度で亜型分類の腸型が多く，画像診断で外科的切除の適応が決められるが，分枝膵管型は比較的低悪性度で胃型が多く，画像診断以外に細胞診での悪性疑いなどで切除適応が決められる．亜型分類は MUC 染色（表 II-3-15）などで，胃型，腸型，膵胆道型，好酸性細胞型（オンコサイト型）に分類される．

これらの PanIN，IPMN，MCN では，いずれも軽度異型（low-grade dysplasia），中等度異型（intermediate-grade dysplasia），高度異型（high-grade dysplasia）に分類されていたが，2014 年の国際コンセンサス会議（ボルティモア）において，いずれも low-grade，high-grade の 2 つに分類されることになった．IPMN に関して，WHO 分類，国際コンセンサス会議，膵癌取扱い規約の対応表を表 II-3-16 に示した．胆管での分類と同様に，日本における非浸潤癌は high-grade dysplasia に相当する．また，PanIN に関しては，PanIN-1，PanIN-2 が low-grade PanIN に，PanIN-3 が high-grade PanIN に相当する．

細胞像（国際コンセンサス会議の分類に準拠）としては，IPMN の low-grade dysplasia（図 II-3-42）は，シート状に軽度異型細胞が配列した大集塊で出現し，集塊周囲に粘液がみられる．high-grade dysplasia（図 II-3-43）になるとクロマチンが増量し核異型のある小集塊が出現してくる．low-grade 〜 high-grade の病変は連続していることより，このような小集塊のみならず low-grade dysplasia など異型の弱い大集塊の細胞も同一標本中に出現することがある．これらの IPMN の異型細胞と PanIN の異型細胞とはほぼ同様な細胞異型を示すため，同一膵管内にこれらの病変が併存していた場合，細胞診のみによる鑑別は困難である．IPMN や PanIN の病変は膵管内にできるため，膵液細胞診で判定ができるが，膵粘液性囊胞腫瘍（MCN）は膵管との交通がないため，膵液細胞診では判定できない．

(4) 悪性細胞

a) 浸潤性膵管癌（invasive ductal carcinoma）

膵癌は男性に多く，近年増加傾向を示し，悪性腫瘍の死因では 5 位である．頭部癌は膵癌の 2/3 を占め，総胆管への浸潤や圧迫により閉塞性黄疸や続発性膵炎を来たしやすいため，症状の出にくい体尾部癌より早期の診断が可能である．浸潤性膵癌のリスク因子としては，家族歴，糖尿病，肥満，喫

表 II-3-15　IPMN の亜型分類

亜型	類似上皮病変	異型度	MUC 1	MUC 2	MUC 5AC	MUC 6	CDX 2
胃型	胃の腺窩上皮	軽度	−	−	++	+	−
腸型	大腸の絨毛上皮	中〜高度	−	++	++	−	++
膵胆道型	胆道の乳頭状腫瘍	高度	++	−	++	+	−
好酸性細胞型	好酸性細胞腫	高度	+	−/+	++	+	−

出所）肝胆膵，62：575-582，2011（一部改変）
日本臨床細胞学会編：細胞診ガイドライン 5（消化器），金原出版，2015

表 II-3-16　IPMN の異型度分類（WHO）と膵癌取扱い規約

WHO 分類 （2010）		国際コンセンサス会議 （2014）		膵癌取扱い規約		
					（第6版・2013）	（第7版・2016）
Non-invasive IPMN	IPMN with low grade dysplasia	Non-invasive IPMN	IPMN with low grade dysplasia	IPMA	軽度異型 中等度異型	膵管内乳頭粘液性腺腫（IPMA）
	IPMN with intermediate grade dysplasia					
	IPMN with high grade dysplasia		IPMN with high grade dysplasia	IPMC	高度異型	
					非浸潤性	膵管内乳頭粘液性腺癌　非浸潤性（IPMC noninvasive）
Invasive IPMN	IPMN with an associated Invasive ca.	Invasive IPMN	IPMN with an associated Invasive ca.		微小浸潤性 浸潤性	膵管内乳頭粘液性腺癌　浸潤性（IPMC invasive）

煙，慢性膵炎，IPMN，などがあげられる．組織型は大部分が乳頭腺癌，管状腺癌である．穿刺吸引では採取細胞量が多く，導管上皮様の異型細胞が孤立散在性，あるいは集合性に出現する．シート状に出現する場合に蜂窩状構造が観察されるが，核間距離や細胞の大きさはまちまちで（drunken honeycombs 酔っぱらったような蜂窩状構造）である（図 II-3-44）．核の不規則な切れ込み像が悪性としての重要な所見である（図 II-3-45）．細胞質は一般に淡く，杯細胞を混じたり，扁平上皮化生を示す場合もある．非常に大きな円柱状腫瘍細胞（墓石細胞 tombstone cell）が出現することもある．

b）腺房細胞癌（acinar cell carcinoma: ACC）

腺房細胞への分化を示す稀な腫瘍で，小児にも発生する．細胞質は好酸性，顆粒状で，電顕により酵素原顆粒（チモーゲン顆粒）を証明するか，免疫染色では膵酵素（トリプシン，キモトリプシン，リパーゼなど）を確認することが必要である．穿刺吸引細胞診では腺房細胞に類似した腫瘍細胞のみが採取され，導管上皮がみられないのが特徴である．腫瘍細胞は重積性のある胞巣状，索状，腺房状，孤立散在性に出現する．細胞質は顆粒状あるいは空胞状で，N/C 比が大きい．

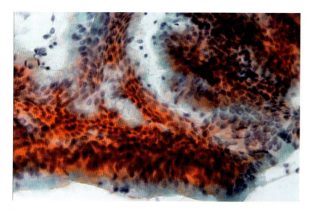

図 II-3-42　IPMN with low-grade dysplasia　シート状に配列する高円柱状細胞がみられる．核の配列は規則正しく，基底側に位置している．細胞質は明るく，粘液がみられる．膵癌取扱い規約（7版）の膵管内乳頭粘液性腺腫に相当する（Pap 染色　×20）

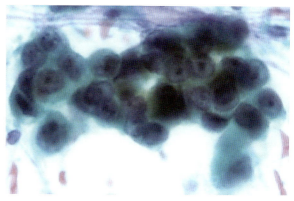

図 II-3-43　IPMN with high-grade dysplasia　クロマチンが増量し核異型のある小集塊が出現してくる．核小体は明瞭であるが核形不整は著明ではない．このような小集塊のみならず，異型の弱い大集塊の細胞も同一標本中に出現することがある．膵癌取扱い規約（7版）の膵管内乳頭粘液性腺癌・非浸潤性に相当する（Pap 染色　×100）

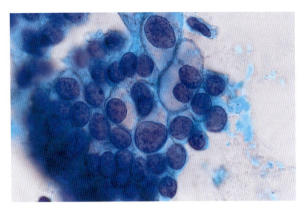 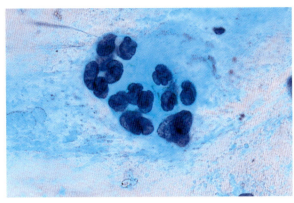

図 II-3-44　膵腺癌　淡明な細胞質と境界がきわめて明瞭な細胞膜を有する異型細胞がシート状に出現している．蜂窩状構造もみられるが，細胞の大きさや核間距離は不規則である（drunken honeycombs）（Pap染色　×100）

図 II-3-45　膵腺癌　軽度に核濃縮を来した異型細胞が小型集塊を形成している．核縁の不規則な陥凹が目立ち，脳回状の核を示すものもある．脳回状核は腺癌にしばしばみられる（Pap染色　×100）

c）充実性偽乳頭状腫瘍（solid-pseudopapillary neoplasm：SPN）

　大部分が若年女性に好発し，厚い線維性被膜を有する球形の腫瘍で，充実部分と出血壊死性の囊胞部分からなる．分化方向の不明な上皮性腫瘍に分類されている低悪性度腫瘍である．細い血管結合織からなる分枝状の茎が1～2層の腫瘍細胞で被覆された乳頭状構造が特徴的である．細胞診でも分岐する乳頭状構造（偽乳頭状）が特徴的であるが，腺房状構造がみられることもある．腫瘍細胞は類円形で，異型性に乏しい．クロマチンは顆粒状である．突起状細胞質，核溝，硝子球などがみられることもある．免疫染色ではα-1アンチトリプシンが陽性である．

d）神経内分泌腫瘍（neuroendocrine neoplasm）

　神経内分泌系細胞への分化を示す腫瘍で，増殖能（核分裂像とKi-67指数）によって神経内分泌腫瘍（neuroendocrine tumor: NET G1，G2）および神経内分泌癌（neuroendocrine carcinoma: NEC）に分類される．NET G1,G2, NECは大腸のカルチノイド腫瘍と内分泌細胞癌，胆道の神経内分泌腫瘍と同様に，WHO分類（2010）に準じて増殖動態（核分裂像，Ki-67指数）によって分類されている．また，膵・消化管ホルモンを分泌して症状を有する機能性腫瘍（表II-3-17）より，分泌しない非機能性腫瘍の方が頻度は多い．機能性腫瘍ではインスリノーマが多く，その多くは悪性ではないが，インスリノーマ以外の機能性腫瘍は悪性例が多い．また，遺伝的に他の内分泌腫瘍を合併する症例もある（多発性内分泌腫瘍症 multiple endocrine neoplasia：MEN[3]）．好発部位は体・尾部で，多発することもある．

　腫瘍細胞は小～中型で，異型性に乏しく，孤立散在性，シート状，集合重積性に出現し，ロゼット様配列，索条配列，血管周囲性配列を示すこともある．多形性も種々の程度でみられるが，悪性度

表 II-3-17　機能性膵内分泌腫瘍

グルカゴノーマ（A細胞）	女性，高血糖，貧血，皮膚紅斑，舌痛，血栓症
インスリノーマ（B細胞）	精神障害，脱力，疲労感，痙攣，低血糖
ガストリノーマ（G細胞） ゾリンジャー・エリソン症候群	難治性多発性胃・十二指腸潰瘍，下痢
VIPoma（VIP） Verner-Morrison（WDHA）症候群	水様下痢，低カリウム血症
ソマトスタチノーマ（D細胞）	糖尿病，胆石，脂肪性下痢

との相関はみられない．ときに，大型で，奇怪な形をした腫瘍細胞（内分泌細胞性異型）が散見される．細胞質は微細顆粒状で，メイ・ギムザ染色にて異染性を示す．核は偏在し，クロマチンは顆粒状（ごま塩状：salt-and-pepper）で，孤立散在性に出現したものは形質細胞様である（図Ⅱ-3-46）．壊死や細胞分裂像の存在はNECの可能性を考えるが，細胞診のみでNECの確診は困難なことが多い．また，細胞診でNETとSPNとの鑑別点は核クロマチンの形状（NETはごま塩状，SPNは細顆粒状），血管周囲配列（NETは平面的，SPNはからみつく印象）などがあげられるが，いずれも典型的なものばかりではないため，基本的には鑑別困難と言わざるを得ない．

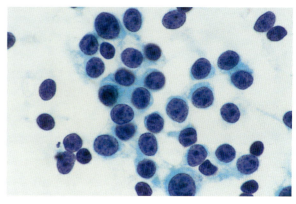

図Ⅱ-3-46　膵神経内分泌腫瘍　小型類円形細胞が主として孤立散在性に出現しており，形質細胞様である．結合性もわずかに認められる．核クロマチンは顆粒状で，細胞質は淡く，境界が不明瞭である（Pap染色　×100）

> **セルフチェック**
> ■消化器細胞診の検体採取法としてはどのような方法があるか（唾液腺，消化管，肝胆膵）．
> ■消化器の神経内分泌腫瘍のGrade分類とその細胞像の鑑別について述べよ．
> ■膵IPMNの分類（WHO，本邦）と細胞像の特徴は何か．

参考文献
日本食道学会編：食道癌取扱い規約，第11版，金原出版，2015.
日本胃癌学会編：胃癌取扱い規約，第14版，金原出版，2010.
日本臨床細胞学会雑誌　40:93-98, 2001.
大腸癌研究会編：大腸癌取扱い規約，第8版，金原出版，2013.
日本肝癌研究会編：原発性肝癌取扱い規約，第6版，金原出版，2015.
日本臨床細胞学会編：細胞診ガイドライン5（消化器），金原出版，2015.
日本肝胆膵外科学会編：胆道癌取扱い規約，第6版，金原出版，2013.
日本臨床細胞学会雑誌　49:7-14, 2010.
日本膵臓学会編：膵癌取扱い規約，第7版，金原出版，2016.

（広岡保明）

---

3) MEN I 型（ヴェルナー Werner 症候群）：常染色体優性遺伝下垂体腺腫，島細胞腫，副甲状腺過形成
　MEN IIA 型（シップル Sipple 症候群）：常染色体優性遺伝副甲状腺過形成，甲状腺髄様癌，褐色細胞腫
　MEN IIB 型：甲状腺髄様癌，褐色細胞腫，粘膜神経節神経腫

第4章

泌尿器

　泌尿器系では腎臓（腎盂を含む），尿管，膀胱，尿道，精巣，精巣上体，精管，精囊，前立腺，副腎が対象臓器として挙げられる．泌尿器系で最もよく行われる細胞診は自然尿を用いた剥離細胞診であり，主に尿路系臓器（腎盂，尿管，膀胱，尿道）が対象となる．時に尿中に腎癌や前立腺癌が出現することがあるが，出現頻度としては極めて少ない．従って，尿路上皮癌（移行上皮癌）の鑑別が尿細胞診の主たる対象となる．そのため，本章では尿中の尿路上皮癌の診断に主眼を置く．

　泌尿器系臓器で穿刺吸引細胞診の対象となるのは腎臓，前立腺，副腎などであるが，その頻度はあまり高くないのが現状である．しかしながら，近年では欧米を中心に腎腫瘍に対する穿刺吸引細胞診が行われてきている．この点を踏まえ，各種臓器に対する穿刺吸引細胞診に対しても言及する．

1 泌尿器系の検体処理法とスクリーニング

A 検体処理法

　泌尿器系領域における細胞診検体としては自然尿，尿管カテーテルによる分腎尿，尿路系に対する洗浄液，穿刺吸引材料，病変部からの擦過材料，生検もしくは手術材料からの擦過・捺印などが挙げられる．この中で最も多い検体は自然尿である．自然尿を採取する前には何らかの機械的な操作が尿路系内部で行われていないことが原則である．穿刺吸引やカテーテル尿などの機械的操作が加わった採取法では自然尿での細胞像と異なることが少なくない．従って，穿刺吸引材料などでは採取法を必ず記載しておく必要がある．

(1) 自然尿

　採取された尿はすぐに検体処理することが望まれるが，実際には処理が直ちにできないことが多い．処理までの時間に長時間を要する可能性がある場合には細胞保存液を使用することが望まれる．細胞保存液を用いれば，翌日の検体処理も可能である．

　健康人の尿ではタンパク成分が少なく，通常の検体処理法では固定および染色中（特にパパニコロウ染色）に細胞が剥離しやすい．このことが自然尿での誤陰性の一つの要因となりうる．細胞剥離による誤陰性を回避するために，コーティングスライドの使用，オートスメア，サイトスピン，フィルター法などの集細胞方法が考案されている．フィルター法は遠沈法よりも効率的に細胞が得られることが報告されている．しかしながら実際の採用に関しては，大量の日常業務に対応可能であるか，費用面，残細胞数などを考量した上で，各施設に合った方法を採用することが望ましい．一般的には自

然尿では 2000 rpm，2～5 分間の遠心処理を行い，沈渣を塗抹する方法が用いられている．最近では liquid-based cytology（液状化検体細胞診：以下 LBC）が導入されてきている．LBC は当初婦人科細胞診に導入された方法であり，詳細は別項を参照して頂きたい．LBC は標本作製の便宜性やスクリーニング面積が少ないことから，その有用性が着目されている．しかしながら，現状では費用が高額であることや細胞所見が従来方法と少し異なることから，今後の普及は未知数である．

(2) 洗浄尿・カテーテル尿

膀胱内を洗浄もしくは膀胱中にカテーテルを挿入した後に，剥離細胞を採取する方法である．自然尿に比して多量の尿路上皮細胞の採取が可能となることが特徴である．検体処理に関しては自然尿と同様であり，特別の処置は必要ない．

(3) 穿刺吸引材料

以前は前立腺癌の診断に対し，前立腺穿刺吸引細胞診が行われていた．採取方法としては非常に長い Franzen 穿刺針を用いて穿刺吸引が行われ，パパニコロウ染色標本およびメイ・ギムザ染色標本が作製されていた．この方法では，臨床的に前立腺の腫瘍部位が認識できない症例では細胞診の実施が困難である．従って早期前立腺癌の診断が主流の近年では，前立腺の穿刺吸引細胞診はほとんど行われていない．腎腫瘍，副腎，リンパ節なども穿刺吸引細胞診の対象である．リンパ節を除いて日本ではあまり一般的ではない．しかしながら，欧米では広く行われてきており，今後日本でも普及すると思われる．日本では精巣腫瘍の穿刺吸引細胞診は禁忌とされており，現状では捺印細胞診以外はほとんど行われていない．

(4) 捺印材料

手技としては他の臓器と同様である．標本の乾燥に注意して，検体を迅速に処理することが望まれる．

B 染色法

尿細胞診の染色法として主なものが 3 つ挙げられる．第一の方法はパパニコロウ染色である．多染性染色で透明感があることから，細胞質や核の所見を見ることに適しており，尿細胞診では最も普及している．短所としてスライドガラスでの細胞保持率は約 30％程度と低いという難点があった．しかしながら近年の LBC の発達により，この問題は克服されつつある．第二の方法はメイ・ギムザ染色である．スライドガラスでの細胞保持率が約 100％と高いこと，染色法が簡単なこと，短時間で染色・検鏡が可能なこと，核所見が比較的読み取りやすいことが主な利点である．短所としては重積性の強い細胞集塊や背景に粘液が目立つ場合には，細胞個々の認識が困難であり，検鏡に障害が出ることが挙げられる．一般的にはパパニコロウ染色とメイ・ギムザ染色を併用，もしくはパパニコロウ染色単独で診断している施設が多い．第三の方法として Sternheimer 染色法があるが，染色ムラや核所見が取りにくいという欠点があり，現状ではほとんど用いられてはいない．

穿刺吸引細胞診ではパパニコロウ染色単独もしくはメイ・ギムザ染色の併用が最もよく行われている．日本では行っている施設がまだ少ないが，欧米では HE 染色もしばしば用いられる．HE 染色による細胞診像は組織像との対比が容易という利点があり，診断の助けになることが少なくない．可能であれば，HE 染色標本も作製することが推奨される．

尿細胞診で特殊染色を用いることは少ない．尿中の腎癌細胞の同定に脂肪染色であるズダン III 染色が用いられることがある．腎臓の穿刺吸引細胞診では PAS 染色やアルシアンブルー染色が併用されることがある．

免疫組織化学法は細胞の由来および細胞の性状を判定する上で極めて有用な方法である．組織診断に使用されている多くの抗体は尿細胞診にも使用可能であり，染色標本は長期間保存可能である．免疫染色を行う際，特にマイクロウェーヴなどの抗原賦活化を行う際には，必ずシランなどのコーティングスライドを使用することが必要である．尿細胞診では細胞成分が変性していることが少なくなく，非特異的反応が生じやすいので注意する必要がある．細胞成分の変性が疑われる場合には陰性および陽性コントロールをなるべく立て，検討することが望ましい．

C スクリーニング法

他臓器の細胞診と同様に系統的な観察方法にて，泌尿器系の細胞診でも系統的にスクリーニングを行うことが望まれる．スクリーニングする機会が最も多いのは尿細胞診であるので，そのスクリーニング方法を述べてみたい．

まずは弱拡大にて出現細胞量の多寡および背景の観察を行う．引き続いて中拡大にて，細胞が集塊状もしくは孤在性に出現しているかを確認する．細胞集塊を認めた場合には，それらがシート状（もしくは平面状）もしくは重積状のいずれの形態を示すのか，細胞集塊周囲で細胞のほつれ（または遊離）の有無を確認する．最後に強拡大にて，個々の細胞成分の観察を行う．細胞の大きさ，核の大きさ，核の大小不同の有無，N/C（核／細胞質）比，核クロマチン増量の有無，核クロマチンパターン（微細か粗造か），核縁不整の有無，大型核小体の有無などを観察する．これらを表II-4-1にまとめる．

一般的に，診断は単独項目のみで判定するのではなく，必ず複数項目による総合評価により行われる必要がある．悪性を示唆する所見を多数認めた場合に初めて悪性腫瘍の可能性を考慮する．たとえば，炎症時や尿道内視鏡やカテーテル操作後の尿細胞診では，良性の尿路上皮に細胞の大型化，核腫大，明瞭な核小体などの悪性の可能性を示唆する所見が出現することがある．しかしながらこれらの場合，核クロマチンの増量は乏しく，N/C比は大きくないことが多い．尿細胞診を行う際に最も重要なことは，標本内にコントロールとなる正常細胞を見つけることである．一般的には好中球や小型リンパ球が良い正常コントロール対象であり，炎症や機械操作などに伴って変化することは少ない．特に細胞の大きさや核クロマチンの増量などの検討をする際には，コントロール対象となる正常細胞を常に参照し，診断の客観性を保つことを心がける必要がある．

表 II-4-1　尿細胞診でのスクリーニングのポイント

	良性を示唆する所見	悪性を示唆する所見
弱拡大		
背景	きれい	壊死や出血が存在
出現細胞数	少ない	多い
中拡大		
細胞集塊	認めないもしくは少数	多数
集塊の形状	平板状	重積状
集塊の結合性	強い	ゆるい
強拡大		
細胞の大きさ	正常とほぼ同じ	増大あり
胞体の色調	比較的淡明	濃染
核の大きさ	腫大なし	腫大あり
核の大小不同	なしもしくは軽度	あり
N/C（核／細胞質）比	小さい	大きい
核クロマチン増加	なしもしくは軽度	あり
核クロマチンパターン	微細	粗造
核縁不整	なし	あり
核小体	不明瞭もしくは小型	明瞭，大型

2　尿路疾患の尿細胞診

尿路（腎盂，尿管，膀胱，尿道）は尿路（移行）上皮組織で被覆されている．尿路上皮組織や上皮下

組織での疾患に対する細胞診断学的な主なアプローチは，自然尿および洗浄尿を用いた剥離細胞診である．病変部から直接検体が採取されないことや剥離部位が明らかでないことから，剥離細胞診には限界が存在する．また，腎臓，前立腺，精巣などの実質臓器において剥離細胞診が有用性を発揮することは少ない．ここでは尿路系疾患の剥離細胞診の有用性と限界を中心に述べる．

A 検体採取法

剥離細胞診の採取法には自然尿，カテーテル尿，膀胱洗浄尿，尿管もしくは腎盂洗浄尿（分腎尿），擦過尿，回腸導管尿の6種類がある．それぞれの方法に長所および短所が存在するので，それを理解した上で使用する必要がある．

(1) 自然尿

自然尿を採取する際には，最後の排尿から3～4時間程度経過してからの尿を用いる必要がある．早朝尿では尿中のpHは低く，浸透圧も高いため，細胞の変性が強いことが多く，診断に支障を生じることは少なくない．従って，起床時の尿を細胞診に用いることは避けるべきである．

健康な男性では尿路上皮細胞は少数を認めるのみであり，細胞量は乏しい．女性では外陰部などの扁平上皮が尿中に混入し，観察されることが少なくない．月経時には，血液成分が尿中に混じることがあるので，血尿とは区別して考える必要がある．

(2) カテーテル尿

カテーテル尿では，病変部を含め，多量の剥離細胞を得られるという利点がある．欠点としてはカテーテルの挿入により尿路感染を起こす可能性があること，採取された尿がしばらく室温に置かれることにより採取細胞が変性すること，カテーテルとの接触により大量に剥離・採取された正常尿路上皮が乳頭状病変様の形態を示すことが挙げられる．特に最後の項目は誤陽性を起こす原因ともなりうるので，カテーテル尿のスクリーニングおよび診断の際には注意が必要である．通常，これらの細胞では核異型は軽度で，核クロマチン増量は認められない．

(3) 膀胱洗浄尿

膀胱内にカテーテルを挿入し，生理食塩水を注入した後に得られるのが膀胱洗浄尿であり，そこから剥離細胞を採取する．多くの場合，膀胱生検に先立って行われる．長所としては細胞が多量に得られること，採取細胞が変性していない新鮮な細胞であること，混入が少ないことなどが挙げられる．自然尿に比較して，この方法では細胞集塊で出現すること，核がやや大型になること，やや核小体が目立つ傾向にある．従ってこの方法での経験が少ないと，採取された細胞がすべて異型細胞と誤判定されることがある．そのため，洗浄尿のスクリーニングおよび診断の際には注意が必要である．

(4) 上部尿路（尿管もしくは腎盂）洗浄尿（分腎尿）

上部尿路（尿管もしくは腎盂）に腫瘍の存在が疑われる場合，病変部を洗浄して検体を採取することがある．膀胱と異なり，上部尿路では病変を直接観察できないことが多い．診断が洗浄尿細胞診のみを根拠とすることが少なくない．一般的に，正常の尿路上皮であっても，上部尿路の洗浄尿では核腫大，N/C比の増大，細胞密度の増加が認められるなどの腫瘍様の所見を呈することが多い．画像的に上部尿路腫瘍と尿路結石もしくは炎症などによる良性の狭窄病変と鑑別困難な症例は少なくないが，その場合に出現する洗浄尿に出現する細胞も腫瘍に類似した所見を呈することは少なくない．また，上部尿路腫瘍の治療は腎尿管切除術が一般的であり，外科的な侵襲度は高い．従って，洗浄尿，特に分腎尿の診断には細心の注意が必要である．

一般的に上部尿路洗浄液では病変部の正確な解剖学的位置（腎盂か尿管か）を推定することは困難

である．膀胱の尿路上皮癌成分が混入する場合もあるので，上部尿路腫瘍を洗浄尿で診断する際には必ず左右から検体を採取して，左右で得られた検体に有意差がないか否かを確認した後に診断を行う必要がある．

(5) 病変部擦過後の尿

時に病変部を直接擦過・洗浄して検体を採取する場合もあるが，あまり一般的ではない．基本的な細胞所見は洗浄尿とほぼ同一であり，診断時には注意が必要である．

(6) 回腸導管尿

膀胱全摘後に尿管・空腸吻合が行われ，代用膀胱が作られることが多い．代用膀胱内では変性した消化管粘膜上皮が多数存在し，高度な細胞異型を示すことが少なくない．従って，そこから得られる尿細胞診の診断には細心の注意が必要である．代用膀胱の尿細胞診を行う際には，臨床医に必ずその旨を記載，提出してもらう必要がある．

B 尿細胞診の感度および正診率

一般的に，尿細胞診の感度はそれほど高くなく，70％前後とされている．但し，低異型度尿路上皮癌の感度はかなり低い．それに対して，尿細胞診の特異性（正診率）は高く，90％以上を示す報告がほとんどである．尿路上皮腫瘍の特異性に関しては，現状では尿細胞診を凌駕するものは存在しない．近年ではELISA法を用いたBladder Tumor Antigen（BTA）やNuclear Matrix Protein 22（NMP22）などが開発され，尿路上皮腫瘍の診断能力向上に寄与してきている．尿細胞診と比較して，これらの方法では感度は高いが，特異性がやや低いという問題点がある．最近では免疫組織化学法を用いたImmunoCyt/uCyt®，FISHを用いたUroVysion®による検討も行われ，かなりの感度および特異性を示している．

C 尿細胞診所見

(1) 検体不良所見

尿細胞診で検体不良と判定するのは表Ⅱ-4-2に示す場合である．この中で最も注意が必要なのは細胞変性が高度な場合である．細胞変性が高度な症例では時に高度な細胞異型が存在するように見えることがあるので，無理をして高異型度腫瘍と診断しないことが必要である．正常尿路上皮の判定が困難なほど細胞変性が高度な場合には，検体不良として診断することが望まれる．

他の細胞診検体と違い，自然尿において細胞数の多寡で検体不良の判定を行うことは困難である．しかしながら，提出される尿検体量により，病変の同定率が変化することが指摘されている．このことから，後述する尿細胞診の世界標準であるThe Paris Systemでは，最低30 mL以上の自然尿検体を提出することが望まれている．一定以上の陽性率を確保するためには，少なくとも15 mL以上の自然尿検体が提出されることが必要である．

(2) 正常所見

はじめに尿路上皮の正常組織所見を述べる．正常の尿路上皮は6層以下の尿路上皮細胞で構成されており，膀胱などの伸展状態に応じてその厚さが薄くなる（図Ⅱ-4-1）．尿路上皮は基底および傍基底細胞，中間型細胞および被蓋細胞（umbrella cell）から構成される．基底および傍基底細胞は小型で，N/C比が大きく，核クロマチンがやや濃染傾向を示す．中間型細胞は尿路上皮の

表Ⅱ-4-2 尿細胞診での検体不良所見

- 腟細胞（扁平上皮細胞）のみ
- 多量の好中球成分のみ（膿尿）
- 多量の血液成分のみ（高度の血尿）
- 検体の変性が高度な場合

最大の構成細胞であり，核にコーヒー豆様の切れ込み像を示すことが多い．被蓋細胞は尿路上皮の最表層に位置して存在し，一般的に細胞は大型である．核は概ね小型であるが，大型な場合も少なからずある．核が複数個存在することが多い．

正常人では尿中に出現する尿路上皮細胞は少ないのが一般的である．自然尿中では尿路上皮細胞は孤在性もしくは小集塊状に出現し，中間型細胞と被蓋細胞から構成されることが多い（図Ⅱ-4-2）．被蓋細胞は細胞が大きく，核は小さく，濃縮していることが多い．被蓋細胞は時に多核の形態を示す．尿中に出現する多核細胞の多くは被蓋

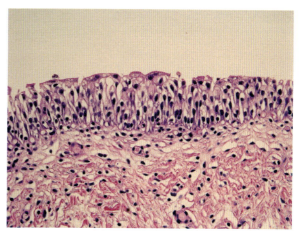

図Ⅱ-4-1　正常の尿路上皮（組織像）　表層から被蓋細胞，中間型細胞，基底細胞が配列しているのが認められる（HE 染色　×20）

細胞であり，多核細胞の出現は必ずしも腫瘍細胞を意味するものではない．中間型細胞では核縁は整であり，核にしわを認めることがある．変性の程度に応じて胞体に空胞変性が認められる．変性が高度となると胞体が好酸性を示す．基底および傍基底細胞は一般的に N/C 比が大きく，核クロマチンがやや増量して見える．核は円形で，核縁不整などの核異型は認められない．

女性の場合，扁平上皮細胞成分が出現することが少なくなく，その多くは膣からの混入である（図Ⅱ-4-3）．膀胱三角部（左右の尿管開口部と尿道口で囲まれた部位）では扁平上皮化生を示すことがあり，ここから扁平上皮細胞が剥離していることも考えられる．ごく稀であるが，前立腺マッサージ後の尿細胞診では精嚢上皮細胞が出現することがあり，悪性腫瘍との鑑別を有することがある．一般的には，尿細管上皮成分が自然尿中に出現するのは稀である．

自然尿中に出現する主な細胞成分を表Ⅱ-4-3 に示す．

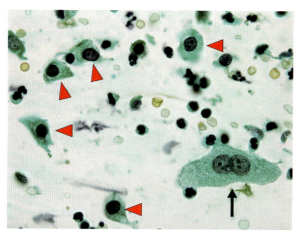

図Ⅱ-4-2　正常の尿路上皮　被蓋細胞（矢印）および中間型細胞（矢頭）成分を認める（Pap 染色　×40）

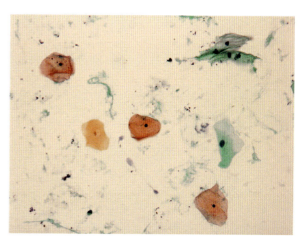

図Ⅱ-4-3　自然尿中に出現した扁平上皮細胞　女性の自然尿では異型の乏しい扁平上皮細胞が散見されることがある（Pap 染色　×40）

表 II-4-3　尿細胞診で出現する正常細胞

- 尿路上皮
  ―中間型細胞および被蓋細胞（自然尿）
  ―中間型細胞，被蓋細胞，基底および傍基底細胞（カテーテル尿）
- 扁平上皮
- 尿細管上皮（まれ）
- 精囊上皮（まれ）
- 変性した腸上皮（人工膀胱）

(3) 非腫瘍性病変
a) 感染症

　膀胱感染症の最も大きな原因は細菌感染症である．起因菌は多種類に及ぶ．マラコプラキア（Malakoplakia）は好酸性顆粒を有する組織球（フォン・ハンセマン細胞：von Hansemann cell）の集簇からなり，主に大腸菌感染により生じるとされている．組織球に核内封入体像（ミカエリス・グットマン小体：Michaelis-Gutmann body）を認めることが特徴的とされている（図 II-4-4）．ミカエリス・グットマン小体は細菌の破砕物とカルシウムとの沈着物からなるとされている．結核も重要な尿路感染症の一つである．基本的な組織像は他部位の結核の組織像と同じで，類上皮肉芽腫成分が主な所見である．最近では，尿路上皮内癌などに対する治療として Bacille de Calmette et Guérin（BCG）の膀胱内注入が行われ，結核と同様の類上皮肉芽織形成が認められる．真菌感染も重要な尿路感染症の一つであり，主な病原体としてカンジダやトリコスポロンなどが挙げられる．トリコモナスなどの原虫が感染を起こすこともある．

　尿路感染が起こると，出血および高度な好中球浸潤が認められることが多い．細胞が大型化し，核が腫大した尿路上皮が尿中に多数出現する．この中には明瞭な核小体を有し，尿路上皮癌との鑑別が問題となる場合がある（図 II-4-5）．一般的に感染症で出現する異型細胞では，核クロマチンの増量は乏しく，核縁不整も目立たないことが多い．核クロマチン増量の判定は，背景に存在する好中球もしくはリンパ球の核クロマチンと比較検討することにより客観的に行うべきである．また，核は腫大するも，N/C 比は増大しないことが多い．感染症の存在が疑われる場合，明らかな悪性所見（著しい核クロマチン増量や核縁不整など）を認めない場合，基本的に過剰診断しないように注意する必要がある．

　尿細胞診中にウイルス感染細胞が出現することがある．代表的なウイルスとしては BK ウイルスが挙げられる．ポリオーマウイルスの一種である BK ウイルスは多くの人に不顕性感染を起こす．参考までに，BK は最初に発見された患者のイニシャルである．感染時には尿中に感染細胞が少数出現する．細胞学的な特徴は全体に核が腫大し，泥炭状の核クロマチン（smudged chromatin）所見，すりガラス状で好塩基性の核内封入体が認められるのが特徴である（図 II-4-6）．別名，デコイ細胞（decoy

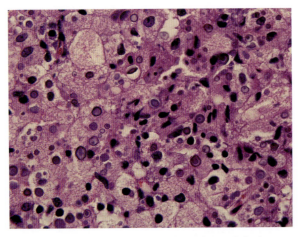

図 II-4-4　マラコプラキア（組織像）　核内封入体像（ミカエリス・グットマン小体）を伴った組織球の集簇を認める（HE 染色　×100）

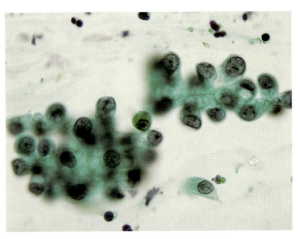

図 II-4-5　細菌感染症を起こした尿路上皮　細胞および核腫大は顕著であるが，クロマチン増量や核縁不整は認めない（Pap 染色　×100）

cell）とも呼ばれる．これらは一見尿路上皮癌に類似した所見を示すことが知られており，時に両者の鑑別は困難なことがある．デコイ細胞は腫瘍ではないことから，陰性で診断する必要がある．小児期にて，上記のような異型細胞を認める場合，腫瘍よりはBKウイルスなどの感染症を疑う必要がある．近年，腎移植患者の腎不全の原因として，尿細管へのBKウイルス感染の関与が示された．その際には，尿中に多量のデコイ細胞が出現する．デコイ細胞の有無は腎移植後の腎不全の診断・治療に重要な役割を担っている．従って，腎移植患者の尿細胞診ではデコイ細胞の有無を必ず注意

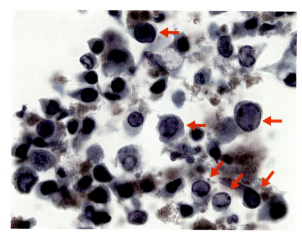

図II-4-6　BKウイルス感染細胞　泥炭状の核クロマチン所見，すりガラス状で好塩基性の核内封入体（矢印）などが特徴的所見である（Pap染色　×100）

し，存在した場合にはその存在を報告する必要がある．サイトメガロウイルスおよびヘルペスウイルス感染細胞も時に尿細胞診に出現する．これらのウイルスは正常人の膀胱での感染は少なく，免疫抑制時もしくは低下状態時に感染することが多い．

膀胱の主な感染症を表II-4-4に示す．

b）機械的刺激による変化

機械的刺激により尿路上皮が再生性変化を示すことが多いが，時に尿路上皮癌と鑑別を有するほどの異型性を示すことがある．主なものとしてカテーテル尿および洗浄尿と尿路結石に伴った変化が挙げられる．

カテーテル尿や洗浄尿では大型の重積性を伴った細胞集塊を認める場合が少なく，尿路上皮癌様の所見を呈する（図II-4-7）．尿路上皮癌と異なり，これらの細胞集塊は基底細胞，中間型細胞および被蓋細胞から構成され，既存の尿路上皮形態を維持していることが多い．時にN/C比が大きく，軽度核クロマチンを増した基底細胞集塊や多核を示す被蓋細胞集塊が認められ，尿路上皮癌様の所見を示す場合があるので注意が必要である．尿路上皮癌との主な鑑別点は，細胞集塊の結合性が強いこと，細胞集塊の辺縁がスムースであること，孤在性の細胞出現が少ないこと，核が細胞の中心に位置することが多いこと，核クロマチンは微細で顕著な増量はほとんど認めないこと，核縁不整は認めないことなどが挙げられる．尿路上皮癌よりも，反応性異型の方が核小体は目立つことが多い．

尿路結石の際にも異型細胞が多数出現することがある．背景では出血が目立つことが特徴である．基本的な細胞所見はカテーテル尿や洗浄尿と同様である．

c）治療後の変化

全身化学療法により，尿中に異型細胞が出現することがある．悪性リンパ腫などの血液疾患に対する治療として投与されるブスルファンやサイクロフォスファマイドなどが代表例である．

出血を背景に大型のN/C比の大きい異型細胞が出現してくるのが特徴である．一般的には変性細胞であることが多く，核クロマチンは泥炭状のクロマチンパターンを示す．ま

表II-4-4　主な膀胱の感染症

・細菌感染症（マラコプラキアを含む）
・真菌感染症（特にカンジダ）
・原虫感染症（特にトリコモナス）
・ウイルス感染症
　　—ポリオーマウイルス（特にBKウイルス）
　　—サイトメガロウイルス
　　—ヘルペスウイルス

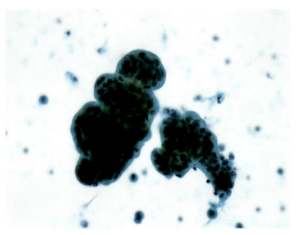

図 II-4-7　カテーテル尿での正常の尿路上皮　比較的大型の，重積性を伴った細胞集塊を認める．細胞の結合性が強く，細胞集塊辺縁の境界は明瞭である（Pap 染色　×40）

た，変性した巨大細胞も認められる場合がある．核小体は明瞭で，核縁不整なことが多く，尿路上皮癌と鑑別を要することがある．

　診断に際しては，患者の既往歴が最も重要である．変性所見が強い細胞を多数認めた際には化学療法の既往の有無を調べる必要がある．

(4) 腫瘍病変

　日本においても尿路上皮癌の発生頻度は徐々に増加している．尿路上皮癌の発生原因は不明な点が多い．現在，発生原因とされているものを表 II-4-5 に示す．膀胱腫瘍の主訴は肉眼的もしくは顕微鏡的血尿が最も多い．

a) 尿路上皮腫瘍

　膀胱腫瘍のほとんどは尿路上皮腫瘍であり，また悪性腫瘍のほとんどは尿路上皮癌である．以前では"移行上皮（transitional）"という名称が使用されてきたが，現在では"尿路上皮（urothelial）"という名称が一般的である．尿路上皮癌の悪性度評価として，現在は WHO/ISUP 分類が主流であり，腎盂・尿管・膀胱取扱い規約もこの分類に準じている．WHO/ISUP 分類では尿路上皮癌は乳頭状に増殖する病変（乳頭状病変），平坦状に増殖する病変（平坦状病変），および粘膜下層以下に腫瘍細胞が浸潤する病変（浸潤性病変）の 3 つに大別し，非浸潤性乳頭状病変に対しては，低異型度尿路上皮癌（以下低異型度）および高異型度尿路上皮癌（以下高異型度）の 2 つに分類している．浸潤性尿路上皮癌は全て高異型度に分類される．WHO/ISUP 分類の概略を表 II-4-6 に示す[1]．

① 良性腫瘍

　尿路上皮腫瘍における良性腫瘍は乳頭腫および内反性乳頭腫である．乳頭腫は正常の尿路上皮と同等の上皮成分が血管結合織を伴って乳頭状に増殖する腫瘍である．後述する尿路上皮癌に比してやや若年に発生する．発生頻度は極めて少なく，実際に日常診断で遭遇する機会は少ない．構成細胞は正常の尿路上皮と全く同じであり，細胞異型は全く認められない．

　内反性乳頭腫は，ほぼ正常の尿路上皮成分が内反性に増殖するものであり，表層は正常の尿路上皮に被覆されている．膀胱三角部に好発することが多い．組織学的に細胞異型は認められない．

　2 つの病変とも膀胱洗浄などにより腫瘍細胞が採取される可能性があるが，実際に尿細胞診で腫瘍細胞を同定することは困難である．

② 悪性腫瘍

　尿路上皮癌は全尿路上皮腫瘍の 90% 以上を占める．尿路上皮癌の

表 II-4-5　尿路上皮癌の発生原因

- アニリンなどの芳香性化学物質
- フェナセチン
- サイクロフォスファマイド
- アルカリ基剤
- 喫煙
- ビルハルツ充血吸虫
- 膀胱外反症
- 膀胱憩室

---

[1] 以前は尿路上皮癌の悪性度評価としては 1973 年に発表された WHO 分類が基本であった（WHO 分類（1973））．この分類では，増殖形式にかかわらず，尿路上皮癌の異型度は三段階で評価される．北米ではあまり用いられないが，欧州では依然としてよく用いられている．

増殖形式としては乳頭状形式と平坦状（非乳頭状）形式の二種類が存在する．また，それぞれに対して非浸潤性および浸潤性病変が存在している．WHO/ISUP 分類による概略を以下に示す．

②-i　非浸潤性乳頭状病変

非浸潤性乳頭状病変の組織学的特徴は，血管結合織を伴って腫瘍細胞が乳頭状に増殖し，腫瘍細胞の間質浸潤を認めないことである．膀胱鏡にて乳頭状病変は容易に同定可能である．腫瘍細胞のみが乳頭状に増殖しても，乳頭状病変には分類されない．WHO/ISUP 分類では正常の尿路上皮と腫瘍との構造および細胞異型の隔たりの程度に応じて，異型度を低異型度と高異型度の 2 段階に分類している．二つの病変は臨床的に大きく異なる病態である．低異型度はほとんど浸潤性尿路上皮癌に進行することはなく，予後は良好である．それに対し，高異型度は浸潤性尿路上皮癌に進行する症例が少なくなく，厳重な経過観察が必要とされている．2 つの病変とも再発することは多いが，低異型度に比して，高異型度の方が再発傾向は強い．遺伝子的にも，低異型度と高異型度は異なる病態であり，前者が後者に移行することは稀とされている．

表 II-4-6　WHO/ISUP 分類による膀胱腫瘍

尿路上皮腫瘍
・非浸潤性病変
　乳頭状病変：　　　　　　　　　平坦状病変：
　　—乳頭腫　　　　　　　　　　　—異形成
　　—内反性乳頭腫　　　　　　　　—上皮内癌
　　—Papillary urothelial neoplasia with low grade malignant potential（PUNLMP）
　　—非浸潤性乳頭状尿路上皮癌，低異型度
　　—非浸潤性乳頭状尿路上皮癌，高異型度

・浸潤性病変：
　浸潤性尿路上皮癌

非尿路上皮腫瘍
・腺癌
・扁平上皮癌
・小細胞癌

WHO/ISUP 分類で提唱されている Papillary urothelial neoplasia with low grade malignant potential（PUNLMP）とは，乳頭腫に類似しているが，軽度の異型性を示す病変である．WHO 分類（1973）の G1 の一部に相当する病変であるが，診断者により判定基準が異なることから，報告されている発生頻度はかなり異なる[2]．日本での臨床的な取扱いは PUNLMP の名称を使用せず，低異型度として対応する．

非浸潤性乳頭状病変の組織学的所見を述べる．低異型度では軽度の核の極性の乱れを伴いつつ，乳

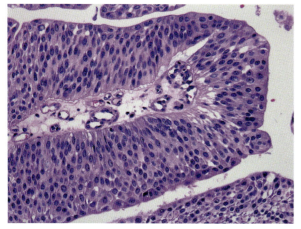

図 II-4-8　低異型度尿路上皮癌（組織像）　細胞の配列の乱れが少なく，個々の細胞異型も乏しい（HE 染色　×20）

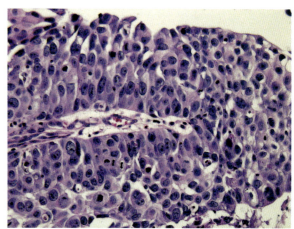

図 II-4-9　高異型度尿路上皮癌（組織像）　細胞の配列の乱れが目立ち，個々の細胞異型も顕著である（HE 染色　×20）

---

2) 低異型度尿路上皮癌は，WHO 分類（1973）の全ての G1 および G2 の一部に相当する．高異型度尿路上皮癌は，WHO 分類（1973）の全ての G3 および G2 の一部に相当する．

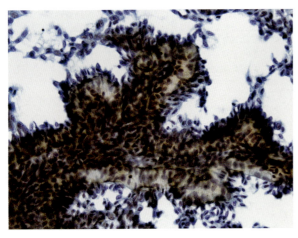
図II-4-10　低異型度尿路上皮癌　血管結合織を伴った腫瘍細胞集塊を認める．周囲に軽度のほつれを伴った細胞集塊を認める（Pap染色　×20）

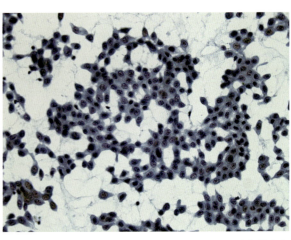
図II-4-11　低異型度尿路上皮癌　結合性の緩い細胞集塊を認める（Pap染色　×20）

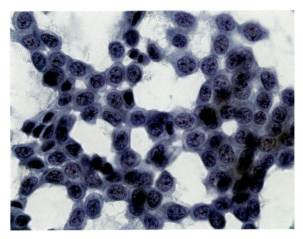
図II-4-12　低異型度尿路上皮癌　図II-4-11の強拡大像．正常の尿路上皮と比較すると，軽度の核腫大および核クロマチンの増量が認められる（Pap染色　×100）

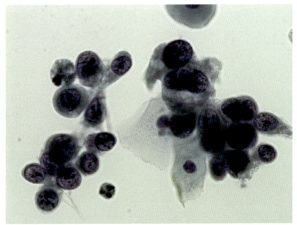
図II-4-13　高異型度尿路上皮癌　重積性を示す細胞集塊を認める．細胞集塊周囲ではほつれが認められる（Pap染色　×40）

頭状に増殖するのが特徴である（図II-4-8）．細胞異型は乏しくもしくは軽度で，核分裂像は少ない．一般的に腫瘍細胞の剥離傾向は乏しく，被蓋細胞が残存していることが多い．以前は7層以上に腫瘍細胞が重層していることが尿路上皮癌の診断基準とされていたが，実際に細胞層の厚さを計測することは困難であり，WHO/ISUP分類では細胞層の厚さの評価は診断項目から外れている．高異型度では腫瘍細胞が著しい核の極性の乱れを伴いつつ，乳頭状に増殖するのが特徴である（図II-4-9）．腫瘍細胞の核異型は顕著で，核分裂像は多数認められる．腫瘍細胞の剥離傾向が目立つことが多く，被蓋細胞は消失していることが多い．

　細胞学的な特徴であるが，低異型度と高異型度とでは大きく異なる．低異型度の背景は一般にきれいなことが多く，出現する細胞数も少ないことが多い．出現する細胞が小型集塊状で出現することもある（図II-4-10）．特に血管結合織を伴う場合には診断が容易となる（図II-4-11）．細胞集塊の辺縁では軽度不整を認める．腫瘍細胞は比較的均一で，核腫大やクロマチン増量は顕著ではない（図II-4-12）．正常の尿路上皮細胞同様，コーヒー豆様の核溝が認められることもある．一般的には低異型度

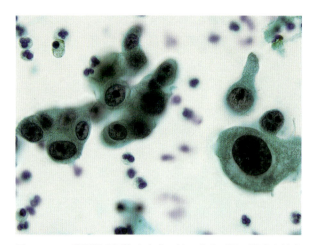

図 II-4-14 高異型度尿路上皮癌　核の大小不同や明瞭な核小体の存在が認められる（Pap 染色　×100）

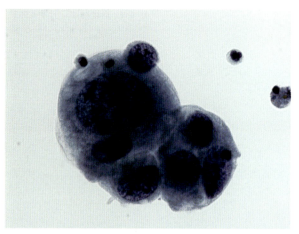

図 II-4-15 高異型度尿路上皮癌　時に巨大核を有する腫瘍細胞を認める（Pap 染色　×100）

と正常の尿路上皮との違いは少なく，細胞像のみで両者の鑑別は困難なことが多い．

　高異型度の背景は汚いことが多く，出血や壊死物質が認められることが多い．腫瘍細胞集塊は大小さまざまに出現し，腫瘍細胞は大きさもさまざまである．細胞集塊の結合性は緩く，遊離細胞成分も多数出現する（図II-4-13）．核異型は顕著で，核腫大・核の大小不同・粗造クロマチン増量・核縁不整などの所見が認められる（図II-4-14，図II-4-15，図II-4-16）．核にはしわ状の切れ込みではなく，立体的な陥凹所見が目立つことが多い．核腫大やクロマチン増量の判定は困難な場合があるが，背景に存在する正常の小型リンパ球もしくは好中球の核と比較して核腫大や核クロマチンの増量を判定することが重要なポイントである．一般的には，正常の小型リンパ球の核と比較して，出現する異型細胞の核が3倍以上で，核クロマチンの増量を認めれば，ほぼ高異型度尿路上皮癌と考えて良い．低異型度と高異型度における主な細胞診上の鑑別点を表II-4-7に示す．また，良性病変と低異型度および高異型度との鑑別点を表II-4-8および表II-4-9に示す．

　出現する異型細胞の細胞異型が高度であるにも拘わらず，その数が少ない場合には，尿路上皮癌の確定診断が困難であることが少なくない．確定診断にはどれだけの異型細胞の数が必要であるかの明確な基準はない．最近では，高異型度の診断には最低10個の異型細胞が必要との意見が一般的である（本節のD．尿細胞診の報告様式を参照）．それに対し，低異型度では特定の細胞数が言及された文献はほとんどない．

　前述の如く，低異型度では細胞異型が乏しいことに加えて，細胞の剥離傾向が乏しい傾向があり，腫瘍細胞自体が尿中に出現しないことが多い．従って細胞診では，特異性は比較的高いが，感度はかなり低い．それに対して，高異型度では細胞異型が顕著なことに加え，腫瘍細胞自体の剥離傾向

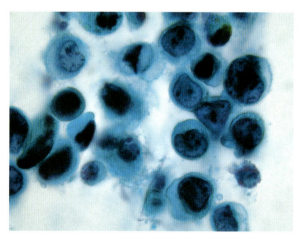

図 II-4-16 高異型度尿路上皮癌　粗造核クロマチンの増量や核縁不整が顕著である（Pap 染色　×100）

表 II-4-7　尿細胞診における低異型度と高異型度尿路上皮癌との鑑別点

	低異型度	高異型度
背景	きれい	汚い（出血性もしくは壊死性）
集塊	概ね小型，結合性は強い（辺縁整） 少数出現 遊離細胞は少数	大小様々，結合性は緩い（辺縁不整） 多数出現 遊離細胞は多数
細胞所見		
構成細胞	比較的均一	多彩（多型性が強い）
大きさ	軽度増大，ほぼ均一	増大傾向が顕著，多型性が強い
細胞質	ほぼ均質，軽度濃染	様々，濃染傾向
N/C比	やや大きい（正常と比較して）	大きい（通常は0.7以上）
核所見		
位置	偏在	偏在
大きさ	ほぼ均等に軽度腫大	腫大し，顕著な大小不同
核縁	比較的整	著明な不整
核溝	コーヒー豆様（存在すれば）	著明な陥凹
クロマチン	微細顆粒状，軽度増量	粗大顆粒状，顕著な増量
核小体	なし，存在しても小型	大型（存在しないこともある）

表 II-4-8　反応性異型尿路上皮と尿路上皮癌（特に低異型度）との鑑別点

	反応性異型尿路上皮	尿路上皮癌（低異型度）
構造所見		
血管結合織	なし	時に存在（特に洗浄尿，分腎尿）
細胞所見		
配列	乳頭状，結合性は強い	乳頭状，結合性は緩い
大きさ	大きい〜通常	比較的小型
細胞質	比較的淡明，時に泡沫状	好塩基性，均質
N/C比	正常もしくは軽度増大	軽度増大
核所見		
核の位置	中心性	偏在
大きさ	増大	増大
形態	集塊内では均一	集塊内では軽度の多型性
核縁	円形から類円形	不規則，不整
核クロマチン	微細で増加なし	微細で増加は軽度
核小体	不明瞭もしくは小型	時に大型

表 II-4-9　良性病変と高異型度尿路上皮癌との鑑別点

	高異型度	反応性	BKウイルス	治療後
背景	汚い	高度な炎症所見	様々	様々な炎症所見
出現細胞量	多い	中等度	様々	様々
胞体量	様々	豊富	少ない	様々
核腫大	増大（時に顕著）	増大	増大	増大
核縁	不整（概ね顕著）	円形，整	円形，整	不整
核小体	様々（時に明瞭）	不明瞭もしくは小型	存在しない	明瞭
核クロマチン	増加，粗大	微細で増加なし	泥炭状	様々
N/C比	増大	時に軽度増大	増大	時に軽度増大

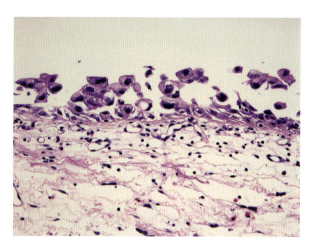
図 II-4-17 尿路上皮内癌（組織像） 粘膜固有層内に細胞異型が顕著な腫瘍細胞の増殖を認める（HE 染色 ×40）

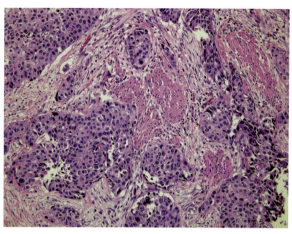
図 II-4-18 浸潤性尿路上皮癌（組織像） 間質への腫瘍細胞の浸潤を認める（HE 染色 ×20）

が強いことから，尿細胞診による感度や特異性は高い．時に細い血管結合織を伴った乳頭状病変が採取されることがある（特に洗浄尿および分腎尿）．このような症例は乳頭状腫瘍と判断し，構造および細胞異型に準じて，低異型度もしくは高異型度と判定する．後述する The Paris System では，低異型度の診断には血管結合織成分の存在が必須項目である．

②-ii 平坦状病変

平坦状病変は異形成（dysplasia）と尿路上皮内癌（urothelial carcinoma in situ: CIS）が日常遭遇する主な病変である．

異形成は"腫瘍であるが，癌と断定できない細胞が尿路上皮内で増殖する状態"と WHO/ISUP 分類では定義され，異形成は前癌病変の一つと見なされている．膀胱鏡の所見はさまざまであり，統一した所見はない．臨床的には，異形成は経過観察とすることが多く，積極的な治療は行わない．

異形成の診断上の重要な問題点として，定義自体が曖昧であること，また癌との明確な鑑別基準が存在していないことが挙げられる．そのことを反映して，異形成の診断者間での一致性は高くない．実際的には，尿細胞診で異形成の診断を行うことはほぼ不可能である．

尿路上皮内癌は"明らかな悪性細胞が尿路上皮内で増殖する状態"と WHO/ISUP 分類では定義されている．明らかな悪性細胞の基準であるが，一般的には乳頭状高異型度尿路上皮癌相当の異型性を示すこととされている．尿路上皮内癌は腫瘤を形成しないことから画像診断が困難な症例が多い．膀胱鏡ではビロード状粘膜出血を認めるが，診断困難な症例も多数存在する．従って，尿路上皮内癌では尿細胞診が診断に最も重要な役割を担う病変である．尿路上皮内癌は将来的に浸潤性尿路上皮癌に進行する可能性が高い病変である．

組織学的には，尿路上皮内にて腫瘍細胞が平坦状に増殖する（図 II-4-17）．増殖形式はさまざまで，既存の尿路上皮を置換して増殖するものや尿路上皮内に散在性に増殖する（パジェット様進展パターン：Pagetoid spreading pattern）ものなどさまざまである．一般的に腫瘍細胞は大型だが，小型な腫瘍細胞から構成される場合もある．一般的に腫瘍細胞の剥離傾向が強く，粘膜内に腫瘍細胞をほとんど認めないことも少なくない．

細胞学的特徴は高異型度尿路上皮癌と同様である．多くの場合，細胞異型が高度であり，診断自体が困難なことは少ない．しかしながら，前述の如く膀胱鏡で診断困難な尿路上皮内癌症例は少なくな

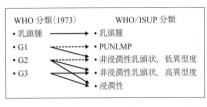

図 II-4-19 WHO/ISUP 分類と WHO 分類 (1973) との比較

いので，その診断は重要である．一般的には，乳頭状病変か平坦状病変かの鑑別は細胞診のみからは困難である．したがって，細胞診では高異型度尿路上皮癌とのみ診断すれば十分であり，"尿路上皮内癌"の診断を行う必要はない．

②-iii 浸潤性尿路上皮癌

浸潤性尿路上皮癌は粘膜下層以下に腫瘍細胞が浸潤した状態と定義され（図 II-4-18），腫瘍細胞の浸潤の程度は問題とされない．上述の乳頭状病変および平坦状病変のどちらからも進行すると考えられている．病態が進行した状態で，転移を起こす可能性があり，臨床的には手術や化学療法などの何らかの積極的治療が必要な状態である．従って，浸潤の有無の判定は患者の治療方針および予後の判定には重要な項目である．

WHO/ISUP 分類では浸潤性病変に対して核異型度評価は行われない．これは浸潤性病変のほとんどは高異型度もしくは上皮内癌成分が認められること，浸潤部位の腫瘍細胞の核異型度は高異型度相当であることによる[3]．

細胞学的な特徴であるが，出現する腫瘍細胞は高異型度の腫瘍細胞から構成される．従って，診断基準としては前述した高異型度病変および尿路上皮内癌病変と全く同じである．非浸潤性病変に比して，浸潤性病変の背景は汚いことが多いとされているが，必ずしも絶対的な基準ではない．多くの場合，細胞診による浸潤の有無の判定は困難である．

WHO/ISUP 分類と WHO 分類 (1973) との対比を図 II-4-19 に示す．

b）腺癌

稀ではあるが，膀胱にも腺癌が発生することが知られている．膀胱原発腺癌の定義は腺癌成分のみから構成される症例である．発生母地としては膀胱頂部に存在する尿膜管から発生するものと膀胱の尿路上皮から発生するものがある．両者の発生頻度はほぼ同じである．尿膜管由来の腺癌の多くは大腸発生の腺癌と全く同じ形態を示し，形態的に両者を区別することは困難である（図 II-4-20）．尿路上皮から発生するものは胞体に粘液を含むものと含まないものの二種類が存在する．前者は大腸発生

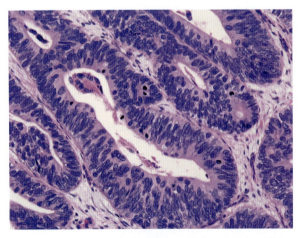

図 II-4-20 膀胱原発腺癌（組織像） 形態的に大腸癌に類似した腫瘍細胞が増殖・浸潤するのを認める（HE 染色 ×20）

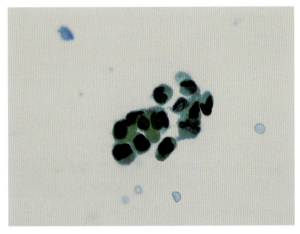

図 II-4-21 自然尿中に出現した尿膜管癌 胞体内に粘液を貯留した腫瘍細胞を認める（Pap 染色 ×100）

3）WHO 分類（1973）では，前述した細胞異型に応じて，三段階の核異型度評価が行われる．

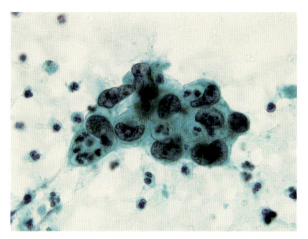

図 II-4-22　自然尿中に出現した子宮頸部腺癌　核が腫大し，比較的淡明な胞体を有する腫瘍細胞集塊を認める（Pap染色 ×100）

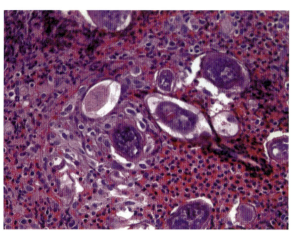

図 II-4-23　ビルハルツ充血吸虫（組織像）（HE染色 ×40）

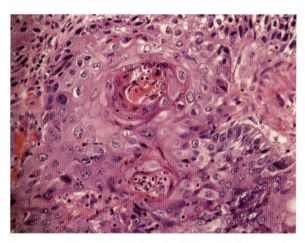

図 II-4-24　膀胱原発扁平上皮癌（組織像）　角化を伴った腫瘍細胞の増殖を認める（HE染色 ×20）

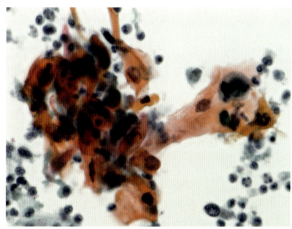

図 II-4-25　自然尿中に出現した扁平上皮癌　オレンジGやライトグリーンに濃染する胞体を有する紡錘形腫瘍細胞を認める（Pap染色 ×60）

の腺癌と同じ形態像を示す．従って，尿膜管および膀胱由来の腺癌と転移性大腸癌との鑑別は困難なことが多い．腺癌と尿路上皮の腸上皮化生との関連性が指摘されているが，結論は出ていない．胞体内に粘液を伴わない腺癌では，通常の尿路上皮癌の腺上皮化生のことが多い．

　尿細胞診で腺癌の存在を認めることは比較的少ない（図II-4-21）．尿中に腺癌細胞を認めた場合には，膀胱由来だけでなく大腸癌や前立腺癌や子宮癌由来の可能性を考慮する必要がある（図II-4-22）．尿中の腺癌細胞は変性していることが多く，原発部位を同定することは困難なことが多い．従って，尿中に腺癌細胞を認めた場合には，既往歴などの臨床情報を入手することが極めて重要である．

　一般的に，膀胱原発腺癌，特に大腸癌に類似した腺癌では，尿中内に粘液産生が顕著なことが多いのが特徴である．また，核が偏在し，胞体内に粘液の存在が認められる場合には膀胱もしくは尿膜管由来の腺癌の可能性を考慮する必要がある．

c）扁平上皮癌

　膀胱にも扁平上皮癌が発生することが知られている．膀胱原発扁平上皮癌の定義は扁平上皮癌成分

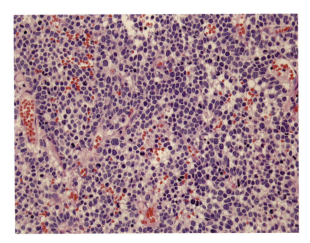

図II-4-26 膀胱原発小細胞癌（組織像） 肺の小細胞癌に類似した裸核状の腫瘍細胞の増殖を認める（HE染色 ×40）

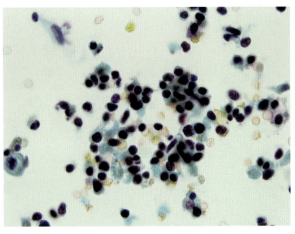

図II-4-27 自然尿中に出現した小細胞癌 肺の小細胞癌に類似した裸核状の小型腫瘍細胞が小集塊状もしくは孤在性に認められる（Pap染色 ×100）

のみから構成される症例である．膀胱原発扁平上皮癌の最も重要な原因はビルハルツ充血吸虫感染に関連するものである（図II-4-23）．中近東やアフリカでは罹患率が高く，同地域で発生する膀胱癌の多くが扁平上皮癌である．日本を含めて，それ以外の地域では扁平上皮癌の発生は少なく，多くは尿路上皮癌の扁平上皮化生由来の症例である．

扁平上皮癌の組織像は，他の部位に発生する扁平上皮癌とほぼ同様の所見を示し，表層部では角化物産生が目立つ（図II-4-24）．

扁平上皮癌の尿細胞診では，角化物が目立つことから，一般的に背景は汚い所見を呈する．細胞像は他の部位に出現する扁平上皮癌と同様の所見を示す（図II-4-25）．但し，尿中に出現する扁平上皮癌は必ずしも膀胱由来ではない場合がある．女性の場合は子宮頸部癌や膣癌から，男性の場合は陰茎癌から混入している場合が少なくない．尿細胞診で扁平上皮癌細胞を認めた場合には，常に他からの混入の可能性を考慮する必要がある．

d）小細胞癌

稀ではあるが，膀胱にも小細胞癌が発生することがある．組織学的には，肺原発の小細胞癌と全く同じ形態を示す（図II-4-26）．小細胞癌の多くは尿路上皮癌との合併を認める．

細胞像は裸核状の腫瘍細胞が散在性もしくは小集塊状に出現する（図II-4-27）．基本的には喀痰細胞診に出現する所見とほぼ同様の所見を示す．背景に尿路上皮癌も出現することが多いので，そちらに目を奪われずに，小型細胞集塊に注目することが重要である．

e）その他の腫瘍

尿路上皮癌が脱分化して，肉腫様形態を

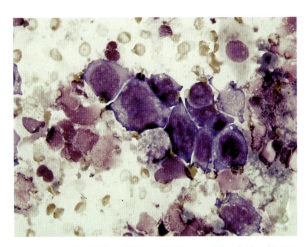

図II-4-28 自然尿中に出現した悪性リンパ腫 大型の異型リンパ球が多数認められる（MGG染色 ×100）

示す場合がある．このような場合には通常の尿路上皮癌成分に加えて，高度な細胞異型を示す紡錘形腫瘍細胞が出現する場合がある．

稀に膀胱原発の肉腫（平滑筋肉腫や横紋筋肉腫）や悪性リンパ腫が発生することがある．稀ではあるが，悪性リンパ腫が尿中に出現することがある（図Ⅱ-4-28）．その場合の多くは大型の異型リンパ球が出現してくる．

D 尿細胞診の報告様式

尿細胞診は日常の泌尿器科診療に深く密着しているにも拘わらず，その報告方法は施設によりさまざまな方法を採用していた．尿細胞診の報告様式の統一を目指し，日本臨床細胞学会・日本病理学会・日本泌尿器科学会の3学会が中心となり，2015年に泌尿器細胞診報告様式2015（以下報告様式2015）が発表された．この動きと同時に，国際細胞学会（The International Academy of Cytology）および米国細胞学会（The American Society of Cytopathology）が中心となり，世界統一を目指した尿細胞診報告様式，The Paris System（以下TPS）が発表された．診断カテゴリー，高異型度の存在する確率，臨床的対応については表Ⅱ-4-10，表Ⅱ-4-11，表Ⅱ-4-12にそれぞれ示す．

上記2つの報告様式はほぼ同時期に作成され，報告様式2015の作成に携わった複数の日本人がTPSの作成にも携わっており，両者の間には多くの共通点が認められる．その一方で尿細胞診に対する概念的および社会環境の違いからの相違点も存在する．ここでは主な類似点および相違点を示す．

(1) 類似点

a) 対象となる疾患
尿路上皮系病変が中心である．

b) 尿細胞診に検体適正の評価項目あり
診断時には必ず検体適正を評価する必要がある．

表Ⅱ-4-10 泌尿器細胞診報告様式2015による診断カテゴリー

診断カテゴリー		高異型度尿路上皮癌のリスク	臨床対応
日本語表記	英語表記（略語）		
不適正	Inadequate（Inadequate）	不明	不適正の原因を改善し再検
陰性	Negative for malignancy（Negative）	5%以下	精査不要だが他の検査で異常があれば再検
異型細胞	Atypical cells（Atypical）	15%	再検あるいは経過観察
悪性疑い	Suspicious for malignancy（Suspicious）	70～95%程度	再検と膀胱鏡検査を含めた精査
悪性	Malignant（Malignant）	95%以上	膀胱鏡検査を含めた精査

表Ⅱ-4-11 The Paris Systemによる診断カテゴリー

診断カテゴリー	高異型度尿路上皮癌のリスク	臨床対応
Inadequate	0～5%	膀胱鏡もしくは細胞診再検
Negative for HGUC（NHGUC）	0～5%	経過観察
AUC	8～20%	必要に応じて検査
Suspicious for HGUC（SHGUC）	50～70%	膀胱鏡・生検・異型度判定
LGUN	10%	膀胱鏡・生検・異型度判定
HGUC	>90%	膀胱鏡・生検・病期判定
Other malignancy	>90%	膀胱鏡・生検・病期判定

HGUC: High grade urothelial carcinoma, AUC: Atypical urothelial cell, LGUN: Low grade urothelial neoplasm

表 II-4-12　報告様式 2015 で記載が望まれる項目および診断カテゴリー

```
臨床事項：
検体種別：
既往歴：
□膀胱癌治療歴なし　□肉眼的血尿あり　□顕微鏡的血尿あり　□TUR-BT　□免疫抑制治療
□全身化学療法　□抗がん剤膀注　□BCG 膀注　□骨盤部放射線治療　□その他
検体採取方法：
□自排尿　□洗浄尿　□留置カテーテル尿　□カテーテル採取尿　□回腸導管尿　※洗浄・カテーテルの
場合の採取部位　□腎盂　□尿管　□膀胱　□腸管利用代用膀胱尿　□その他（　　　　　）
検体量：（　　　　）ml,
検体の性状：□肉眼的血尿　　□混濁尿
検体処理法：□液状細胞診　　□遠沈塗抹法　　□サイトスピン等　　□その他
検体適性評価：□適正　　　　□不適正：（□スライドの破損, □高度膿尿, □高度血尿, □その他）
塗抹細胞量：□細胞数稀少

診断カテゴリー：
□不適正　Inadequate（Inadequate）
□陰性　Negative for malignancy（Negative）
□異型細胞　Atypical cells（Atypical）
□悪性疑い　Suspicious for malignancy（Suspicious）
□悪性　Malignant（Malignant）　　　□HGUC　□LGUC　□Others
```

c）良性細胞集塊，機械的刺激や治療に伴う再生異型尿路上皮，ウイルス感染細胞（特にデコイ細胞）の取扱い

　これらの項目は全て陰性（TPS では高異型度陰性）として診断する．非腫瘍性病変の項目で既に述べたが，これらの項目は細胞異型（時に構造異型）を呈することから，異型細胞（もしくは異型尿路上皮細胞）と診断されることが少なくない．非腫瘍性変化は全て陰性と診断し，不必要な追加検索を避ける必要がある．

d）尿路上皮癌疑いの診断基準

　高異型度の診断に際しては，少なくとも 10 個以上の異型細胞の出現が必要である．

(2) 相違点

a）対象となる診療科

　報告様式 2015 の対象となる診療科は医療に携わる全診療科である．従って，泌尿器のみならず，内科一般や小児科も対象となる．TPS の対象となるのは泌尿器腫瘍を取扱う泌尿器科医のみである[4]．

b）対象となる疾患

　報告様式 2015 の対象となる疾患は全領域であり，尿検体が提出される疾患全てが対象となる．従って，対象は尿路上皮腫瘍のみならず，その他の腫瘍，結石，感染症なども対象となる．TPS の対象となるのは高異型度のみである．尿路上皮癌以外の腫瘍は特別扱いされる．基本的には膀胱に発生する尿路上皮癌が対象であり，上部尿路上皮腫瘍は参考程度となる．尿路上皮癌以外の疾患は付随的なものとして取扱われる．

c）異型細胞の取扱い

　報告様式 2015 では異型を呈する細胞が出現した場合，細胞の由来に拘わらず，異型細胞と診断される．TPS では尿路上皮と思われる細胞が異型を示した場合のみ，atypical urothelial cell（AUC）と診

---

4) 欧米では全ての泌尿器科医が腫瘍を取扱うわけではない．

断される．尿路上皮以外の異型細胞は全て negative for high grade urothelial carcinoma（NHGUC）に分類され，所見にその異型細胞に対するコメントを記載する．

d）低異型度尿路上皮癌の取扱い

類似点は乏しく，相違点のみである．報告様式 2015 では低異型度も，高異型度と同様に，悪性・悪性の疑いの診断項目が適応され，コメントに低異型度尿路上皮癌もしくはその疑いが記載される．それに対し TPS では，尿路上皮癌の項目で記述した如く低異型度は生命予後に影響しないことを重要視し，"low grade urothelial neoplasm（LGUN）" という診断カテゴリーが用いられ，悪性腫瘍とは診断されない．悪性の項目で記述したが，LGUN の診断には腫瘍集塊内の血管結合織の存在が必須項目である．血管結合織成分を伴わないが低異型度が疑われる症例は全て陰性（NHGUC）の項目に分類され，低異型度疑いとしてコメントするに留める．

e）尿路上皮癌以外の膀胱癌および転移性膀胱腫瘍の取扱い

報告様式 2015 では，これらは悪性のカテゴリーが用いられ，その内容をコメントに記載する．TPS では，これらは other malignancy, secondary malignancy のカテゴリーが用いられ，その内容をコメントに記載する．

3　腎臓の腫瘍の細胞診

A　腎臓の局所解剖および組織像

肉眼的には腎臓は腎皮質，腎髄質および腎盂から構成される．組織学的には，腎皮質内には糸球体および近位尿細管成分が，髄質領域では遠位尿細管，ヘンレ係蹄および集合管成分が，腎盂では尿路上皮成分が存在する．

B　腎腫瘍

腎腫瘍は小児と成人とでは異なった腫瘍の発生を認める．成人では尿細管由来の上皮性腫瘍（腎細胞癌）と間質由来と考えられる非上皮性腫瘍が存在する．小児腫瘍においても上皮性腫瘍と非上皮性

表 II-4-13　成人の腎腫瘍

上皮性腫瘍	非上皮性腫瘍
良性腫瘍 1. 乳頭状 / 管状乳頭状腺腫 2. オンコサイトーマ 3. 後腎性腺腫	良性腫瘍 1. 血管筋脂肪腫 2. 腎髄質線維腫 3. 平滑筋腫 4. その他
悪性腫瘍 1. 淡明細胞型腎細胞癌 2. 乳頭状腎細胞癌 3. 嫌色素性腎細胞癌 4. 集合管細胞癌（ベリニ管癌） 5. （肉腫様癌） 6. 透析関連腎癌	悪性腫瘍 1. 平滑筋肉腫 2. 悪性リンパ腫 3. その他

表 II-4-14　新生児および小児の腎腫瘍

上皮性腫瘍	非上皮性腫瘍
悪性腫瘍 1. 腎芽腫 　（ウイルムス腫瘍）	悪性腫瘍 1. 淡明細胞肉腫 2. 先天性間葉芽腫 3. 横紋筋肉腫芽腫 4. その他

表 II-4-15　腎細胞癌の臨床的特徴

種類	発生頻度	主な染色体異常	予後
淡明細胞型腎細胞癌	70～80%	3 番短腕の欠損	病期に依存
乳頭状腎細胞癌	15%	7, 6, 17 番の trisomy	比較的良好
嫌色素性腎細胞癌	5%	多数箇所の染色体欠損	比較的良好
集合管細胞癌	1%以下	複数箇所の異常	不良
（肉腫様癌）	3%	複数箇所の異常	不良

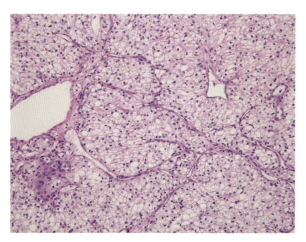

図II-4-29 淡明細胞型腎細胞癌（組織像） 淡明な胞体を有する腫瘍細胞が，細い血管結合織を伴って増殖するのを認める（HE染色 ×20）

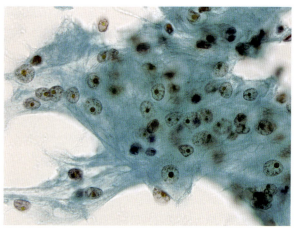

図II-4-30 淡明細胞型腎細胞癌 穿刺吸引標本．核の腫大した腫瘍細胞からなる細胞集塊を認める．胞体は比較的淡明である（Pap染色 ×100）

腫瘍が存在するが，両者の発生母地は明らかではない．主な腎腫瘍の種類を表II-4-13および表II-4-14に示す．

(1) 腎癌

成人での腎癌発生の危険因子はさまざまで，特定の原因は定かではない．成人の腎細胞癌は近位尿細管上皮由来とされる淡明細胞型腎細胞癌，遠位尿細管上皮由来とされる乳頭状腎細胞癌および嫌色素性腎細胞癌，集合管上皮由来とされる集合管細胞癌（ベリニBellini管癌）の4つに大別される．肉腫様癌は特に予後が不良とされ，既存の腎腫瘍が脱分化を起こした状態である．腎癌の多くは40歳以降に発生する．最も発生頻度が高いのが淡明細胞癌で，腎細胞癌の70〜80%を占める．フォン・ヒッペル・リンドウ（Von Hipple-Rindau: VHL）病を有する患者では発症率が高く，染色体3番の短腕に存在するVHL遺伝子が発癌に大きく関係している．乳頭状腎細胞癌，嫌色素性腎細胞癌および集合管細胞癌の発生頻度はそれぞれ腎細胞癌全体の15%，5%，1%以下とされている．主な特徴を表II-4-15に示す．いずれの組織型とも腎細胞癌細胞が自然尿中に出現することは稀である．

淡明細胞型腎細胞癌では肉眼的に黄色調を示すことが多い．淡明な胞体を有する腫瘍細胞が，網目状に発達した細い血管結合織を伴って，増殖するのが特徴である（図II-4-29）．胞体が淡明なのはグリコーゲンと脂肪成分が多いことに起因する．核は小型で核小体が目立たないものから，大型で明瞭な核小体を有するものまでさまざま存在する．穿刺吸引もしくは捺印細胞診では細胞はシート状の集塊を形成して出現する（図II-4-30）．一般的に細胞の結合性は強い．胞体は豊富で，淡明もしくは顆粒状の所見を示す．核は，おおむね円形で，核小体は明瞭な場合がある．尿中に出現するのは稀で，その多くは変性が高度な細胞として出現する．従って，実際の診断では尿路上皮癌との鑑別は困難な場合が多い．

乳頭状腎細胞癌は肉眼的にベージュ色の色調を示す柔らかい腫瘍である．組織学的には，立方状もしくは円柱状の腫瘍細胞が乳頭状に増殖するのが特徴である．間質内に組織球の集簇が目立つことがあり，診断的に特徴的な所見である（図II-4-31）．穿刺吸引もしくは捺印細胞診では腫瘍細胞は乳頭状集塊として出現する（図II-4-32）．腫瘍細胞の胞体は濃染傾向を示し，明瞭な核小体を認めることが多い．細胞集塊の中心部では組織球の集簇を認めることがある．

嫌色素性腎細胞癌は肉眼的に灰白色の色調を示す柔らかい腫瘍である．組織学的には，血管結合織

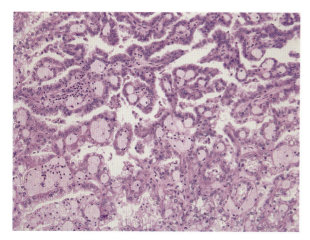

図 II-4-31　乳頭状腎細胞癌（組織像）　乳頭状の間質内に組織球が集簇するのが特徴である（HE 染色　×20）

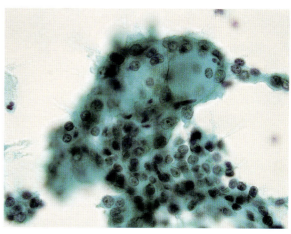

図 II-4-32　乳頭状腎細胞癌　穿刺吸引標本．明瞭な核小体を有する腫瘍細胞からなる乳頭状細胞集塊を認める．集塊の中心部に組織球の集簇を認める（Pap 染色　×100）

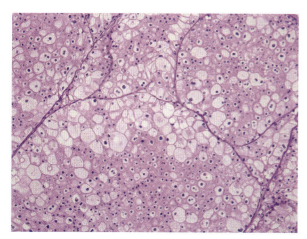

図 II-4-33　嫌色素性腎細胞癌（組織像）　血管結合織に囲まれる形で，腫瘍細胞が胞巣状に増殖する．胞体は淡い染色性を示す（HE 染色　×20）

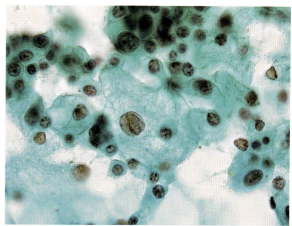

図 II-4-34　嫌色素性腎細胞癌　穿刺吸引標本．シート状の細胞集塊を認める．核は全体に小型で，核に切れ込みを認める（Pap 染色　×100）

に囲まれてシート状に増殖する（図II-4-33）．胞体は微細顆粒状で，エオジンおよびヘマトキシリンに染色されにくく，この所見が嫌色素性腎細胞癌の名称の由来となっている．コロイド鉄染色に対して胞体が陽性所見を示すのが本腫瘍の特徴的所見の一つである．核に干しぶどう様のしわが見られることも重要な特徴である．穿刺吸引もしくは捺印細胞診では腫瘍細胞はシート状集塊として出現する（図II-4-34）．核はおおむね小型で，核周囲に明庭を認める場合が多い．核に干しぶどう様のしわが認められることもある．

　肉腫様癌は肉眼的に白色調のことが多く，全体に硬い．内部に出血・壊死を伴うことが多い．境界不明瞭なことは少なくない．予後は不良なことが多い．組織学的には，核異型の高度の紡錘形細胞が密に増殖するのが特徴である（図II-4-35）．核分裂像も多数認められる．穿刺吸引もしくは捺印細胞診では紡錘形細胞集塊状もしくは孤在性に認められる（図II-4-36）．一般的に細胞集塊の結合性は強くない．細胞および構造異型は顕著であり，核分裂像が目立つことが多い．

　集合管細胞癌は肉眼的に腎髄質を中心に境界不明瞭な白色病変を形成し，全体に硬い．予後は不良

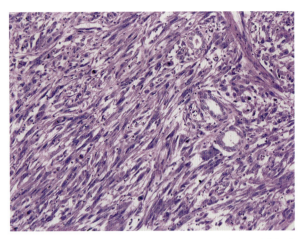

図 II-4-35　肉腫様癌（組織像）　核異型の強い紡錘形腫瘍細胞の増殖を認める（HE 染色　×40）

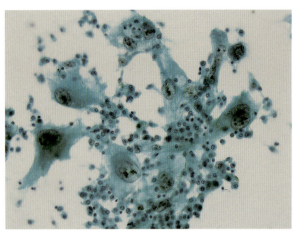

図 II-4-36　肉腫様癌　穿刺吸引標本．細胞異型の目立つ腫瘍細胞集塊を認める（Pap 染色　×100）

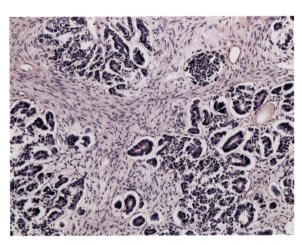

図 II-4-37　腎芽腫（組織像）　上皮細胞成分，芽腫細胞成分，間葉系細胞成分がそれぞれ認められる（HE 染色　×20）

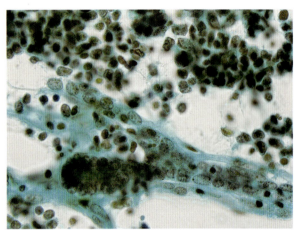

図 II-4-38　腎芽腫　穿刺吸引標本．上皮様細胞成分（写真下）と芽腫成分（写真上）を認める（Pap 染色　×100）

である．組織学的には，核異型の強い腫瘍細胞が管腔を形成しつつ増殖・浸潤している．間質反応が目立つのが本腫瘍の特徴である．穿刺吸引もしくは捺印細胞診では，腫瘍細胞は採取されにくいが，採取された腫瘍細胞は高度な細胞異型を示す．

　小児の腎腫瘍では腎芽腫（ウイルムス腫瘍）が最も多い．腎芽腫発症平均年齢は 3〜4 歳である．腎芽腫の発症には WT1 遺伝子の転座が関係する症例があるが，原因不明なものが多い．腎芽腫は上皮細胞成分，芽腫細胞成分，間葉系細胞成分の 3 つから構成され，それぞれが色々な割合で混在して存在することが多い（図 II-4-37，図 II-4-38）．

(2) 血管筋脂肪腫

　腎臓に発生する最も多い間葉系腫瘍細胞である．結節性硬化症（母斑症の一つ）患者に発生しやすいことが知られている．基本的には良性腫瘍であるが，極めて稀に悪性例が存在する．

　肉眼的には黄色調もしくは褐色調である．組織学的には，腫瘍は成熟した脂肪細胞成分，平滑筋細胞成分，筋性血管成分の 3 つから構成される（図 II-4-39）．平滑筋細胞成分が上皮様形態や異型を示すことが少なくなく，術中迅速診断などでは"腎細胞癌"もしくは"肉腫"と誤診されることもある．

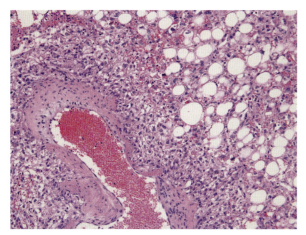

図 II-4-39　血管筋脂肪腫（組織像）　成熟した脂肪細胞成分，平滑筋細胞成分，筋性血管成分の 3 つの成分を認める（HE 染色　×20）

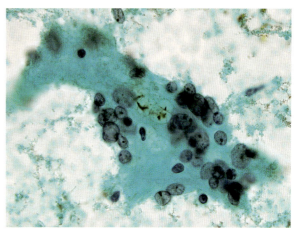

図 II-4-40　血管筋脂肪腫　穿刺吸引標本．やや核異型の目立つ紡錘形細胞集塊を認める．血管筋脂肪腫では，時に平滑筋細胞成分に細胞異型を認める（Pap 染色　×100）

　細胞診の対象としては捺印細胞診が多く，稀に穿刺吸引細胞診が行われる．採取される細胞は上述の 3 つの成分からなることが多い．時に上皮様形態もしくは細胞異型を示す平滑筋細胞成分のみが採取され，腎細胞癌や肉腫との鑑別を要することがある（図 II-4-40）．

(3) 腎盂・尿管癌

　膀胱同様，腎盂・尿管腫瘍のほとんどは尿路上皮癌である．肉眼所見および組織学的な所見は膀胱と全く同じである．腎盂・尿管癌成分は必ずしも尿中に出現しないが，自然尿細胞診が発見の契機となることは少なくない．腎盂・尿管癌に関しては上部尿路洗浄尿（分腎尿）細胞診が診断に重要な役割を果たしている．治療としては腎尿管摘除術が一般的である．

4　前立腺の細胞診

A　前立腺の局所解剖

　前立腺の解剖は，機能的および病理学的な観点を重視した McNeal らによる分類が広く用いられている．この分類では前立腺は中心帯領域，移行帯領域，辺縁帯領域の 3 領域から構成される（図 II-4-41）．この 3 領域の位置関係は概略的であり，明確な解剖学的な区切りは存在しない．中心帯領域，移行帯領域，辺縁帯領域はそれぞれ 25％，5％，70％の割合で存在する．前立腺前面には前方筋線維性間質が存在する．良性前立腺肥大は移行帯が肥大することにより生じる．前立腺癌は辺縁帯発生例が多いが，移行帯発生症例も少なくない．

　組織学的には，前立腺は腺組織と間質組織から構成される．腺組織は腺房と導管から構成され，最終的に導管が精阜に開口している．正常の腺房は腺房上皮と基底細胞から構成されている（図 II-4-42）．正常の腺房細胞では PSA（prostatic specific antigen）や NKX3.1 の発現を認める．精阜

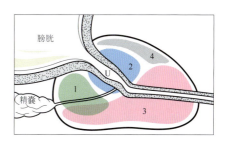

図 II-4-41　前立腺解剖図　U：尿道，1：中心帯領域，2：移行帯領域，3：辺縁帯領域，4：前方筋線維性間質

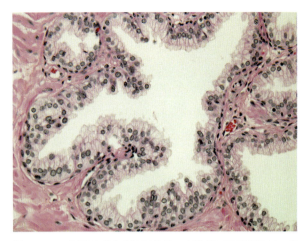

図 II-4-42　正常の前立腺腺房組織　内腔側に腺房細胞が，基底膜側に基底細胞が存在している（HE染色　×20）

近傍の導管では尿路上皮成分も存在する．

B 前立腺穿刺吸引細胞診

近年では多数箇所生検が主流で，穿刺吸引細胞診はほとんど行われない．従って，ここでは簡単に手技を示すのみにする．

Franzen 吸引針（22G，長さ22 cm）を前立腺に経直腸的に挿入し，Franzen 吸引装置を用いて吸引を行った後，スライドガラス上に検体を吹き出す．引き続いて，スライドガラス上で検体を薄く引き延ばす．一枚は湿固定後にパパニコロウ染色標本を，もう一枚は冷風で風乾後にギムザ染色標本を作製する．

C 前立腺癌

前立腺悪性腫瘍のほとんどは上皮性腫瘍であり，その90％以上は腺房由来の腺癌である．導管からの腫瘍の発生は少ないとされている．既述の如く，腺癌は辺縁帯領域に好発することから，生検および穿刺吸引細胞診では直腸を経由して行われることが多い．前立腺癌の早期診断には血清PSAのスクリーニングが行われる．血清PSAは炎症や前立腺マッサージなどによっても上昇することが知られている．前立腺癌の確定診断は前立腺針生検により行われる．

腫瘍細胞の核は腫大し，微細クロマチンを増すことが多い．明瞭な核小体を有することが多い（図II-4-43）．胞体は両染性の濃染傾向を示すことが多いが，淡明な場合も少なくはない．前立腺癌では基底細胞が消失し，腺房細胞成分のみの増殖からなるのが特徴である．基底細胞の消失を確認するために p63，34βE12，CK5/6 などの基底細胞に対する抗体が診断に用いられる．前立腺癌上皮のマーカーとして α-methylacyl-CoA racemase（AMACR）が診断に用いられる．

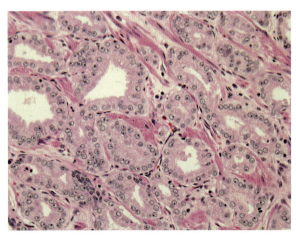

図 II-4-43　前立腺癌（組織像）　核は腫大し，微細核クロマチンの増量を認める．明瞭な核小体を有することが多い（HE染色　×40）

前立腺癌では悪性度の低いものは腺管形成が明瞭であるが，悪性度が高くなるに従い，癒合した腺腔の形成や，管腔形成の不明瞭化もしくは索状の増殖を示すようになる．異型度評価はグリーソングレード法（Gleason grading，別名：グリーソンスコア（Gleason score））が一般的である．グリーソングレード法とは腫瘍の構造異型を1から5まで5段階に分類したものであり，数字が大きくなるほど構造異型が高度となる．グリーソンスコアとは最も量的に多い成分のグレードと2番目に多い成分のグレードの和であり，2から10までの項目が存在する．臨床的に問題になる前立腺癌

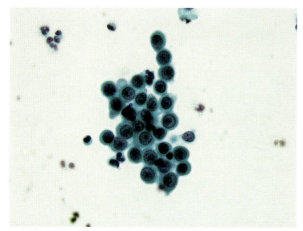

図 II-4-44　自然尿中に出現した前立腺癌　核が腫大し, 明瞭な核小体の存在が認められる（Pap 染色　×100）

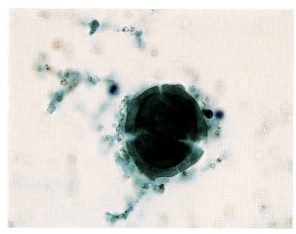

図 II-4-45　自然尿中に出現した類でんぷん小体　同心円状の形態を示すのが特徴である. 本症例では尿中に前立腺癌細胞を認めている（Pap 染色　×100）

のほとんどはグリーソンスコア 6 以上である.

　自然尿中に前立腺癌が出現することは稀で，癌がかなり進行した状態のみに出現する．尿中に出現する前立腺癌の特徴としては核腫大，核クロマチンの増量，明瞭な核小体の存在などがある（図 II-4-44）．尿路上皮癌との主な鑑別点は，前立腺癌は尿路上皮癌に比して，微細な核クロマチンパターンを示す点，核縁不整が比較的弱い点，核小体が目立つことが多い点などが挙げられる．しかしながら，自然尿では腫瘍細胞自体が変性しており，両者の鑑別は決して容易ではない．自然尿中に類でんぷん小体を認めることは前立腺癌の存在を示唆する所見である（図 II-4-45）．

5　精巣の細胞診

　精巣に発生する原発性腫瘍は年齢に応じて 3 つのピークが存在する．1 つは 5 歳までの乳幼児期，1 つは 10 歳代から 40 歳代にかけての青壮年期，そして 50 歳代以降の高年期である．2016 年に発表された WHO 分類では，精巣腫瘍は精細管内胚細胞腫瘍（germ cell neoplasia in situ: 以下 GCNIS）を伴う腫瘍（GCNIS related tumor：以下 GCNIS 関連腫瘍）と伴わない腫瘍（non-GCNIS related tumor：以下 GCNIS 非関連腫瘍）に大別される．前者は青壮年期に好発する腫瘍に対応し，後者は乳幼児期および高年期に好発する腫瘍に対応する（表 II-4-16）．

　青壮年期に発生する胚細胞腫瘍のほとんどは GCNIS 関連腫瘍に分類される．胚細胞腫瘍はセミノーマ（精上皮腫）単独のものと他の胚細胞成分を含む非セミノーマ腫瘍に分類される（表 II-4-17）．幼児に発生する GCNIS 非関連腫瘍は奇形腫もしくは卵黄嚢腫瘍である．青壮年期発症の奇形腫および卵黄嚢腫瘍は全て悪性で，幼児期発症の同名の腫瘍は概ね予後は良好である．従って，奇形腫および卵黄嚢腫瘍は，幼児期症例は pre-pubertal type（思春期前型）に，青壮年期症例は post-pubertal type（思春期後型）に区別・分類される．高年期に発症する精巣腫瘍で最も多いのは悪性リンパ腫である．高年期に発生する胚細胞腫瘍は精母細胞性腫瘍と呼ばれ，GCNIS 非関連腫瘍に分類される．予後は良好である．その他の精巣腫瘍として，ライディッヒ細胞腫，セルトリ細胞腫および顆粒細胞腫などの性索／性腺間質性腫瘍が存在する．

　組織学的には，セミノーマは淡明な胞体および大型核を有する腫瘍細胞からなり，多くの腫瘍細胞

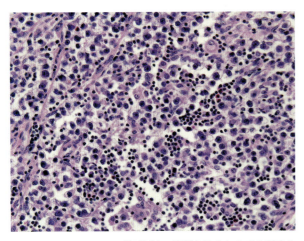

図 II-4-46 セミノーマ（組織像） 淡明な胞体および大型核を有する腫瘍細胞のシート状の増殖を認める．背景には小型リンパ球が認められ，いわゆる two cell pattern が認められる（HE 染色 ×40）

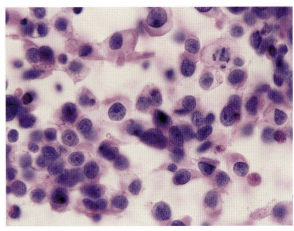

図 II-4-47 セミノーマ 捺印標本．淡明な胞体および大型核を有する腫瘍細胞を認める．背景には小型リンパ球が存在しており，細胞診標本からもいわゆる two cell pattern が認められる（HE 染色 ×100）

表 II-4-16 主な精巣腫瘍（胚細胞腫瘍）の分類

	好発年齢	生物学的特徴
GCNIS 関連腫瘍	青壮年期	悪性
GCNIS 非関連腫瘍	幼児期及び高年期	良性

表 II-4-17 主な胚細胞腫瘍（GCNIS 関連腫瘍）の分類

単一型	複合型
セミノーマ 胎児性癌 卵黄嚢腫瘍（思春期後型） 奇形腫（思春期後型）	2つ以上の胚細胞腫瘍から構成される

は核小体が明瞭である．腫瘍の背景に非腫瘍性の小型リンパ球浸潤を伴うことが多い．腫瘍細胞と小型リンパ球が存在する状態は two cell pattern と呼ばれ，セミノーマ診断時の重要な組織学的特徴である（図 II-4-46）．形態像は卵巣に生じるディスジャーミノーマと同一で，腫瘍細胞は胎盤性アルカリフォスファターゼ（PLAP），C-KIT，OCT3/4，SALL4 などが陽性所見を示す．

細胞診でも，セミノーマでは大型で明瞭な核小体が存在する核と淡明な胞体からなる腫瘍細胞が認められる（図 II-4-47）．細胞診においても two cell pattern を認める場合が多く，診断上有用な所見となる．

他の胚細胞腫瘍，性索／性腺間質性腫瘍および悪性リンパ腫の細胞所見に関しては，婦人科およびリンパ節の章を参照して頂きたい．

6 副腎の細胞診

副腎腫瘍は皮質からと髄質から発生する二種類が存在する．皮質から生じる腫瘍として腺腫と腺癌が存在する．細胞学的には泡沫状の胞体を有する腫瘍細胞集塊が認められる（特にギムザ染色で明らかとなる）．髄質から発生するほとんどは褐色細胞腫である．褐色細胞腫では細い突起を伸ばした腫瘍細胞集塊が採取されるのが特徴である．

副腎腫瘍は皮質腫瘍および褐色細胞腫とも，大きさや壊死の存在などの肉眼所見，構造異型・被膜侵襲・脈管侵襲などの組織所見，核分裂像数・異型核分裂像の有無などの細胞所見を総合的に判断して，良悪の最終的な診断が行われる．従って，細胞所見のみでは良悪の判定は困難とされている．細胞診による副腎腫瘍の評価は腫瘍の性状の評価に留め，良悪の判定は避けることが望まれる．

セルフチェック

■自然尿細胞診を行う際,検体採取にふさわしくない時間帯はいつか.
■自然尿で検体不良となるのはどういうものか.
■デコイ細胞を認めた時の判定はどうするか.
■反応性異型と腫瘍性異型の鑑別点について述べよ.
■報告様式 2015 および TPS が必ず診断前に要求することは何か.

参考文献

日本泌尿器科学会,日本病理学会,日本医学放射線学会編:腎盂・尿管・膀胱癌取扱い規約,第 1 版,金原出版,2011.
日本泌尿器科学会,日本病理学会,日本医学放射線学会編:前立腺癌取扱い規約,第 4 版,金原出版,2011.
日本泌尿器科学会,日本病理学会,日本医学放射線学会編:腎癌取扱い規約,第 4 版,金原出版,2011.
日本泌尿器科学会,日本病理学会編:精巣腫瘍取扱い規約,第 3 版,金原出版,2005.
日本臨床細胞学会編:細胞診ガイドライン 1(婦人科・泌尿器)2015 年版,外陰 / 腟 / 子宮頸部 / 子宮体部 / 卵巣 / 泌尿器,金原出版,2015.
Holger Moch, Peter A. Humphrey, Thomas M. Ulbright, Victor E. Reuter (ed.):WHO Classification of Tumours of the Urinary System and Male Genital Organs, World Health Organization, 2016.
Dorothy L. Rosenthal, Eva M. Wojcik, Daniel F.I. Kurtycz (ed.):The Paris System for Reporting Urinary Cytology, Springer, 2016.

(都築豊徳)

第5章

乳 腺

1　乳腺細胞診の意義

　多くの場合，乳腺病変の最終診断は針生検で行われる．その結果，医療機関で乳腺細胞診が行われる頻度が減り，細胞診を支えている検体採取，標本作製，判定に関わる技術の継承や教育に影響がではじめている．しかし細胞診には組織診にはない魅力がある．第一に，穿刺吸引という独特の「介入」に対する結果を観察できる点である．正常の乳腺組織では，穿刺吸引で得られる細胞はごく少数である．ところが線維腺腫や充実乳頭癌など細胞増殖を示す病変からの穿刺吸引では多彩な，あるいは単調な細胞が多数吸引されてくる．すなわち穿刺吸引細胞診は対象病変の細胞成分の構成や接着性に対して踏み込んだ評価をしている．穿刺吸引の対象となった病変の細胞構成と性質は，細胞量の多さだけではなく，細胞集塊とその周囲を観察することにより推定することができる．乳癌からの穿刺吸引では，概して小規模で立体的な大小の細胞集塊の周囲に細胞質の保存された同種の細胞が多数孤立散在性に存在するのが特徴である．これに対して線維腺腫などの良性増殖病変では，概して大規模で平面的細胞集塊とともに，細胞質の失われた孤立散在性の双極裸核細胞，アポクリン化生細胞，間質に由来する細胞，液体の貯留した腔を示唆する組織球，リンパ球など多彩な細胞が出現する．

　穿刺吸引細胞診の特色の第二は，顕微鏡の微動ネジを動かすことにより細胞集団の立体的構造を観察することが可能である点である．乳腺穿刺で得られる細胞塊は，細胞配列が立体的か平面的か，また細胞塊周囲の輪郭が明瞭か不明瞭かによって，シート状（平面的，輪郭明瞭），縁取り感のある乳頭状・微小乳頭状集塊（立体的，輪郭明瞭），および髄様集塊（立体的，輪郭不明瞭）に分けることができる．シート状細胞は典型的には線維腺腫やアポクリン嚢胞でみられるが，この他低乳頭型の非浸潤性乳管癌でも一見シート状に配列する細胞がみられる．しかし，この場合は完全に平面的な良性シート状細胞と異なり，一部に細胞の盛り上がりないし重積が認められる．乳頭状ないし微小乳頭状集塊は縁取り感のある細胞質を持った立体的集塊で，生体内の乳頭状ないし微小乳頭状組織に由来する．髄様集塊は充実胞巣組織が崩壊してできたものと考えられている．髄様集塊の大部分と乳頭状・微小乳頭状集塊の一部は癌組織に由来する．

　最後に，穿刺吸引細胞診と針生検との違いに触れたい．両者は，異なる長所と短所を持つ．針生検の長所は，非浸潤癌と浸潤癌の区別が可能，低悪性度乳癌の診断が可能，良性疾患の種類を特定できるので臨床，画像，組織像の対比に有利である．さらに標本X線撮影を行うことによりマンモグラフィ上の異常が確実に含まれているかどうかを確認できることである．もし生検標本に含まれている石灰化が良性病変に伴うものであることが明白となれば手術を避けることができる．

一方，穿刺吸引細胞診には，局所麻酔が不要で検査時間が短く，合併症がほとんどなく，手技が簡便で，コストが低いというエコロジカルで低侵襲という魅力がある．一般に穿刺の反復は正診率を高めるが，穿刺の繰り返しは針生検よりも穿刺細胞診でより容易に実行できる．穿刺吸引細胞診がとりわけ有用な場面としては①単純嚢胞の診断，②乳癌患者の追跡中に再発・転移の疑いのある病変が出現した場合の確定診断，③手術不能な進行乳癌の確定診断，④臨床的に乳癌の疑いが強い場合の術前確定診断，⑤触知不能な腫瘤の検査指針を決めるための検査がある．このように穿刺吸引細胞診が最適と思われる状況は現代医療においても随所にみられる．穿刺吸引細胞診と針生検を，補い合う診断手技として両方とも使いこなすとすれば，穿刺吸引細胞診を第一義的診断法として用い，細胞診で診断を確定できない場合に針生検を行うことが合理的であろう．

　あらゆる診断技術と同様，細胞診にも限界がある．すなわち，すべての乳腺疾患を細胞診だけで確定診断することは不可能である．異型の軽い乳癌や乳頭状腫瘍の確定診断，非浸潤癌と浸潤癌の区別，異型乳管過形成と非浸潤癌の区別などは，多くの場合，細胞診だけでは解決できない．細胞診で診断確定できない病変に対しては，「悪性の疑い（suspicious for malignancy）」あるいは「鑑別困難（indeterminate）」といった，いわばグレーのカテゴリーを用いることが推奨されている．こうした考え方は蓋然論的アプローチ（probabilistic approach）と呼ばれる．これらの灰色のカテゴリーに該当する報告を受け取った主治医は，臨床情報を勘案して，経過を観察する，穿刺吸引細胞診を繰り返す，あるいは針生検，外科的生検を行うといった選択肢の中から最も適切なものを選択する．

2　乳腺の正常細胞

　成熟女性の乳腺組織には乳汁産生を担う微小なホルモン感受性器官が存在する．この器官は，乳管系の最後の枝である終末乳管（terminal duct）の先端から出た複数の盲管状の細乳管（ductule, acinus）

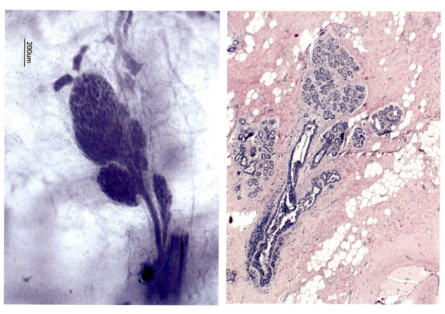

図 II-5-1　正常小葉と乳管　左：thick section をヘマトキシリン染色し，サリチル酸メチルを用いて透明化した標本．乳管系の末梢に，細乳管からなる小葉が見られる．右：HE 染色　（× 4）

が特殊化した固有間質に包まれたもので，TDLU（terminal duct lobular unit）あるいは小葉（lobule）と呼ばれる（図Ⅱ-5-1）．小葉を手袋にたとえると，手首を覆う部分が終末乳管であり，手袋の指にあたるところが細乳管に相当する．すなわち細乳管は入口のみがあり出口のない行き止まりの構造物である．小葉は妊娠していない状態で直径1〜2 mmほどのサイズである．しかし妊娠とともに生理的な増殖を示す．太い乳管に発生する孤立性の乳頭腫（papilloma）と被包性乳頭癌（encapsulated papillary carcinoma）を除くと，乳癌を含む大部分の増殖性乳腺疾患は，終末乳管および小葉すなわち終末乳管-小葉単位（TDLU）の上皮細胞に発生する．小葉で作られた乳汁は，終末乳管を通じて小葉外へ導かれる．小葉外乳管が合流して太い乳管となり乳頭に収束する．一つの乳管系の樹状構造の全体を腺葉（lobe, segment）と呼ぶ（図Ⅱ-5-2）．腺葉は一つの乳房に15〜20個存在する．以上で述べた乳汁の流れる道筋は，TDLUに発生した非浸潤癌が，乳管内を進展する経路ともなることに注意すべきである．

TDLUから乳頭部の乳管に至るまで，乳管系を作る上皮は，腔側の上皮細胞と基底側の筋上皮細胞の2層構造を示す．腔側の上皮細胞は，立方状から円柱状で，比較的均一な卵円形核を持つ（図Ⅱ-5-3）．これに対して基底側の筋上皮細胞は，より多彩な形態を示す．目立たない平坦な細胞から，明るい細胞質を有する上皮様細胞，さらに，エオジン好性の平滑筋細胞に似た形態をとることがある．筋上皮細胞は，calponin, smooth muscle actin, p63, CD10, CK5/6などの高分子量ケラチンの免疫染色によって証明することができる．p63は核に，それ以外は細胞質に染まる．

正常乳腺からの細胞診では細胞量は少ないけれども，結合性の良い小型上皮細胞の小集塊やシートがみられる．上皮細胞集塊の間には筋上皮細胞の核が，背景には双極裸核がみられる．正常上皮細胞の核は，赤血球の2倍ほどの大きさである．

一般に乳腺細胞診で背景に現れる孤立散在性の双極裸核細胞は良性の証拠とされる．かつて双極裸核細胞の由来については筋上皮細胞説と間質の線維芽細胞説の2説があった．しかし，以下の理由から，双極裸核の起源は大部分筋上皮細胞であろうと考えられる．第1に，これらの裸核は線維腺腫や良性葉状腫瘍にみられる間質塊の中に認められる線維芽細胞の細長い核には似ていない（図Ⅱ-5-12〜図Ⅱ-5-14）．むしろシート状の上皮細胞に付随してみられる筋上皮細胞の小型濃縮状の卵円形核に似ている．第2に，電子顕微鏡での観察によれば，筋上皮細胞は上皮細胞と基底膜の間にあり，細胞質突起を出してこれらと絡み合っている．さらに筋上皮細胞の細胞質は基底膜とヘミデズモゾームによって強く結合している．おそらく上皮細胞が無理やり吸引される過程で基底膜とより強く結合している筋上皮細胞は，ちょうど卵の黄身と白身が分離するように細胞質

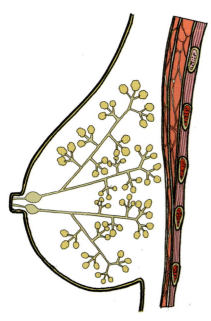

図Ⅱ-5-2　乳管系の模式図　ふたつの腺葉が描かれている．乳管の末梢にある黄色の構造物がTDLUである

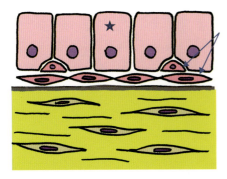

図Ⅱ-5-3　乳管系の基本構造　上皮細胞（★）と筋上皮細胞（→）の2種類の細胞からできている

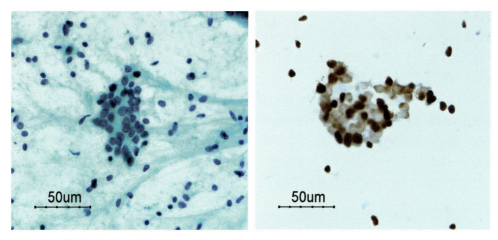

図 II-5-4　線維腺腫　双極裸核の大部分が p63 陽性であることから筋上皮細胞由来であることがわかる
（左：Pap 染色，右：p63 免疫染色）

を失うのであろう．第3に，間質成分の増殖の優位な葉状腫瘍からの穿刺で双極裸核の増加がみられず，逆にむしろ減少していることである．これは双極裸核が間質成分由来ではなく上皮成分由来であると考えると合理的に説明できる．そして Reis-Filho は，筋上皮細胞を染める p63 免疫染色により，双極裸核の大部分は筋上皮細胞由来であると結論した（図 II-5-4）．

3　乳腺の検体採取法・報告様式

A　検体採取法 （表 II-5-1）

穿刺吸引の目的は病巣内の細胞をスライドガラスの上へ移し，染色・診断が可能な状態にすることである．細胞量が少ないときは，遠慮せずに，不適切検体（unsatisfactory）と判定し，穿刺手技に問題がある可能性を示唆すべきである．たとえば，腫瘤に穿刺したあと陰圧を解除せずに針を抜いたり，あるいは，陰圧を解除して針を抜いたあと針をはずさずに注射筒の中に空気を吸い込んだりすると，空気が針先から注射筒の中に進入し，せっかく針の内部に満たされていた穿刺物が注射筒の中に飛び散ってしまう．そうすると針の中の穿刺物をスライドガラスに効率よく吹き付けることが困難となる．

しばしば問題となるのは，検体適正（adequate）の定義である．通常，「検体不適正」は「標本作製不良，または病変を推定するに足りる細胞が採取されていないため診断が著しく困難な標本」と定義

表 II-5-1　穿刺吸引法

1. 患者を仰臥位とし，皮膚を消毒し，乳腺腫瘤を親指と示指の間に挟む
2. 約 2mL の空気を注射器に吸い込み，注射針が注射筒に固く固定されていることを確認する
3. 針先を病変中心部に挿入する
4. 腫瘍を指で固定したまま，針先を腫瘍内で動かしつつ陰圧をかける．大きな腫瘍では中心部が壊死に陥っている場合があるので，周辺から細胞を採取するとよい．多くの方向から吸引して腫瘍内の異なる部位からサンプルを採取することが重要である
5. 針を抜く前に陰圧を解除する（理由については本文参照）
6. 針内の内容をスライドガラスに塗りつけて塗抹標本を作る

出所）Trott, P. A. : Breast cytopathology, A diagnostic atlas, Chapman & Hall, 1996

される．前半の意味は明らかであるが，後半は循環論法に陥っている．対象とする病変が何かわからないために，我々は穿刺細胞診を行っているのである．この問題は検体を眺めているだけでは解決しない．臨床医が悪性腫瘍や線維腺腫など細胞採取量の多い病変を疑っている場合，採取細胞が少ないことは「検体不適正」の可能性が高い．しかし，囊胞や正常乳腺を疑っている場合は，検体採取量が少ないことは必ずしも「検体不適正」を意味しない．細胞所見によって臨床像を説明できるかどうかが最終的な「検体適正」の基準である．すなわち乳腺の臨床所見を説明できる診断につながるような所見を示す標本が「検体適正」と定義できる．それゆえ上皮細胞の量に関する記載が非常に重要となる．また，一般的にスライドガラス状に悪性細胞がみられないことは必ずしも患者に悪性腫瘍がないことと同じではない．この一般的原則を，臨床医に理解してもらうことも大切である．

B 穿刺吸引細胞診の報告様式

　日本乳癌学会の乳癌取扱い規約に記載された「乳腺における細胞診および針生検の報告様式ガイドライン」とともに，国際的に広く知られているIAC（国際細胞学会）のガイドラインを同時に表II-5-2に示す．判定区分は，まず「検体不適正（inadequate）」と「検体適正（adequate）」に分けられる．検体適正はさらに「正常あるいは良性（normal or benign）」，「鑑別困難（indeterminate）」，「悪性の疑い（suspicious for malignancy）」，「悪性（malignant）」に分けられる．「検体不適正」とは，作製不良のために診断が困難な標本だけでなく，サンプリングエラーと考えられる標本も含む．しかし先に述べたように細胞診標本だけをみてサンプリングエラーかどうかを決定することは容易ではない．

　乳腺細胞診で「悪性」判定を行った場合，画像診断，臨床所見が矛盾しなければ，手術，化学療法，放射線療法などの侵襲の大きな治療が行われる．したがって乳腺細胞診「悪性」の中に，本来ならば「悪性の疑い」とすべきものを紛れ込ませないことが重要である．そのため悪性の判定は，悪性基準のすべてが満たされる場合にだけ下すようにする．もし，安心して判定を下すことができない理由が少しでも存在するのならば，悪性という判定を行うべきではない．悪性としない理由は，標本量が不足，異型の程度が軽い，背景に良性の特徴の一部がみられるなど，いろいろな状況がありうる．細胞診判定能力の向上とともに，難しい症例においても「悪性」として報告を返したい誘惑が生まれてくる．しかし誤判定は，ある程度細胞診判定能力に自信ができたときに生じやすい．それゆえ細胞診判

表II-5-2　乳腺の穿刺吸引細胞診の報告様式に関するIACと我が国のガイドライン

	category	comment	細胞診の報告様式（日本乳癌学会編）
1	Insufficient material	Poor cellularity, excessive blood, or Preparative artifacts (crush, drying, thick smears etc.)	検体不適正 正常あるいは良性 正常乳管上皮，線維腺腫，乳頭腫，乳腺症，葉状腫瘍（良性），囊胞，乳腺炎，脂肪壊死など
2	Benign	An adequate sample showing no evidence of malignancy	
3	Atypical, probably benign	a benign aspirate, but not commonly seen in benign aspirates To contain approximately 20% of malignant cases	鑑別困難 乳頭状病変（乳頭腫，乳頭癌），上皮増生病変（乳管過形成，ADH，低異型乳癌），上皮-結合織増生病変（乳腺症型線維腺腫）など
4	Suspicious, probably in situ or invasive carcinoma	Suggestive but not diagnostic of malignancy To contain approximately 80% of malignant cases	＊検体適正症例の10%以下が望まれる 悪性の疑い 異型の少ない非浸潤癌や小葉癌など ＊90%以上が悪性であることが望まれる
5	Malignant	Carcinoma or other malignancy	悪性

表 II-5-3　悪性（C5）と判定するための ABCD 項目

項目	解説
A 異型（Atypia）	核と細胞質異型性，特に核縁の不整，孤立性上皮細胞の細胞質にみられる小腺腔も細胞質の異型ととらえることができる
B 双極裸核の消失 Bipolar cell's disappearance	筋上皮細胞は裸核状で上皮細胞核よりもやや小型で濃縮している．背景の筋上皮細胞核の存在は良性を示唆する．上皮細胞が規則正しく，サイズが比較的小型であっても，筋上皮細胞核が消失して，細胞種類が単調な場合は，癌の診断を考慮すべきである．単調な上皮細胞が多型性（pleomorphism）を示す場合には，癌の診断がより容易である
C 細胞量豊富 Cellularity	細胞量が多い．細胞量が少ない場合は，無理な判定をしないことが大切である
D 結合性異常 Dyshesion	細胞接着性の異常，細胞集塊が立体的になり，結合性が低下する．後者は，細胞質をもつ上皮細胞が孤立性に出現していることから推定できる．核異型の強い場合には結合性低下がはっきりしない場合がある

参考）越川卓他：画像モダリティの進歩に対応した乳腺細胞診のスコアリングシステム，日本臨床細胞学会雑誌 47（1）：123, 2008

定に自信が出てきても，原則を忘れずに，厳密に悪性の全基準を満たしているかどうかを丹念にチェックすべきである．乳腺細胞診は，スクリーニングを主目的とする婦人科細胞診や喀痰細胞診とは，診断のもつ重みがまったく異なっている．それゆえ良性も含めて全例を細胞診専門医にチェックしてもらう必要がある．以上に述べたことがらを実施するために，乳腺細胞診の報告に，5段階のカテゴリー分類を用い，また，以下で解説する4つの項目（表II-5-3）が満たされる症例のみをカテゴリー5（悪性）とすることが推奨される．

(1) カテゴリー5（「悪性：malignant」）

　細胞診で診断される悪性病変の大部分は乳癌である．そこで乳癌診断の診断基準を明確にすることが重要となる．しかし，現行の「乳腺における細胞診および針生検の報告様式ガイドライン」には各細胞判定区分の具体的な評価基準は設けられていない．そこで，乳癌と確定するための診断基準として「異型（A: Atypia）」，「双極裸核の消失（B: Bipolar cell's disappearance）」，「細胞量豊富（C: Cellularity）」，「結合性異常（D: Dyshesion）」の ABCD 4項目を解説する．この ABCD がすべてそろったものは，乳癌と確定診断される（図II-5-33，図II-5-34）．

　異型（Atypia）は，核と細胞質の正常からの隔たりである．軽微なものから著明なものまである．核輪郭不整は異型の軽微な癌細胞にもみられる．概して N/C 比は大きく，核の位置が偏在して彗星細胞（comet cell），こぶ細胞（protuberant cell）と呼ばれる特異な形態の細胞がみられる．鋳型核（nuclear molding）というのは，ある細胞核がもう一つの細胞核を抱合している像のことで pair cell ともいう．旺盛な増殖状態を反映するといわれている．細胞質の異型としては，細胞質内小腺腔（intracytoplasmic lumen：ICL）があげられる．これは小葉癌で頻度が高いが，他のあらゆる組織型でみられる．双極裸核の消失（Bipolar cell's disappearance）は，癌を疑う重要な根拠の一つである．双極裸核の存在は癌を除外するものではないが，双極裸核が存在する場合には癌の確定診断はすべきではない．細胞量（Cellularity）が多いかどうかは，ある程度主観的な判断である．孤立性およびゆるく配列した上皮細胞の存在は，結合性異常（Dyshesion）の証拠である．線維腺腫の一部において結合性の低下した上皮細胞がみられることがある．この場合，同時に出現している双極裸核を認識することが過剰診断を防止する．

　ABCD がそろった場合のみにカテゴリー5をつけるというルールを守れば，偽悪性率を限りなくゼロに近づけることができるであろう．

(2) カテゴリー4（「悪性の疑い：suspicious」）

ABCD項目のうち3つが存在するときは，カテゴリー4と診断される．カテゴリー4には少数であるが良性病変が含まれ，癌の確率は70〜100％である．非浸潤性乳管癌はしばしば細胞量豊富や結合性異常が欠如し，カテゴリー4と判定される．

(3) カテゴリー3（「異型があるが，おそらく良性，鑑別困難：atypical/indeterminate」）

上皮細胞に富む標本で，著明な細胞の重積，密集を示す，さらに癌の特徴の一つを示すものが，カテゴリー3と判定される．明らかな癌の疑いはないけれども，良性と断定することはできないものがこのカテゴリーに含まれる．このカテゴリーは必ずしも組織学的に上皮過形成や異型過形成とは対応していない．むしろ一定の確率で癌や癌のリスクのある病変が含まれる．

(4) カテゴリー2（「良性：benign」）

「正常あるいは良性」に相当する．多数の上皮細胞を含むが，細胞の重積はない，もしくは軽く，明らかな筋上皮細胞を随伴する．細胞診は上皮増殖を診断する最適な診断手技とはいえないが，上皮細胞が多数存在するときは，上皮増殖の可能性があることを記載するべきである．大部分の線維腺腫は，カテゴリー2と判定される．線維腺腫と上皮過形成を区別できる信頼性の高い診断基準はない．しかし鹿の角に似た上皮細胞の配列は線維腺腫に特徴的である．線維腺腫では上皮集塊の背景に多数の双極裸核がみられるが，これは線維嚢胞性病変でもみられる．

(5) カテゴリー1（「正常あるいは標本不良：unremarkable」）

ABCDのどの所見もみられない場合，あるいは標本作製不良の場合は，カテゴリー1と判定される．多くのカテゴリー1では，細胞が少なく，異型の乏しい上皮細胞がみられる．こうした状況では，臨床所見との関連が重要である．細胞が少ないからといって，ただちに「検体不適正」とすべきではない，なぜならば線維嚢胞性変化などの良性病変を表しているかもしれないからである．こうした場合，単に陰性とはせずに具体的に「少数の良性アポクリン細胞」「異型のない小型上皮細胞少数」と記載するほうが適切である．検体不適正かどうかは，臨床情報をもっている医師（多くは外科医）が判定すべきである．

乳腺穿刺細胞診は，上記の5段階カテゴリーで報告することが望ましい．カテゴリー3とカテゴリー4では最終的に悪性と判明する割合が異なることが想定されている．すなわちカテゴリー3と診断された症例の2割まで，カテゴリー4と診断された症例の約8割以上が最終的に悪性と判明することになる．カテゴリー5と判定した場合には，ほぼ100％悪性となるように精度管理されなくてはならない．

また，穿刺細胞診の報告は，触診やマンモグラフィの結果と照らし合わせて判断すべきである．たとえばマンモグラフィで悪性が示唆される場合には，穿刺細胞診が陰性であることは悪性腫瘍の検索をこれ以上する必要がないことを意味するのではない．目標とする病変から標本が採取されていない可能性があるからである．特にカテゴリー3，4の判定の場合には，細胞所見と臨床情報を統合して以後の検査・治療方針を決定しなくてはならない．

4　乳腺の良性病変

良性病変は（A）腫瘍と関係のうすいグループと（B）腫瘍性あるいは腫瘍と関係の深いグループに大別した．

A 非腫瘍性病変

(1) 授乳性結節 (lactational nodule)
(図Ⅱ-5-5)

①定義

妊娠中・産褥期に触れることができるようになり授乳後に消失する良性乳腺腫瘤の総称．生理的小葉増生の他，授乳性変化を示す既存の線維腺腫，管状腺腫，過誤腫を含む．

②細胞像

細胞診で過剰診断されやすい．小集塊状に出現する上皮細胞は核小体の肥大と細かい細胞質空胞を示す．脆弱なためか一部の細胞は細胞質を失い，ばらばらの裸核にな

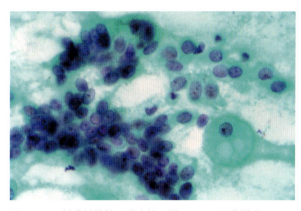

図Ⅱ-5-5 授乳性結節　結合性が低下し，一部裸核状になった上皮細胞．背景はタンパク性の液体からなる．核腫大はみられるが，核縁は平滑である．悪性と誤判定されやすい良性病変である．写真右の豊富な空胞状の胞体を有する細胞はマクロファージである（Pap染色　×40）

りやすい．核の輪郭は平滑で繊細なクロマチンを示す．背景のライトグリーンで淡く染まるタンパク性の分泌物は診断の手がかりとして重要である．乳癌と異なり胞体を保持した孤立性上皮細胞が出現することは少ない．

(2) 線維嚢胞性変化 (fibrocystic change)

①定義

数個から無数の肉眼的に明らかな嚢胞と周囲の線維化が認められる病態．嚢胞の多くはアポクリン化生をきたした上皮で覆われる．小葉上皮の円柱上皮化，腺症を伴うことが多い．

②細胞像

アポクリン化生上皮（図Ⅱ-5-6），異型のない上皮細胞からなる集塊（図Ⅱ-5-7），孤立性双極裸核，

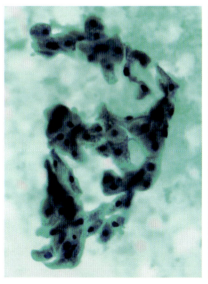 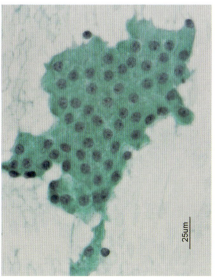

図Ⅱ-5-6 アポクリン化生細胞　細胞質は豊かで，赤い顆粒を多数含む（Pap染色　×10）

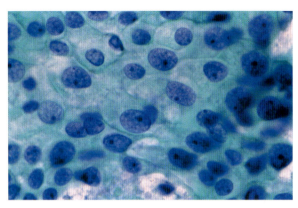

図 II-5-7　上皮過形成　シート状の上皮細胞．核は腫大し，核小体が目立つが，核縁は平滑である（Pap 染色　×40）

囊胞液と組織球からなる背景がみられる．

(3) 単純嚢胞 (simple cyst)
①定義

　病的に拡張した液体を含む袋状構造で内面は上皮に覆われる．乳腺の囊胞は小葉が進展し癒合することにより生ずる．顕微鏡でのみ認められるものは正常範囲の変化である．

②細胞像

　液の吸引後に腫瘤が完全に消失する．濃縮状の内容物を有することもある（complicated cyst）．囊胞マクロファージとアポクリン細胞化生がみられる（図II-5-6）．アポクリン化生細胞はときに核の大小不同などの異型を示す．

(4) 乳腺炎 (mastitis)
①定義

　非特異的な乳腺の急性および慢性炎症．

②細胞像

　良性上皮細胞と双極裸核，慢性および急性炎症細胞が認められる．ときに再生異型を示す上皮細胞が出現する．鑑別疾患としては髄様癌，面疱壊死を伴う乳癌であるが，乳癌の場合は異型の強い癌細胞が優位を占める．

(5) 脂肪壊死 (fat necrosis)
①定義

　外傷，外科手術，放射線治療によって生ずる乳房内脂肪の限局性壊死．

②細胞像

　脂肪壊死は乳房温存後の患者に不明瞭な乳腺腫瘤として発見されることがあり，乳癌の再発と鑑別する必要がある．穿刺物は変性物質，脂肪滴，脂肪組織塊からなる「汚い」背景に，空胞状細胞質をもった組織球が少数認められる．上皮細胞はみられない．

(6) 放射線照射の影響 (radiation effect)
①定義

　放射線照射により出現する小葉構成細胞の異常．

②細胞像

　上皮増殖性変化はみられない．細胞診では核異型を示す上皮集塊が認められる．しかし細胞量は少なく結合性低下はみられない．筋上皮核が背景や上皮集塊内に認められる．核構造の消失や細胞質の空胞化などの変性を伴う．細胞量が多く，異型細胞に結合性低下がある場合は乳癌の再発の可能性が高い．

(7) 肉芽腫性乳腺炎 (granulomatous mastitis) （図II-5-8，図II-5-9）
①定義

　原因不明の小葉を中心とした非乾酪性肉芽腫性炎症．過去3年以内に妊娠を経験していることが多い．

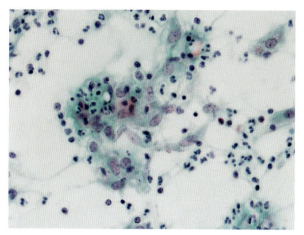

図 II-5-8　肉芽腫性乳腺炎　好中球を背景に，紡錘形を示すマクロファージ（類上皮細胞）がみられる（Pap染色　×20）

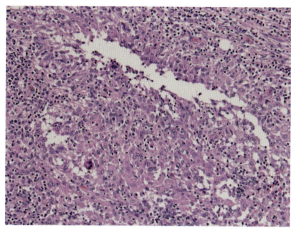

図 II-5-9　肉芽腫性乳腺炎（組織像）　上皮の欠損した空隙の周囲に類上皮肉芽腫の形成を認め，一部に多核巨細胞も観察される（HE染色　×10）

②細胞像

類上皮細胞，組織球，多核巨細胞など，多彩な炎症性細胞がみられる．画像的にも臨床的にも乳癌と区別が難しい．鑑別疾患として，破骨細胞様巨細胞を伴う乳癌（ただし他の炎症細胞が乏しい）（図II-5-10），結核，シリコンなどに対する異物反応がある．

(8) 乳房内リンパ節（intramammary lymph node）

①定義

乳房内に位置するリンパ節．

②細胞像

異型のない小型リンパ球を主体とし，中，大型リンパ球，形質細胞など多彩なリンパ系細胞がみられる．胚中心が存在すると核片を貪食した大食細胞がみられる．

B　腫瘍性病変

(1) 線維腺腫（fibroadenoma）（図II-5-4，図II-5-11〜図II-5-13）

①定義

結合組織成分と上皮成分の過剰増殖により，管内型（myxoid type）または管周囲型増殖パターンを示す良性結節性病変．癌化は稀である．

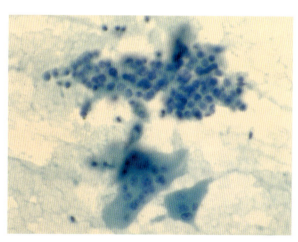

図 II-5-10　破骨細胞様巨細胞を伴う乳癌　軽度異型の腫瘍細胞（上方）とともに多核組織球（下方）を認める（Pap染色　×10）

②細胞像

鹿角様の上皮シートと多数の双極裸核，間質塊は線維腺腫に特徴的である．間質塊が目立ち，大きい場合は葉状腫瘍を疑うべきである（図II-5-14）．さらに間質塊の細胞密度が高く，核異型や核分裂像を示す場合は悪性葉状腫瘍の疑いが生ずる．一部の線維腺腫（complex type）は，上皮の結合性低下，

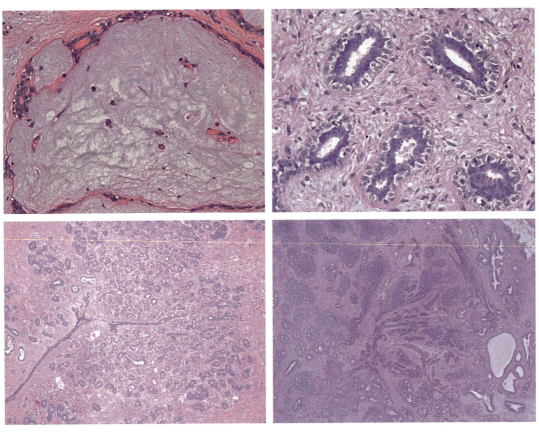

図 II-5-11　線維腺腫（組織像）　A：管内型（myxoid type）．B：管周囲型．C：類臓器型．D：乳腺症型（complex type）（図の上段左より A, B，下段左より C, D）（HE 染色，A, B：×10，C, D：×4）

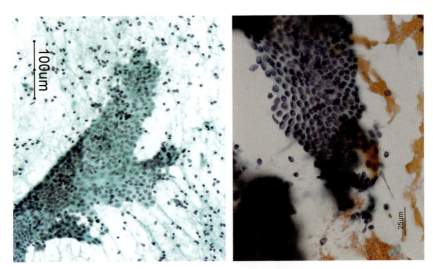

図 II-5-12　線維腺腫（管内型）　細胞重積性の軽度な上皮性集塊と背景の双極／円形裸核細胞．集塊上にも筋上皮細胞がみられる（Pap 染色　×10）

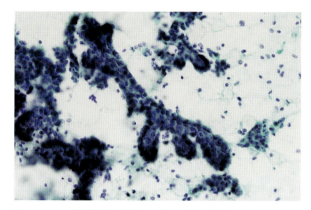
図 II-5-13　線維腺腫（類臓器型）　上皮細胞集塊は乳腺小葉構造を模倣する形態を示す．背景に裸核細胞が目立つ（Pap染色 ×10）

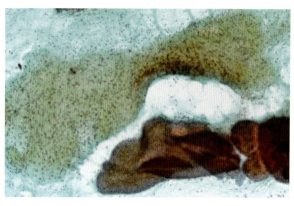
図 II-5-14　良性葉状腫瘍　細胞密度のやや高い大型の間質塊がみられる（Pap染色　×40）

細胞の均一性，核異型を示すため偽陽性の原因になりうる．また間質粘液の目立つ管内型では，粘液癌と過剰診断される可能性を有する．

(2) 葉状腫瘍（phyllodes tumor）（図II-5-14）

①定義

腺腔に突出する葉状構造を示す腫瘍で，細胞に富む間質の増殖と良性上皮要素からなる．良性，境界，悪性の三段階に分類される．

②細胞像

双極裸核を背景に，鹿角状の上皮集塊，間質塊がみられるが，線維腺腫と比較して間質塊が目立つ．悪性葉状腫瘍では間質塊の細胞密度が高く，核異型や核分裂像がみられる．葉状腫瘍はときに上皮の軽度の結合性低下や核異型を示すことがある．

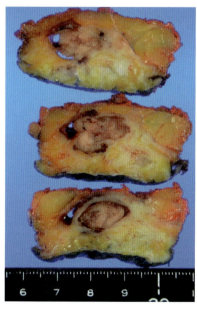
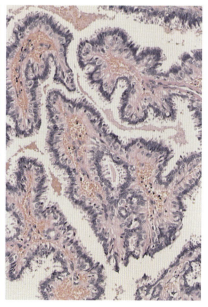
図 II-5-15　乳頭腫（肉眼像と組織像）　線維血管間質を軸として，円柱状の乳管上皮細胞が筋上皮細胞との二相構造を示しながら増生する（右：HE染色　×10）

(3) 顆粒細胞腫 (granular cell tumor)
①定義

好酸性顆粒状細胞質を有する腫瘍細胞の胞巣からなる良性腫瘍で，末梢神経のシュワン細胞に由来する．

②細胞像

非上皮性の腫瘍細胞は，パパニコロウ染色で好酸性顆粒状，ギムザ染色で顆粒状の青みがかった藤色を呈し，アポクリン化生細胞に類似する．

(4) 乳頭腫 (papilloma) （図Ⅱ-5-15～図Ⅱ-5-18）
①定義

乳管内に生ずる良性乳頭状腫瘍で，上皮と筋上皮の二相性がみられる．

②細胞像

細胞に富む．折りたたまれた樹枝状細胞集塊と密な線維血管性間質からなり，結合組織芯を伴った真の乳頭状集塊も認められる（ただしこの芯は概して太く強固なため採取されにくい）．上皮過形成やアポクリン化生細胞がときどき観察される．乳頭状病変はABCD項目に応じて「乳頭状病変，良悪不明～良性疑い（C3）」「乳頭状病変，悪性の疑い（C4）」として，針生検や外科的生検を勧めるべきである．

(5) 乳管腺腫 (ductal adenoma) （図Ⅱ-5-19，図Ⅱ-5-20）
①定義

比較的中枢側の乳管に生じ，腺管増殖により乳管腔が閉塞する傾向を示す乳頭腫の変種．硬化性乳頭腫（sclerosing papilloma）と類義である．

②細胞像

異型に乏しい上皮細胞が管状やシート状の集塊で採取され，乳頭状構造は目立たない．約半数の症

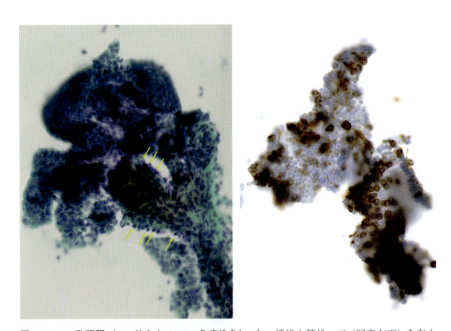

図Ⅱ-5-16　乳頭腫（Pap染色とCK5/6免疫染色）　左：線維血管性コア（写真右下）を有する乳頭状細胞集塊．コアの周囲に筋上皮細胞のliningがみられる（矢印）．右：別の乳頭腫細胞診症例におけるCK5/6免疫染色．DABにより褐色に染まる細胞が筋上皮細胞である（左：Pap染色，右：CK5/6免疫染色，ともに×10）

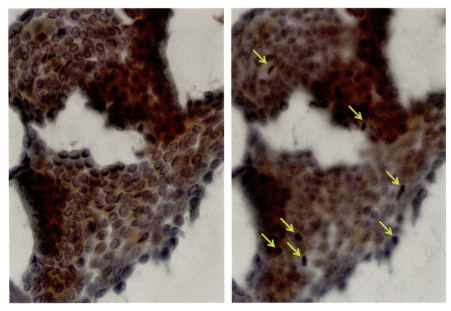

図 II-5-17　乳頭腫における上皮細胞のシート状集塊　フォーカスを動かすと筋上皮細胞が散見される（矢印）（Pap 染色　×20）

例でアポクリン化生がみられ，核形不整や核小体の腫大を伴い，アポクリン癌と過剰判断されることがある．二相性を有する良性上皮集塊から連続して異型アポクリン化生細胞がみられ，診断学的手がかりとなる．

(6) 放射状硬化性病変（radial sclerosing lesion）（図 II-5-21）

①定義

中心部の瘢痕様線維弾性組織とそれを放射状に取り巻く乳管，小葉よりなる良性増殖性病変．小型のものは放射状瘢痕（radial scar）とも呼ばれる．さまざまな程度の乳管過形成（図 II-5-7），硬化性腺症，

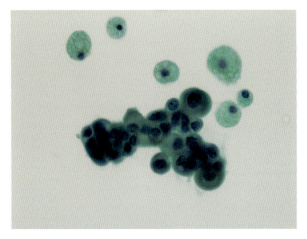

図 II-5-18　乳頭腫における扁平上皮様変化　泡沫マクロファージを背景に，ライトグリーン好性の厚い胞体を有する細胞集塊が観察される（Pap 染色　×20）

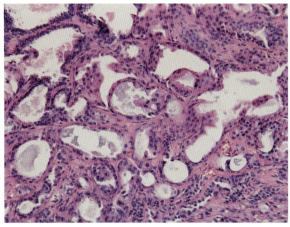

図 II-5-19　乳管腺腫（組織像）　筋上皮との二相構造を示す大小の腺管から構成され，核の腫大を伴うアポクリン化生がみられる（HE 染色　×10）

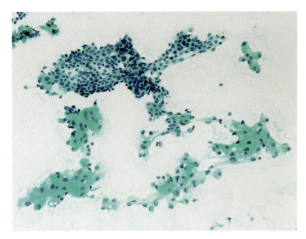

図 II-5-20　乳管腺腫　二相性が窺える小型細胞からなる平面的な上皮集塊から移行して，ライトグリーン好性の豊富な細胞質を有する異型的なアポクリン化生細胞が観察される（Pap染色　×10）

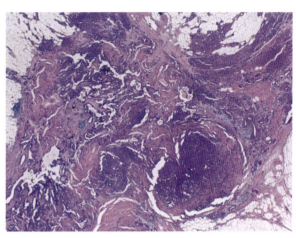

図 II-5-21　放射状硬化性病変（放射状瘢痕）（組織像）　中心部に線維弾性組織を示す瘢痕巣，周囲に上皮の増生所見がみられ，ヒキツレを伴う不整形腫瘤を形成する（HE染色　×1）

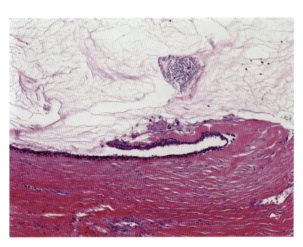

図 II-5-22　粘液瘤様腫瘍（組織像）　粘液によって拡張した乳管から周囲間質に粘液が漏出している．粘液内に上皮集塊はみられず，石灰沈着が観察される（HE染色　×10）

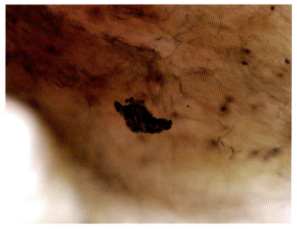

図 II-5-23　粘液瘤様腫瘍　粘液内に小型細胞から構成される重積性に乏しい上皮集塊が観察される．集塊を粘液が取り巻く像はみられない（Pap染色　×10）

囊胞状拡張の組み合わせが認められる．

②細胞像

中心部の瘢痕様組織内に存在する管状構造は，細胞学的に管状癌に似る．同時に良性要素もみられるときは，C5と判定しない．放射状硬化性病変が画像的に疑われる場合，確定診断のため外科的生検が推奨される．

(7) コラーゲン小球症（collagenous spherulosis）

①定義

基底膜成分からなる小球が増殖上皮中に形成される良性変化．

②細胞像

基底膜物質はギムザ染色で異染性（メタクロマジー）を示し，小球のまわりに筋上皮細胞および通常型過形成と同様の上皮細胞がみられる．パパニコロウ染色では，基底膜物質はギムザ染色ほどはっ

きりしない．腺様嚢胞癌と異なり，コラーゲン小球症では背景に孤立散在性の双極裸核がみられる．

(8) 粘液瘤様腫瘍（mucocele-like tumor）（図Ⅱ-5-22，図Ⅱ-5-23）

①定義
粘液貯留嚢胞（mucous retention cyst）が破裂することにより乳腺間質に粘液湖（mucous lake）が生じた病態．

②細胞像
比較的粘稠性の低い粘液と異型のない少数の上皮シートを認める．

5 乳腺の悪性病変

悪性病変は，悪性細胞が，（A）乳管小葉系の基底膜の内部に留まるグループと，（B）基底膜を超えて間質を浸潤するグループに大別した．これはWHO分類の考え方に沿ったものである．

A 非浸潤性乳癌

(1) 低悪性度非浸潤性乳管癌（low grade ductal carcinoma in situ（DCIS））（図Ⅱ-5-24～図Ⅱ-5-26）

①定義
DCISのうち核異型が軽度で，壊死を欠くものである．癌細胞は篩状，微小乳頭状ないし充実性に増殖する．癌胞巣周囲に筋上皮が通常みられるが，その証明にp63（核に発現），CD10，平滑筋アクチン，カルポニン（細胞質に発現）などの免疫染色が有用である．

②細胞像
細胞量は中等度～豊富．結合性の良いシート，小集塊状上皮細胞が出現．上皮集塊内，篩状パターンに対応する腔（hole）がみられる．「乳管内増殖性病変で異型あり（C3）」と診断して針生検の施行を勧めるのが妥当である．なお，比較的最近の疾患概念として神経内分泌型のDCISがあり，全

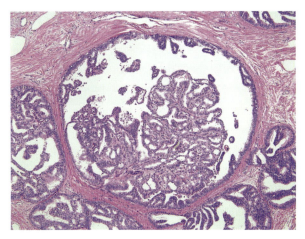

図 Ⅱ-5-24　非浸潤性乳管癌（低グレード）（組織像）　腫瘍細胞が線維血管コアを有しながら乳頭状に増生する像を主体とするが，篩状，微小乳頭状，平坦状とさまざまな増殖パターンが混在している（HE染色　×10）

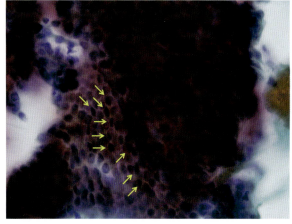

図 Ⅱ-5-25　非浸潤性乳管癌（低グレード）　シート状に配列する細胞集塊（写真左下）と篩状に増生する細胞集団（写真右上）が移行的に認められる．シート状集塊に，筋上皮細胞がみられる（矢印）（Pap染色　×10）

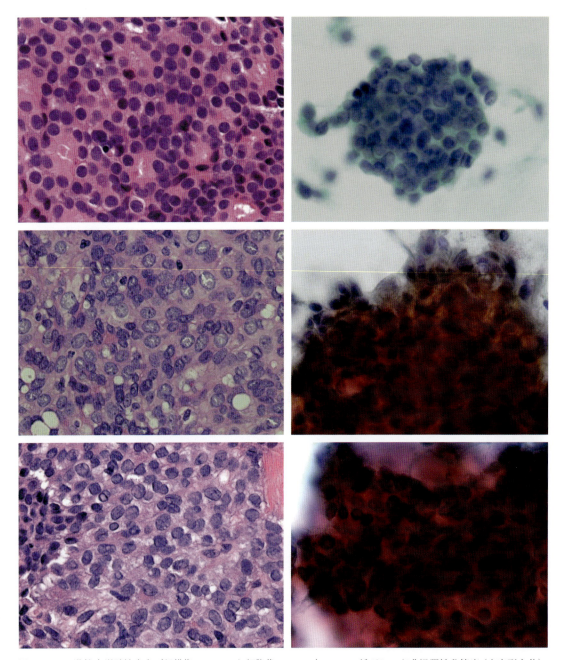

図 II-5-26 乳管内増殖性病変（組織像：A, C, E と細胞像：B, D, F） A, B：低グレード非浸潤性乳管癌（充実型主体）．小型の上皮細胞が均一に増生する．C, D：乳頭腫内にみられる上皮過形成．低グレード非浸潤性乳管癌より細胞異型はむしろ強くみえる．E, F：低グレード非浸潤性乳管癌（神経内分泌型）．形態的に上皮過形成と類似性を示す（A, C, E：HE 染色，B, D, F：Pap 染色，いずれも×400）

DCIS の数パーセントを占める．

(2) 高悪性度非浸潤性乳管癌（high grade DCIS）（図 II-5-27，図 II-5-28）
①定義
DCIS のうち強い核異型を示すもので，面疱壊死を伴うことが多い．

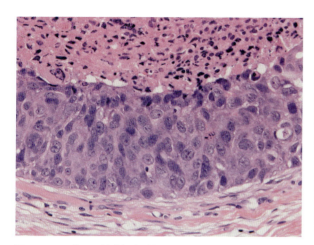

図 II-5-27　非浸潤性乳管癌（高グレード）（組織像）　核の大小不同，不整，明瞭な核小体を有する腫瘍細胞が充実性に増殖し，面疱壊死を伴っている（上方）（HE 染色　×20）

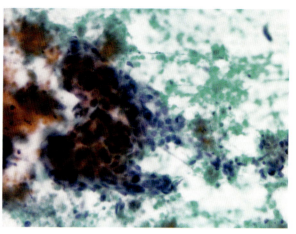

図 II-5-28　非浸潤性乳管癌（高グレード）　壊死性背景に，核クロマチンの増量の目立つ異型の強い上皮細胞集塊を認める（Pap 染色　×10）

②細胞像

　細胞量豊富．シート状，集塊状，孤立性の腫瘍細胞が出現．大型で多型的な腫瘍細胞は明らかな悪性の核所見を示す．壊死物，石灰化物，リンパ球，空胞状マクロファージがみられる．

(3) 乳頭癌（papillary carcinoma）（図 II-5-29）

①定義

乳管内に生ずる悪性乳頭状腫瘍．

②細胞像

　細胞診で乳頭状腫瘍の良悪鑑別を行うことは困難である．その理由としては，筋上皮細胞が乳頭状集塊の中心部にあるため，その有無を細胞診で評価することは難しいこと，ときに乳頭腫内（とくに末

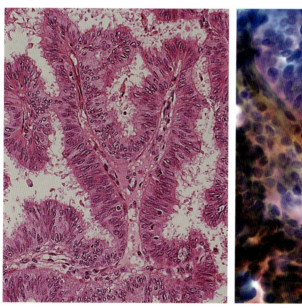
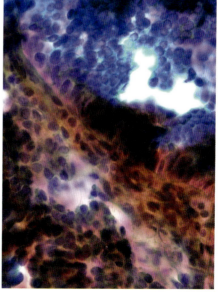

図 II-5-29　乳頭癌（組織像と細胞像）　偽重層を示す高円柱状腫瘍細胞と血管間質コアとの間に筋上皮細胞はみられない（左：HE 染色，右：Pap 染色，ともに×10）

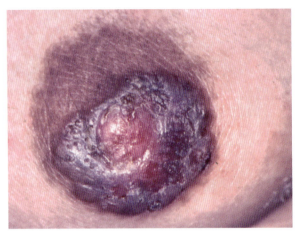

図Ⅱ-5-30　パジェット病（肉眼像）　乳頭を中心に皮膚が肥厚・変色している

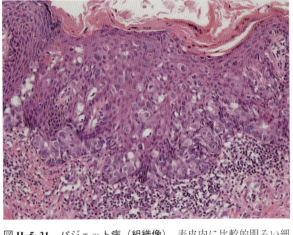

図Ⅱ-5-31　パジェット病（組織像）　表皮内に比較的明るい細胞質を有する大型の異型細胞が，孤細胞性ないし小集塊状に増生する．病変深部にはリンパ球浸潤をみる（HE染色　×10）

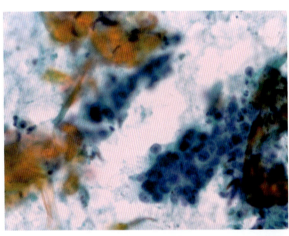

図Ⅱ-5-32　パジェット病　大型の悪性細胞が孤立性，小集塊状に扁平上皮と混ざるように出現している（Pap染色　×10）

梢型）にDCISが発生しうることがあげられる．乳頭状病変に対しては，「乳頭状腫瘍（C3 or C4）」という診断を行い，外科的生検を勧めるのがよい．

（4）パジェット病（Paget's disease）（図Ⅱ-5-30〜図Ⅱ-5-32）

①定義

乳頭表皮内に腺癌細胞が存在する病態．

②細胞像

角質，扁平上皮，炎症細胞を背景に，大型の悪性細胞が孤立性，小集塊状に扁平上皮と混ざるように出現．鑑別疾患としては，炎症に伴う反応性変化，乳頭部腺腫，乳頭部の汗癌，ボーエン（Bowen）病，悪性黒色腫があげられる．

B　浸潤性乳癌

（1）非特殊型浸潤癌（invasive carcinoma of no special type（NST））（図Ⅱ-5-33，図Ⅱ-5-34）

①定義

特殊型乳癌・稀な乳癌のいずれにも分類されない浸潤性乳癌．浸潤性乳管癌（invasive ductal carcinoma）と同義である．

②細胞像

概して細胞に富むが，採取量は腫瘍細胞の密度ないし間質線維化の程度に影響される．双極裸核を伴わず，一種類の上皮細胞のみがみられる．結合性が低下し，細胞質を保持した上皮細胞が孤立性にみられる．核異型は中等度以上あり，核腫大，核輪郭不整を認める．細胞質内小腺腔がみられうる．異型の強い乳癌の背景にときに多数みられるリンパ球を，双極裸核と混同してはならない．壊死は細胞成分に富んだ浸潤癌の中心部に見られることがあるが，一般的でなく，壊死が目立つときは高悪性

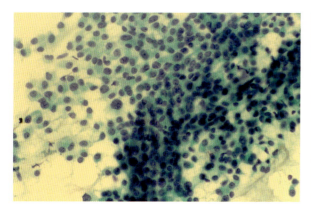

図 II-5-33　乳癌　結合性低下した単調な腫瘍細胞で占められる．集塊は重積性がみられる（Pap染色　×40）

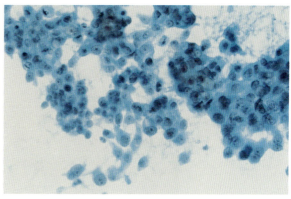

図 II-5-34　乳癌　図II-5-33とは別の症例．結合性の低下が明らかで，核クロマチンの増量，核輪郭不整，大小不同，核小体の肥大がみられる（Pap染色　×100）

度の非浸潤性乳管癌（面疱癌）に由来することが多い．

(2) 管状癌（tubular carcinoma）（図II-5-35，図II-5-36）*

①定義

低核異型度の腫瘍細胞からなる高分化な浸潤癌．明瞭に開いた管腔をもつ単層性腺管が90％以上の面積を占める．細胞に富んだ線維性ないし線維弾性間質を示す．

②細胞像

細胞量は中等度．結合性の良い単調な上皮細胞集塊が優位で，孤立性の上皮細胞は少ないか，ほとんどみられないため偽陰性になりやすい．細胞異型は軽度で，ほとんどないこともある．上皮細胞はときに管状構造を形成し，細胞辺縁が角張り直線的で硬い印象を与える．約半数の症例は細胞診で過小診断されるが，幸い大部分の管状癌はマンモグラフィや超音波で癌の疑いがもたれ針生検で確定診断にいたる．

(3) 浸潤性小葉癌（invasive lobular carcinoma）（図II-5-37）

①定義

均一小型の腫瘍細胞からなる浸潤癌．

②細胞像

一般に細胞異型が軽く，細胞量が中等度以下なので偽陰性となりやすい．浸潤性小葉癌と非特殊型浸潤癌の細胞学的特徴は重複するため，実臨床では悪性と判定できれば十分であり，両者をあえて分ける必要はない．ゆるい小集塊や孤立性に出現した印環細胞，少ない細胞量，乏しい多型性，細胞質の空胞，繊細な核クロマチン，小さな核小体は非特殊型乳癌よりも小葉癌を示唆

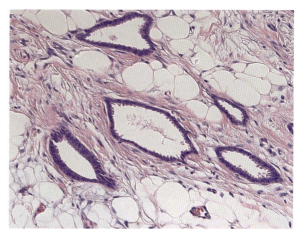

図 II-5-35　管状癌（組織像，強拡大）　異型性の軽度な腫瘍細胞が1層に配列して腺管を形成し，間質に浸潤している．腺管には，部分的に鋭角の角（かど）がみられる．細胞質に，頂部突出像を認める（HE染色　×10）

＊図II-5-36は埼玉社会保険病院病理部の是松元子氏のご厚意による．

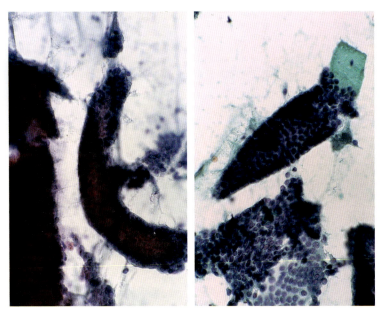

図 II-5-36　管状癌　小型，均一な癌細胞よりなる土管状ないし腺管状集塊．右の写真では，集塊に鋭角の角がみられる．集塊周囲に，筋上皮細胞は認められない（Pap染色　×10）

する．

(4) 粘液癌（mucinous carcinoma）（図II-5-38～図II-5-40）

①定義

肉眼的に明らかな粘液生産を示す乳癌で，核異型の軽い腫瘍細胞集塊が細胞外に貯留した多量の粘液中に浮遊する．

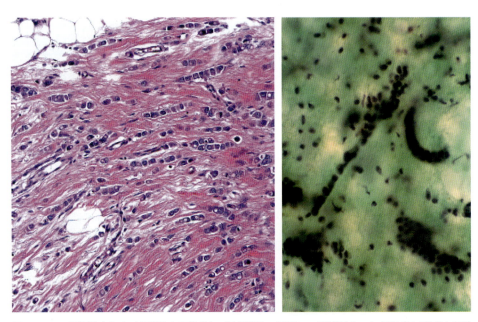

図 II-5-37　浸潤性小葉癌（組織像と細胞像）　既存構造の周囲に一列縦隊ないし標的様に配列する腫瘍細胞を認める（左：HE染色，右：Pap染色，　ともに×10）

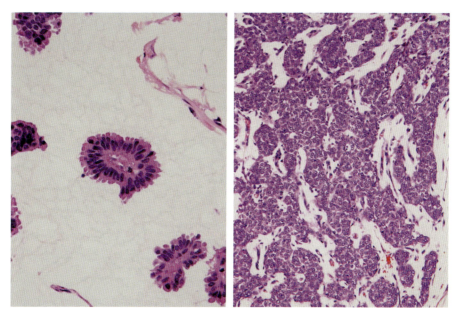

図 II-5-38 粘液癌（組織像） 左：Type A, Hypocellular variant：粘液湖の中に浮遊する癌胞巣は分泌極性が反転している．癌細胞は円柱状で，核異型性は軽度である．右：Type B, Hypercellular variant：粘液の中に充実性増殖を示す大型の癌胞巣が浮遊し，毛細血管の増生所見を伴う（ともに HE 染色 ×20）

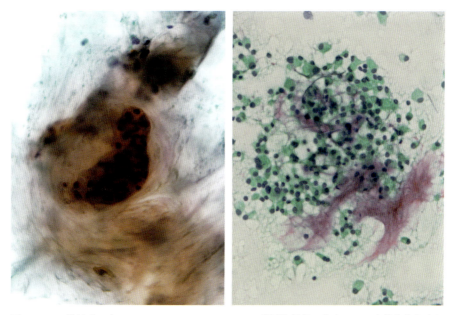

図 II-5-39 粘液癌 左：Type A, Hypocellular variant：濃厚な粘液に包まれて，変性を伴う癌細胞の小集塊を認める．右：Type B, Hypercellular variant：粘液性背景に，核の偏在した形質細胞様の癌細胞が孤立散在性に多数みられる（ともに Pap 染色 ×10）

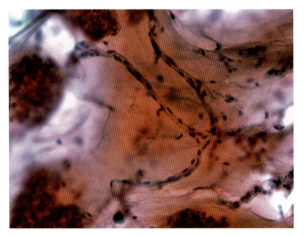

図 II-5-40 粘液癌　粘液の中に，分岐を示す血管が走行する像を認める（Pap 染色　×10）

②細胞像

腫瘍細胞集塊が豊富な粘液の中にみられる．双極裸核は欠如する．核異型性は通常軽度であるが N/C 比は大きい．粘液中に（鶏舎用の）金網（chicken wire）様の毛細血管がみられることが特徴である．細胞診で粘液癌のパターンがみられても腫瘍本体が粘液癌とは限らない．最終的な組織型決定は組織診断に委ね，「粘液癌の成分を認める」と報告するのがよい．粘液癌は，粘液分化を示す DCIS，粘液腫様変性を伴う線維腺腫，粘液瘤様腫瘍（前掲図 II-5-22, 23）と鑑別すべきである．DCIS では，神経内分泌型を除き，細胞の結合性が強く大きなシートがみられる．

(5) アポクリン癌（apocrine carcinoma）

①定義

腫瘍の大部分がアポクリン化生細胞に似た豊富なエオジン好性の顆粒状細胞質をもつ細胞からなる浸潤癌．

②細胞像

アポクリン細胞が核異型を示し単調で，良性細胞が見当たらず，壊死を伴う場合は悪性が強く疑われる．ただし細胞診における壊死の多くは浸潤性増殖を示すものではなく，乳管内の壊死の存在を示

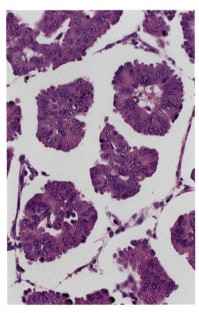
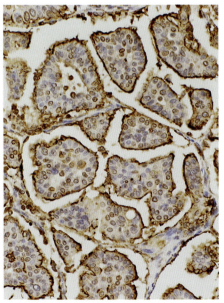

図 II-5-41 浸潤性微小乳頭癌（組織像）　特徴的な上皮−間質間の空隙形成を伴って，腫瘍細胞が微小乳頭状ないし腺管状胞巣を形成しながら浸潤する（左：HE 染色，右：MUC-1 免疫染色，ともに×10）

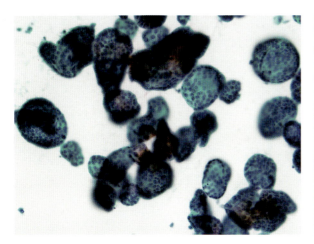

図 II-5-42　浸潤性微小乳頭癌　結合性の保たれたコンパクトな細胞集塊を形成する（Pap染色　×10）

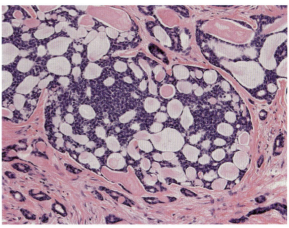

図 II-5-43　腺様嚢胞癌（組織像）　N/C 比の大きい小型腫瘍細胞の増殖とともに，透明〜淡好酸性の基底膜物質を有する"偽腔"の形成を多数認める（HE 染色　×10）

す．核異型が軽い場合に良性との鑑別は難しい．アポクリン腺症や乳管腺腫で異型アポクリン細胞が出現するが，壊死性背景はみられない．

(6) 髄様癌（medullary carcinoma）

①定義

浸潤性乳癌のうち次の条件を満たすもの．(1)核異型高度の大型多型的な腫瘍細胞からなる合胞体様増殖，(2)管腔構造の欠如，(3)間質は乏しく豊富なリンパ球・形質細胞を含む，(4)肉眼的にも組織学的にも腫瘍辺縁境界が鮮明．

②細胞像

細胞量豊富．結合性低下した大型で異型の強い腫瘍細胞が充実性集塊ないし孤立散在性に出現．背景に多数のリンパ球がみられる．細胞像

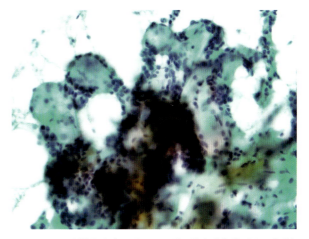

図 II-5-44　腺様嚢胞癌　明るい円形の基底膜物質（上〜左方）と核クロマチンの増量した異型細胞集団（Pap染色　×10）

から髄様癌を診断することは難しく，単にリンパ球の反応の強い高悪性度浸潤癌であることも稀ではない．

(7) 浸潤性微小乳頭癌（invasive micropapillary carcinoma）（図 II-5-41，図 II-5-42）

①定義

明るい腔の中に線維血管結合組織芯のない微小乳頭状構造が存在する浸潤性乳癌．リンパ管侵襲およびリンパ節転移を来たしやすい．

②細胞像

間質の芯を伴わない，縁取り感のある重層化した細胞集団がみられる．核異型は中等度である．

(8) 腺様嚢胞癌（adenoid cystic carcinoma）（図 II-5-43，図 II-5-44）

①定義

腺上皮に分化した腫瘍細胞と筋上皮に分化した腫瘍細胞の増殖からなる浸潤癌で，真腔ならびに基底膜物質を有する偽腔の形成を特徴とする．

②細胞像

他部位の腺様嚢胞癌と同様，基底膜物質からなる硝子間質球に類似した構造はコラーゲン小球症にもみられる．腺様嚢胞癌では，N/C比が大きく，核は腫大しクロマチンの増量がある．

> **セルフチェック**
> ■良性乳腺病変の細胞診でしばしば見られる双極裸核は，何に由来していると考えられるか．
> ■筋上皮細胞の核，細胞質を染めるのに適切な，免疫染色マーカーを，それぞれ一つ挙げなさい．
> ■細胞の接着性の低下を示す特徴的な所見は何か．
> ■小葉癌のときにしばしば見られる細胞質の所見は何か．
> ■粘液癌と鑑別すべき病変を3つあげなさい．

参考文献

Reis-Filho, J.S., Albergaria, A., et al.: Naked Nuclei Revisited: p63 Immunoexpression. Diagn Cytopathol. 27(3): 135-138, 2002.
市原周：新版 乳腺病理学，名古屋大学出版会，2013．
Sunil Lakhani, et al.: WHO Classification of the Breast Tumor, 4th edition, IARC, 2012.
Andrew S. Field et al.: IAC Standardized Reporting of Breast Fine-Needle Aspiration Biopsy Cytology. Acta Cytol. 61(1): 3-6, 2017.

（市原周・川崎朋範・中井登紀子）

第6章

甲状腺

　甲状腺は喉頭の前面に位置する蝶型の内分泌臓器で右葉，左葉およびその間の峡部に分けられる．甲状腺の重量は 20 g ほどで甲状腺ホルモンとカルシトニンを分泌している．甲状腺は胎生第 4 週ころ舌根部にある舌盲孔の上皮が結合組織の中に落ち込み，第 7 週ころまでに喉頭の前面まで下降してできた臓器である．甲状腺の外側には左右 2〜3 対の副甲状腺がみられる．

　甲状腺組織は濾胞上皮細胞で囲まれた袋状の濾胞より成り，濾胞内にはコロイドを含んでいる．濾胞上皮細胞で合成されたサイログロブリンは一旦コロイドの中に分泌されてヨード化された後，濾胞上皮細胞に再吸収されて甲状腺ホルモンが合成される．甲状腺ホルモンは濾胞間の結合組織中に分泌され毛細血管から血液を介して全身に運ばれる．また，濾胞と濾胞の間にはカルシトニンを分泌する傍濾胞細胞（C 細胞）がみられる．

　甲状腺疾患は甲状腺が全体に腫れるびまん性甲状腺腫としこりを形成する結節性甲状腺腫に分けられる．甲状腺の穿刺吸引細胞診は主として結節性甲状腺腫が対象であるが，バセドウ病を除けばびまん性甲状腺腫を含むほとんどの甲状腺疾患が穿刺吸引細胞診の適応となる．バセドウ病は特に未治療の場合には甲状腺クリーゼの危険性があるので通常穿刺吸引細胞診は行われない．

1　穿刺の方法

　穿刺の方法には穿刺吸引法と非吸引穿刺法（無吸引穿刺法）の 2 種類がある．

(1) 穿刺吸引法

　注射器に針を付けて腫瘤を穿刺し細胞を採取する方法である．患者を仰臥位に寝かせ患部を酒精綿で消毒し，22〜24 ゲージの注射針（外径は 0.70〜0.55 mm）で腫瘤を穿刺する．針先が腫瘤に刺さったところで内筒を引き注射器内を陰圧にして針先を前後に数回移動させて細胞を採取する．その後，注射器内を平圧に戻して針を抜き，一旦注射器から針をはずして注射器内に空気を吸い込み，空気で針内の細胞をスライドガラスに吹き出してスメアを作製する．注射器に金属製の吸引ピストルを装着すると容易に細胞を吸引できる．

(2) 非吸引穿刺法

　非吸引穿刺法は，注射器を使わず針だけで腫瘤を穿刺し，組織圧と毛細管現象を利用して細胞を採取する方法である．手技はきわめて簡便で，患部を酒精綿で消毒した後，22〜24 ゲージの注射針で腫瘤を穿刺し，針先を数回〜十数回ほど手早く前後させて細胞を採取する．通常，一回の穿刺でおよそスライドガラス一枚分ほどの細胞（10 μL 程度の採取量）を採取することができる．

(3) 穿刺吸引法と非吸引穿刺法の比較

非吸引穿刺法は，穿刺吸引法に比べて細胞の採取量は少ないものの，①手技が簡単である，②血液の混入が少なく良好なスメアを作製できる，③針先の感触がわかりやすく小さな腫瘤の穿刺も容易であるなどの利点がある．標本をみる者にとっては，血液の混入が少なく細胞を観察しやすいという点が最も重要な利点である．どちらの方法を用いるかは術者の判断に委ねられるが，状況に応じて両者を使い分けるのも良い方法と思われる．

2 塗抹法

穿刺吸引細胞診では検体の性状や採取量が異なるため，下記1)〜4)のように採取された検体の性状に応じて塗抹法を使い分けることが重要である．なお，穿刺吸引細胞診における検体の塗抹法としては合わせ法とすり合わせ法がよく知られているが，2枚の均一な標本を作製するためには両者の併用（合わせ法＋すり合わせ法）も有用である（図Ⅱ-6-1）．

1) 半固形物，粘稠な液状検体，少量の液状検体の場合：検体を2枚のスライドガラスで挟み，そのまま上下に離す（合わせ法）．
2) 採取細胞量が適量または多い場合：検体を2枚のスライドガラスで挟み，水平にずらすことにより検体を引き伸ばす（すり合わせ法）．あるいは，合わせ法を数回繰り返す．または，合わせ法で軽く重ねた2枚のスライドガラスの検体をすり合わせ用のスライドガラスを用いてもう一度引き伸ばす（合わせ法＋すり合わせ法）（図Ⅱ-6-1）．
3) 末梢血が混入した場合：直ちにスライドガラスを斜めあるいは垂直にし，血液成分を下方へ流し落とす．流れ落ちた血液成分をティッシュペーパーで拭き取った後，合わせ法またはすり合わせ法を行う．
4) 採取細胞量が非常に少ない場合，嚢胞液を吸引した場合，免疫染色が必要と判断した場合など：液状化検体細胞診（liquid-based cytology: LBC）を行うことを考慮する．

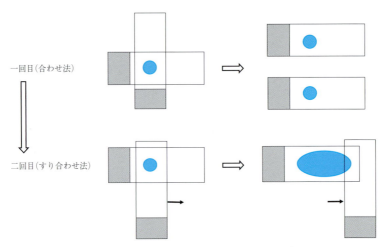

図Ⅱ-6-1 塗抹法（合わせ法＋すり合わせ法）

3　染色法

　甲状腺細胞診ではパパニコロウ（Pap）染色とともにメイ・ギムザ（MGG）染色を併用するとよい．コロイド，コレステリン結晶，変性赤血球，辺縁空胞，リポフスチン顆粒，神経内分泌顆粒，アミロイドなど，甲状腺疾患の細胞診断に重要な所見は MGG 染色では観察が容易であるが，Pap 染色では観察が困難なことが多い．一方，甲状腺乳頭癌の診断に重要な核溝や核内細胞質封入体は Pap 染色の方が MGG 染色より観察が容易である．したがって，甲状腺細胞診の診断手順としては，はじめに MGG 染色標本の所見で病変を推定し，Pap 染色標本は乳頭癌細胞の見落としを防止する目的で核所見の観察に用いるという方法が合理的である．

4　液状化検体細胞診（LBC）

　子宮頸部細胞診における LBC の普及に伴い，甲状腺穿刺吸引細胞診においても LBC が試みられるようになった．LBC 標本の細胞所見には独自の所見があるため，甲状腺細胞診で LBC を導入する際には予めその特徴について学習する必要がある．

　LBC とは，細胞診の採取器具から検体を専用保存液内に移し，特別な方法で専用スライドに薄く塗抹する細胞診標本作製法で，穿刺後の針洗浄液，あるいは検体そのものから作製する．採取細胞量が少ない場合，末梢血が混入した場合，液状検体の場合，免疫染色が必要と判断した場合に有用である．甲状腺の穿刺吸引に使用する LBC の固定液は溶血作用・タンパク分解作用のあるものが推奨される．標本作製法は，フィルター転写法と自然沈降法の 2 つに大別される．前者には ThinPrep® 法（Hologic）や Cellprep® 法（Biodyne）があり，フィルターを用いた自動塗抹処理により，均一に分散された，細胞分布を反映した標本が作製される．細胞は平面的に塗抹され，重なりが少ない．一方，後者にはプラス荷電をもつ専用のスライドガラスを使用し，マイナス荷電の細胞を吸着・塗抹する

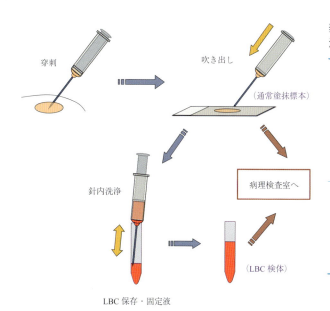

図 II-6-2　通常塗抹法と LBC 法の併用　LBC 検体は通常塗抹後の針洗浄液を用いる

表 II-6-1　サイトリッチレッドを用いた SurePath 法標本の細胞学的特徴

・背景成分（赤血球やコロイド，リンパ球等）の減少
・粘稠な液状コロイドはサーベル状
・重積性は少ないが，立体的な塗抹
・孤立散在性細胞の減少
・細胞の収縮・小型化
・N/C 比の増加
・細胞質・核の濃染傾向
・核小体の好酸性，明瞭化，核小体周囲明暈の出現

・腺腫様甲状腺腫：濾胞状集塊外縁に膜様物
・濾胞性腫瘍：フィブリン，裸状の毛細血管
・乳頭癌：高細胞型を認識しやすい，すりガラス状核が
　　　　　観察困難
　　　　　ジグザグ核の出現
・髄様癌：有尾状細胞質を認識しやすい

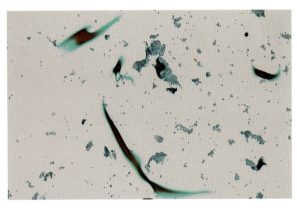

図 II-6-3　腺腫様甲状腺腫　LBC 標本．粘稠な液状コロイドはサーベル状に観察される（Pap 染色　×10）

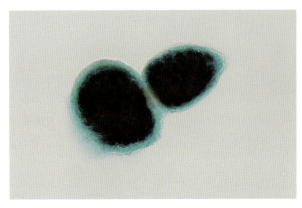

図 II-6-4　腺腫様甲状腺腫　LBC 標本．濾胞状集塊の辺縁にライトグリーン好性の膜様物（基底膜物質）が観察される（Pap 染色　×40）

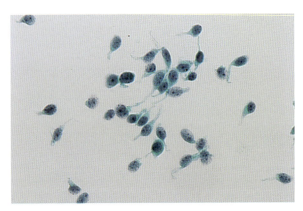

図 II-6-5　髄様癌　LBC 標本．細胞質の一端が伸びて，尾状となっている（Pap 染色　×40）

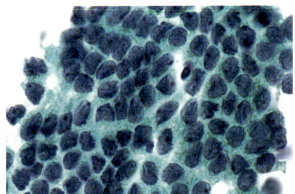

図 II-6-6　乳頭癌　LBC 標本．核縁の脳回状凹凸不整（ジグザグ核）は乳頭癌の特徴である（Pap 染色　×100）

SurePath™ 法（BD）や TACAS™ 法（MBL），シランコーティングスライドに自然落下させる LBC PREP™ 法（武藤化学）があり，フィルター転写法よりも立体的な細胞像が得られる．

(1) LBC 標本の細胞所見

　LBC 標本の細胞像は基本的には通常塗抹標本と同様で，標本の見方や診断基準を大きく変更する必要はない．しかし，LBC 標本特有の細胞所見が存在することに加え，標本作製法によっても細胞像が異なるため，観察にはその知識と経験が必要であることに留意すべきである．したがって，採取材料をすべて LBC 標本にする方法もあるが，通常塗抹後の穿刺針洗浄液を用いても十分な細胞を収集でき，かつ標本上の細胞密度は LBC 標本のほうが高い傾向にあることから，従来の細胞像と比較ができる，通常塗抹・LBC 併用法を推奨する．この場合，通常塗抹後に，その針を LBC 固定液で洗浄したもので LBC 標本を作製すればよい（図 II-6-2）．

　LBC 標本の細胞像は，作製法により異なる．表 II-6-1 は，サイトリッチレッドを用いた SurePath™ 法作製標本における細胞所見の特徴である．背景の赤血球やコロイド成分は極端に減少する．これは，固定液に溶血作用・タンパク可溶化作用があるためである．ただし，粘稠なコロイドや泡沫細胞，陳旧赤血球は残りやすい．粘稠な液状コロイドはサーベル状に観察される（図 II-6-3）．リンパ球も減少するため，橋本病の診断が困難な場合がある．自然沈降法では，比重の大きい上皮性細胞集塊や異型

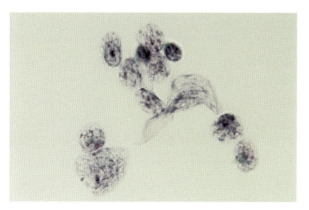

図 II-6-7　リンパ腫　LBC 標本．リンパ腫細胞の核は膨化し，クロマチンは融解状（網状クロマチン）になる（Pap 染色　×100）

表 II-6-2　LBC の長所と短所

長所
・不適正率の減少
・鏡検時間の短縮
・塗抹操作による変性なし
・免疫細胞化学染色が容易
・細胞の重なりが少なく，細胞の観察が容易
・細胞形の保持能力が高い

短所
・標本作製が煩雑
・コストの増加
・鏡検に知識・経験が必要
・リンパ球が減少し，橋本病の診断が困難
・乳頭癌のすりガラス状核が認識しがたい

細胞が優先的に塗抹されるため，通常塗抹標本で泡沫細胞やコロイドのみ塗抹される症例でも，濾胞上皮細胞が塗抹される可能性が高く，その細胞形態から嚢胞性病変の良悪を判定できるようになる．

出現細胞は，主に細胞集塊として塗抹され，孤立散在性細胞は少ない傾向にある．集塊は組織構築を保ったまま立体的（3 次元的）に出現しやすく，乳頭状集塊内部の血管結合織を容易に確認できる．細胞量が多い場合には厚く塗抹されるため，強拡大で焦点が合いにくい場合がある．腺腫様甲状腺腫と濾胞性腫瘍に出現する濾胞を比較すると，腺腫様甲状腺腫では結合性が良く，集塊辺縁に明瞭な細胞質が観察される．濾胞状集塊外縁に観察される膜様物は SurePath™ 法標本において観察されやすく，基底膜物質と考えられている（図 II-6-4）．一方，濾胞性腫瘍では小濾胞を構成する細胞にほつれがみられ，集塊辺縁の細胞質が不明瞭になる．また，濾胞性腫瘍のような血管に富んだ腫瘍では，フィブリンや裸状の毛細血管が観察されやすい．

固定により細胞は収縮するため，小型化，N/C 比の増大，核や細胞質の濃染などがみられる．核の濃縮により，乳頭癌に特徴的なすりガラス状核の観察は困難である．一方で，採取された細胞は塗抹される前に固定されることから，細胞形が保たれやすく，高細胞型乳頭癌における高円柱状細胞形態や髄様癌細胞に特徴的な有尾状細胞質を容易に認識することができる（図 II-6-5）．核小体は通常塗抹標本で青〜黒色を示す症例でも，LBC 標本では好酸性で明瞭にみられ，時に核小体周囲明暈が観察される．核縁の半周以上に脳回状の凹凸不整を示すジグザグ核は乳頭癌の約 4 割に認められ（図 II-6-6），LBC 標本における乳頭癌に特徴的な所見とされている．LBC 標本では，通常塗抹標本と比べてリンパ腫細胞の塗抹量が減少するが，リンパ腫細胞の核膨化やクロマチンの融解（網状クロマチン）が出現し，非腫瘍性リンパ球との鑑別ができる（図 II-6-7）．

(2) LBC 導入の意義

LBC の長所と短所を表 II-6-2 に記す．LBC を導入する最大の長所は不適正率の減少である．通常塗抹標本では，採取細胞量のみならず，塗抹・固定操作の良し悪しも標本の不適正率に影響を及ぼすが，LBC 標本では手技の影響を受けず，良好な塗抹標本を作製することができる．一般的には，LBC 導入により不適正率は半減すると報告されている．LBC のもう一つの大きな長所は，一つの検体から複数枚の標本を作製できるため，数種の抗体を用いた免疫細胞化学染色が容易なことである．一方，短所としては，標本作製法が煩雑で，コストがかかることが挙げられる．

5 甲状腺細胞診の報告様式

従来，甲状腺細胞診では「陰性」，「疑陽性」，「陽性」の三区分やパパニコロウのクラス分類（Ⅰ，Ⅱ，Ⅲ，Ⅳ，Ⅴ）などの一般の細胞診と同様の報告様式が用いられてきた．日本では2005年に，甲状腺細胞診のための報告様式として，甲状腺癌取扱い規約（第6版）に「不適正」，「正常あるいは良性」，「鑑別困難」，「悪性の疑い」，「悪性」の判定区分が設けられた．一方，2008年には米国において甲状腺細胞診ベセスダシステム（TBS）が提唱され，その後急速に世界中に普及して，現在はTBSが甲状腺細胞診報告様式の国際標準として認められるようになっている．このような状況を考慮して，日本においても2015年の甲状腺癌取扱い規約第7版の改訂に合わせて甲状腺細胞診の報告様式をTBSに準拠した内容に改めることとなった．

第7版の新しい報告様式では，「検体不適正」，「嚢胞液」，「良性」，「意義不明」，「濾胞性腫瘍」，「悪性の疑い」，「悪性」の7つの判定区分が設けられた（表Ⅱ-6-3）．細胞の少ない標本や標本作製に問題があるものは「検体不適正」（表Ⅱ-6-4）として診断から除外し，適正と判定された標本について良悪の鑑別を行う．TBSでは嚢胞液のみで濾胞上皮細胞が見られない場合は「検体不適正」と判定するが，第7版では「嚢胞液」と判定し「良性」に近い取扱いとする．良悪性の鑑別が困難な境界領域の病変に対しては，TBSに準拠して「意義不明」と「濾胞性腫瘍」の二つの判定区分が設けられた．濾胞性腫瘍や好酸性細胞腫瘍などのように腫瘍性病変で腺腫か癌かの鑑別が困難な症例は「濾胞性腫瘍」に分類され，その他の鑑別困難な症例は「意義不明」に分類される．「濾胞性腫瘍」と判定された場

表Ⅱ-6-3 甲状腺細胞診の判定区分

判定区分	所見	標本・疾患
検体不適正 Unsatisfactory	細胞診断ができない	標本作製不良（乾燥，変性，固定不良，末梢血混入，塗抹不良など） 病変を推定するに足る細胞あるいは成分（10個程度の濾胞上皮細胞からなる集塊が6個以上，豊富なコロイド，異型細胞，炎症細胞など）がない
嚢胞液 Cyst Fluid	嚢胞液でコロイドや濾胞上皮細胞を含まない	良性の嚢胞に由来する．稀に嚢胞形成性乳頭癌が含まれることがある
良性 Benign	悪性細胞を認めない	正常甲状腺，腺腫様甲状腺腫，甲状腺炎（急性，亜急性，慢性，リーデル），バセドウ病などが含まれる
意義不明 Undetermined Significance	良性・悪性の鑑別が困難，他の区分に該当しない，診断に苦慮する	乳頭癌の可能性がある（乳頭癌を示唆する細胞が少数，腺腫様甲状腺腫と乳頭癌の鑑別が困難，橋本病と乳頭癌の鑑別が困難），特定が困難な異型細胞が少数，濾胞性腫瘍と乳頭癌の鑑別が困難，橋本病とリンパ腫との鑑別が困難，などが含まれる
濾胞性腫瘍 Follicular Neoplasm	濾胞腺腫または濾胞癌が推定される，あるいは疑われる	多くは濾胞腺腫，濾胞癌である．好酸性細胞型や異型腺腫を推定する標本も含まれる．腺腫様甲状腺腫，濾胞型乳頭癌，副甲状腺腺腫のこともある
悪性の疑い Suspicious for Malignancy	悪性と思われる細胞が少数または所見が不十分なため，悪性と断定できない	種々の悪性腫瘍および硝子化索状腫瘍が含まれるが，その多くは乳頭癌である．乳頭癌を疑うが濾胞性腫瘍を否定できない標本も含まれる 良性疾患で含まれる可能性があるものとしては，異型腺腫，腺腫様甲状腺腫，橋本病などがある
悪性 Malignant	悪性細胞を認める	乳頭癌，低分化癌，未分化癌，髄様癌，リンパ腫，転移癌などが含まれる

出所）日本甲状腺外科学会編：甲状腺癌取扱い規約，第7版，金原出版，2015

合は外科手術の適応となるが,「意義不明」は経過観察および再検査が原則である.「悪性の疑い」および「悪性」の判定区分は第6版と同様である.

表 II-6-4　検体の適正・不適正の基準

適正：下記の 4 項目のいずれかの場合とする
1）10 個程度の濾胞上皮細胞からなる集塊が 6 個以上
2）豊富なコロイド
3）異型細胞の存在（細胞数は問わない）
4）リンパ球，形質細胞，組織球などの炎症細胞
不適正：下記の 2 項目のいずれかの場合を不適正とする
1）標本作製不良（乾燥，変性，固定不良，末梢血混入，塗抹不良など）
2）上記適正の項目のいずれにも該当しない

出所）表 II-6-3 に同じ

6　甲状腺細胞診で重要な細胞所見

甲状腺細胞診の診断に重要な細胞所見として下記のようなものがある.

(1) コロイド (colloid)

コロイドには液状のコロイド，濃縮したコロイド，異常コロイド (abnormal colloid) などがある．液状のコロイド（図 II-6-8）は正常な甲状腺や腺腫様甲状腺腫などでみられ，濃縮したコロイド（図 II-6-9）は腺腫様甲状腺腫や濾胞性腫瘍などでみられることが多い．異常コロイドは乳頭癌に特異的なチューインガムを引き伸ばしたような細長いコロイドでロービーコロイドとも呼ばれる.

(2) 濾胞上皮細胞 (follicular cell)

濾胞上皮細胞には孤在性裸核状のものと集塊状のものがある．良性の孤在性濾胞上皮細胞はほとんどが裸核状である．濾胞上皮細胞の集塊には平面的シート状集塊，小濾胞状集塊，乳頭状集塊，重積性集塊などがあり，濾胞上皮細胞集塊の出現パターンによっておよその病変を推定できる（表 II-6-5）.

a) 平面的シート状集塊 (monolayered sheet) または大濾胞状集塊 (macrofollicular cluster)

正常な甲状腺濾胞に由来する濾胞上皮細胞の集塊は通常平面的シート状であり，核は小型類円形で規則正しく配列し細胞質は繊細で細胞境界は不明瞭である（図 II-6-10）．このようなシート状集塊を小濾胞状集塊と対比させて大濾胞状集塊とも呼ぶが，これは正常濾胞または大型濾胞の存在を示唆する所見で，正常甲状腺や腺腫様甲状腺腫などでみられる．なお，乳頭癌でもしばしばシート状集塊を認めるが，核の所見により鑑別は可能である.

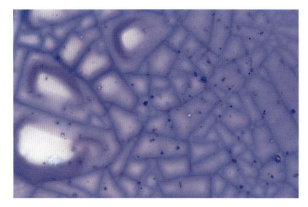

図 II-6-8　液状コロイド　青紫色のコロイドが視野全体に広がり，濃淡によるモザイク模様を呈している．正常甲状腺や腺腫様甲状腺腫などでみられる（MGG 染色　×10）

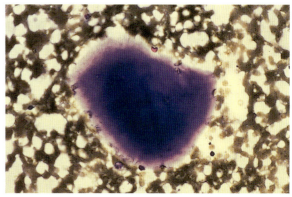

図 II-6-9　濃縮コロイド　青紫色に濃染するコロイドの塊で類円形を呈するものが多い（MGG 染色　×10）

表 II-6-5 濾胞上皮集塊のパターンによる病変の推定

細胞集塊	推定病変
シート状集塊 > 小濾胞状集塊	腺腫様甲状腺腫
小濾胞状集塊 > シート状集塊	濾胞性腫瘍
シート状集塊 + 乳頭状集塊	乳頭癌

b）小濾胞状集塊（**microfollicular cluster**）

小濾胞状集塊は核が小円を描くように配列する腺房様ないし小腺管様の濾胞上皮細胞の集塊であり（図II-6-11），腺腫様甲状腺腫や濾胞性腫瘍などでみられる．

c）乳頭状集塊（**papillary cluster**）

乳頭状集塊は乳頭癌でみられ，典型例では集塊の中心に基底膜や毛細血管などの間質成分を認める．

d）重積性集塊（**three-dimensional cluster**）

重積性集塊は細胞が不規則に重積した立体的な集塊であり，悪性腫瘍でしばしばみられる．

(3) 辺縁空胞（**marginal vacuole**）

辺縁空胞は濾胞上皮細胞の細胞質辺縁部にみられる赤紫色ないしピンク色の空胞（図II-6-12）で，甲状腺機能亢進に伴う濾胞上皮細胞の過形成を示す所見である．辺縁空胞の性状は不明な点もあるが，細胞質内のコロイドや嚢状に拡張した小胞体に相当する所見といわれている．

(4) リポフスチン顆粒（**PVG : para-vacuolar granule**）

リポフスチン顆粒は細胞質にみられる濃青色の顆粒を含む小空胞である（図II-6-13）．濾胞上皮細胞の変性を示す所見で本体はヘモジデリンやリポフスチンを含むライソゾームであることが確認されている．主に腺腫様甲状腺腫，亜急性甲状腺炎，バセドウ病などでみられる．

(5) 好酸性細胞（**oxyphilic cell**）

好酸性細胞は核の大小不同や核小体の腫大を伴い，大型で厚みのある細胞質をもつ濾胞上皮細胞で（図II-6-14），甲状腺ホルモンを産生しない non-functioning cell と考えられている．好酸性細胞はアスカナジー細胞（Askanazy cell），ヒュルトル細胞（Hürthle cell），オンコサイト（oncocyte）などとも呼ばれる．好酸性細胞の細胞質は，ヘマトキシリン・エオジン（HE）染色では好酸性に染色されるが，MGG 染色では青紫色に染まることが多い．慢性甲状腺炎，腺腫様甲状腺腫，濾胞性腫瘍（好酸性細胞腫瘍）などでみられる．

(6) 変性赤血球（**degenerate erythrocyte**）

変性赤血球は MGG 染色で淡青色に，Pap 染色でエオジン好性に染まる変性した赤血球である．過去に出血があったことを示唆する所見で嚢胞や腺腫様甲状腺腫などでみられる．

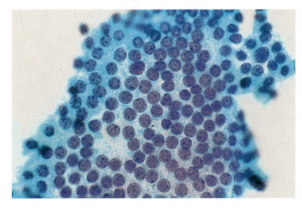

図 II-6-10　平面的シート状集塊　小型類円形核が平面的に規則正しく配列し細胞境界は不明瞭である（Pap 染色　×40）

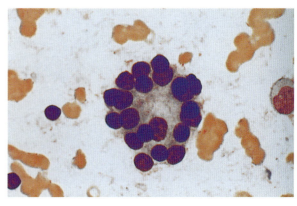

図 II-6-11　小濾胞状集塊　濾胞上皮の核が輪を描くように配列する（MGG 染色　×100）

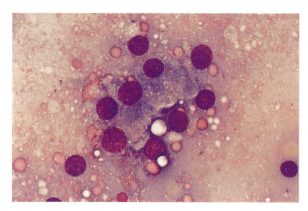

図 II-6-12　辺縁空胞　濾胞上皮細胞の辺縁にピンク色の空胞を多数認める（MGG 染色　×100）

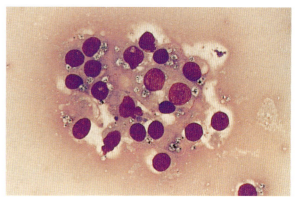

図 II-6-13　リポフスチン顆粒（PVG）　濾胞上皮細胞の細胞質に青い顆粒を有する小空胞を認める（MGG 染色　×100）

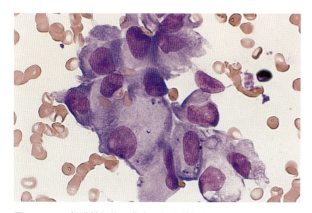

図 II-6-14　好酸性細胞　豊富な細胞質を有する大型細胞で核小体の腫大を伴う（MGG 染色　×100）

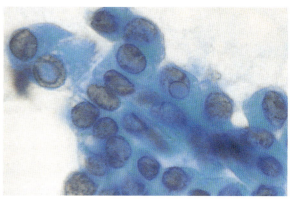

図 II-6-15　乳頭癌でみられた核内細胞質封入体（Pap 染色　×100）

(7) 多核巨細胞（multinucleate giant cell）

多核巨細胞は組織球由来で組織球性多核巨細胞とも呼ばれる．細胞質が均質で泡沫状ではない点で，囊胞でみられる多核の泡沫細胞とは異なる．亜急性甲状腺炎，慢性甲状腺炎，乳頭癌などでみられる．この他に未分化癌では時に破骨細胞型の多核巨細胞を認める．

(8) 核破砕物（nuclear fragment）

核破砕物は細長く変形したリンパ球などの核の破片で，穿刺吸引時の陰圧などの影響によるものと思われる．亜急性甲状腺炎や慢性甲状腺炎などの炎症性疾患でしばしば認められる．

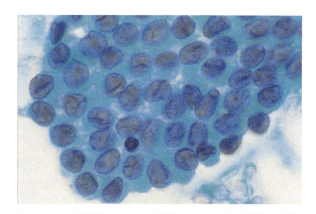

図 II-6-16　乳頭癌でみられた核溝　コーヒー豆に類似する核溝を認める（Pap 染色　×100）

(9) 核内細胞質封入体（intranuclear cytoplasmic inclusion）および核溝（nuclear groove）

核内細胞質封入体と核溝（核の溝）はいずれも乳頭癌に特徴的とされる核所見である．核内細胞質封入体は核内細胞質陥入（intranuclear cytoplasmic invagination）とも呼ばれ，核膜が細胞質の一部を伴って核内に陥入したものである（図 II-6-15）．時に核内空胞と混同されるが，核内細胞質封入体では内

第 6 章　甲状腺

部に必ず細胞質の成分を伴い，封入体の周囲にはクロマチンの凝集を認める．核溝は核膜がヒダ状に陥入したもので通常，核の長軸方向に平行にみられ，核はコーヒー豆に類似した形状を示す（図Ⅱ-6-16）．核内細胞質封入体と核溝はどちらも Pap 染色の方が MGG 染色より観察しやすい．核内細胞質封入体は乳頭癌以外に髄様癌の約 30％程度にもみられる．核内細胞質封入体は良性疾患では稀にしかみられないが，核溝は良性疾患でもしばしばみられるので，核溝が少数の場合には診断的意義は少ない．

7 甲状腺疾患の細胞所見

代表的な甲状腺疾患の細胞所見について示す．参考として，甲状腺取扱い規約（第 7 版）による甲状腺腫瘍の組織分類を表Ⅱ-6-6 に示す．特に重要な疾患については，細胞所見のポイントを疾患ごとにまとめて表Ⅱ-6-7 に示す．

A 正常甲状腺

正常甲状腺では，豊富な液状のコロイドと少数の濾胞上皮細胞（裸核細胞や平面的シート状集塊）を認める．典型例ではコロイドが豊富なため，細胞標本が青紫色を呈し肉眼で識別できる．正常な濾胞上皮細胞の核は類円形で大小不同はほとんどみられない．平面的シート状集塊は核間距離が均等で重積性はみられない．なお，穿刺が適切でない場合，甲状腺周囲の組織から脂肪細胞，横紋筋細胞，気管粘液や線毛円柱上皮細胞，気管軟骨などが吸引されることもある．

B 非腫瘍性病変

(1) 囊胞（cyst）

囊胞では，多量の液状成分と多数の泡沫細胞を認める．典型例では変性赤血球やコレステリン結晶もみられる．この他に濃縮したコロイド，リポフスチン顆粒，少数の濾胞上皮細胞や囊胞壁の被覆上皮細胞，多核の泡沫細胞なども時に認められる．細胞診でみられるコレステリン結晶は平行四辺形の透明な結晶で，MGG 染色では観察可能であるが，Pap 染色では観察できない．囊胞様の細胞所見は腺腫様甲状腺腫でもみられる．

囊胞様の所見とともに好酸性細胞や濾胞上皮細胞の集塊を認める場合は腺腫様甲状腺腫の可能性が高いが，両者の鑑別はしばしば困難である．囊胞様病変の細胞診で特に注意すべき点は，時に乳頭癌がみられることである．囊胞化した乳頭癌の鑑別には隔壁性細胞質内空胞が重要な所見である（C の (3) 乳頭癌の項目を参照）．

(2) バセドウ病（甲状腺機能亢進症）（Basedow disease）

バセドウ病では，コロイドは少量で辺縁空胞を伴う腫大した濾胞上皮細胞を多数認める．濾胞上皮細胞の核は正常よりも 1.5～2 倍ほど腫大している．背景にリンパ球浸潤を認めることもある．リンパ球浸潤が著明な場合には慢性甲状腺炎との鑑別が問題となることがある．内科的に十分にコントロールされているバセドウ病では，辺縁空胞の形成は目立たずリポフスチン顆粒を認めることが多い．リポフスチン顆粒の出現は治療による濾胞上皮細胞の変性を示唆する所見といわれている．

(3) 甲状腺炎（thyroiditis）

甲状腺炎は急性，亜急性，慢性，リーデル型の 4 型に分類される．日常的にみられるものは亜急性甲状腺炎と慢性甲状腺炎で，急性甲状腺炎やリーデル甲状腺炎は稀である．

表 II-6-6　甲状腺癌取扱い規約（第7版）による甲状腺腫瘍の組織分類

1. 良性腫瘍 Benign tumors
   a. 濾胞腺腫 Follicular adenoma
      特殊型 Variants
      1) 好酸性細胞型濾胞腺腫 Follicular adenoma, oxyphilic cell variant
      2) 明細胞型濾胞腺腫 Follicular adenoma, clear cell variant
      3) 異型腺腫 Atypical adenoma
2. 悪性腫瘍 Malignant tumors
   a. 乳頭癌 Papillary carcinoma
      特殊型 Variants
      1) 濾胞型乳頭癌 Papillary carcinoma, follicular variant
      2) 大濾胞型乳頭癌 Papillary carcinoma, macrofollicular variant
      3) 好酸性細胞型乳頭癌 Papillary carcinoma, oxyphilic cell variant
      4) びまん性硬化型乳頭癌 Papillary carcinoma, diffuse sclerosing variant
      5) 高細胞型乳頭癌 Papillary carcinoma, tall cell variant
      6) 充実型乳頭癌 Papillary carcinoma, solid variant
      7) 篩型乳頭癌 Papillary carcinoma, cribriform variant
      8) その他の亜型 Other variants
   b. 濾胞癌 Follicular carcinoma
      浸潤様式からみた分類
      1) 微少浸潤型濾胞癌 Follicular carcinoma, minimally invasive
      2) 広汎浸潤型濾胞癌 Follicular carcinoma, widely invasive
      特殊型 Variants
      1) 好酸性細胞型濾胞癌 Follicular carcinoma, oxyphilic cell variant
      2) 明細胞型濾胞癌 Follicular carcinoma, clear cell variant
   c. 低分化癌 Poorly differentiated carcinoma
   d. 未分化癌 Undifferentiated (anaplastic) carcinoma
   e. 髄様癌 Medullary carcinoma
      付) 混合性髄様・濾胞細胞癌 Mixed medullary and follicular cell carcinoma
   f. リンパ腫 Lymphoma
3. その他の腫瘍 Other tumors
   a. 硝子化索状腫瘍 Hyalinizing trabecular tumor
   b. 円柱細胞癌 Columnar cell carcinoma
   c. 粘液癌 Mucinous carcinoma
   d. 粘表皮癌 Mucoepidermoid carcinoma
   e. 胸腺様分化を示す癌 Carcinoma showing thymus-like differentiation (CASTLE)
   f. 胸腺様分化を伴う紡錘形細胞腫瘍 Spindle cell tumor with thymus-like differentiation (SETTLE)
   g. 扁平上皮癌 Squamous cell carcinoma
   h. 肉腫 Sarcomas
   i. その他
   j. 続発性（転移性）腫瘍 Secondary (Metastatic) tumors
4. 分類不能腫瘍 Unclassified tumors
5. 腫瘍様病変 Tumor-like lesions
   a. 腺腫様甲状腺腫 Adenomatous goiter
   b. アミロイド甲状腺腫 Amyloid goiter
   c. 囊胞 Cyst

出所）表 II-6-3 に同じ

表 II-6-7　主要な甲状腺疾患における細胞診のポイント

囊胞
1. 囊胞液
2. 多数の泡沫細胞
3. 変性赤血球
4. コレステリン結晶

亜急性甲状腺
1. 多核巨細胞，類上皮細胞
2. 組織球，リンパ球
3. リポフスチン顆粒
4. 核破砕物

慢性甲状腺炎
1. 多数のリンパ球，形質細胞
2. 好酸性細胞
3. 核の大小不同，核小体の腫大
4. 小型の多核巨細胞
5. 核破砕物

腺腫様甲状腺腫
1. 濾胞上皮の増生（シート状集塊，小濾胞状集塊，核の大小不同）
2. 液状のコロイド，濃縮したコロイド
3. 泡沫細胞
4. リポフスチン顆粒
5. 好酸性細胞
6. 硝子化した間質成分

濾胞性腫瘍
1. モノトーンな濾胞上皮の増生（小濾胞状集塊）
2. 血性背景，コロイド少量

乳頭癌
1. 異常コロイド（ロービーコロイド）
2. 特徴的な核所見：核内細胞質封入体，核溝，繊細なクロマチン
3. 好酸性細胞様細胞質，隔壁性細胞質内空胞
4. 乳頭状集塊，シート状集塊
5. 多核巨細胞，砂粒体

低分化癌
1. 細胞多数
2. 細胞結合性の低下
3. クロマチンの増加，核形不整
4. 大型重積性細胞集塊
5. 血性背景，コロイド少量

未分化癌
1. 大型で異型の強い腫瘍細胞，巨細胞型の腫瘍細胞
2. 壊死性，腫瘍性背景
3. 背景の好中球浸潤
4. コロイドなし

髄様癌
1. コロイドなし，細胞多数
2. 結合性の弱い類円形腫瘍細胞，時に紡錘形腫瘍細胞
3. 細胞質内好酸性顆粒（神経内分泌顆粒）
4. 小斑点状のクロマチンパターン
5. アミロイド

リンパ腫
1. 多数のリンパ腫細胞（大型細胞，中型細胞が優位で小リンパ球は少ない）
2. コロイドなし
3. 濾胞上皮細胞はない，または少数

a）急性甲状腺炎（acute thyroiditis）

急性甲状腺炎は甲状腺の化膿性炎症で，急速に増大する結節を認め，圧痛，発熱，衰弱，血沈の亢進などの臨床症状を呈する．

細胞診では，多数の好中球，マクロファージ，フィブリン，壊死細胞などを認める．細菌感染による化膿性炎症であるため細胞標本に細菌（グラム陽性球菌が多い）を認めることもある．細胞診上の問題点としては，時に未分化癌，転移癌などとの鑑別が必要となる．

b）亜急性甲状腺炎（subacute thyroiditis）

亜急性甲状腺炎は肉芽腫性甲状腺炎（granulomatous thyroiditis）とも呼ばれ，組織球性多核巨細胞や類上皮細胞の反応を主体とするウイルス性の炎症と考えられている．通常，急性に発症する甲状腺腫で疼痛，圧痛，発熱，血沈亢進を伴い数カ月で自然寛解する．結節病変を形成するので臨床的には甲状腺癌との鑑別が問題となることもある．

亜急性甲状腺炎では，組織球やリンパ球などとともに多数の多核巨細胞や類上皮細胞を認める．最も特徴的な所見は多核巨細胞であり，亜急性甲状腺炎では核数が50個を超える大型のものが多い．亜急性甲状腺炎の約70％では濾胞上皮細胞にリポフスチン顆粒を認める．

c）慢性甲状腺炎（橋本病）（chronic thyroiditis（Hashimoto's thyroiditis））

慢性甲状腺炎（橋本病）は，自己免疫性甲状腺炎（autoimmune thyroiditis），リンパ球性甲状腺炎（lymphocytic thyroiditis）とも呼ばれ，甲状腺に対する自己抗体である抗甲状腺ペルオキシダーゼ抗体（TPOAb）や抗サイロクロブリン抗体（TgAb）の出現，甲状腺へのリンパ球浸潤とそれに伴う濾胞の破壊，甲状腺の機能低下などを認める．臨床症状を有する慢性甲状腺炎患者の多く（80％以上）は硬くてびまん性の甲状腺腫大（びまん性甲状腺炎 diffuse thyroiditis）を示すが，結節性腫大（限局性甲状腺炎 focal thyroiditis）を示すものもある．限局性甲状腺炎ではリンパ球浸潤を伴う乳頭癌や腺腫様甲状腺腫などとの鑑別が問題となる．

慢性甲状腺炎では，多数のリンパ球とともに核破砕物，好酸性細胞などを認める．小リンパ球が優位を占めるが，中リンパ球や大リンパ球もみられる．リンパ球の集塊もしばしばみられるが，これはリンパ濾胞から吸引されたものでリンパ球の間に樹状細胞をみることがある．好酸性細胞は核の大小不同や核小体の腫大など核異型を伴うので癌細胞と間違えないよう注意を要する．慢性甲状腺炎でみられる多核巨細胞は，亜急性甲状腺炎に比べると，小型で核数も10個程度と少なく出現頻度も低い．

慢性甲状腺炎の細胞診では，時にリンパ腫や乳頭癌との鑑別が問題となることがある．リンパ腫と乳頭癌はいずれも慢性甲状腺炎に合併しやすい悪性腫瘍として知られている．甲状腺のリンパ腫は慢性甲状腺炎を前駆病変とするものが多く，慢性甲状腺炎とリンパ腫が混在する症例も少なくない．特に低悪性度のMALT型リンパ腫では慢性甲状腺炎との鑑別は非常に難しい．また，リンパ球浸潤を伴う乳頭癌では，多数のリンパ球が採取されるため細胞診で慢性甲状腺炎様の所見を呈し，悪性の診断が難しい場合がある．

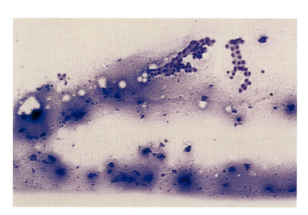

図II-6-17　**腺腫様甲状腺腫**　液状コロイドや濃縮コロイドとともに泡沫細胞や濾胞上皮の集塊を散見する（MGG染色　×10）

d）リーデル甲状腺炎（Riedel thyroiditis）

リーデル甲状腺炎では，コロイドや濾胞上皮細胞はほとんどみられず，線維芽細胞を主とする紡錘形細胞と少数のリンパ球を認める．稀な疾患であるが，特徴的な細胞所見を呈する．腫瘤が非常に硬いので吸引される細胞が少なく診断困難なことが多い．

表 II-6-8 濾胞性病変の鑑別のポイント

組織診	腺腫様甲状腺腫	濾胞腺腫		濾胞癌
		大濾胞型	小濾胞型	
細胞診	腺腫様甲状腺腫	濾胞性腫瘍		
コロイド	有	少～無		
泡沫細胞	有	少～無		
濾胞上皮細胞	少～中	多		
シート状集塊	多	少～無		
小濾胞状集塊	少～中	多		

出所）Orell, S.R. et al.: Manual and atlas of fine needle aspiration cytology, 4th ed., Churchill-Livingstone, 2005 を改変

（4）腺腫様甲状腺腫（adenomatous goiter）

腺腫様甲状腺腫は，甲状腺ホルモンの不足に反応して下垂体から分泌される甲状腺刺激ホルモン（TSH）の刺激により甲状腺に結節を形成する疾患で，濾胞上皮細胞の過形成と退行性変化が混在する病変である．腺腫様甲状腺腫は多発性で被膜を形成しない点が濾胞腺腫との鑑別点であるが，これらの所見は細胞診では確認できない．

細胞診では，液状のコロイドや濃縮したコロイド，泡沫細胞，シート状集塊や小濾胞状集塊を示す濾胞上皮細胞，核の大小不同を伴う濾胞上皮細胞，リポフスチン顆粒を伴う濾胞上皮細胞，好酸性細胞，硝子化した間質成分などの多彩な細胞所見を認める点が腺腫様甲状腺腫の特徴とされる（図II-6-17）．小濾胞状集塊がみられることから濾胞性腫瘍との鑑別がしばしば問題となるが，腺腫様甲状腺腫ではコロイドが豊富で濾胞上皮細胞のシート状集塊が多くみられ，泡沫細胞やリポフスチン顆粒などの退行性変化が混在することが多い．一方，濾胞性腫瘍ではコロイドが少なく，比較的モノトーンな小濾胞状の濾胞上皮集塊が主体を占めることが多い．

表II-6-8に両者の鑑別のポイントを示した．この表からコロイドが豊富な大濾胞型の濾胞腺腫は細胞診では腺腫様甲状腺腫と診断される可能性があること，および細胞診で濾胞性腫瘍と診断される症例は主としてコロイドの少ない小濾胞型の濾胞腺腫（管状腺腫や索状腺腫）であることが理解される．

C 腫瘍性病変

（1）濾胞性腫瘍（follicular neoplasm）

濾胞腺腫は甲状腺の良性腫瘍で，濾胞の大小によって大濾胞型腺腫と小濾胞型腺腫に分けることができる．組織診では脈管浸潤や被膜浸潤の有無によって濾胞腺腫と濾胞癌を鑑別しているが，細胞診ではこれらの評価が困難であるため，濾胞腺腫と濾胞癌（高分化型）を合わせて濾胞性腫瘍という診断名を用いている．濾胞性腫瘍は細胞診では「濾胞性腫瘍」と判定して，良悪の鑑別は組織診に委ねるというのが一般的な取扱い方である．

濾胞性腫瘍では，血性背景に小濾胞状集塊を認め（図II-6-18），コロイドや泡沫細胞はほとんど認めない．小濾胞状集塊は小型のものが多く，核は類円形で核の大小不同や核小体は目立たないものが多い．濾胞腺腫の特殊型として好酸性細胞型と淡明細胞型があるが，これらについても細胞診では腺腫と癌の鑑別が難しいため好酸性細胞腫瘍および淡明細胞腫瘍という診断名が用いられる．

（2）濾胞癌（follicular carcinoma）

濾胞癌は甲状腺癌の3～10％程度を占める．血行性転移による肺や骨への遠隔転移をみることが多いといわれている．予後は乳頭癌に比べるとやや不良である．

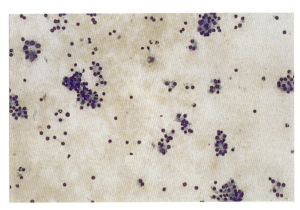
図 II-6-18　濾胞性腫瘍　血性背景に多数の小濾胞状集塊を認める（MGG染色　×10）

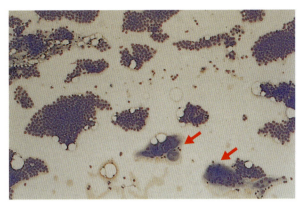
図 II-6-19　乳頭癌　血性背景に多数の腫瘍細胞集塊と多核巨細胞(矢印)を認める．集塊の多くは平面的な核の配列を示す(MGG染色　×10)

　細胞診における濾胞腺腫と濾胞癌の鑑別についてはさまざまな試みが報告されているが，現在のところ確立された鑑別方法はみられない．従って，現状では細胞診で濾胞癌の診断はできないというのが一般的な考え方である．経験的には，細胞量が多く細胞集塊の立体感や重積性が強いもの，細胞結合性が低下したもの，クロマチン増加が著明なものなどは濾胞癌の疑いがある．特に著しく多数の細胞が採取された場合，細胞異型が軽度であっても濾胞癌の可能性は否定できない．

(3) 乳頭癌 (papillary carcinoma)

　乳頭癌は甲状腺癌の90％以上を占める．女性に好発し若年から高年まで各年齢層に発生する．濾胞癌とは対照的にリンパ行性転移が多いといわれている．しばしば石灰化や囊胞化を認める．予後は非常に良好で5年生存率は90％以上である．

　乳頭癌では，核内細胞質封入体や核溝などの特有の核所見（図II-6-15, 図II-6-16）と好酸性細胞様の明瞭な細胞質をもつ腫瘍細胞を多数認める．腫瘍細胞の核クロマチンは非常に繊細（すりガラス様）であり核小体は小型で目立たない．腫瘍細胞の集塊は乳頭状のもの以外に平面的シート状のものを多く認める（図II-6-19）．囊胞型の乳頭癌ではしばしば細胞質に隔壁性細胞質内空胞（septated intracytoplasmic vacuole）と呼ばれる核の周囲に限局した空胞形成（図II-6-20）を認める．多くの場合，核と細胞質の所見で乳頭癌と診断できるが，それだけで確定できない場合には多核巨細胞，砂粒体，ロービーコロイドなどの所見が鑑別に有用である．通常型の乳頭癌では，細胞診の診断成績は非常に良好（正診率は90％以上）であるが，囊胞化を伴う乳頭癌，著明なリンパ球浸潤を伴う乳頭癌，線維化や石灰化の強い乳頭癌，濾胞型乳頭癌（follicular variant）などでは確定診断が困難なことも少なくない．

(4) 低分化癌 (poorly differentiated carcinoma)

　濾胞上皮由来の悪性腫瘍で高分化癌（乳頭癌および濾胞癌）と未分化癌の中間に位置し，予後は高分化癌より不良であるが，未分化癌ほど不良ではない．従来，低分化型乳頭癌および低分化型濾胞癌として，それぞれ乳頭癌および濾胞癌の一亜型として扱われていたが，甲状腺癌取扱い規約第6版（2005年改訂）で独立した組織型として設けられたものである．

　細胞所見の特徴はクロマチンが増量した異型細胞が孤立散在性や重積性集塊状に多数採取される点である．充実性，島状，索状などの配列パターンもしばしばみられる．細胞異型は高分化癌より高度であるが，未分化癌ほどではない．なお，低分化癌には乳頭癌に由来するものと濾胞癌に由来するも

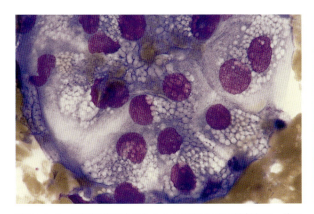

図Ⅱ-6-20　囊胞型乳頭癌でみられた隔壁性細胞質内空胞　核の周囲に小空胞の集簇を認める（MGG染色　×100）

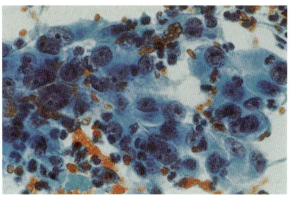

図Ⅱ-6-21　未分化癌　多数の好中球を背景に核異型高度（クロマチンの増加や核小体の腫大など）な大型の腫瘍細胞を認める（Pap染色　×100）

のがあるが，両者の鑑別は困難である．

(5) 未分化癌（undifferentiated (anaplastic) carcinoma）

　未分化癌は甲状腺癌の2～3％程度を占め高齢者に多い．未分化癌は浸潤性で急速に増大し，甲状腺癌の中で予後は最も不良である．通常，数カ月～2年以内に死亡する．未分化癌の多くは乳頭癌や濾胞癌などの分化型甲状腺癌が脱分化して未分化型となったものと考えられ，未分化癌の像とともに分化型の乳頭癌や濾胞癌の像をみることが多い．

　未分化癌の細胞診では，一見して悪性腫瘍とわかる大型の異型細胞を認める（図Ⅱ-6-21）．背景に多数の好中球を認めることもある．未分化癌は巨細胞型（giant cell type）と紡錘細胞型（spindle cell type）の2つのタイプに大別されるが，両者の混合型も認められる．破骨細胞様の多核巨細胞を伴うものもある．紡錘細胞型の未分化癌では肉腫との鑑別が問題となるが，甲状腺に原発する肉腫はきわめて稀である．

(6) 髄様癌（medullary carcinoma）

　髄様癌は甲状腺癌の1～2％程度を占める．髄様癌は甲状腺のC細胞への分化を示す悪性腫瘍でカルシトニンを産生する．臨床的には血中のカルシトニンやCEAの上昇がみられ，免疫染色でも腫瘍細胞にカルシトニンやCEAが陽性となる．髄様癌には散発性のものと家族性のものがみられる．家族性に発生する髄様癌としては，多発性内分泌腫瘍症候群2型（MEN 2型）がよく知られている．常染色体優性遺伝病であり，RET遺伝子の異常が原因であることが明らかとなっている．MEN 2A型では甲状腺髄様癌，副腎褐色細胞腫，副甲状腺機能亢進症などが，MEN 2B型では甲状腺髄様癌，副腎褐色細胞腫，多発性神経腫などがみられる．

　髄様癌の細胞診では，結合性が低下した類円形の腫瘍細胞を多数認める（図Ⅱ-6-22）．腫瘍細胞はリンパ球や形質細胞に類似する類円形細胞が多いが，紡錘形細胞もみられる．時に紡錘形細胞が主体を占める症例もみられる．腫瘍細胞のクロマチンパターンは小斑点状ないしごま塩状（salt-and-pepper chromatin）で細胞質は境界明瞭である．細胞質に細かな好酸性顆粒（神経内分泌顆粒）を有する腫瘍細胞もみられる（図Ⅱ-6-23）．背景にはアミロイドをみることがある．アミロイドはMGG染色で灰色がかった赤紫色を呈する無構造な物質である．

(7) リンパ腫（lymphoma）

　甲状腺に発生するリンパ腫の多くは，非ホジキン型のB細胞性リンパ腫である．びまん性大細胞

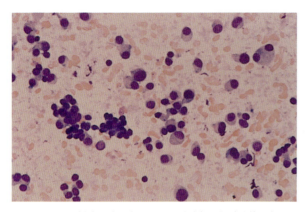
図 II-6-22　髄様癌　核偏在性の類円形腫瘍細胞（形質細胞に類似する）を散在性に認める（MGG 染色　×40）

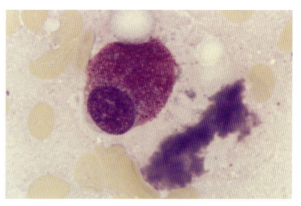
図 II-6-23　髄様癌でみられた神経内分泌顆粒（細胞質内好酸性顆粒）とアミロイド（MGG 染色　×250）

型リンパ腫と MALT 型（mucosa-associated lymphoid tissue）リンパ腫がほとんどを占めるが，時に濾胞性リンパ腫やマントル細胞リンパ腫などもみられる．

　細胞診では，それぞれの組織型に応じたリンパ球系異型細胞が多数みられる．濾胞上皮細胞はみられないことが多い．慢性甲状腺炎との鑑別がしばしば問題となるが，鑑別の目安は，慢性甲状腺炎では小リンパ球が多く好酸性細胞などの上皮成分がみられるが，リンパ腫では上皮性細胞はほとんどみられず中ないし大型のリンパ球が優位を占め小リンパ球が少ないという点である．大細胞型のリンパ腫の診断は容易であるが，MALT 型リンパ腫では診断が難しい場合が多い．鑑別診断には，穿刺材料を用いたフローサイトメトリーが有用である．

(8) その他

　その他の悪性腫瘍として比較的頻度の高いものは扁平上皮癌である．そのほとんどは周囲臓器からの直接浸潤である．甲状腺の転移性癌としては腎癌，肺癌，乳癌，喉頭癌，食道癌などがみられる．腎の淡明細胞癌は甲状腺原発の淡明細胞癌（濾胞癌の特殊型）と類似の細胞所見を呈するためしばしば鑑別困難である．両者の鑑別診断にはサイログロブリンや CD10 の免疫染色が有用である．

　これらの他，甲状腺癌取扱い規約でその他の腫瘍に分類されている硝子化索状腫瘍（hyalinizing trabecular tumor）は細胞診で核内細胞質封入体や核溝がみられ乳頭癌と間違いやすい腫瘍である．その多くは良性であるが，悪性の報告例もあるということで硝子化索状腫瘍と呼ばれている．

セルフチェック

- ■良性病変の細胞像の特徴にはどのようなものがあるか．
- ■多核巨細胞がみられる疾患にはどのようなものがあるか．
- ■好酸性細胞がみられる疾患にはどのようなものがあるか．
- ■腺腫様甲状腺腫と濾胞性腫瘍の鑑別のポイントにはどのようなものがあるか．
- ■乳頭癌の細胞像の特徴にはどのようなものがあるか．

参考文献

越川卓：メイ・ギムザ染色を主体とした甲状腺の細胞診，細胞診文献シリーズ，No. 19，武藤化学薬品，1991.

日本甲状腺外科学会編：甲状腺癌取扱い規約，第7版，金原出版，2015.

Dröse, M.: Aspirationszytologie der Schilddrüse, FK Schattauer Verlag, 1979.

Kini, S.R.: Guides to clinical aspiration biopsy, Thyroid, Igaku-shoin, 1987.

Orell, S.R., Philips, J.: Fine needle biopsy and cytological diagnosis of thyroid lesions. Monographs in Clinical, Cytology, Vol 14. The thyroid, Karger, 1997.

Orell, S.R., Sterrett, G.F., Walters, M.N.-I., et al.: Manual and atlas of fine needle aspiration cytology, 4th ed., Churchill-Livingstone, 2005.

鈴木彩菜，廣川満良，高木希，他：甲状腺における液状化検体細胞診―その有用性と形態的特徴―．日臨細胞会誌 52: 495-501, 2013.

Suzuki, A., Hirokawa, M., Higuchi, M., et al.: Differentiating between benign follicular nodules and follicular neoplasms in thyroid liquid-based cytology preparations. Diagn Cytopathol. 44: 659-664, 2016.

Suzuki, A., Hirokawa, M., Higuchi, M., et al.: Cytological characteristics of papillary thyroid carcinoma on LBC specimens, compared with conventional specimens. Diagn Cytopathol. 43: 108-113, 2015.

（越川卓・廣川満良）

第 7 章

体腔液

　体腔液貯留は，炎症や悪性腫瘍，自己免疫性疾患など，さまざまな原因により起こる．体腔液穿刺はそれらの原因を解明する目的により施行されるが，特に細胞診においては，体腔液中に出現する細胞の良悪の判定が最も重要となる．胸腹水に対する細胞診断は，低侵襲で簡便であり，陽性所見が出れば確定診断とされることも多く，臨床的に有用な検査である．

　また，2020年代に発症者のピークを迎えるとされる悪性中皮腫は，胸水で発症することが多く，悪性中皮腫を正確に診断することが求められている．

　近年においては，セルブロックを作製することにより，体腔液検体の免疫染色が可能であることから，種々の抗体を用いて，癌と悪性中皮腫の鑑別，原発不明癌の原発巣推定に利用されている．また，体腔液検体を遺伝子検査に応用することが可能であり，特に肺癌領域では治療薬の選択に頻繁に利用されている．

1　体腔の構造

(1) 体腔と体腔液

　胸腔は，肺を覆う臓側胸膜と胸郭内面，横隔膜，縦隔を覆う壁側胸膜に囲まれた空間のことを指し，胸水は正常では約 10～20 mL 貯留しており，呼吸時の潤滑油の役目を果たしている．腹腔は，横隔膜や腹壁に囲まれた空間のことを指し，腹水は正常では 20～100 mL 存在しており，臓器間の摩擦を軽減している．心囊は，臓側心膜と壁側心膜に囲まれた空間のことで，正常は 50 mL までの心囊水が存在しており，心臓と心膜との摩擦を軽減している．

(2) 体腔膜構造

　腹腔や胸腔の表面，その腔内にある器官表面を覆う膜を漿膜という．漿膜の内腔側は中皮細胞が覆っている．

2　体腔液の種類

　肉眼的性状から，原因疾患の推定は可能である．膿性であれば，化膿性腹膜炎や結核性腹膜炎が考えられる．血性であれば悪性腫瘍であることが多い．乳び性であれば，リンパ管系のうっ滞や破壊をきたす悪性腫瘍や炎症が考えられる．粘液腹水は，腹膜偽粘液腫に特徴的である．

　胸水は，その性状によって漏出性胸水と滲出性胸水に分類される（表Ⅱ-7-1）．漏出性胸水は，血液

表 II-7-1 漏出性胸水と滲出性胸水の違い

	漏出性胸水	滲出性胸水
外観	透明 淡黄色	混濁 黄褐色, 血清
細胞成分	少ない	多い
成分	タンパク量 < 3.0 g/dL タンパク濃度比 < 0.5（胸水/血清） LDH < 0.6（胸水/血清）	タンパク量 > 3.0 g/dL タンパク濃度比 > 0.5（胸水/血清） LDH > 0.6（胸水/血清）
比重	比重 1.015 以下	比重 1.015 以上
代表的な原因疾患	心不全, 肝硬変 ネフローゼなど	悪性腫瘍, 結核など

やリンパ液の循環障害や低タンパク症により発症する．一方，滲出性胸水は，結核性漿膜炎や悪性腫瘍により発症する．よって，特に滲出性胸水が疑われる場合は，原因解明のために細胞診検査が施行される．

3 体腔液の検体処理法

胸水，腹水は経皮的針穿刺吸引またはドレナージによって採取される．採取後は，速やかに処理し，標本作製を行うことが重要である．検体の性状を確認した後に，遠心分離機を用いて遠心分離法により細胞沈査を回収する．バフィーコート層が確認される場合は，その部位より細胞を採取し引きガラス法にて塗抹標本を作製する．血球混入が著しくバフィーコート層が不明瞭な場合は，赤血球層以外の上清部を採取し，必要に応じて二重遠心法，溶血法を施行する．セルブロック標本を作製することは，免疫組織化学や FISH への応用が可能であり，診断に極めて有用である．

4 スクリーニング法と鑑別疾患

A スクリーニング法

体腔液のスクリーニングの進め方としては，まず異型細胞の有無を検討することから始める．異型細胞が認められない場合は，中皮細胞の多寡，背景の炎症性細胞の種類や量を評価する．臨床情報と照らし合わせて，心疾患や結核感染の既往歴がないか確かめ，所見と合わせて評価する．

異型細胞の出現を認める場合は，背景や異型細胞の出現様式，細胞の形態，細胞異型を評価し，既往歴がわかっている場合は，原発巣の胸水あるいは腹水浸潤として矛盾しないか検討する．既往歴がない場合は，必要に応じてセルブロックなどを作製し，免疫染色，遺伝子検査などを施行し，原発巣についての考察を加える（図II-7-1）．

B 体腔液の鑑別疾患

胸水の原因疾患としては，悪性疾患が最も多く，次いで心疾患（うっ血性心不全など），感染（結核や一般細菌）であるため，癌や心疾患の既往歴がないか確認することは重要である．悪性胸水の原因としては，90％以上を癌が占める．悪性胸膜中皮腫は頻度としては高くはないものの，胸水における診断意義が高いので，常に念頭に入れておく必要がある鑑別疾患である．

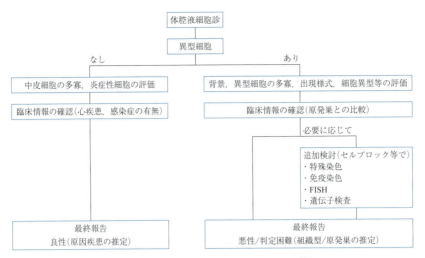

図 II-7-1　体腔液細胞診のスクリーニング法

表 II-7-2　体腔液の原因疾患

	良性	悪性
胸水の原因	感染症 膠原病	癌 悪性中皮腫 肉腫
腹水の原因	肝炎・肝硬変 感染症	癌 悪性中皮腫
心嚢水の原因	感染症	癌

　腹水の原因としては，肝硬変をはじめとする慢性肝疾患が全腹水の80％以上を占める．二番目に多いのが悪性腹水であり，10％程度を占める．結核性腹膜炎は，1％程度と頻度は少ない．その他では，関節リウマチと全身性エリテマトーデス（SLE）などの自己免疫性疾患が胸腹水を起こす原因となりうる（表 II-7-2）．

5　体腔液中の正常細胞・非腫瘍性細胞

　体腔液中に出現する非腫瘍性細胞は，中皮細胞と炎症性細胞に分けられる．

(1) 中皮細胞

　中皮細胞の大きさは通常，15〜30 μm である．体腔液中の中皮細胞は，孤在性であったり，小集塊であったり，シート状などさまざまな形態をとる．正常時の集塊は，10〜15個程度である．体腔液中では，類円形核を有し，細胞質はライトグリーン好性で広い．染色性は淡くレース状を呈する（図 II-7-2）．メイ・ギムザ染色では細胞質は好塩基性が特徴的である．核は細胞質の中心に存在する．細胞表面には，3〜4 μm 程度の微絨毛（microvilli）があり，その表面をヒアルロン酸からなる表面被覆物質が覆っている．中皮細胞同士が接合する細胞接着像がみられ，window 形成を認める（図 II-7-3）．

　正常時には中皮細胞は扁平であるが，炎症などで活性化すると立方形，円柱形になり，乳頭状に増生する反応性中皮が出現する．反応性中皮では大小の集塊が出現し，マリモ状や乳頭状集塊も形成するが，比較的平面的な集塊であり，核の高度な重積は目立たない（図 II-7-4）．炎症性刺激が顕著な例では，N/C 比の増大や核クロマチンの増量がみられ，悪性細胞との鑑別が極めて難しくなる．

(2) 炎症性細胞

a）マクロファージ

　組織球や単球細胞とも呼ばれる．通常であれば，体腔液中には，中皮よりマクロファージが数多くみられる．核は類円形から楕円形，馬蹄形で偏在傾向を示す．核クロマチンは細網状，レース状で，

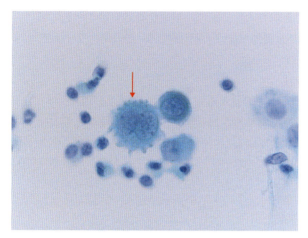

図II-7-2　中皮細胞　類円形の核を1～2個有する．細胞質はレース状を呈する．ブレブ（矢印）を認める（Pap染色　×100）

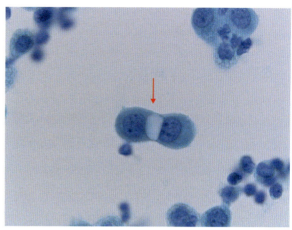

図II-7-3　中皮細胞　window形成を認める（Pap染色　×100）

核小体は小型のものが1～2個みられる．細胞質には空胞が出現しやすく，印環細胞様を呈することがあるので，胃癌などの印環細胞癌との鑑別が必要となることがある．

b）好中球，好酸球，リンパ球，形質細胞

通常でも少量なら好中球は滲出しうるが，多数の好中球浸潤は感染が示唆される．リンパ球は，慢性炎症，急性炎症の回復期，ウイルス感染などで出現するが，特に結核性胸膜炎では異型性に乏しい小型リンパ球が目立つ．形質細胞は，関節リウマチなど免疫系疾患の時にみられやすい．細胞質は好塩基性であり，核は偏在し核周囲明庭を認める．クロマチンは粗大凝集状を呈する．

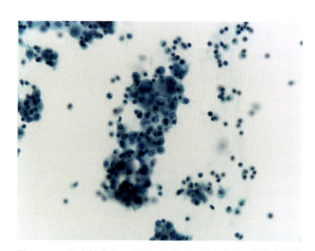

図II-7-4　反応性中皮　乳頭状集塊が出現するが，集塊は比較的平面的である（Pap染色　×40）

6　体腔液細胞診で重要な細胞所見

A　細胞出現パターン

体腔液中に異型細胞を認めた場合は，出現パターンをよく観察することが重要である．良性悪性の鑑別に重要であり，さらに悪性である場合は，原疾患によって異なるパターンをとる．出現パターンは，孤立散在性である場合と細胞集塊を形成するパターンとに大きく分けられる（表II-7-3）．

（1）孤在性

孤在性に出現する癌としては，胃癌，乳癌が挙げられる（図II-7-5）．印環細胞は低分化胃癌でよくみられる．扁平上皮癌は，孤在性に出現することもあり，反応性中皮との鑑別を要することもあるの

第7章　体腔液　**251**

表 II-7-3 体腔液中の細胞の出現パターンと原因となりうる疾患

出現パターン	疾患
孤在性	胃癌 肺癌 乳癌（小葉癌） 悪性リンパ腫，白血病
球状，キャノンボール状	乳癌 肺癌 卵巣癌 悪性中皮腫 反応性中皮
腺房状，腺管状	乳癌 肺癌 胃癌 大腸癌 卵巣癌 膵癌 悪性中皮腫
乳頭状	肺癌 乳癌 大腸癌
乳頭状（砂粒体）	卵巣漿液性腺癌 甲状腺乳頭状癌
一列縦隊	小細胞癌 乳癌（小葉癌，硬癌） 胃癌

で注意が必要である．また，小型細胞で孤在性である場合はリンパ系腫瘍が多い．癌以外では，悪性黒色腫は通常，孤在性を示す．

(2) 球状

キャノンボール状とも呼ばれる．平滑な辺縁を示す，大型の細胞集塊を指す．ミラーボール状と呼ばれる内腔が中空になっているものと，マリモ状と呼ばれる充実性の球状がある．ミラーボール状を呈する疾患では，卵巣明細胞腺癌がある（図II-7-6）．他に，ミラーボール状やマリモ状を呈するものには，乳癌，肺癌，悪性中皮腫が挙げられる．

(3) 腺房状，腺管状

通常，細胞診では腺房状，腺管状構造は評価しにくいが，セルブロックでは比較的よくみられる．乳癌や肺癌，膵癌（図II-7-7）など，多くの癌腫で出現する．中皮の集塊が腺管様にみえることがあるので注意を要する．

(4) 乳頭状

乳頭状構造は，一般的な腺癌においてよくみられる集塊パターンである（図II-7-8）．乳頭状構造における核内封入体は，甲状腺癌や肺癌でみられる．砂粒体は，円形〜卵円形の石灰化構造物で，乳頭状構造において腫瘍細胞の変性や石灰化により形成される．特に高齢者女性の腹水中の砂粒体は，卵巣の漿液性腺癌が疑われる所見である（図II-7-9）．しかし，砂粒体は，良性の卵巣嚢腫や子宮内膜症でも出現するため，悪性の指標とはならない．

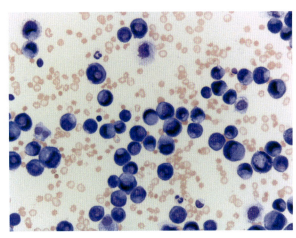

図 II-7-5 胃癌の低分化腺癌　孤立散在性に出現する．細胞質内に粘液を含有し，核が偏在した印環細胞を認める（MGG染色　×40）

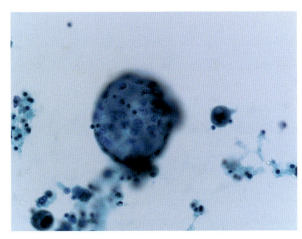

図 II-7-6 卵巣の明細胞腺癌　淡明な細胞質を有する異型細胞のミラーボール状の集塊を認める．核小体が明瞭である（Pap染色　×40）

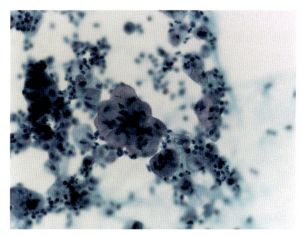

図Ⅱ-7-7 **膵癌** ライトグリーン好性で泡沫状の細胞質を有する．N/C比は小さい（Pap染色 ×40）

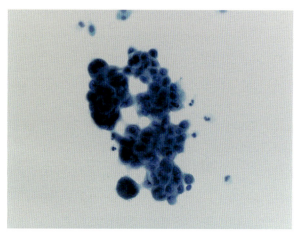

図Ⅱ-7-8 **卵巣の漿液性腺癌** 不整な乳頭状集塊を認める．核は緊満感があり，クロマチンは微細顆粒状である．核は大小不同がみられ，細胞境界は明瞭である（Pap染色 ×40）

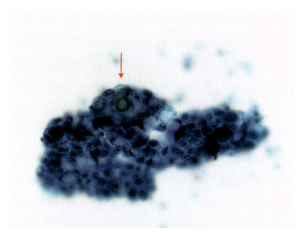

図Ⅱ-7-9 **卵巣の漿液性腺癌** 乳頭状集塊の中に，砂粒体を認める（Pap染色 ×40）

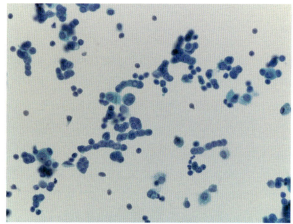

図Ⅱ-7-10 **肺小細胞癌** 特徴的な線状構造や，木目込み細工状構造を呈する（Pap染色 ×40）

(5) 一列縦隊，インディアンファイル（indian-file）

腫瘍細胞が，一列に配列する．小細胞癌や乳癌（小葉癌，硬癌）でみられる．特に小細胞癌では，木目込み細工様のパターンが特徴的である（図Ⅱ-7-10）．

B 注意すべき細胞の特徴

細胞集塊のパターン以外にも，原因となる癌腫によって異なった細胞学的特徴を示すので，特徴をよく観察する必要がある（表Ⅱ-7-4）．

(1) 細胞質内空胞

さまざまな腫瘍で空胞は出現するが，大型空胞が特徴的であるのは腎明細胞癌である．ムチンを含む分泌空胞は，ICL（細胞質内小腺腔）と呼ばれ，通常，辺縁がシャープである．乳癌（図Ⅱ-7-11）や甲状腺癌，膵癌などでみられる．中皮でも変性による空胞が出現することがあるので注意を要する．

第7章 体腔液

表 II-7-4 体腔液中の癌細胞の特徴と原因となりうる疾患

細胞学的特徴	疾患
細胞質内空胞	腎癌（グリコーゲン，脂肪） 副腎癌（脂肪） 反応性中皮 膵癌 肺癌 卵巣明細胞腺癌
ICL	乳癌 甲状腺癌 卵巣癌 膵癌
核小体	悪性黒色腫 肝細胞癌 腎細胞癌 前立腺癌
印環細胞	胃癌 大腸癌
細胞質内色素	肝細胞癌（胆汁色素） 悪性黒色腫（メラニン）
小細胞	小細胞癌 乳癌（小葉癌） 非ホジキンリンパ腫（低悪性度）
多核巨細胞，多形細胞	肺大細胞癌 膵癌 甲状腺未分化癌 悪性黒色腫 悪性リンパ腫 扁平上皮癌
紡錘形細胞	肉腫 紡錘細胞癌 悪性中皮腫 悪性黒色腫

(2) 核小体

悪性黒色腫や肝細胞癌，腎細胞癌や前立腺癌では通常核小体は明瞭である．逆に，小細胞癌では核小体は目立たないことが特徴である．

(3) 印環細胞

空胞により核が辺縁に圧排された細胞を印環細胞と呼ぶ．胃癌や大腸癌で出現する（図 II-7-5）．

(4) 細胞質内色素

悪性黒色腫では，メラニン色素が認められる（図 II-7-12）．

(5) 小細胞

小リンパ球の 2〜3 倍の大きさの腫瘍細胞を小細胞と呼ぶ．乳癌や肺の小細胞癌（図 II-7-10）が例として挙げられる．接着性が認められない場合には，低悪性度の悪性リンパ腫が鑑別に挙がる．

(6) 巨細胞，多形細胞

肺の大細胞癌や膵癌，甲状腺癌，悪性黒色腫，悪性リンパ腫など，さまざまな悪性腫瘍で出現する．中皮や骨髄巨核球が多核細胞で出現することがあるので，悪性細胞と間違えないように留意する必要がある．

(7) 紡錘形細胞

紡錘形細胞は肉腫の胸水浸潤でみられることがあるが，極めて稀である．その他では，肺の紡錘細胞癌や，中皮腫および悪性黒色腫で，紡錘形細

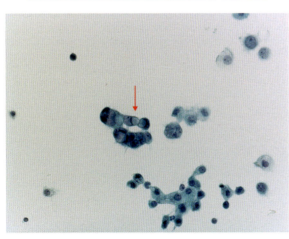

図 II-7-11 乳腺小葉癌　細胞質内に ICL（細胞質内小腺腔）を有する細胞が線状に観察される（Pap 染色　×40）

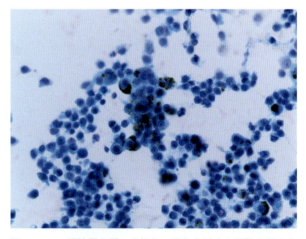

図 II-7-12 悪性黒色腫　黄褐色〜黒色を呈する顆粒が認められる．通常は，孤在性を示すが，接着性を示して集塊状となることもある（Pap 染色　×40）

胞が認められることがある．

7　体腔液中の腫瘍性細胞

(1) 癌

　悪性胸水では，肺癌，乳癌，悪性リンパ腫・白血病が多く，悪性腹水では，胃癌，膵癌，大腸癌，卵巣癌など，心嚢水では肺癌，乳癌が多い．組織型では，腺癌が最も高頻度にみられる．扁平上皮癌が胸水に出現する頻度は5％以下とかなり稀であるが，扁平上皮癌は孤在性で角化を示さないこともあり，その場合は腺癌との鑑別が難しいことがある（図Ⅱ-7-13）．

(2) 悪性中皮腫

　中皮腫は，壁側中皮由来の腫瘍である．びまん性に増殖するものが大半を占め，胸膜，腹膜に沿って広範囲に進展する．予後は極めて不良であり，多くの患者は発症後2年以内に死亡する．悪性中皮腫のほとんどが，天然の鉱物線維であるアスベスト（石綿）（図Ⅱ-7-14）を吸入したことにより，曝露後40～50年後に発症する．男性に多く，平均年齢は60歳代である．日本においては2020年代後半が発症のピークと考えられている．悪性中皮腫のうち，8割程度が悪性胸膜中皮腫，2割弱が悪性腹膜中皮腫，残りがその他発症となっている．悪性中皮腫は公的補助の対象疾患であり，労災または石綿健康被害救済法で保障される．悪性中皮腫は，悪性胸水の1～4％を占めており，すべての胸水の2％未満と頻度的には稀であるが，胸水で発症する例が多いため，体腔液細胞診は悪性中皮腫の診断において重要である．

　悪性中皮腫は，増殖形式により，びまん性中皮腫と限局性中皮腫に分けられるが，多くはびまん性に広がっていく（図Ⅱ-7-15）．組織学的には上皮型，肉腫型，線維形成型，二相型に分けられる（表Ⅱ-7-5）．上皮型が最も多く，50～70％を占める．上皮型の大半は胸水で発症する．肉腫型が胸水中に出現することは稀である．

　鑑別疾患は，異型が軽度である場合は反応性の中皮過形成，異型が明らかである場合は腺癌となる．腺癌においても稀に漿膜に広がり，細胞学的にも悪性中皮腫様の所見を呈することがあるので鑑別が

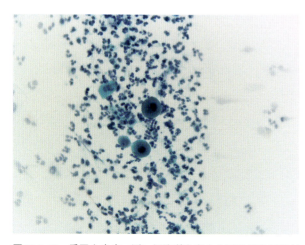

図Ⅱ-7-13　扁平上皮癌　厚い細胞質を有する異型細胞が孤在性に出現している（Pap染色　×40）

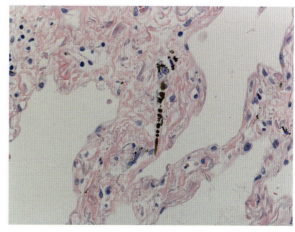

図Ⅱ-7-14　アスベスト小体（組織像）　肺胞壁に，茶褐色のアスベスト小体を認める．アスベスト線維に鉄・タンパク質が沈着している．アスベスト曝露歴の指標となる（HE染色　×40）

難しいことがある．スクリーニングの際には，アスベスト曝露歴の有無や，病変の広がりなどの臨床情報を確認しておく必要がある．

中皮腫細胞は大きく，立体的な球状，乳頭状集塊を形成する．細胞質は厚く，ライトグリーン好性であり，核周囲を取り囲むような層状を示すのが特徴である．腫大した微絨毛からなるブレブがみられ，細胞質辺縁はひだ状を示し不明瞭である．相互封入像がみられ，こぶ状の細胞質が突起状に認められる hump 形成がみられる（図Ⅱ-7-16）．核は中心性か中心よりやや偏在を示す．核小体が明瞭である場合もあれば，目立たない症例もある．多核の腫瘍細胞が多くみられる．オレンジG好性細胞（図Ⅱ-7-17）や，collagenous stroma を伴う細胞（図Ⅱ-7-18）も出現する．

悪性中皮腫の細胞像は多様であり，症例間で隔たりがある．異型が高度，かつ中皮の細胞学的特徴が明らかな場合は比較的診断が容易であるが，異型が軽度である場合は反応性中皮と鑑別が困難であり，中皮の細

表 Ⅱ-7-5　悪性中皮腫の分類（肺癌取扱い規約　第8版）

びまん性悪性中皮腫
　上皮型中皮腫
　肉腫型中皮腫
　線維形成型中皮腫
　二相型中皮腫
限局型悪性中皮腫
高分化乳頭型中皮腫
アデノマトイド腫瘍

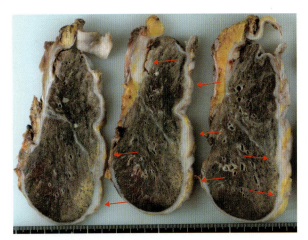

図 Ⅱ-7-15　悪性中皮腫（肉眼像）　胸膜が白色調を呈して，びまん性に肥厚している

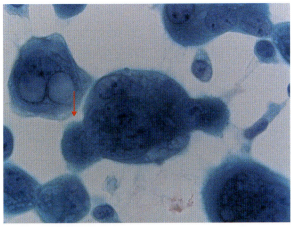

図 Ⅱ-7-16　悪性中皮腫　細胞質突出像（hump）を認める（Pap染色　×100）

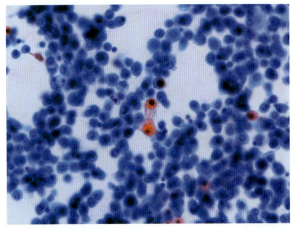

図 Ⅱ-7-17　悪性中皮腫　オレンジG好性の細胞が観察される（MGG染色　×40）

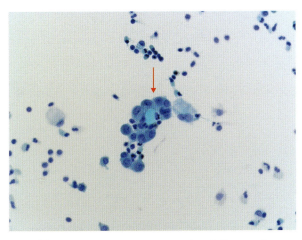

図 Ⅱ-7-18　collagenous stroma（Pap染色　×40）

胞学的特徴が明瞭でない場合には腺癌との鑑別が難しくなるので，細胞学的特徴をよく捉える必要がある（図Ⅱ-7-19，図Ⅱ-7-20，表Ⅱ-7-6）．中皮と腺癌を区別するために免疫染色が有用であるが，中皮腫のマーカーとしては，カルレチニン，D2-40，CK5/6，WT-1 が使用される（図Ⅱ-7-21〜図Ⅱ-7-23，表Ⅱ-7-7）．癌のマーカーとしては CEA, MOC31, Ber-EP4 が用いられる．いずれのマーカーも，特異度および感度において完璧ではないので，複数の抗体による免疫染色を施行することが推奨されている．Dual-Color FISH probe を用いた FISH 解析で，p16/CDKN2A のホモ欠失の有無を確認することは，悪性中皮腫と反応性中皮の鑑別に有用である．

表Ⅱ-7-6　悪性中皮腫と腺癌の鑑別点

	悪性中皮腫	腺癌
核	中心性〜やや偏在 ほぼ円形で均一 多核細胞	核偏在性 核形不整 大小不同
細胞質	レース状 層状	緻密で厚い
細胞結合性	細胞相接像 hump 様細胞突起	細胞相互封入像
細胞膜	不明瞭，ブレブ状	明瞭
空胞	脂肪空胞， グリコーゲン空胞	粘液空胞

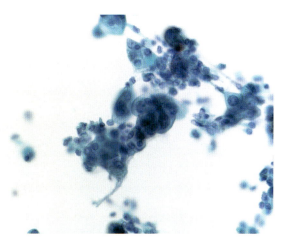

図 Ⅱ-7-19　**悪性中皮腫集塊**　核は類円形で均一感があり，集塊中心性に存在している．細胞質は繊細で，細胞膜境界は不明瞭である（Pap 染色　×40）

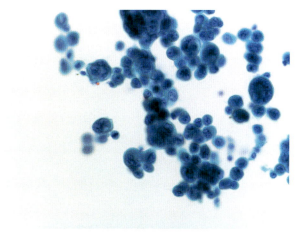

図 Ⅱ-7-20　**腺癌集塊**　大小不同の偏在する核を有する．核縁は肥厚している．細胞質は緻密で，細胞境界は明瞭である（Pap 染色　×40）

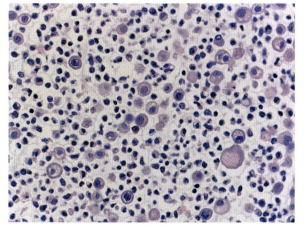

図 Ⅱ-7-21　**悪性中皮腫**　セルブロック．大型の中皮腫細胞が孤在性に多数観察される（HE 染色　×40）

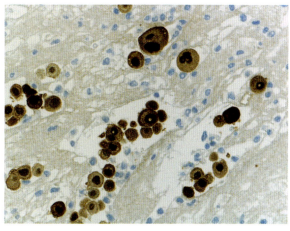

図 Ⅱ-7-22　**悪性中皮腫**　カルレチニンに核と細胞質が陽性となる（カルレチニン免疫染色　×40）

(3) 血液系疾患（悪性リンパ腫，白血病）

悪性胸水の約10％程度が，悪性リンパ腫の浸潤により起こる．小児の悪性体腔液では，白血病および悪性リンパ腫などの血液系疾患が多い．白血病や悪性リンパ腫では，体腔液が初発症状となることは珍しく，病態の進行にともなって出現することが多いので，臨床情報の確認が大切となる．

a）白血病

白血病では，体腔液中では腫瘍細胞が孤在性に出現する．それぞれの白血病の病型によって特徴的な芽球が浸潤する．特に，急性骨髄性白血病では，ギムザ染色によるアズール顆粒やアウエル小体が重要な所見である．ミエロペルオキシダーゼの免疫染色が有用である．

b）悪性リンパ腫

悪性リンパ腫では，原疾患によってさまざまな異型リンパ球が出現しうるが，均一な異型リンパ球の単調な増殖をみたら悪性リンパ腫を

表 II-7-7　悪性中皮腫と腺癌の鑑別に使用される免疫染色

中皮	腺癌
カルレチニン	TTF-1（肺癌）
D2-40	Ber-EP4
WT-1	MOC31
CK5/6	CEA

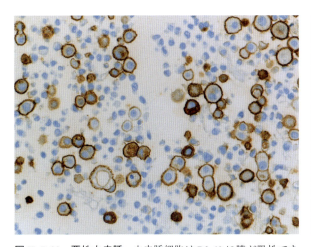

図 II-7-23　悪性中皮腫　中皮腫細胞は D2-40 に膜が陽性である（D2-40 免疫染色　×40）

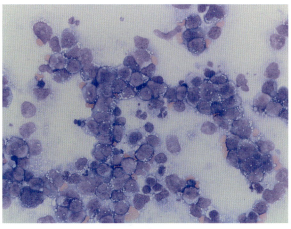

図 II-7-24　悪性リンパ腫　均一な異型リンパ球が多数観察される．異型リンパ球は，好塩基性で多数の小空胞を認める（MGG 染色　×40）

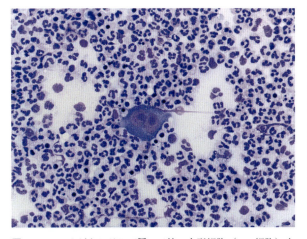

図 II-7-25　ホジキンリンパ腫　二核の大型細胞（R-S 細胞）を認める．核小体は周囲のリンパ球の核に相当する大きさである（MGG 染色　×40）

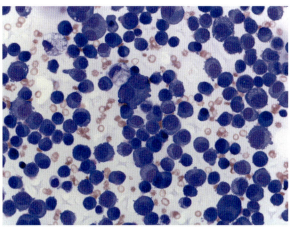

図 II-7-26　形質細胞腫　偏在する核と核周明庭を有する細胞が多数認められる（MGG 染色　×40）

鑑別に挙げる（図Ⅱ-7-24）．特に，核の切れ込み，ねじれなどは非ホジキンリンパ腫を疑う所見となる．ホジキンリンパ腫では，特徴的な Reed-Sternberg 細胞（R-S 細胞）を見つけることが決め手となる（図Ⅱ-7-25）．体腔液貯留を初発とする悪性リンパ腫としては，高悪性度の B 細胞性リンパ腫である体腔液原発リンパ腫（PEL）がある．必要に応じてフローサイトメトリーの併用や，セルブロックで免疫染色を施行することが重要である．

c）形質細胞腫・多発性骨髄腫

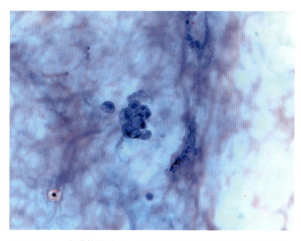

図Ⅱ-7-27 **腹膜偽粘液腫** 高度の粘液様物質を認める背景に，異型細胞の小集塊を認める（Pap 染色 ×40）

形質細胞腫は細胞像の幅が広く，異型の弱いものから高度異型を示す症例まで認められる．通常，偏在する大型核・孤在性の細胞を認めるが，分化した腫瘍細胞では，車軸核を有し，核周明庭を認める（図Ⅱ-7-26）．ギムザ染色では特徴的な青い色を示す．免疫染色では，CD138 が陽性となる．

(4) 腹膜偽粘液腫

主に，虫垂の粘液囊胞，卵巣の粘液性囊胞性腺腫を原発として，腫瘍の腹腔内への破裂，漏出，転移などにより，播種性に腹腔内に腫瘍が広がる．腹水中に，ムチンが高濃度に含まれており，孤在性や小型集塊を形成する腫瘍細胞が認められる（図Ⅱ-7-27）．

(5) 肉腫

肉腫が体腔液に出現することは極めて稀である．肉腫が胸膜や腹膜に発生することは非常に珍しく，胸膜や腹膜に肉腫が転移することによって，胸水や腹水が生じる．一般的に，体腔液中の肉腫細胞は，細胞密度は低く，孤在性に出現することが多く，集塊状であっても緩い結合性を示す．細胞形態は原発の肉腫によってさまざまであるので，原発腫瘍との比較，検討が必要である．

8 体腔液細胞診の応用

(1) 術中迅速体腔液細胞診

術中腹腔内洗浄細胞診は，予後予測や，手術の術式決定などの治療選択に影響を与える重要な検査である．

胃癌においては，術中腹腔内洗浄細胞診の陽性所見は予後規定因子であることから，病期決定に重要であり，開腹時に施行される．洗浄細胞診陽性は，腹膜転移と同等の扱いになるので，術式に影響を与えることも多い．

肺癌では，術中洗浄細胞診を施行することにより，残存腫瘍の評価に使われる．すなわち，開胸時胸腔内洗浄細胞診陽性は，残存腫瘍ありとの臨床的評価となる．また，自然胸水陽性の場合は，遠隔転移とおなじ病期Ⅳ期と判定される．

婦人科領域の癌では，病期の決定や腹腔内への転移の有無を調べるために必須の検査である．また，術後の経過観察，再発例の精査のためにも細胞診は重要視されている．

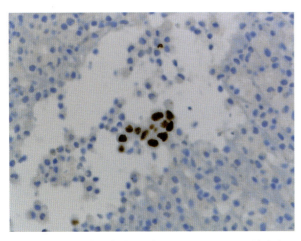

図 II-7-28　肺腺癌　多数の中皮やマクロファージが滲出するなかに，TTF-1陽性の肺腺癌細胞が観察される（TTF-1免疫染色　×40）

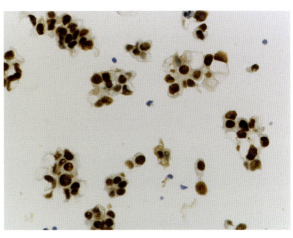

図 II-7-29　卵巣漿液性腺癌　腺癌細胞の核にPAX8陽性像が認められる（PAX8免疫染色　×40）

表 II-7-8　CK7とCK20の染色性による癌の鑑別

		陽性	陰性
		CK7	
CK20	陽性	尿路上皮癌 卵巣癌 膵癌 胆道癌 胃癌	結腸・直腸癌 メルケル細胞癌
	陰性	肺癌 乳癌 卵巣癌 子宮内膜癌 胃癌 膵癌 甲状腺癌 腎細胞癌	肝細胞癌 前立腺癌 副腎皮質癌

表 II-7-9　原発不明癌の病理診断に用いる抗体

腫瘍	抗体名
性腺外胚細胞性腫瘍	OCT3/4, SALL4
卵巣漿液性腺癌	PAX8, WT1
乳癌	GATA3, MGB1
前立腺癌	NKX3.1, PSMA, PSA
肺腺癌	TTF-1
扁平上皮癌	p40, p63
小細胞癌	synaptophysin, chromogranin A, CD56
カルチノイド（低悪性度神経内分泌癌）	synaptophysin, chromogranin A, CD56
悪性リンパ腫	CD3, CD20, CD79a, ALK
甲状腺癌	TTF-1, PAX8
悪性黒色腫	MITF, HMB45, Melan A, S100

(2) 免疫組織化学

　抗原-抗体反応という特異的な結合反応を利用して，目的とするタンパク質の細胞内および組織内の局在を検出する手法である．免疫染色を施行することにより，組織型の推定，原発巣の推定，悪性度の評価等を行うことができ，診断に活用されている．細胞学的所見から，腺癌，扁平上皮癌，小細胞癌の鑑別は可能であるが，低分化である場合はしばしば困難である．そういう場合に，免疫染色が癌の原発巣推定に役立つ（表II-7-8）．CK7とCK20は抗サイトケラチン抗体であるが，この2種類の染色パターンにより，腺癌の原発巣を推定できることが知られている．CK7＋/CK20＋のパターンは尿路上皮癌，膵癌，胃癌などが示すことが知られている．CK7＋/CK20－のパターンは，肺癌や乳癌，卵巣癌でみられるが，膵癌や胃癌でこのパターンを呈する時もある．CK7－/CK20＋のパターンは，大腸癌やメルケル細胞癌が代表的である．CK7－/CK20－のパターンは，肝細胞癌，前立腺癌でみら

れる．
　また，肺腺癌や甲状腺癌で陽性になる TTF-1（図Ⅱ-7-28）や，婦人科系の癌や腎細胞癌で陽性となる PAX8（図Ⅱ-7-29）に代表されるような原発巣を推定することができる抗体が，日常診療において広く活用されている（表Ⅱ-7-9）．

(3) 遺伝子検査

　肺癌においては，胸水のセルブロックを用いて，上皮成長因子受容体（EGFR）遺伝子変異について PCR 法を用いて検査を施行することが可能であり，治療薬の選択に利用される．また，FISH を施行することにより，体腔液中の腫瘍細胞の染色体異常を検査することができる．遺伝子検査を施行する際には，前もって腫瘍細胞の有無を確認することが重要である．

　胸水，腹水は採取が比較的容易であり，日常診療において比較的よくみる検体である．病因を模索し，患者の病態を把握する重要な検査であるため，可能な限りの情報を臨床側に伝えることが求められている．特に良悪の判定は重要であり，治療法の選択に大きく影響を及ぼすため，悪性所見を見落とさないことを心がける必要がある．

セルフチェック

■胸水および腹水を引き起こす代表的な原因疾患を挙げよ．
■腺癌と悪性中皮腫の細胞学的な鑑別点を挙げよ．
■悪性中皮腫，腺癌で陽性となる免疫染色抗体名をそれぞれに分けて挙げよ．

参考文献

高久史麿他監修：新臨床内科学，第 9 版，医学書院，2009．
日本肺癌学会編：悪性胸膜中皮腫病理診断の手引き，2013．
社本幹博監修，越川卓・横井豊治編：新版 細胞診断学入門，名古屋大学出版会，2009．
Gray, W. & Kocjan, G.（ed）：Diagnostic cytopathology，3rd edition，Churchill-Livingstone，2010．
病理と臨床，原発不明癌の病理診断，vol.35(2)，2017．
日本肺癌学会編：肺癌取扱い規約，第 8 版，金原出版，2017．

（村上善子・谷田部恭）

第 8 章

骨・軟部，中枢神経系，小児腫瘍

1 骨・軟部腫瘍の細胞診

　肉腫の細胞診の歴史的な経過を見てみると，Papanicolaou が剥離細胞診図譜を著したのが 1954 年であり，それから約 20 年後の 1976 年に Hadju の本格的な非上皮性腫瘍のアトラス（Cytopathology of sarcoma and other non-epithelial malignant tumors）が出版されており，この 20 年の間に穿刺吸引細胞診が育ち，非上皮性腫瘍細胞とくに肉腫の細胞学的理解が広まったといえる．しかしながら，肉腫の症例の大部分を占める骨・軟部腫瘍については，癌に比べると発生頻度がきわめて少ないため，細胞学的に診断される機会は少なく，その発生母地組織の多様性による種々多彩な組織型の腫瘍が発生することもあり，個々の腫瘍の細胞学的特徴についても十分に把握されていない．

A 骨・軟部腫瘍の形態学的診断の特殊性

　肉腫とはいうまでもなく，非上皮性組織由来の悪性腫瘍のことであり，剥離細胞診の対象となることの多い子宮や呼吸器にも稀に発生するが，発生母地の多様性による肉腫の多態性は，骨や軟部組織に発生する種々の腫瘍においてその特性が注目される．
　軟部組織とは，広義には骨以外のすべてをいうが，通常は皮膚と骨との間にある間葉系組織を指し，線維組織，脂肪組織，筋組織，血管，滑膜など，骨格外に分布する非上皮組織の総称である．また，軟部腫瘍とは，これらの組織より発生し，中胚葉に由来する腫瘍全体の総称であり，例外として外胚葉由来の末梢神経由来腫瘍も含まれる．
　骨・軟部組織に原発性あるいは続発性に発生する腫瘍は，癌腫に比べ日常遭遇する頻度が低いこと，さらに原発性腫瘍の発生母地が多彩であり，その組織像あるいは細胞像もさまざまな形態を示すこと，さらにその分類が他臓器腫瘍に比べて複雑であることなどから，病理学的に確定診断を行うことが困難な場合がしばしばある．また，骨腫瘍は骨という硬組織内に発生し，腫瘍自体が骨や軟骨という特殊な基質を産生するため，組織標本を作成するために脱灰という行程が必要であり，これにより組織の変性，染色性の低下，免疫染色を行うときの組織の抗原性の変化などの組織学的診断に影響する種々の人工的要素が生じうる．

B 骨・軟部腫瘍の細胞診の留意点

(1) 診断の対象となる腫瘍の種類が多彩である

　剥離細胞診の場合は対象臓器が，子宮，呼吸器などの癌に限定され，また穿刺吸引細胞診の対象と

なる臓器でも対象病変の大部分が癌であるが，骨・軟部腫瘍では多彩な組織から多種の良性，悪性腫瘍が発生する．

(2) 検体採取法

癌の場合はそのほとんどが腫瘍から剥離脱落した細胞が診断の対象となり，体表に直接的に露出していない臓器の場合は穿刺吸引，分泌液，体腔液などが用いられる．しかし，骨・軟部腫瘍の場合は剥離細胞が用いられることはほとんどなく，穿刺吸引材料あるいは試験切除時の捺印材料が用いられる．

a）穿刺吸引材料

表在性の病変のみならず，深在性病変からでも，試験切除よりは少ない侵襲で検査材料が得られる．しかし，病変部分から細胞あるいは組織の小片が確実に採取できることが必要であり，X線透視下，CTあるいは超音波などのガイド下に行うことが有用である．

b）試験切除あるいは手術摘出材料からの捺印標本

これらの材料は組織標本を作製して診断が行われるが，組織標本は完成するまでには最低数日かかり，特に骨の場合は，脱灰処理のためさらに数日が必要となる．しかし，細胞診標本は固定，染色が数時間で済むため，迅速な診断が可能である．

(3) 組織診と診断の目的が異なる

悪性病変のスクリーニングあるいは良性・悪性の判別手段としての細胞診の要素はほとんどなく，組織型の推定ないし確定，あるいは切除縁の評価を迅速に行うことが目的となる．

(4) 細胞判定の背景が異なる

1) 形態学的判定の条件は剥離細胞診に比べると，良悪の判定のみでなく，その組織型の推定が可能であり，組織標本により近い診断が可能である．
2) 剥離細胞と異なり，吸引あるいは捺印材料は腫瘍細胞の変性が少なく，その立体構築も比較的良好に保存される．
3) 穿刺吸引あるいは捺印された材料に，その病変のすべての要素が含まれる．問題とされる腫瘍細胞のみならず，その周囲の状況すなわち間質の所見が標本反映されることから，より組織診断に近い判断が要求される．
4) 年齢，部位，大きさ，X線所見，血管造影所見，MRI所見などの臨床情報が重要である．

(5) 骨・軟部腫瘍の細胞診における特徴的な所見

癌腫の場合には細胞集塊の性状（平面的あるいは立体的）や個々の細胞の特徴（角化，粘液産生）などをもとにその組織型の推定が可能であるが，骨・軟部腫瘍では以下のような特徴的な所見から腫瘍の組織型の類推が可能である．

a）基質

類骨や骨基質は骨形成性腫瘍とくに骨肉腫に特徴的であり，軟骨基質は軟骨肉腫，軟骨芽細胞腫のみならず，骨肉腫の一部でも認められる．粘液基質の目立つ腫瘍としては粘液型の悪性線維性組織球腫と粘液型の脂肪肉腫とがあり，両者の鑑別には細胞の特徴的な配列（花むしろ状配列）や脂肪芽細胞の確認が必要となる．

b）細胞の配列

花むしろ状配列（図Ⅱ-8-27，図Ⅱ-8-28）は悪性線維性組織球腫（通常型）に特徴的であり，ロゼット状配列（図Ⅱ-8-23，図Ⅱ-8-25）はユーイング肉腫で，柵状配列（図Ⅱ-8-43，図Ⅱ-8-44）は神経鞘腫で認められる．

c）多核巨細胞

破骨細胞型の巨細胞（図Ⅱ-8-16，図Ⅱ-8-17）は骨巨細胞腫に特徴的であるが，軟骨芽細胞腫，骨肉腫，軟骨肉腫などの骨吸収を伴う病変でも認められる．悪性線維性組織球腫でも多核巨細胞（図Ⅱ-8-27，図Ⅱ-8-29）の出現が特徴的であるが，こちらは破骨細胞型とは異なり，核の異型，多形が高度な奇怪な形態を示す．

d）細胞質内構造

横紋筋肉腫では好酸性で豊富な細胞質内に横紋を確認することにより診断が確定できる．脂肪肉腫では細胞質内に脂肪滴を有する脂肪芽細胞（図Ⅱ-8-32，図Ⅱ-8-33）の確認が必要であり，胞巣状軟部肉腫では細胞質内にPAS染色陽性の結晶構造が特徴的である（図Ⅱ-8-49，図Ⅱ-8-51）．

e）二相性配列

滑膜肉腫では，紡錘形細胞が線維肉腫様に配列した部分とともに，類円形の腫瘍細胞が集塊を形成し，上皮様配列を示す部分とが確認できることがある（図Ⅱ-8-46，図Ⅱ-8-47）．

C 骨腫瘍

長管骨はその位置によって区分され，中央部の骨幹，関節に連続する骨端，骨幹と骨端との間を骨幹端と呼ぶ．成長期の長管骨では骨幹端と骨端の間には成長板が存在する．骨腫瘍の多くが発生する長管骨はその部位によって好発する腫瘍が異なる（図Ⅱ-8-1）．

表Ⅱ-8-1　骨腫瘍の基本的な分類

良性腫瘍	軟骨肉腫，内軟骨腫，骨巨細胞腫など
悪性腫瘍	骨肉腫，骨髄腫，軟骨肉腫など
組織型	骨形成性，軟骨形成性，巨細胞性，その他（ユーイング肉腫，骨髄腫など）に分類

表Ⅱ-8-2　悪性骨腫瘍の頻度

診断名	1964-71	72-88	89-96	2006-11	計	%
軟骨肉腫	193	699	542	581	2,015	16.0
間葉性軟骨肉腫	3	10	6	10	29	0.2
脱分化型軟骨肉腫	0	14	21	41	76	0.6
骨肉腫	904	2,020	1,324	1,081	5,329	42.4
傍骨性骨肉腫	16	81	43	34	174	1.4
骨膜性骨肉腫	0	5	22	11	38	0.3
線維肉腫	131	107	15	16	269	2.1
骨未分化高悪性度多形肉腫（悪性線維性組織球腫）	0	275	201	125	601	4.8
血管内皮腫				26	26	0.2
血管外皮腫				6	6	0.0
血管肉腫	27	45	17		89	0.7
多発性骨髄腫	287	805	297	312	1,701	13.5
悪性リンパ腫	106	198	106	312	722	5.7
脊索腫	27	148	134	155	464	3.7
脂肪肉腫	11	18	5	3	37	0.3
悪性骨巨細胞腫	54	78	20	15	167	1.3
ユーイング肉腫	107	294	191	188	780	6.2
悪性間葉腫	0	2	2	1	5	0.0
アダマンチノーマ	0	16	15	8	39	0.3
計	1,866	4,815	2,964	2,925	12,570	100.0

注）2006年までの登録では血管肉腫として登録されていた症例は，2006年以降は血管外皮腫と血管内皮腫として登録されている．
出所）日本整形外科学会・日本病理学会編：整形外科・病理　悪性骨腫瘍取扱い規約，第4版，金原出版，2015

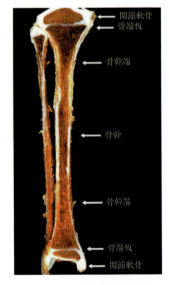

図Ⅱ-8-1　長管骨の骨区域
出所）Unni, K.K., Inwards, C.Y., et al.: Tumors of the Bones and Joints, AFIP, 2005

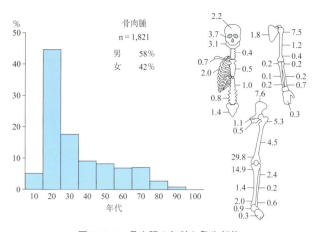
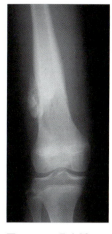

図 II-8-2　骨肉腫の年齢と発生部位
出所）図 II-8-1 に同じ

図 II-8-3　骨肉腫のレントゲン所見（大腿骨）

骨腫瘍は多種の良性，悪性腫瘍が存在するが，その分類の基本は構成する細胞，基質，配列などによる組織型による（表II-8-1）．

悪性骨腫瘍の約 40～50％ が骨肉腫であり，その次に軟骨肉腫が多い（約 15％）が，多発性骨髄腫や癌の転移を忘れてはいけない（表II-8-2）．

(1) 骨肉腫 (osteosarcoma)

腫瘍細胞が骨あるいは未熟な骨（類骨）を形成する悪性腫瘍である．

①好発年齢，好発部位

10～20 歳代若年者の長管骨の骨幹端に発生するが，特に大腿骨遠位，脛骨近位，上腕骨近位が好発部位である（図II-8-2）．

②画像所見

X 線像が特徴的であり，骨端線の内側に骨融解像，骨形成像（皮質骨から放射状に形成された新生骨が特徴的，sunburst appearance），腫瘍の骨皮質浸潤による骨膜反応（Codman の三角）が認められる（図II-8-3，図II-8-4）．

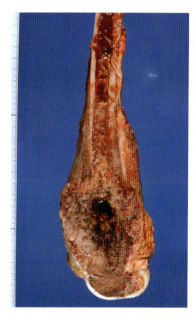

図 II-8-4　骨肉腫（肉眼像）　大腿骨骨幹端に腫瘍が分布し，骨吸収，骨形成，骨膜反応が見られる

③組織像

基本像は骨芽細胞（図II-8-5）由来の腫瘍細胞が骨基質を形成する腫瘍であるが，基質の分量に応じて骨形成型，軟骨形成型，線維形成型に分類される．基本形は骨形成型であり，異型，多形に著しい腫瘍細胞が増生し，細胞間に類骨，骨の形成が認められる（図II-8-6）．類骨は未熟な骨を意味し，好酸性の骨タンパクが腫瘍細胞周囲に形成されているが，Ca，P などのミネラルが沈着していない状態である．

④細胞像

細胞像は異型，多形の著しい大型の腫瘍細胞の出現であり，細胞間の一部にライトグリーンに淡染性，無構造ないし細顆粒状の類骨の沈着が認められることがある（図II-8-7，図II-8-8）．

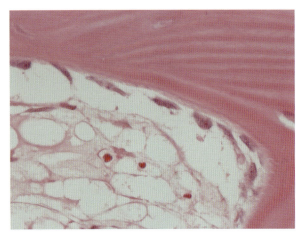

図 II-8-5　正常の骨芽細胞（組織像）　骨梁に接して増生している（HE 染色　×40）

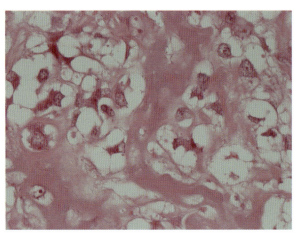

図 II-8-6　骨肉腫（組織像）　骨芽細胞由来の腫瘍細胞の増生と類骨の形成が見られる（HE 染色　×40）

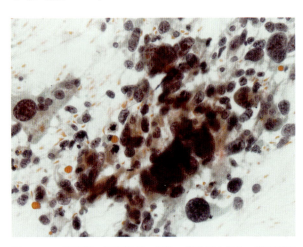

図 II-8-7　骨肉腫　捺印標本．異型，多形がめだち，細胞質に乏しい腫瘍細胞，多核腫瘍細胞が増生している（Pap 染色　×40）

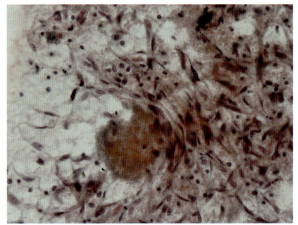

図 II-8-8　骨肉腫　捺印標本．顆粒状でエオジンに淡染する類骨がみられる（Pap 染色　×40）

(2) 軟骨肉腫（chondrosaroma）

腫瘍細胞が軟骨基質を産生する腫瘍である．

①好発年齢，好発部位

中高齢者に発生し，その発生部位から中心性と末梢性に分類され，発生機序から続発性（骨軟骨腫や内軟骨腫の悪性化したもの）と原発性とに分類されるが，大部分は中心性，原発性のものである（図 II-8-9，図 II-8-10）．

②画像所見

X 線で石灰化を伴う骨吸収，皮質の破壊が認められるが，骨形成は見られない．

③組織像

軟骨細胞の密度が増加し，核の肥大や多核化が見られる．軟骨基質の量は症例により異なり，分化度の高い症例では，軟骨細胞周囲に明庭が見られるが，分化度の低い症例では腫瘍細胞が紡錘形となり，細胞間に粘液性の基質が多量に認められる（図 II-8-11）．

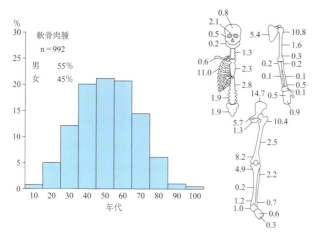

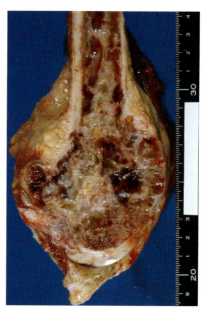

図 II-8-9　軟骨肉腫の年齢と発生部位
出所）図 II-8-1 に同じ

図 II-8-10　軟骨肉腫（肉眼像）　大腿骨骨幹部の髄内から骨周囲に粘液性，一部白色（軟骨性）の腫瘍が増生している

④細胞像

一部で粘液性の軟骨基質の確認と基質内に埋没する異型軟骨細胞が認められ，核の肥大や多核化が特徴的であるが，分化度が低くなると，腫瘍細胞は星芒状となる（図II-8-12）．

(3) 骨巨細胞腫（giant cell tumor）

破骨細胞型の巨細胞が多数出現する良性腫瘍であり，治療は悪性腫瘍と異なり，腫瘍内容の搔破術が一般的である．

①好発年齢，好発部位

20〜40歳の若年成人の骨端部に発生する（図II-8-13）．

②臨床所見

皮質骨下の境界明瞭な骨融解性病変として認められる（図II-8-14，図II-8-15）．

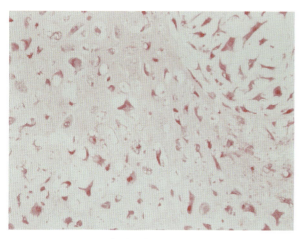

図 II-8-11　軟骨肉腫（組織像）　核の不整形肥大を示す軟骨細胞が増生している（HE染色　×20）

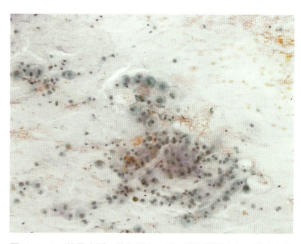

図 II-8-12　軟骨肉腫　捺印標本．核の類円形肥大や二核化を示す細胞が柵状に増生し，背景に粘液性基質が見られる（Pap染色　×10）

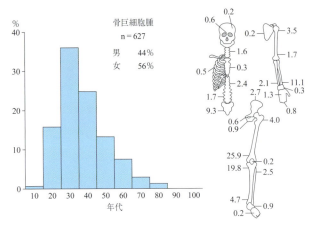

図 II-8-13　骨巨細胞腫の年齢と発生部位
出所）図 II-8-1 に同じ

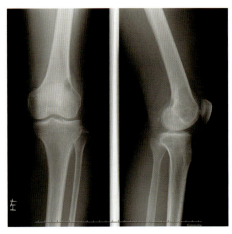

図 II-8-14　骨巨細胞腫のレントゲン所見（大腿骨）

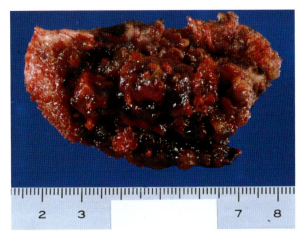

図 II-8-15　骨巨細胞腫（肉眼像）　大腿骨骨端の皮質内側に出血性の腫瘍が見られる

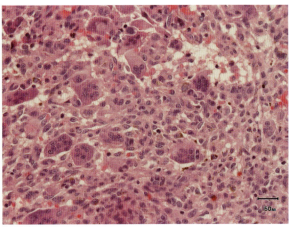

図 II-8-16　骨巨細胞腫（組織像）　破骨細胞型の巨細胞と単核の間質細胞が増生している（HE 染色　×20）

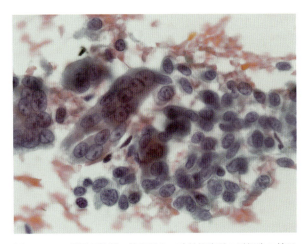

図 II-8-17　骨巨細胞腫　捺印標本．破骨細胞型の巨細胞の核は類円形，均質であり，単核の間質細胞の核は類円形で軽度の輪郭不整を示す（Pap 染色　×40）

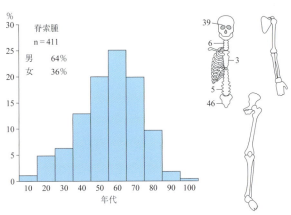

図 II-8-18　脊索腫の年齢と発生部位
出所）図 II-8-1 に同じ

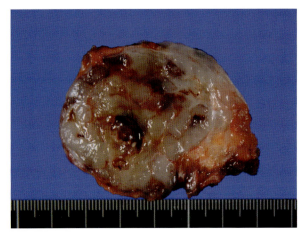

図 II-8-19　脊索腫（仙骨）（肉眼像）　白色，粘液性の腫瘍が結節性に浸潤している

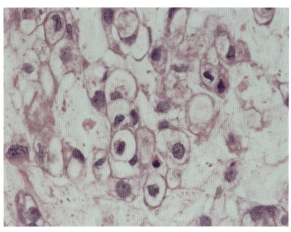

図 II-8-20　脊索腫（組織像）　大型類円形で淡明な細胞質を有する担空胞細胞が集簇して増生し，背景に粘液性基質が見られる（HE染色　×40）

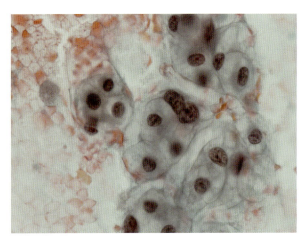

図 II-8-21　担空胞細胞　類円形，淡明な細胞質と小型，円形の核を有し，数個が集簇して増生している（Pap染色　×40）

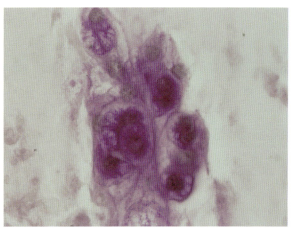

図 II-8-22　担空胞細胞　PAS反応でグリコーゲン陽性である（PAS染色　×40）

③組織像

単核の類円形ないし紡錘形細胞（間質細胞）の間に混じって破骨細胞型の多核巨細胞が出現する（図II-8-16）．

④細胞像

出血性背景に類円形で単核の間質細胞と破骨細胞型の多核巨細胞が混在する集塊の出現が特徴的である（図II-8-17）．

(4) 脊索腫（chordoma）

胎児期脊索（notochord）遺残から発生し，比較的緩慢な発育を示す．

①好発年齢，好発部位

高齢者，特に50～60歳代の仙骨，尾骨部に多い（図II-8-18，図II-8-19）．

②組織像

大型で空胞状の細胞質を有する担空胞細胞（physaliphorous cell）と細胞間の粘液性基質の沈着が特

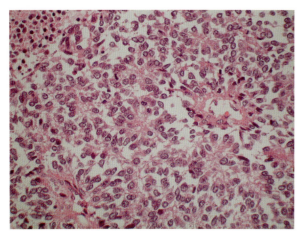

図 II-8-23　ユーイング肉腫／原始神経外胚葉腫瘍（組織像）
小型で裸核状細胞が充実に増生し，所々でロゼット形成がみられる（HE 染色　×40）

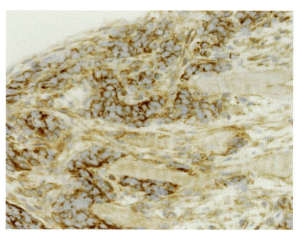

図 II-8-24　ユーイング肉腫／原始神経外胚葉腫瘍（組織像）
腫瘍細胞は MIC2 が陽性である（MIC2 免疫染色　×40）

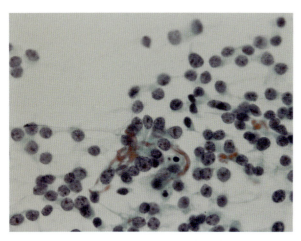

図 II-8-25　ユーイング肉腫／原始神経外胚葉腫瘍　裸核状の小型円形細胞がロゼットを形成している（Pap 染色　×40）

徴的である（図 II-8-20）．担空胞細胞は PAS 染色でグリコーゲンが陽性，免疫染色ではビメンチン，ケラチンが陽性である．

　③細胞像

　粘液性背景に担空胞細胞が索状あるいは集簇して出現する．担空胞細胞は大型で空胞状の細胞質を有し（図 II-8-21），PAS 染色でグリコーゲンが陽性である（図 II-8-22）．

(5) ユーイング（Ewing）肉腫／原始神経外胚葉腫瘍群（primitive neuroectodermal tumor: PNET）

　本来は別の骨腫瘍とされていたが，組織学的にロゼット形成を示し，神経への分化を示すものも認められ，共通した遺伝子転座 t(11;22)(q24;q12) とキメラ遺伝子（EWS/FLI1）を示すことから同一の腫瘍と見なされている．

　①好発年齢，好発部位

　10〜30 歳の長管骨の骨幹部が多い．

　②画像所見

　皮質下の境界不明瞭な骨透過像を示す．

　③組織像

　ほぼ均一な大きさを示し，細胞質に乏しい小型，円形細胞充実性に発育し，ロゼット形成を示すこともある（図 II-8-23）．腫瘍細胞は PAS 染色でグリコーゲンが豊富である．免疫染色では MIC2 が陽性である（図 II-8-24）．

　④細胞像

　円形で裸核状の腫瘍細胞がびまん性に出現する．クロマチンは微細顆粒状で核小体は目立たない．ロゼット構造が認められることがある（図 II-8-25）．PAS 染色でグリコーゲンが豊富であることが，

神経芽細胞腫，胎児型横紋筋肉腫，悪性リンパ腫などの小円形細胞腫瘍との鑑別に有用である．

D 軟部腫瘍

軟部組織とは，皮下から骨の間に存在する軟らかい広範な組織であり，線維組織，脂肪組織，血管，神経組織，筋組織などが存在する．軟部腫瘍のほとんどは成人に発生するが，一部（横紋筋肉腫など）は小児に好発する（表Ⅱ-8-3）．代表的な組織型を表Ⅱ-8-4に示す．悪性軟部腫瘍の組織型別頻度を表Ⅱ-8-5に示す．悪性腫瘍の発生部位は大腿あるいは臀部が最も多い．

(1) 悪性線維性組織球腫（malignant fibrous histiocytoma: MFH）

悪性軟部腫瘍では最も頻度が多く，組織球様細胞と線維芽細胞様細胞との由来とされているが，その起源は明確でない．

①好発年齢，好発部位

50～70歳代中高年者の下肢，特に大腿部，上肢，臀部，後腹膜などに発生する．

②臨床所見

筋組織内の境界不明瞭，実質性の腫瘍として発見されることが多い（図Ⅱ-8-26）．

③組織像

通常型（花むしろ型），粘液型，巨細胞型，黄色肉芽腫型，類血管腫型などに分類されるが，基本像は通常型であり，紡錘形あるいは類円形で不整形の核を有する腫瘍細胞が花むしろ構造を示して，奇怪な核を有する多核細胞が混在する（図Ⅱ-8-27）．

④細胞像

紡錘形ないし不整円形の腫瘍細胞が集簇して出現し，紡錘形細胞優位の部分では花むしろ状配列を示し，多核巨細胞が混在する（図Ⅱ-8-28，図Ⅱ-8-29）．

表Ⅱ-8-3 悪性軟部腫瘍の好発年齢と男女比

腫瘍	好発年齢区分(歳)	平均年齢	男：女
線維肉腫（成人型）	30～59	48	1：0.9
線維肉腫（乳児型）	0～9	3.5	1：0.4
悪性線維性組織球腫	50～79	59	1：0.7
脂肪肉腫	40～59	48.5	1：0.6
平滑筋肉腫	50～69	57.5	1：1.7
横紋筋肉腫	0～19	14	1：0.7
滑膜肉腫	30～49	34	1：1.4
悪性神経鞘腫	20～39	37	1：1.2

出所）日本整形外科学会骨・軟部腫瘍委員会編：整形外科・病理悪性軟部腫瘍取扱い規約，第3版，金原出版，2002

表Ⅱ-8-4 軟部腫瘍の組織型

良性腫瘍	脂肪腫，線維腫，粘液腫，平滑筋腫，神経鞘腫（神経線維腫），黄色腫など
悪性腫瘍	悪性線維性組織球腫，脂肪肉腫，平滑筋肉腫，横紋筋肉腫など

出所）表Ⅱ-8-3に同じ

表Ⅱ-8-5 悪性軟部腫瘍の組織型別頻度

組織型	例数	％
悪性線維性組織球腫	650	(26.27)
脂肪肉腫	567	(22.92)
滑膜肉腫	239	(9.66)
横紋筋肉腫	171	(6.91)
悪性神経鞘腫	168	(6.79)
平滑筋肉腫	156	(6.30)
線維肉腫	63	(2.54)
骨外性軟骨肉腫	55	(2.22)
胞巣状軟部肉腫	51	(2.06)
淡明細胞肉腫	46	(1.85)
類上皮肉腫	44	(1.77)
骨外性ユーイング肉腫	32	(1.29)
隆起性皮膚線維肉腫	32	(1.29)
血管肉腫	28	(1.13)
悪性血管外皮腫	22	(0.88)
悪性神経上皮腫	22	(0.88)
骨外性骨肉腫	19	(0.76)
類横紋筋腫瘍	5	(0.20)
悪性顆粒細胞腫	4	(0.16)
悪性巨細胞腫（腱鞘）	4	(0.16)
神経芽細胞腫	4	(0.16)
リンパ管肉腫	3	(0.12)
悪性傍神経腫	2	(0.08)
悪性間葉腫	2	(0.08)
神経節芽細胞腫	1	(0.08)
悪性グロムス腫瘍	1	(0.08)
診断未決定	83	(3.35)
合 計	2,474	(100.00)

注）全国悪性軟部腫瘍患者登録一覧表，1985～94年

出所）表Ⅱ-8-3に同じ

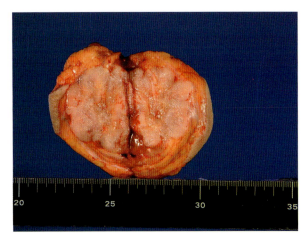

図 II-8-26　悪性線維性組織球腫（大腿）（肉眼像）　筋内の境界不明瞭な黄色調腫瘍

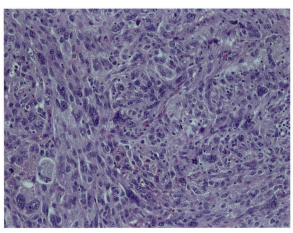

図 II-8-27　悪性線維性組織球腫（組織像）　紡錘形ないし不整形で核異型の目立つ腫瘍細胞が花むしろ構造を示して増生している（HE 染色　×20）

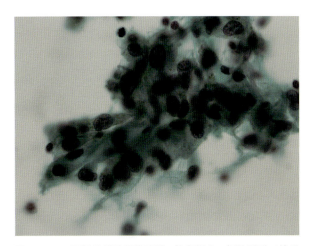

図 II-8-28　悪性線維性組織球腫　捺印標本．短紡錘形で核異型の目立つ腫瘍細胞が増生し，花むしろ状配列が見られる（Pap 染色　×40）

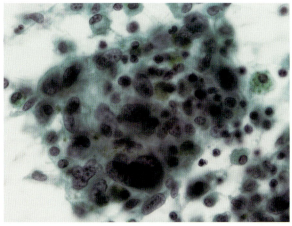

図 II-8-29　悪性線維性組織球腫　捺印標本．不整円形で核の異型，多形の目立つ腫瘍細胞が集簇して増生している．細胞質はライトグリーンに淡染（Pap 染色　×40）

(2) 脂肪肉腫（liposarcoma）

①好発年齢，好発部位

40～50歳代の大腿，臀部，後腹膜など．

②臨床所見

脂肪組織あるいは筋組織内の境界不明瞭な腫瘤として認められる（図 II-8-30）．

③組織像

分化型，粘液型，円形細胞型，多形型に分類されるが，共通する腫瘍細胞は脂肪芽細胞と呼ばれる，中等大，円形で，中心性の核とともに，細胞質内に泡沫状の脂肪滴を有する細胞であり，その特徴的な形態からクモの巣細胞（spider web）と呼ばれる．分化型では成熟型脂肪細胞間に少数の脂肪芽細胞が散在するのみであり，粘液型では粘液性基質内に毛細血管が網目状に増生し，この間に脂肪芽細胞が散在する（図 II-8-31）．

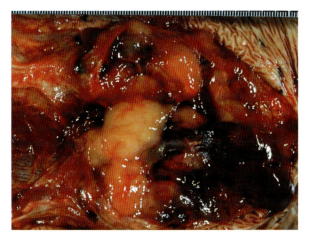

図 II-8-30 脂肪肉腫（大腿）（肉眼像） 筋内に黄白色調の腫瘍

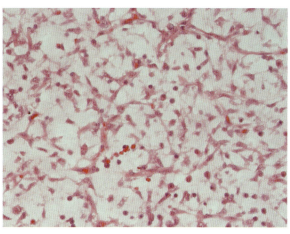

図 II-8-31 脂肪肉腫（組織像） 毛細血管が網状に増生し基質が粘液性である（HE 染色 ×20）

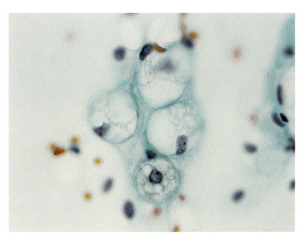

図 II-8-32 脂肪肉腫 捺印標本．細胞質内に滴状の脂肪空胞を有する脂肪芽細胞（Pap 染色 ×40）

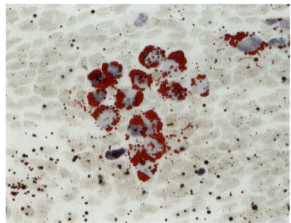

図 II-8-33 脂肪肉腫 捺印標本．脂肪芽細胞は Oil red O 染色陽性（ホルマリン蒸気固定 ×40）

④細胞像

脂肪芽細胞（図 II-8-32）の確認が基本であり，脂肪芽細胞は Oil red O 染色陽性（図 II-8-33）であるが，粘液型では背景に多量の粘液性基質が存在すること，毛細血管が認められることが参考所見となる（図 II-8-34）．

(3) 平滑筋肉腫 (leiomyosaroma)

①好発年齢，好発部位

中ないし高年齢者の大腿，臀部などに発生する．

②組織像

紡錘形細胞が錯綜して増生し，一部でニシンの骨状配列を示す（図 II-8-35）．

③細胞像

紡錘形の細胞質と核を有する細胞が増生し，核の辺縁が円形（葉巻状）を示すのが特徴である（図 II-8-36）．

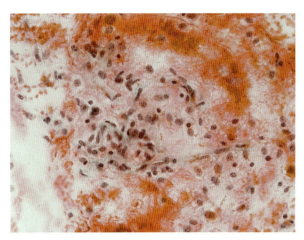

図 II-8-34　脂肪肉腫　捺印標本．発達した毛細血管と粘液性基質（Pap 染色　×20）

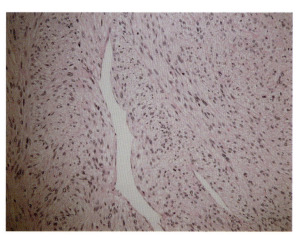

図 II-8-35　平滑筋肉腫（組織像）　紡錘形で弱好酸性の細胞質，紡錘形の核を有する腫瘍細胞が交錯して増生（HE 染色　×20）

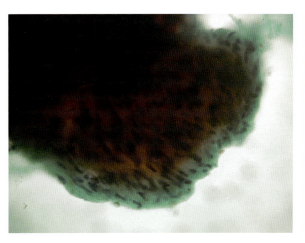

図 II-8-36　平滑筋肉腫　捺印標本．紡錘形でライトグリーン好性の細胞質，紡錘形の核を有する腫瘍細胞が束状に増生（Pap 染色　×40）

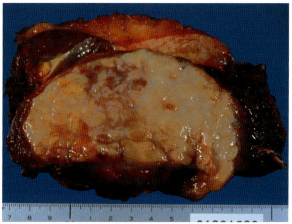

図 II-8-37　横紋筋肉腫（大腿，胞巣型）（肉眼像）　筋内の白黄色調，一部で出血性の腫瘤

(4) 横紋筋肉腫（rhabdomyosarcoma）

①好発年齢，好発部位

以下の各組織型によって異なる．

　　胎児型：0～15歳の頭頸部，鼻腔，会陰部など

　　胞巣型：1～25歳の四肢

　　多形型：50歳以上の高齢者の四肢，特に大腿

②臨床所見

筋内に境界不明瞭で充実性に腫瘍を形成する．胎児型，胞巣型（図II-8-37）は遠隔転移を起こしやすい．

③組織像

胎児型，胞巣型ともに腫瘍細胞の形態は同様であり，細胞質に乏しい円形の腫瘍細胞が充実性（胎児型）あるいは胞巣状（胞巣型，図II-8-38）に増生し，一部の腫瘍細胞では核が偏在し，好酸性の細

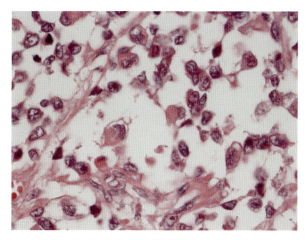

図 II-8-38　横紋筋肉腫（胞巣型）（組織像）　腫瘍細胞の一部は大型で好酸性の細胞質を有し，核は偏在している（HE染色　×20）

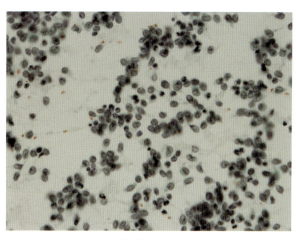

図 II-8-39　横紋筋肉腫（胞巣型）　捺印標本．小型，円形核を有し，細胞質に乏しい腫瘍細胞が散在性にみられる（Pap染色　×20）

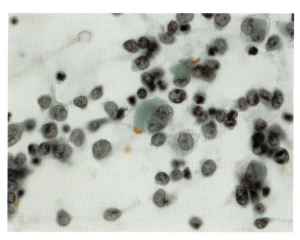

図 II-8-40　横紋筋肉腫（胞巣型）　捺印標本．腫瘍細胞の一部は大型でライトグリーンに染まる細胞質を有し，核は偏在している（Pap染色　×40）

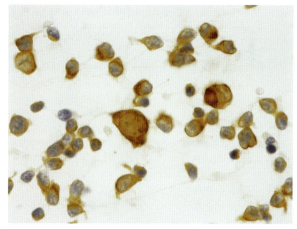

図 II-8-41　横紋筋肉腫（胞巣型）　捺印標本．小型で裸核状の細胞も免疫染色でデスミンが陽性である（免疫染色　×40）

胞質が形成される．多形型では上記の腫瘍細胞に加え，大型で不整形の細胞質を有する細胞が混在する．

④細胞像

胎児型，胞巣型ともに細胞質に乏しい，円形細胞が出現し（図II-8-39），少数のライトグリーン好性の細胞質を有する腫瘍細胞が混在することがある（図II-8-40）．免疫染色では小型円形細胞でもデスミンが陽性である（図II-8-41）．

⑤遺伝子異常

胞巣型では染色体転座 t(2;13)(q35;q14)，t(1;13)(p36;q14) とキメラ遺伝子（PAX3/FKHR, PAX7/FKHR）が認められる（表II-8-6）．

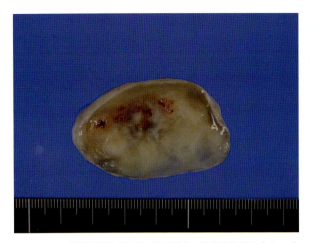

図Ⅱ-8-42　神経鞘腫（前腕）（肉眼像）　線維性被膜を有し，白色調部に加え，水腫，融解が見られる

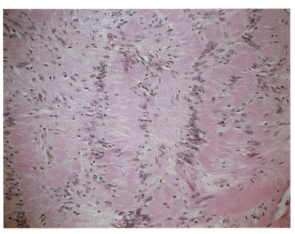

図Ⅱ-8-43　神経鞘腫（組織像）　紡錘形で弱好酸性の腫瘍細胞が核の柵状配列を示して増生している（HE染色　×20）

表Ⅱ-8-6　骨・軟部腫瘍における特徴的な染色体転座と融合遺伝子

骨・軟部腫瘍	染色体転座	融合遺伝子
胞巣状軟部腫瘍	t(X；17)(p11.2；q25.3)	TFE3 / ASPL
胞巣型横紋筋肉腫	t(2；13)(q35；q14)	PAX3 / FKHR
	t(1；13)(p36；q14)	PAX7 / FKHR
	t(X；2)(q13；q35)	PAX3 / AFX
明細胞癌	t(12；22)(q13；q12)	EWS / ATF1
先天性線維肉腫	t(12；15)(p13；q25)	ETV6 / NTRK3
隆起性皮膚線維肉腫	t(17；22)(q22；q13)	COL1A1 / PDGFB
類上皮血管内皮腫	t(1；3)(p36；q25)	?
ユーイング肉腫／原始神経外胚葉腫瘍（PNET）	t(11；22)(q24；q12)	EWS / FLI1
	t(21；22)(q22；q12)	EWS / ERG
	t(7；22)(q22；q12)	EWS / ETV1
	t(17；22)(q21；q12)	EWS / EIAF
	t(2；22)(q33；q12)	EWS / FEV
	inv(22)(q12；q12)	EWS / ZSG
骨外性粘液型軟骨肉腫	t(9；22)(q22-31；q12)	EWS / CHN
	t(9；17)(q22；q11)	TAF2N / CHN
悪性血管周皮腫	t(12；19)(q13；q13)	?
粘液型／円形細胞型脂肪肉腫	t(12；16)(q13；p11)	TLS / CHOP
	t(12；22)(q13；q12)	EWS / CHOP
滑膜肉腫	t(X；18)(p11.2；q11.2)	SYT / SSX1
		SYT / SSX2
		SYT / SSX4
	t(X；20)(p11.2；q13.3)	SS18L1 / SSX1

注）X：性染色体，t：染色体間での相互転座，p：染色体の短腕，q：染色体の長腕，inv：逆位
出所）表Ⅱ-8-2に同じ

(5) 神経鞘腫（neurinoma）

①好発年齢，好発部位

20〜50歳代の成人の四肢，体幹に発生する．

②臨床所見

末梢神経に連続して皮膜を有し，境界明瞭な腫瘤を形成する（図Ⅱ-8-42）．

③組織像

シュワン（Schwann）細胞由来の紡錘形細胞が束状に増生し，核の横一列に並ぶ柵状配列が特徴である（図Ⅱ-8-43）．変性，壊死を伴わないものをAntoni A型と呼び，水腫，出血，壊死，囊胞化などを示すものをAntoni B型と呼ぶ．腫瘍細胞は免疫染色でS-100が陽性である．

④細胞像

ライトグリーン好性の細胞質を有する腫瘍細胞が束状に出現し，核の柵状配列を認めることがある（図Ⅱ-8-44）．

(6) 滑膜肉腫（synovial sarcoma）

滑膜由来とされ，成人の関節周囲に発生するが，関節外に発生することもあり，その母地組織については確定されていない．

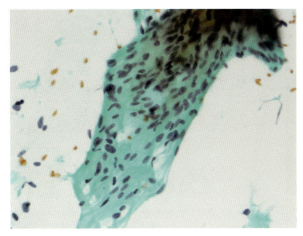

図 II-8-44　神経鞘腫　捺印標本．紡錘形でライトグリーンに染まる細胞質と長円形の核が見られ，核は柵状に配列する傾向を示す（Pap 染色　×20）

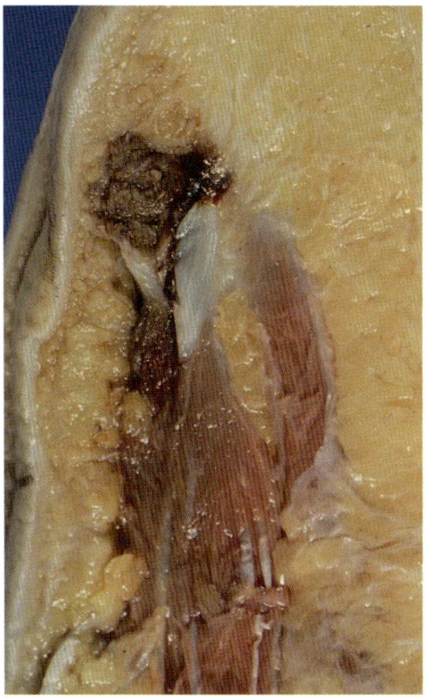

①好発年齢，好発部位

30～40 歳代の四肢の関節近傍に発生する（図Ⅱ-8-45）．

図 II-8-45　滑膜肉腫（足底）（肉眼像）
足底関節に連続した褐色調の腫瘍

②組織像

単相性，二相性に分けられ，単相性は紡錘形細胞が錯綜して配列するのみで特徴的な所見を示さない．二相性は紡錘形細胞の錯綜する増生とともに，類円形細胞の上皮様配列あるいは腺腔形成を示すため，臨床所見と組織所見で診断可能である（図Ⅱ-8-46）．

③細胞像

細胞像のみで単相性滑膜肉腫を診断することは困難であるが，二相性滑膜肉腫は線維肉腫あるいは平滑筋肉腫に類似した紡錘形細胞の充実性増殖とともに，類円形細胞の重積性集塊あるいは腺腔様構造を確認することで診断可能である（図Ⅱ-8-47）．

④遺伝子異常

染色体転座 t(X;18)(p11;q11) とキメラ遺伝子（SYT/SSX）が認められる（表Ⅱ-8-6）．

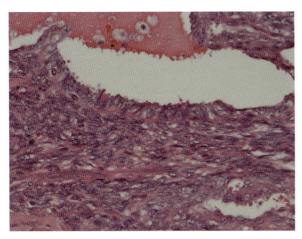

図 II-8-46　滑膜肉腫（組織像）　紡錘形細胞が錯綜して増生する部分と立方形の細胞が腺腔を形成して増生する部分との二相性がみられる（HE 染色　×20）

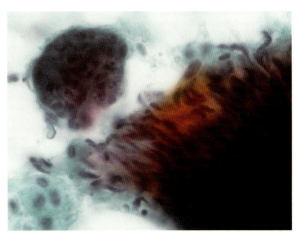

図 II-8-47　滑膜肉腫　捺印標本．紡錘形細胞の充実性集塊と，類円形細胞の重積性集塊との二相性がみられる（Pap 染色　×40）

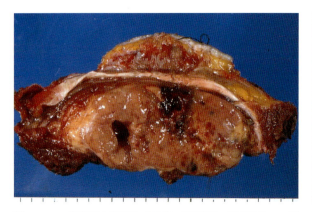

図 II-8-48　胞巣状軟部肉腫（臀部）（肉眼像）　淡黄赤色，一部で出血性の腫瘍

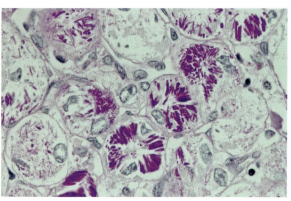

図 II-8-49　胞巣状軟部肉腫（組織像）　小型の胞巣形成を示す腫瘍細胞質内に PAS 反応陽性の針状の結晶構造がみられる（PAS 反応　×40）

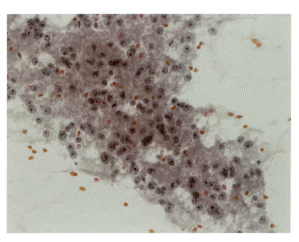

図 II-8-50　胞巣状軟部肉腫　捺印標本．類円形の核と境界不明瞭で顆粒状の細胞質を有する細胞が出現し，一部に核の輪状配列が見られる（Pap 染色　×20）

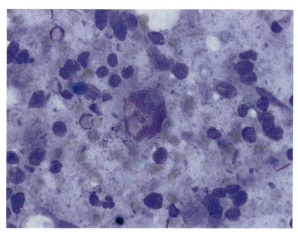

図 II-8-51　胞巣状軟部肉腫　捺印標本．ギムザ染色標本では豊富な針状の結晶構造が明瞭に認められる（MGG 染色　×40）

(7) 胞巣状軟部肉腫（alveolar soft part sarcoma）

特徴的な組織像を示すが起源不明であり，悪性軟部腫瘍の 2% 程度の稀な腫瘍である．

①好発年齢，好発部位
若年者の四肢の深部軟部組織内に発生する（図 II-8-48）．

②組織像
多辺形で細胞質の比較的豊富な腫瘍細胞が明瞭な胞巣状構造を示して増生し，胞巣中央部は組織欠損のため腺腔様に見える．豊富な細胞質は弱好酸性であり，PAS 染色を行うと細胞質内に赤紫色の針状の結晶が確認できる（図 II-8-49）．

③細胞像
ライトグリーンに淡染する類円形の腫瘍細胞のシート状配列の一部に輪状に配列が認められ，胞巣状構造を疑われる（図 II-8-50）．特徴的な所見は PAS 染色で針状構造を確認することであるが，この結晶はギムザ染色標本の方が微細構造の観察が容易である（図 II-8-51）．

④遺伝子異常

染色体転座 der(17), t(X;17)(p11;q25) とキメラ遺伝子（ASPL/TFE3）が認められる.

2　中枢神経系の細胞診

神経系は中枢神経と末梢神経に分けられ，中枢神経は脳，脊髄で構成され，脳はさらに大脳，小脳，橋，延髄に分類される.

A　中枢神経系を構成する細胞

中枢神経を構成する細胞は神経細胞，膠細胞（グリア細胞）であり，膠細胞は星形膠細胞，乏突起膠細胞，ミクログリアに分類されている．これらに付随する細胞として脳室内腔面を覆う脳室上衣細胞，脳表を覆う髄膜細胞などが存在する．

神経細胞は多極性の突起を有する錐体状の形態を示し，中心性の大型の核と明瞭な核小体がみられる．星形膠細胞は一般に小型で細胞質が不明瞭であり，類円形の細胞質が見られる．乏突起膠細胞は濃染する小型類円形の細胞質を有し，組織標本では核周囲に明庭が見られる．上衣細胞は低円柱状で内腔面にしばしば線毛が見られ，核は類円形で偏在している．

B　中枢神経系の腫瘍の発生母地と分類，悪性度

脳腫瘍は上記の膠細胞，未分化な神経細胞，髄膜細胞などから発生し，膠細胞から発生するものが膠（細胞）腫，

表 II-8-7　主な脳腫瘍の頻度（％）

種類	全年齢	成人	小児	高齢者
膠腫	26.6	23.5	57.2	28.7
髄膜腫	27.1	26.7	2.1	46.3
シュワン細胞腫	10.5	11.7	0.8	7.7
下垂体腺腫	18.2	21.7	2.2	3.8
胚細胞腫	2.7	2.0	15.5	0.0
頭蓋咽頭腫	3.6	3.3	9.0	1.8
類皮，類表皮嚢胞	1.5	1.6	1.5	0.5
脊索腫	0.5	0.5	0.3	0.3
血管芽腫	1.7	1.9	0.5	1.1
悪性リンパ腫	3.1	2.7	0.3	7.5
その他	4.5	4.3	10.4	2.2
計	100 (N=65,677)	100 (N=53,238)	100 (N=4,869)	100 (N=7,570)

注）成人：15歳以上70歳未満，小児：15歳未満，高齢者：70歳以上
出所）日本脳神経外科学会・日本病理学会編：臨床・病理　脳腫瘍取扱い規約，金原出版，2010

表 II-8-8　主な膠腫の頻度（％）

種類	全年齢	成人	小児	高齢者
膠芽腫	34.5	36.1	6.6	60.9
星細胞腫	26.7	27.6	32.9	13.2
退形成性細胞腫	17.6	19.0	9.5	19.8
乏突起膠腫	3.5	4.3	1.4	1.2
上衣腫	3.1	2.4	8.1	0.4
脈絡叢乳頭腫	1.0	0.7	2.8	0.4
髄芽腫	4.0	0.9	21.3	0.1
その他	9.7	8.9	17.5	4.1
計	100 (N=17,492)	100 (N=12,536)	100 (N=2,787)	100 (N=2,169)

出所）表 II-8-7 に同じ

表 II-8-9　脳腫瘍の悪性度分類

WHO grade Ⅰ：増殖能が乏しく，外科的切除だけで完治する良性腫瘍である．
WHO grade Ⅱ：増殖能は低いが，浸潤性に増殖するため手術後に再発することが多い腫瘍である．また再発時に悪性度を増していることがある．5年以上の生存が期待できる．
WHO grade Ⅲ：組織学的に腫瘍細胞の異型性が強く，分裂像もしばしば認められる腫瘍で，治療には手術に加えて化学療法や放射線照射を必要とする．生存期間は2〜3年とされている．
WHO grade Ⅳ：異型性や多数の分裂像に加えて，壊死も認められる腫瘍で，急速に進展する．生存時間は有効な治療法の有無に左右されるが，膠芽腫の多くは1年以内に死亡する．

出所）表 II-8-7 に同じ

未分化な神経細胞から発生するものの代表的なものが髄芽腫であり，髄膜から髄膜腫が発生し，それぞれの母細胞に応じて特徴的な形態を示す．また，脳腫瘍と膠腫の発生頻度，悪性度分類は表Ⅱ-8-7，表Ⅱ-8-8，表Ⅱ-8-9の通りである．

C 中枢神経系の検体処理法

中枢神経系の細胞診の対象となる検体は，髄液および腫瘍組織の穿刺あるいは生検材料の圧挫・捺印標本である．

髄液の検体処理で重要なことは，第一に肉眼的に観察し，混濁や出血の有無を確認することであり，その後に遠沈塗抹を行う．髄液は他の液状検体と異なり，細胞数が少ないこと，タンパク濃度が低いことから，細胞を迅速に効率良く回収し，スライドガラスに塗抹・固定する．そのためには，検体にアルブミンを添加した後に，集細胞遠沈装置（サイトスピンなど）を用いて，比較的低速で遠沈し，スライドガラスに塗抹する方法，あるいはメンブレンフィルター法を用いる．

穿刺あるいは圧挫・捺印材料の取扱いは他の固形腫瘍と同様に，新鮮な部分から捺印あるいは圧挫によりスライドガラスに固定する．この際，免疫染色用に未染色標本も作成しておくと有用である．

D 中枢神経系の腫瘍病変

中枢神経系の細胞診としては髄液細胞診および圧挫標本があるが，髄液細胞診の対象疾患は髄膜播種を生じる脳腫瘍，髄膜への癌の転移，白血病の浸潤などに限局されるので，本節では圧挫標本について解説する．

(1) 星細胞腫（astrocytoma）

膠腫のなかで頻度が高く（26.7％），組織学的には良性のものが多く，細胞密度，細胞異型によりgrade ⅠからⅣに分類され，grade Ⅳは後記の膠芽腫に相当する．成人では大脳に多く，小児では小脳に発生することが多い．腫瘍細胞の形態により，線維型（細胞質が紡錘形で線維状），原形質型（細胞質が星形で豊富），肥満細胞型（細胞質が大型，円形で，好酸性），毛様細胞性（長紡錘形の細胞質と小型の核を有する，図Ⅱ-8-52*）に分類される．

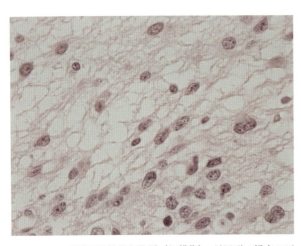

図Ⅱ-8-52　毛様細胞性星細胞腫（組織像）　長円形で軽度の不整形核と長紡錘形で細線維状の細胞質を有する腫瘍細胞が水腫性間質内に増生している（HE染色　×20）

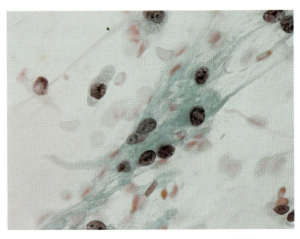

図Ⅱ-8-53　毛様細胞性星細胞腫　圧挫標本．細顆粒状のクロマチンパターンを示す核を有し，細胞境界は不明瞭．一部の細胞はライトグリーンに染まる細胞質を有し，その周囲には多数の細胞質突起が見られる（Pap染色，×40）

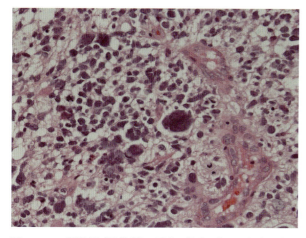

図 II-8-54　膠芽腫（組織像）　異型，多形の著しい細胞，大型で奇怪な核を有する腫瘍細胞ともに，小血管の増生，内皮細胞の腫大が見られる（HE染色　×20）

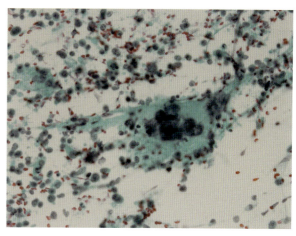

図 II-8-55　膠芽腫　圧挫標本．壊死性背景に小型裸核状の腫瘍細胞とともに，多核あるいは大型不整形核を有する腫瘍細胞が増生している（Pap染色　×20）

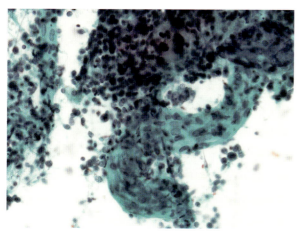

図 II-8-56　膠芽腫　圧挫標本．小血管の増生と内皮細胞の肥大，増生も特徴的な所見である（Pap染色　×20）

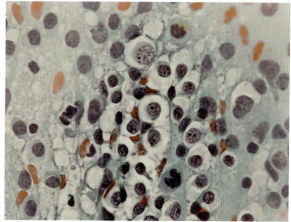

図 II-8-57　乏突起膠腫　圧挫標本．中等大円形の細胞質と，円形で細顆粒状のクロマチン分布を示す核を有する細胞がびまん性に増生している．核縁の肥厚はなく，核型の不整も軽度である．一部では細胞質辺縁が淡明化している（Pap染色　×20）

細胞像

　線維型，原形質型では星芒状でライトグリーン好性の突起状の細胞質を有し，核は円形ないし類円形で，核小体は目立たない．交錯した細胞質の間にライトグリーンに好染する棍棒状のローゼンタール線維が見られることがある．毛様細胞性はライトグリーンに淡染する細長い，毛髪状の細胞質が特徴的であり，ローゼンタール線維が見られることもある（図II-8-53）．

(2) 膠芽腫（glioblastoma）

　中高年者の悪性脳腫瘍の代表であり，大脳皮質に多い．発育が早く，出血，壊死を伴う．組織学的には核の肥大，大小不同，核形不整の目立つ異型細胞が密に増生し，多核腫瘍細胞も見られ，核分裂像も目立つ．間質には出血，壊死に加え，血管の増生，内皮細胞の肥大・増生も見られる．壊死巣周

＊本節で掲載する症例の写真は，群馬大学医学部附属病院病理部平戸純子副部長のご厚意による．

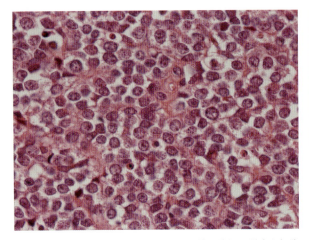

図 II-8-58　髄芽腫（組織像）　類円形の核と境界不明瞭な細胞質を有する腫瘍細胞が充実性に見られる（HE 染色　×20）

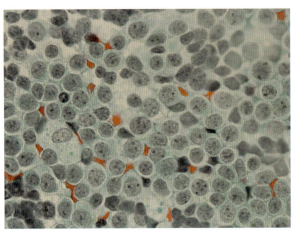

図 II-8-59　髄芽腫　圧挫標本．細胞密度が高く，顆粒状のクロマチン分布を示し，N/C 比の大きい，小型の円形細胞がびまん性に見られる．核小体は小型で，核縁の肥厚はなく，核形の軽度の不整が見られる（Pap 染色　×40）

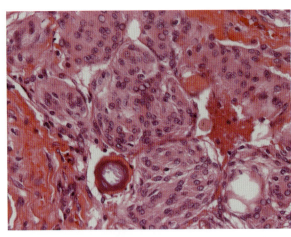

図 II-8-60　髄膜腫（組織像）　紡錘形細胞の渦紋状配列と石灰化（砂粒体）が見られる（HE 染色　×20）

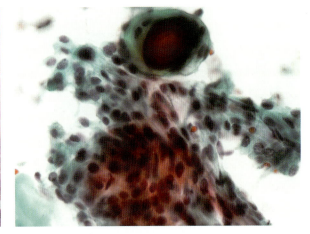

図 II-8-61　髄膜腫　圧挫標本．細顆粒状あるいは細網状のクロマチン分布を示す類円形の核とライトグリーンに染まり，一部では線維性あるいは多辺形の細胞質が見られ，渦紋状配列や石灰化（砂粒体）が見られる（Pap 染色　×20）

囲には腫瘍細胞が柵状に配列することがある．

　腫瘍細胞の密度が高く，核の大小不同，多形性が目立つ．多核の腫瘍細胞や核分裂像も目立ち，背景の壊死物質や増生した小血管の内皮細胞の腫大が認められる（図 II-8-54）．

　細胞像

　背景に出血，壊死をともない，細胞異型の著しい単核，多核，奇怪な核を有する腫瘍細胞が出現する（図 II-8-55）．細胞密度が高く，血管増生と内皮細胞の腫大も見られる（図 II-8-56）．

(3) 乏突起膠腫（oligodendroglioma）

　頻度は少なく，若年から中年に発生する．石灰化の頻度が高い．

　円形細胞の敷石状増生が見られ，核周囲に明庭（halo）が形成されるが，変性によって細胞質が不明瞭なことが多く，裸核状の細胞が主体となることが多い．

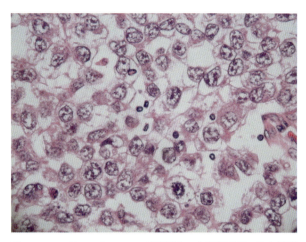

図 II-8-62 ジャーミノーマ（組織像） 大型類円形の核と淡明な細胞質，明瞭な核小体を有する腫瘍細胞が敷居状に増生し，間質に少数のリンパ球が見られる（HE 染色 ×20）

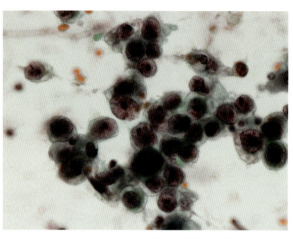

図 II-8-63 ジャーミノーマ 圧挫標本．腫大した核小体を有し，N/C 比の大きい大型円形の細胞がびまん性に出現している．クロマチンは網状で，核縁の肥厚が見られる．細胞質の境界は明瞭でライトグリーンに染まるが，細胞質辺縁では淡明化している．細胞間にリンパ球が散在している（Pap 染色 ×40）

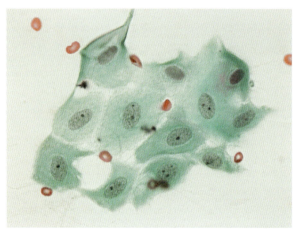

図 II-8-64 頭蓋咽頭腫 圧挫標本．多辺形でライトグリーンに淡染する化生細胞類似の細胞が敷石状に見られる（Pap 染色 ×40）

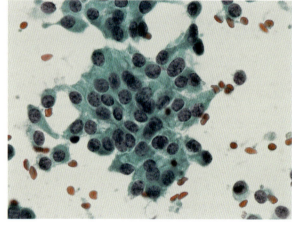

図 II-8-65 下垂体腺腫 圧挫標本．顆粒状のクロマチンが豊富な円形核とライトグリーン好性の細胞質を有する細胞が集簇して出現し，核の大小不同は軽度である（Pap 染色 ×40）

細胞像

円形の細胞質と小型で円形の核を有する細胞が敷石状に認められる．核形は均質であり，クロマチンは細顆粒状で核周囲に明庭が見られることがある（図Ⅱ-8-57）．

(4) 髄芽腫 (medulloblastoma)

小児の悪性脳腫瘍の代表であり，小脳に発生し，増殖が早いため，脳室内に播種することが多い．
組織学的にクロマチンに富む，円形ないし楕円形の細胞が増生する．細胞質は乏しく，裸核状であり，核は濃染し，軽い大小不同を示す．一部ではロゼット形成を示すことがある（図Ⅱ-8-58）．

細胞像

細胞密度が高く，小ないし中型で細胞質に乏しい細胞が敷石状に出現する．一部では細線維状の細胞質を中心にして核が輪状に配列するロゼット構造が見られることがある（図Ⅱ-8-59）．

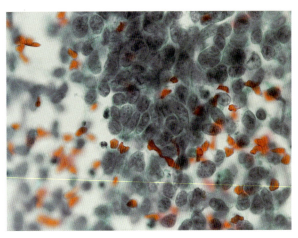

図Ⅱ-8-66　小細胞癌　圧挫標本．裸核状で，核の大小不同とN/C比増加の目立つ細胞が集簇し，結合性が見られる（Pap染色×40）

(5) 髄膜腫 (meningioma)

中高年者の硬膜から発生し，外側から脳を圧迫する．大脳に発生することが多い．組織学的に髄膜上皮型，線維細胞型，移行型などに分類されるが，代表的なものは髄膜上皮型であり，類円形ないし紡錘形の腫瘍細胞が渦巻き状ないし同心円状の配列を示し，石灰化小体も認められる（図Ⅱ-8-60）．

細胞像

髄膜上皮型では弱好酸性で比較的豊富な細胞質を有する細胞が軽度の重積と集塊形成を示し，集塊内では細胞質の渦状配列や石灰化小体（砂粒体）が見られる（図Ⅱ-8-61）．

(6) ジャーミノーマ（胚腫，germinoma）

若年者の松果体部に発生することが多く，組織学的には精巣のセミノーマ，卵巣のディスジャーミノーマと同じ形態を示し，大型類円形の腫瘍細胞が散在性に出現し，その間にリンパ球が混在する（図Ⅱ-8-62）．腫瘍細胞は大型円形の核を有し，細胞質は狭小で淡明，核小体が明瞭である（図Ⅱ-8-63）．

(7) 頭蓋咽頭腫 (craniopharyngioma)

トルコ鞍部に遺残した頭蓋咽頭間管上皮から発生し，組織学的には扁平上皮あるいは化生上皮の増生が見られ，泡沫細胞やコレステロール結晶が見られることもある．

細胞像

扁平上皮の中層細胞あるいは化生細胞に類似し，ライトグリーン好性の多辺形細胞が見られる（図Ⅱ-8-64）．

(8) 下垂体腺腫 (pituitary adenoma)

頭蓋内腫瘍の約10％を占め，ほとんどが良性であり，内分泌活性を示すものが多い．

細胞像

類円形で異型の乏しい腫瘍細胞がシート状に出現し，毛細血管成分が背景に認められる．腫瘍細胞の核は類円形で，多形性に乏しい（図Ⅱ-8-65）．

(9) 転移性脳腫瘍 (metastatic tumor)

癌の転移：肺癌の頻度が高く，特に小細胞癌（図Ⅱ-8-66）の転移が多い．

3　小児腫瘍の細胞診

小児期は成人と異なり，通常の癌はほとんど発生せず，多くは非上皮性腫瘍であるが，成人型の肉腫は少なく，白血病を代表とする非固形腫瘍および，未分化な細胞に由来する種々の腫瘍が発生する．小児腫瘍の臨床病理学的特徴を以下に示す．

1) 胎児組織に類似した組織型が多い：腎芽腫，網膜芽細胞腫などが代表であり，その発生母地は器官（腎）あるいは組織（網膜）の原基であり，腫瘍組織が発生母地の分化能を模倣し，未分化

な成分から分化を示す成分が混在することがある．これらの腫瘍には発生の原因遺伝子が明らかにされている．
2) 年齢に応じて腫瘍の種類や頻度に差がある．
3) 奇形症候群が見られる．
4) 発生年齢と予後には相関がある．
5) 白血病などの血液系腫瘍が多い．
6) 発生母地が明確でない未分化な腫瘍が発生する．ユーイング肉腫/PNET群や横紋筋肉腫などがある．

上記の腫瘍の頻度を表II-8-10，特徴を表II-8-11に示す．

(1) 神経芽腫（neuroblastoma）

小児腫瘍の8〜10%を占め，その多くは副腎から発生し，腫瘍細胞が産生し，尿中に分泌されるカテコールアミン（バニリルマンデル酸）を用いた検診で発見されることが多い．

①組織像

小型裸核状の神経芽細胞の増生であり，花冠-細線維型と円形細胞型とに分類される．花冠-細線維型では腫瘍細胞の核が輪状

表 II-8-10　主な小児腫瘍の頻度（%）

血液系腫瘍（38.8）	
白血病	27.5
急性リンパ性白血病	23.3
急性骨髄性白血病	4.2
リンパ腫	11.3
非ホジキンリンパ腫	6.3
ホジキン腫	5
非血液系腫瘍（45.1）	
中枢神経系腫瘍	20.7
神経芽腫	7.3
腎芽腫	6.1
横紋筋肉腫	3.4
網膜芽細胞腫	2.9
骨肉腫	2.6
ユーイング肉腫	2.1
その他（16.1）	

出所）石川栄世他編：外科病理学，第3版，文光堂，1999

表 II-8-11　年齢に応じてみられる小児腫瘍の特徴

1群	新生児期から乳幼児にかけて発生する腫瘍	網膜芽細胞腫，神経芽腫，腎芽腫（ウイルムス腫瘍），肝芽腫など胎児性腫瘍
2群	年齢分布が2峰性で，乳幼児期と思春期にピークのあるもの．同じ腫瘍でも発生年齢によって，好発する臓器，組織型が異なる	胚細胞腫，横紋筋肉腫
3群	思春期に好発する腫瘍	ユーイング肉腫/PNET，骨肉腫
4群	小児期全体に発生する腫瘍	白血病，悪性リンパ腫，脳腫瘍
5群	通常の成人に発生する腫瘍が小児期に発生する	肝細胞癌，大腸癌

出所）表II-8-10に同じ

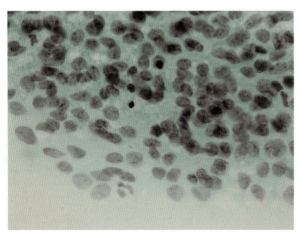

図II-8-67　神経芽腫　捺印標本．ライトグリーンに淡染する狭小な細胞質と円形核を有する腫瘍細胞であり，細胞質の一部は線維状である（Pap染色　×20）

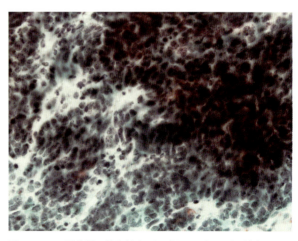

図II-8-68　腎芽腫　捺印標本．円形ないし類円形の腫瘍細胞が散在性ないし集簇して見られる（Pap染色　×20）

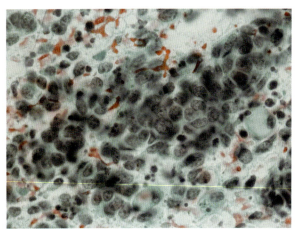

図 II-8-69　腎芽腫　捺印標本．腫瘍細胞は緩い結合性を示し，核形の不整が目立つ（Pap染色　×40）

に配列し，その中心部に向けて，細線維状の細胞質が並ぶ，ロゼット状配列が認められる．円形細胞型は小型の類円形の細胞が主体をなし，ロゼット形成や細線維はほとんど見られない．

②細胞像

N/C比が増大した円形ないし類円形の核を有する細胞（神経芽細胞）が散在性に出現する．細胞質はほとんど認められない．クロマチンは細顆粒状〜粗顆粒状を呈し，一部では核の大小不同，核分裂像も見られる（図II-8-67）．特徴的な所見であるロゼットは細線維状の細胞質が放射状に配列し，その辺縁部に核が輪状に配列することで確認できる．

(2) 腎芽腫（nephroblastoma）

小児腫瘍の約3％を占め，腎芽細胞，上皮細胞，間質細胞の3種類の非上皮性細胞，上皮性細胞が混在し，未熟な糸球体構造，尿細管構造とともに未熟な間葉系細胞の増生が見られる．

細胞像

核は円形ないし類円形でN/C比が増大し，裸核状で細顆粒状のクロマチンが認められる．腫瘍細胞は散在性に出現するが，一部では集簇する（図II-8-68，図II-8-69）．

(3) ユーイング肉腫

骨軟部腫瘍の節を参照．

セルフチェック

- ■代表的な骨腫瘍の好発年齢，好発部位，特徴的な細胞像を述べよ．
- ■代表的な悪性軟部腫瘍の発生頻度とその特徴的な細胞像を述べよ．
- ■軟部腫瘍で特徴的な細胞配列を述べよ．
- ■脳腫瘍に特徴的な細胞と特徴的な配列を述べよ．
- ■神経芽腫，腎芽腫の発生部位，臨床検査，細胞像の特徴を述べよ．

参考文献

Unni, K.K., Inwards, C.Y., et al.:Tumors of the Bones and Joints (Atlas of Tumor Pathology Series IV)，AFIP，2005．
日本整形外科学会・日本病理学会編：整形外科・病理　悪性骨腫瘍取扱い規約，第4版，金原出版，2015．
日本整形外科学会骨・軟部腫瘍委員会編：整形外科・病理　悪性軟部腫瘍取扱い規約，第3版，金原出版，2002．
日本脳神経外科学会・日本病理学会編：臨床・病理　脳腫瘍取扱い規約，金原出版，2010．
石川栄世他編：外科病理学，第3版，文光堂，1999．

（福田利夫）

第9章

リンパ節

1 リンパ節の正常構造

　リンパ節は薄い線維性被膜によって取り囲まれ，皮質，副皮質，髄質，リンパ洞にわけられ，輸出リンパ管，輸入リンパ管を有している．リンパ濾胞は，B細胞の分化増殖する場所である胚中心とその周囲を囲むマントル層からなる二次濾胞と，胚中心を持たない一次濾胞がある（図II-9-1）．マントル層の外側には濾胞辺縁帯が存在するが正常のヒトリンパ節では見られることは稀であり，脾臓のリンパ濾胞では明瞭に見られる（図II-9-2）．副皮質には小リンパ球と指状嵌入細胞（interdigitating cell），高内皮細静脈がみられる．髄質は形質細胞による抗体産生の場であり，リンパ洞（図II-9-1 矢印）は組織球による抗原外来の異物の捕捉の場である．リンパ装置は被膜，輸出入リンパ管を欠き，さまざまな組織の粘膜に分布する粘膜関連リンパ装置（mucosa-associated lymphoid tissue: MALT），扁桃や脾臓からなる．MALTには小腸のパイエル板のように一次性のものと，胃，呼吸器，甲状腺，唾液腺や涙腺のように慢性炎症を基盤に発生してくる二次性（後天性）のものがある．

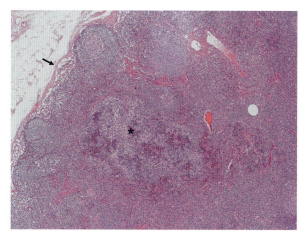

図II-9-1　反応性リンパ節病変（組織像）　リンパ濾胞，T-nodule（*）と辺縁洞（矢印）が見られる（HE染色　×4）

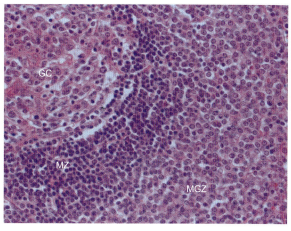

図II-9-2　脾臓のリンパ濾胞（組織像）　胚中心（germinal center：GC），マントル層（mantle zone：MZ），辺縁帯（marginal zone：MGZ）が見られる．辺縁帯細胞の核はマントル層細胞より大きく類円形，細胞質は明るく豊富である（HE染色　×20）

2 リンパ節の検体採取法

リンパ節の穿刺では20〜22ゲージの注射針を装着した10〜20 mLの滅菌乾燥注射器，あるいはディスポーザブル注射器を市販の穿刺吸引細胞診装置に着装して実施する．採取された穿刺物を薄くスライドガラス上に塗抹する．リンパ球の観察にはメイ・ギムザ（MGG）染色が優れているので必須である．パパニコロウ（Pap）染色は核形の不整を観察しやすいので必要である．生検材料からの捺印（スタンプ）標本も有用であるが，穿刺吸引標本と捺印標本では背景の様相は異なるので注意を要する．捺印標本に比べると穿刺吸引標本ではリンパ節の細胞間基質はほとんど採取されず，組織構造も反映されることは少ない．

3 リンパ節の正常細胞，反応性病変で出現する細胞

リンパ節を構成する細胞はリンパ球系細胞，組織球，樹状細胞などがあるが[1]，ここでは主としてメイ・ギムザ染色標本の所見を記載し，必要な場合はパパニコロウ染色所見も述べる．

A リンパ球系細胞

(1) 小型リンパ球
核径は7〜8 μmで核は丸く核クロマチンは凝集している．細胞質は狭小である．

(2) 中型リンパ球
核径は10 μmで核クロマチンは小リンパ球に比べて凝集部分が少なく，小型の核小体を認める．細胞質はごく狭い．中型リンパ球には胚中心に由来し，核にくびれを認める胚中心細胞（centrocyte），小型リンパ球よりやや大きく核は類円形のマントル層細胞や，単球様B細胞[2]などが含まれる（図Ⅱ-9-3，図Ⅱ-9-4）．

(3) リンパ芽球
中型リンパ球とほぼ同じ大きさの核を有し，核は類円形で，微細なクロマチンが密に分布し小型の核小体が見られる．N/C比はきわめて大きく，細胞質は狭小で弱好塩基性である．この細胞は反応性病変で見られることは極めて稀で，多数認められる場合はリンパ芽球型リンパ腫を考える．

(4) 大型類リンパ球
核径は13〜17 μmで，細胞径は15〜25 μmである．核は類円形でありクロマチンは細網状，小型あるいは中型の核小体が数個認められる．細胞質は弱好塩基性で時に小空胞が認められる．主として胚中心由来の大型細胞（胚中心芽球 centroblast）と考えられる（図Ⅱ-9-3）．

(5) 免疫芽球
大型類リンパ球とほぼ同じ大きさである．核は類円形で核偏在傾向を示し，核クロマチンは粗顆粒

---

[1] リンパ節にはほとんど見られないが，末梢血中，腸管粘膜や上気道粘膜などに多数存在するものとして，Natural-killer（NK）細胞がある．抗原受容体を有さず，非自己細胞の排除にあたっている．形態学的には比較的豊富な細胞質を持つ中型のリンパ球で少数の粗なアズール顆粒を持つ．

[2] 単球様B細胞は，辺縁洞，中間洞などリンパ洞の他，濾胞間の血管周囲での増殖巣もみられる．この増殖巣内には少数の小リンパ球，好中球，形質細胞，組織球，類上皮細胞が認められる．単球様B細胞には中型でくびれた核と小さな数個の核小体を有するものと，大型類円形の核，明瞭な核小体を有する2種類がある．細胞質はどちらも淡明である（図Ⅱ-9-4）．ギムザ染色標本のほうが観察しやすい．

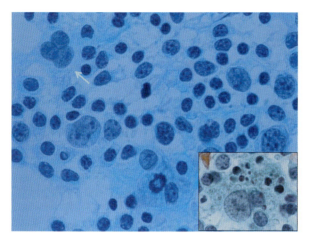

図Ⅱ-9-3 反応性リンパ濾胞過形成 捺印標本．大型類円形の核，核膜に接した2個の小さな核小体を持つ胚中心芽球と中型で核に切れ込みの見られる胚中心細胞を認める．核片を貪食したtingible body macrophageが見られる（挿入図）．多核の濾胞樹状細胞がみられる（矢印）（Pap染色　×100）

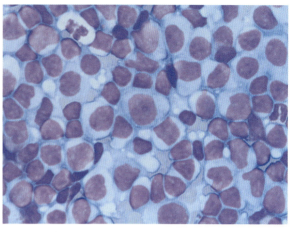

図Ⅱ-9-4 単球様B細胞 捺印標本．中型でくびれた核を有するものと，大型類円形の核，明瞭な核小体を有するものの2種類がある（MGG染色　×100）

状，1〜2個の大型明瞭な核小体を有する．細胞質は豊富で好塩基性である．TあるいはB細胞性由来のものが存在するが，B細胞性で形質細胞への分化傾向の見られる場合は核周明庭を認める（図Ⅱ-9-5）．

（6）形質細胞

核は偏在し，類円形で小型あるいは中型，車軸状と称される粗く凝集したクロマチンを有し，細胞質は豊富で強好塩基性で核周明庭を有する（図Ⅱ-9-5）．細胞質内に多量の免疫グロブリン（Russel小体）を含む細胞はGrape cellと呼ばれることがある．核内封入体（Dutcher小体）を多数の形質細胞に認める場合には形質細胞腫の可能性が高い．

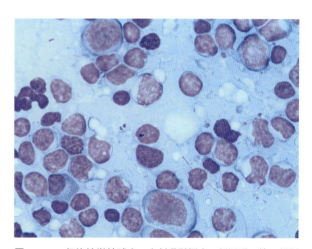

図Ⅱ-9-5 伝染性単核球症 穿刺吸引標本．類円形の核，粗顆粒状の核クロマチン，1〜2個の大型明瞭な核小体を有する免疫芽球が多数見られる．細胞質は豊富で強好塩基性である．核周明庭を有する形質細胞，形質細胞への分化傾向を示す細胞も出現している（MGG染色　×100）

B 組織球系細胞

（1）組織球（マクロファージ）

大型で時に著明な貪食能を示す．核は類円形あるいは腎形でクロマチンは疎な細網状，核小体は小さい．豊富な細胞質は灰青色，時に泡沫状である．アポトーシスに陥った細胞を貪食した組織球はtingible body macrophageと呼ばれる（図Ⅱ-9-3，挿入図）．

（2）多核組織球

ひとつの細胞内に類円形あるいは楕円形の核を多数含む大型の細胞である．各々の核所見は均一で，クロマチンは網状，細胞質は豊富である．結核性リンパ節炎のラングハンス巨細胞（図Ⅱ-9-6），異物巨細胞やRosai-Dorfman症候群などで出現する．

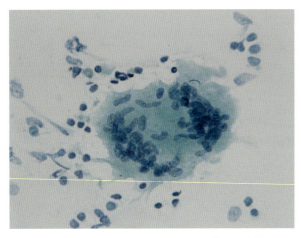

図Ⅱ-9-6　ラングハンス巨細胞　捺印標本．核が細胞質の周辺に馬蹄形に配列するのが特徴で多くは組織球が融合してできる（Pap 染色　×40）

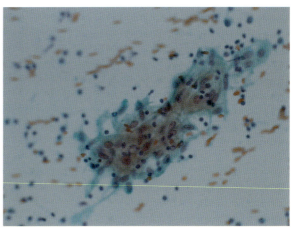

図Ⅱ-9-7　ピリンガーリンパ節炎　捺印標本．類上皮細胞の小集簇巣．細胞は大型で豊富で弱塩基性の広い細胞質，類円形あるいは腎形の核を有する細胞と，紡錘形の核と細胞質を有する細胞の2種類がある（Pap 染色　×40）

(3) 類上皮細胞

細胞は大型で豊富で広い細胞質，類円形あるいは腎形の核を有する細胞と，紡錘形の核と細胞質を有する細胞の2種類がある．小型の核小体を持つこともあり細胞質は弱好塩基性である．貪食能はない．散在性，小集簇巣，あるいは大きな肉芽腫を形成して出現する（図Ⅱ-9-7）．

C　樹状細胞

(1) 濾胞樹状細胞（follicular dendritic cell）

リンパ濾胞の胚中心に存在する抗原提示細胞で，細胞は大きく，核は類円形ないし大きいが，核小体は通常小型で1個，核の中央に位置する．細胞質は灰青色，あるいは淡染性で認めにくいこともある．胚中心芽球との鑑別が時に問題となるが，胚中心芽球は核膜に接して数個の小型の核小体を認める点が濾胞樹状細胞と異なる点である（図Ⅱ-9-3, 矢印）．

(2) 指状嵌入細胞

副皮質に存在しT細胞に対する抗原提示細胞である．核は多辺形，腎形でしばしば核溝を認める．クロマチンは細網状であり，核小体は認めない．細胞質は豊富で，灰青色である（図Ⅱ-9-8）．濾胞間に孤立性，時に集簇巣を形成して見られる[3]．

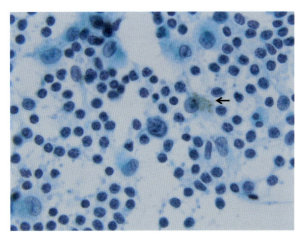

図Ⅱ-9-8　皮膚病性リンパ節症　捺印標本．ねじれた核と広い細胞質を持つ指状嵌入細胞やメラニンを貪食した組織球（矢印）が見られる（Pap 染色　×60）

---

3) ランゲルハンス細胞（Langerhans cell）は指状嵌入細胞と形態学的には鑑別が困難な表皮に存在する抗原提示細胞である．CD1a, S-100 タンパク陽性で電子顕微鏡で Berbeck 顆粒を持つことが指状嵌入細胞との相違点である．

4 リンパ節の細胞の表面形質

血液細胞の発現する種々の抗原は整理され，同一の分化抗原を認識する抗体群はひとつの cluster（CD）にまとめられている．表II-9-1 にはホルマリン固定パラフィン切片で血液系腫瘍の診断と鑑別に有用な抗体をまとめた．

表 II-9-1　診断に有用なパラフィン切片に使用可能な主な抗体

CD1a	胸腺細胞リンパ腫と白血病，ランゲルハンス細胞組織球症
CD3	T/NK 細胞性腫瘍
CD4	helper/inducer T 細胞性リンパ腫，ランゲルハンス細胞組織球症
CD5	T 細胞性リンパ腫，B-CLL，小細胞型 B 細胞性リンパ腫，マントル細胞リンパ腫
CD8	cytotoxic T 細胞性リンパ腫，NK 細胞性腫瘍
CD10	ALL，バーキットリンパ腫，胚中心細胞リンパ腫，AITL
CD15	NLP 型を除く RS 細胞の大部分
CD20	B 細胞性リンパ腫と白血病，ポップコーン細胞
CD23	B-CLL，小細胞型 B 細胞性リンパ腫，濾胞樹状細胞腫
CD30	ALCL，RS 細胞，形質細胞腫
CD34	造血前駆細胞，血管内皮細胞
CD38	骨髄腫，形質細胞腫
CD43	T 細胞性リンパ腫，一部の B 細胞性リンパ腫，骨髄性白血病
CD45RB	白血球共通抗原
CD56	NK 細胞増殖疾患，骨髄腫，形質細胞腫
CD68	組織球性腫瘍，骨髄性白血病
CD79a	ALL，B 細胞性リンパ腫
CD117	血液幹細胞，肥満細胞腫
CD138	骨髄腫，形質細胞腫
CD163	組織球，組織球性腫瘍
CD246（ALK）	ALK 陽性 ALCL
BCL2	濾胞性リンパ腫の多く
BCL6	濾胞性リンパ腫，びまん性大細胞型 B 細胞性リンパ腫の一部，AITL
CXCL13	AITL
CyclinD1	マントル細胞リンパ腫
EMA	NLP 型のホジキン病の RS 細胞，形質細胞腫，ALCL
Ki-67	ヒト増殖細胞
GranzymeB	細胞障害因子
IgG4	Ig4 関連疾患
LMP-1	RS 細胞の一部，日和見リンパ腫，胸腺後リンパ腫の一部
MPO	骨髄性白血病
MUM-1/IRF4	びまん性大細胞型 B 細胞性リンパ腫の一部
Perforin	細胞障害性因子
PD-1	AITL
S-100 protein	指状嵌入細胞腫瘍，ランゲルハンス細胞腫瘍
SOX11	マントル細胞リンパ腫
TdT	ALL
TIA-1	細胞障害性因子
免疫グロブリン	B 細胞性腫瘍，形質細胞腫

CD : cluster of differentiation, ALL : acute lymphoblastic leukemia, CLL : chronic lymphocytic leukemia, AITL : angioimmunoblastic T-cell lymphoma, NLP : nodular lymphocyte predominance, RS : Reed-Sternberg, ALCL : anaplastic large cell lymphoma, LMP-1 : latent membrane protein-1, MPO : myeloperoxidase, TdT : terminal deoxynucleotidyl transferase

5　反応性リンパ増殖性病変

リンパ節の穿刺吸引細胞診の診断には臨床情報の把握が重要である．ここでは代表的な反応性リンパ増殖疾患について臨床所見も含め記載する．

(1) 胚中心過形成

時に濾胞性リンパ腫との鑑別を要する病変である．原因は不明のことが多いが関節リウマチのような自己免疫疾患の頻度は高い．大型の胚中心芽球の中等度の増加，核のくびれた中型の胚中心芽球，tingible body macrophage，濾胞樹状細胞の存在といった胚中心の構成要素が採取され，細胞は小型リンパ球が主体である（図Ⅱ-9-3）．弱拡大標本では濾胞様構造（積乱雲構造）が認められる．

(2) 木村病

青壮年の男性に多く，多くは顎下，頸部の腫瘤として発生する．耳下腺や皮膚の軟部腫瘍であることが多い．好酸球増多，血清 IgE 高値など認める．リンパ濾胞の増生と高度の好酸球の浸潤，それに伴う好酸球性微小膿瘍や肥満細胞の浸潤が見られ，胚中心に Warthin-Finkeldey 巨細胞を認める．細胞標本でも多数の好酸球が認められる．

(3) キャッスルマン腫瘍

胸腺腫と鑑別を要する孤立性の前縦隔腫瘤として報告された．無症状で大きな腫瘤を形成し，組織学的にはマントル層の増殖と，萎縮した胚中心に細血管侵入を見る硝子血管型（90％）．発熱など全身症状や高γグロブリン血症が見られ，組織学的に過形成性の胚中心と濾胞間の形質細胞の浸潤を特徴とする形質細胞型（10％）の2型に臨床病理学的には分類された．硝子血管型では胚中心細胞や，胚中心芽球が著しく減少し，異型的な濾胞樹状細胞を含む小さな胚中心に分枝した細血管が認められる（図Ⅱ-9-9）．濾胞樹状細胞は時に多核であり，核異型を示すことがある．

(4) 壊死性リンパ節炎（菊池病）

主として若年者の頸部リンパ節に見られ，発熱，白血球減少を伴うことがある．50歳以上では，稀な疾患である．細胞標本では大型の類リンパ球（T細胞）が目立ち悪性リンパ腫との鑑別に迷うことがある．しかし主体は小リンパ球であり，三日月状の核を持つ貪食組織球が出現し好中球は見られない（図Ⅱ-9-10）．形質細胞様樹状細胞が出現する．

(5) 伝染性単核球症

Epstein-Barr ウイルス（EBV）の初感染によることがほとんどであり，小児や若年の成人に好発する．発熱，咽頭痛，頸部リンパ節腫脹，肝機能異常，異型T細胞を伴う白血球増多を認める．臨床所見から診断されることが多いが，典型的な臨床症状を欠く症例ではリンパ節生検が行われる．細胞標本では多彩な細胞の出現が特徴である．小型リンパ球に混在し，形質細胞，形質細胞への分化傾向を示す細胞や，大型で好塩基性の細胞質，類円形の核と大きな核小体を持つ免疫芽球が見られ，時にホジキン細胞類似細胞が認められる（図Ⅱ-9-5）．

(6) 皮膚病性リンパ節症

慢性の皮膚炎に伴う反応性リンパ節症で，リンパ節には指状嵌入細胞やランゲルハンス細胞が増生．メラニンや鉄を取り込んだ組織球も混在する（図Ⅱ-9-8）．

(7) sinus histiocytosis with massive lymphadenopathy

洞内には円形，卵円形の水泡状の1～2個の核，豊富な淡明な細胞質を持つ大きな組織球が充満している．その細胞質内にはリンパ球，形質細胞，好中球や赤血球が空胞内に存在し，変性を受けず生存している形で取り込まれている（emperipolesis）．

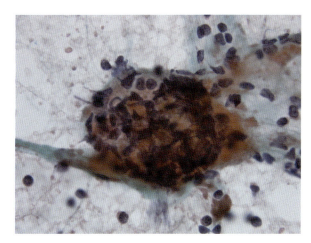

図 II-9-9　キャッスルマン腫瘍，硝子血管型　穿刺吸引標本．胚中心細胞や，胚中心芽球が著しく減少し，異型的な濾胞樹状細胞を含む小さな胚中心に分枝した細血管が認められる（Pap 染色　×60）

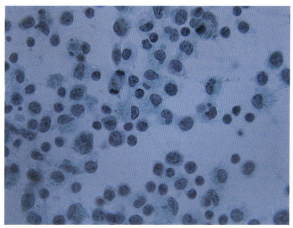

図 II-9-10　壊死性リンパ節炎　穿刺吸引標本．小型リンパ球ともに大型の類リンパ球，三日月状の核を持つ貪食組織球が出現し好中球は見られない（Pap 染色　×100）

(8) ピリンガーリンパ節炎

猫を介した後天性トキソプラズマ感染．耳後部のリンパ節を侵す．病理学的特徴は濾胞増生，類上皮細胞の小集簇巣（図 II-9-7），単球様 B 細胞の増殖巣が見られ（図 II-9-4），細胞標本でも病理組織所見を反映することがある．

(9) 膿瘍形成性肉芽腫性リンパ節炎

中央に壊死と多数の好中球を含む類上皮細胞肉芽腫が病理学的な特徴である．細胞標本でも壊死，好中球とともに類上皮細胞の集塊が認められる．病理組織像は酷似しているが起炎菌はそれぞれ異なり，猫ひっかき病（*Bartonella henselae*），鼠径リンパ肉芽腫（chamydia），腸間膜リンパ節炎（Yersinia），野兎病（tularemia）である．

(10) 結核性リンパ節炎

乾酪壊死巣，類上皮細胞肉芽腫，ラングハンス巨細胞が出現する．細胞標本も組織所見を反映している（図 II-9-11）．

(11) サルコイドーシス

肺，リンパ節，心，皮膚，眼などを侵す系統的疾患で原因不明とされていたが，近年アクネ菌（*Propionibacterium acnes*）が原因菌として注目されている．両側肺門リンパ節腫脹が認められることが多い．非乾酪壊死性類上皮細胞肉芽腫が病変の特徴で，ラングハンス巨細胞が出現し星状小体（asteroid body）やシャウマン（Schaumann）小体などの封入体が見られる[4]．サルコイドーシスの臨床所見を欠き，悪性腫瘍の所属リンパ節に非乾酪壊死性類上皮細胞肉芽腫を見ることがあり，サルコイド様反応と

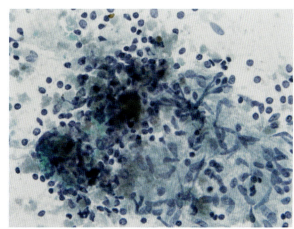

図 II-9-11　結核性リンパ節炎　捺印標本．ライトグリーンに淡染する乾酪壊死物質，類上皮細胞の集簇巣が見られる（Pap 染色　×40）

呼ばれる．

6 悪性リンパ腫

全身のリンパ組織から発生する腫瘍であり，リンパ節に発生する節性リンパ腫とリンパ節以外から発生する節外性リンパ腫がある．

A 悪性リンパ腫の分類

2017年に発表されたWorld Health Organization（WHO）分類は，リンパ腫のみならずリンパ性白血病，骨髄腫，組織球性腫瘍などを含むすべてのリンパ球系悪性腫瘍を，形態，免疫形質（細胞表面マーカー），遺伝子，染色体などの知見を応用し，細胞起源を重視した分類である．多発性骨髄腫などの形質細胞性腫瘍はB細胞性腫瘍に含められた．また，慢性リンパ性白血病は小細胞性リンパ腫にまとめられ，急性リンパ球性白血病のL1とL2はTあるいはBリンパ芽球性リンパ腫に，L3はバーキットリンパ腫にまとめられた．WHO分類の組織像の上から見ると，主としてリンパ節に発生するリンパ腫としては，ホジキンリンパ腫やB細胞性リンパ腫では濾胞性リンパ腫，マントル細胞リンパ腫，T細胞性リンパ腫では血管免疫芽球性リンパ腫，未分化大細胞型リンパ腫である．節外に発生するリンパ腫はB細胞性リンパ腫ではMALT型リンパ腫を主とする濾胞辺縁帯B細胞性リンパ腫，T細胞性リンパ腫では鼻および鼻型NK/T細胞性リンパ腫，皮膚に発生する菌状息肉症やセザリー症候群があげられる．本邦のリンパ腫のうち最も多いびまん性大細胞型B細胞性リンパ腫は，どちらかというとリンパ節に多いが特徴的な臨床像を呈するものは後述するように節外に発生する．

B 悪性リンパ腫を合併する頻度の高い疾患

自己免疫疾患では橋本病は甲状腺の，シェーグレン症候群では唾液腺のB細胞性リンパ腫の発生頻度が高い．また，臓器移植後，後天性免疫不全症候群，メトトレキセートの少量投与を受けた関節リウマチの症例ではEBV関連のB細胞性リンパ腫の発生頻度が高い．

C 非ホジキンリンパ腫

WHO分類の中の日常診断で遭遇する機会の多い疾患を中心に記載する．

(1) B細胞性リンパ腫

a）慢性リンパ性白血病／小細胞性リンパ腫

高齢者に多く，白血球増多，全身性リンパ節腫脹，肝・脾腫のほか，自己免疫疾患を伴うことがある．本邦での頻度は低い．5〜10%程度にびまん性大細胞型B細胞性リンパ腫を合併しRichter症候群と呼ばれるが，稀にはホジキンリンパ腫を発症する．

小型リンパ球に類似した小型細胞が単調に出現する．核は類円形で核のクロマチンは粗顆粒状である．形質細胞や組織球などの反応性要素は目立たないのが特徴である（図Ⅱ-9-12*）．

b）濾胞性リンパ腫

主としてリンパ節に発生するが，十二指腸は節外の濾胞性リンパ腫の好発部位である．リンパ濾

4）唾液腺組織，甲状腺濾胞，乳腺組織，などのリンパ節内に上皮細胞の封入体が見られる他，母斑細胞や子宮内膜症が骨盤内リンパ節に見られることがある．

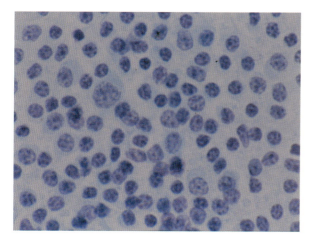

図II-9-12 慢性リンパ性白血病／小細胞性リンパ腫 捺印標本．小型リンパ球に類似した小型細胞が単調に出現する．核は類円形で核のクロマチンは粗顆粒状である．形質細胞や組織球などの反応性要素は目立たない（Pap染色 ×60）

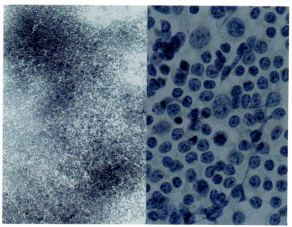

図II-9-13 濾胞性リンパ腫 左：穿刺吸引標本．弱拡大では濾胞様構造が見られる（Pap染色 ×10） 右：穿刺吸引標本．強拡大では腫瘍細胞は中型の胚中心細胞が多く大型の胚中心細胞が混在している．核分裂像やtingible body macrophageは見られない（Pap染色 ×100）

胚中心から発生し，濾胞状構造を呈する．新しいWHO分類（2017年）ではt(14;18)転座があるCD10陽性例（Grade1-3a）と，転座はなくCD10が陰性例（Grade 3b）に分類される[5]．

反応性リンパ濾胞増生と組織学的に鑑別が難しい症例があるが，bcl-2を免疫染色すると反応性の胚中心は陰性，腫瘍性の胚中心は80～90%が陽性になるので，両者の鑑別には有用である．弱拡大で濾胞様構造（積乱雲様構造）を認め，腫瘍細胞は中型の胚中心細胞と大型の胚中心細胞が種々の程度に混在する（図II-9-13）．

c）マントル細胞リンパ腫

主として高齢者に発症し，多くの症例が発症時進行病期であり5年生存率は20%程度と悪性度の高いリンパ腫である．消化管に浸潤することがあり，multiple lymphomatous polyposisを形成することがある．CD5は陽性，CD10は陰性でサイクリンD1とSOX11は診断に有用なマーカーである．

腫瘍細胞は小型あるいは中型で均一であり細胞質に乏しく，多少なりとも切れ込みなどの変形を有し，核クロマチンは粗大凝集である．組織切片でエオジンに染まる豊富な細胞質を持ち，貪食能のない組織球（pink histiocyte）が認められるが，細胞診標本でもマントル細胞リンパ腫を示唆する指標とされている（図II-9-14）．

---

[5] 悪性リンパ腫に特徴的な染色体異常
　濾胞性リンパ腫　t(14;18)(q32;q21) 3q27
　マントル細胞リンパ腫　t(11;14)(q13;q32)
　濾胞辺縁帯B細胞性リンパ腫　t(11;18)(q21;q21) trisomy 3
　バーキットリンパ腫　t(8;14)(q24;32)
　未分化大細胞型リンパ腫　t(2;5)(p23;q35)
　急性前骨髄性白血病　t(15;17)(q22;q12)［PMA-RARA］
　慢性骨髄性白血病　t(9;22)(q34;q11.2)
＊図II-9-12，18～20，23，28は愛知県がんセンター谷田部恭部長のご厚意による．

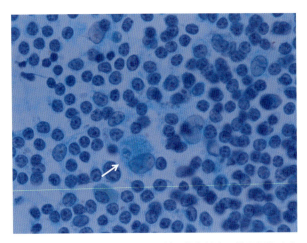
図 II-9-14 マントル細胞リンパ腫 捺印標本．腫瘍細胞は小型あるいは中型で均一であり細胞質に乏しく，多少なりとも切れ込みなどの変形を有し，核クロマチンは粗大凝集状である．組織標本でいう pink histiocyte（矢印）が認められる（Pap 染色 ×100）

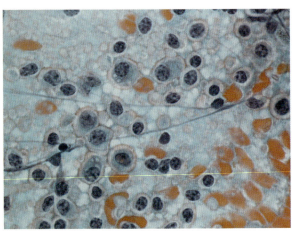
図 II-9-15 肺の濾胞辺縁帯 B 細胞性リンパ腫 穿刺吸引標本．腫瘍細胞は類円形ないしわずかに不整形の中型の核を有し，比較的豊富で淡明な細胞質を有する（Pap 染色 ×100）

d）濾胞辺縁帯 B 細胞性リンパ腫

マントル層のさらに外側の濾胞辺縁帯に由来するリンパ腫であり節外性，特に MALT から発生するものが多い．胃のピロリ菌感染や慢性甲状腺炎，シェーグレン症候群などに伴い後天的に発生した MALT から発生することが多く，長期間限局性の病変で切除や放射線療法などの局所療法に良好に反応する．

病理組織学的には胚中心細胞類似細胞（centrocyte like cell：CCL cell）（図 II-9-15），リンパ上皮性病変（lymphoepithelial lesion；腫瘍細胞が小集塊を形成し上皮内や腺組織へ侵入して形成される病変）（図 II-9-16），follicular colonization（リンパ濾胞胚中心に腫瘍細胞が浸潤し破壊する所見），形質細胞への分化を特徴とする．胚中心細胞類似細胞は小型成熟リンパ球よりはやや大きく軽度の核のくびれをもつ細胞である．類円形核をもち，中等度の胞体（明調もしくは弱好酸性）をもつ．monocytoid cell は CCL cell の亜型である．

以上の 4 型の比較的小さな細胞からなる悪性リンパ腫の鑑別は，時に組織学的に非常に難しいため，免疫染色が有用である（表 II-9-2）．

e）びまん性大細胞型 B 細胞性リンパ腫

本邦で最も多い悪性リンパ腫である．大型類リンパ球に相当する腫瘍細胞からなる腫瘍である（図

表 II-9-2 主として小型の腫瘍細胞からなる B 細胞性リンパ腫の鑑別に有用な抗体

	CD5	CD10	CD20	CD23	CD43	Cyclin D1	BCL2	BCL6	SOX11
SLL/CLL	+	−	+	+	+	−	+	−	−
MALT 型リンパ腫	−	−	+	−	+/−	−	+	−	−
マントル細胞リンパ腫	+	−	+	−	+	+	+	−	+
濾胞性リンパ腫	−	+	+	−	−	−	+	++	−

＊SLL/CLL：small lymphocytic lymphoma/chronic lymphocytic leukemia
＊Bcl-2 は正常のマントル細胞で陽性になるためマントル細胞が腫瘍性か非腫瘍性かの鑑別には無効である．しかし Bcl-2 は非腫瘍性の胚中心細胞には陰性であり，濾胞性リンパ腫では 80〜90％ の症例で陽性になるので両者の鑑別にはきわめて有効である．
＊この表では腫瘍マーカーになりうる抗体や大部分が陽性となる抗体は＋で示し，診断に重要であるが CD43 のように 30％ 程度しか腫瘍組織に陽性にならない抗体は＋/−で示した．

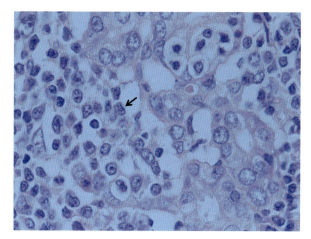
図 II-9-16 胃の MALT 型リンパ腫　核の切れ込みのある胚中心細胞類似細胞（矢印）が腺窩上皮内に侵入してリンパ上皮性病変を形成している（HE 染色　×40）

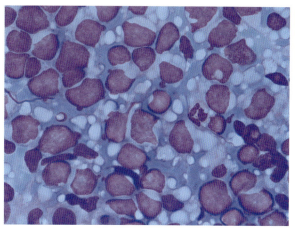
図 II-9-17 びまん性大細胞型 B 細胞性リンパ腫　捺印標本．大型で不整形の核を有する腫瘍細胞を認める（MGG 染色　×40）

II-9-17）．臨床的に種々の亜型が提唱されているが主なものを記載する．CD10 と MUM-1，BCL6 の免疫染色で胚中心 B 細胞様と，非胚中心 B 細胞様の 2 型に分類される．いくつかの臨床病理亜型がある．

①縦隔（胸腺）原発大細胞型 B 細胞性リンパ腫
縦隔に腫瘤を形成するリンパ腫で背景に著明な線維化をしばしば認める．

②血管内大細胞型 B 細胞性リンパ腫
脳，皮膚，肺，骨髄などの主として毛細血管を含む細い血管に大型リンパ球が増殖する．腫瘍細胞が細血管を閉塞するため多発性小梗塞が臨床的な特徴である．近年，骨髄での血球貪食症候群を伴う症例が日本を含む東アジアに多いことが報告され，Asian variant と呼ばれている．

③原発性体腔液リンパ腫
主に腹水，胸水，心嚢液などに浮遊した状態で増殖し，腫瘤を形成しない．後天性免疫不全症候群などの免疫不全状態の症例に発症し，ヒト 8 型ヘルペスウイルスによって引き起こされる．

④膿胸関連リンパ腫
結核性慢性膿胸の瘢痕治癒部から発生するリンパ腫で，多くの症例で人工気胸術が施されその後 30 年以上を経て発症している．EBV が全例に感染している[6]．

f）バーキットリンパ腫

c-myc 遺伝子の免疫グロブリン遺伝子の相互転座に起因する．赤道直下のアフリカなどの流行地帯では EBV がほぼ全例に見出される．小児と若年者に好発する．腫瘍細胞は大型類リンパ球よりやや小型で，核は類円形，小さな核小体が複数個見られる（図 II-9-18）．細胞質は狭く好塩基性でしばしば空胞を認めるが，空胞は脂肪染色陽性である．核分裂像が多く tingible body macrophage が目立ち，組織標本では星空像（starry-sky appearance）を認める．

g）多発性骨髄腫

免疫グロブリンを産生する形質細胞の腫瘍性病変である．腫瘍細胞が産生する免疫グロブリンの種類によって IgG ≫ A ＞ Bence Jones 型 ＞ D ＞ E 型の順である．臨床的には骨の疼痛，貧血，アミロ

6）ほかにも，EBV 陽性びまん性大細胞型 B 細胞性リンパ腫と呼ばれる疾患がある．

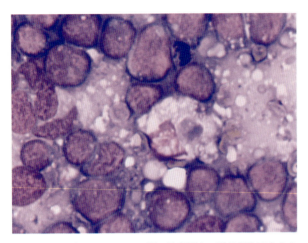

図 II-9-18　バーキットリンパ腫　捺印標本．腫瘍細胞は大きさが均一，核は類円形であり，狭い細胞質内に小空胞が認められる．tingible body macrophage が見られる（MGG 染色　× 60）

イドーシスの合併．単クローン性高γグロブリン血症（M タンパク），M タンパク血症による過粘稠度症候群により赤血球の連銭形成，血沈亢進，網膜症，精神症状をきたす．圧迫骨折，打ち抜き像（punched out lesion），骨の破壊により高カルシウム血症などの骨病変が見られる．Bence Jones タンパクを認める例では腎障害を認める．骨髄には種々の成熟傾向を示す形質細胞の増殖を認める．

　髄外性形質細胞腫は主として上気道などの粘膜関連装置に病変を形成する形質細胞腫で，予後が良好で多発性骨髄腫へ移行する頻度も稀である．この腫瘍の少なくとも一部は極端に形質細胞へ分化した濾胞辺縁帯 B 細胞性リンパ腫と考えられている（図 II-9-19）．[7]

(2) NK/T 細胞性リンパ腫

a) リンパ芽球型リンパ腫

　小児に好発し，胸腺を侵すことが多く，白血化は高率にみられる．腫瘍細胞は中型のリンパ芽球の単調な増殖からなる．核の convolution を示す症例と示さない症例がある（図 II-9-20）．

b) 血管免疫芽球性 T 細胞性リンパ腫

　中高年の男性に好発し，肝脾腫，全身性リンパ節腫脹，多クローン性高γグロブリン血症，種々の

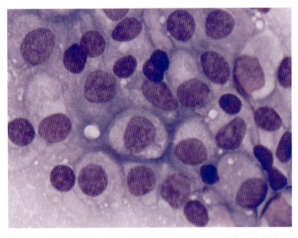

図 II-9-19　髄外性形質細胞腫　捺印標本．核周明庭を有する成熟した形質細胞が認められる（MGG 染色　× 60）

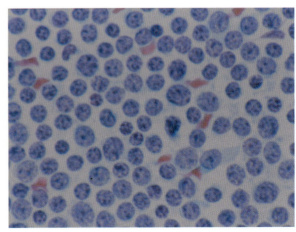

図 II-9-20　リンパ芽球型リンパ腫　捺印標本．中型で核の不整な異型リンパ球の単調な細胞所見である（MGG 染色　× 60）

---

[7] 多発性骨髄腫と似た疾患に，マクログロブリン血症がある．マクログロブリン（IgM）産生細胞の腫瘍性増殖であり，リンパ節，肝脾腫，M タンパクによる過粘稠度症候群がみられるが骨破壊はない．骨髄には小型リンパ球や形質細胞，形質細胞様細胞が混在して認められる．

自己抗体，溶血性貧血などがみられる特異なT細胞性リンパ腫である．組織学的には細胞質がHE染色で染まらない淡明細胞の増殖，高内皮細静脈の増生，リンパ濾胞の消失と濾胞樹状細胞の増殖に加え免疫芽球，形質細胞，好酸球や組織球などの多彩な反応性要素が見られる．細胞診標本も組織標本を反映し，多彩な反応性細胞を伴い，中型のリンパ球が主体を占めるが，中型あるいは大型で細胞質が淡明な腫瘍細胞を見出せば細胞診でも診断は可能である（図II-9-21）．胚中心のヘルパーT細胞の腫瘍であり，CD10，Bcl-6，CXCL13，PD-1が陽性となる．EBV陽性の多数の大型B細胞がみられる．

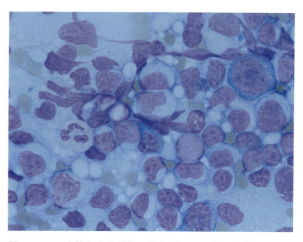

図 II-9-21　血管免疫芽球性T細胞性リンパ腫　捺印標本．形質細胞，好中球，免疫芽球を伴い，中型，あるいは大型で不整形の核と淡明で広い細胞質を有するclear cellが見られる（MGG染色　×100）

c）未分化大細胞型リンパ腫

腫瘍細胞は大型で細胞質は好塩基性で豊富，明瞭な核小体，勾玉状あるいはドーナツ状と称される核を有する．ホジキン細胞類似細胞も見られる．組織標本でも細胞標本でも結合性があるように見えるため未分化癌や無色素性の悪性黒色腫との鑑別を要する．T細胞性格を有するものだけを含み，CD30は陽性であるがALK（anaplastic large cell kinase）は陽性例と陰性例とがある（図II-9-22）．

d）成人性T細胞性白血病／リンパ腫（Adult T-cell leukemia/lymphoma：ATLL）

ヒトT細胞向性ウイルスI型（human T lymphotropic virus type I: HTLV-1）の感染により引き起こされる．九州，沖縄地方に多く，約半数の症例で皮膚病変が見られる．感染経路は母乳による母児感染が多い．腫瘍細胞が産生する副甲状腺ホルモン関連タンパクによる高カルシウム血症をきたすことがある．腫瘍細胞は核形が不整で複雑で深い切れ込みを有する多形性に富む核（convoluted nuclei）が特徴で，核

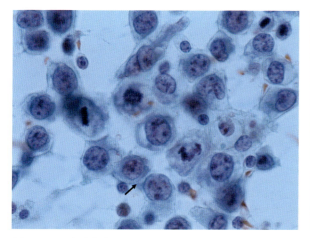

図 II-9-22　未分化大細胞型リンパ腫　捺印標本．大型の核，明瞭な核小体と比較的豊富な細胞質を有する．腫瘍細胞に結合性があるように見える（矢印）．馬蹄形の核を持つ腫瘍細胞も認める．（Pap染色　×100）

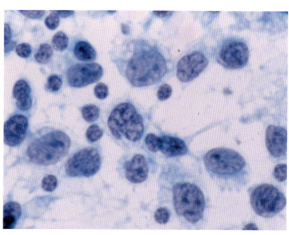

図 II-9-23　成人性T細胞性白血病／リンパ腫　捺印標本．核の大小不同と核形の不整が目立つ多彩な細胞所見である．クロマチンの凝集傾向が強い（Pap染色　×60）

クロマチンは凝集傾向が強く核小体は目立たない（図 II-9-23）．末梢血では核形の不整がより強調された flower cell が出現する．

e）皮膚 T 細胞性リンパ腫

菌状息肉症とセザリー症候群．通常は経過は慢性．皮膚病変は紅斑期，丘疹期，腫瘍期と進行する．著しい切れ込みを持つ腫瘍細胞（mycotic cell）が表皮内に Pautrier の微小膿瘍を形成する．セザリー症候群では皮膚病変に加え，末梢血に異型細胞がみられる．

f）節外性 NK 細胞性リンパ腫，鼻型

臨床的には本邦を含むアジア人に多く，鼻腔に発生する症例はほぼ全例 EBV が証明される．しばしば骨髄に血球貪食症候群を伴う．組織学的には腫瘍細胞の浸潤による広範な壊死，血管破壊性の浸潤，多彩な大きさの腫瘍細胞の浸潤，炎症細胞の浸潤を伴うことが多い．ギムザ染色細胞標本ではアズール顆粒が見られる．

D　ホジキンリンパ腫

WHO 分類では腫瘍細胞の特徴からホジキンリンパ腫を結節性リンパ球優位型と古典的ホジキンリンパ腫の二亜型に分類した．本邦では頻度が低い．

(1) 結節性リンパ球優位型

小型 B リンパ球の大きな集簇巣からなる結節性病変内にポップコーン細胞といわれる腫瘍細胞が見られる．腫瘍細胞はホジキン細胞に比べ小型で核は分葉状で核小体は小型である（図 II-9-24）．LCA，CD20 陽性で B 細胞由来と考えられている．本邦では非常に稀である．

(2) 古典的ホジキンリンパ腫

腫瘍細胞ならびに反応性細胞の多寡によって富リンパ球型（lymphocyte rich），混合細胞型（mixed cellularity），結節硬化型（nodular sclerosis），リンパ球減少型（lymphocyte depletion）の 4 型に分類される．結節硬化型は胸腺から発生する頻度も高いが，腫瘍細胞はきわめて大型で多核のリード・ステルンベルグ（Reed-Sternberg）細胞と単核でのホジキン細胞が出現する．これらの細胞の核小体は明瞭大型で封入体様にみえ，核クロマチンは細顆粒状ないし細網状である（図 II-9-25）．細胞質は豊富で弱塩基

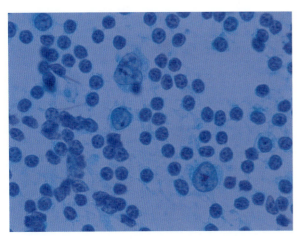

図 II-9-24　ホジキンリンパ腫，結節性リンパ球優位型　ポップコーン細胞．核は分葉状で核小体は小さい（Pap 染色　×100）

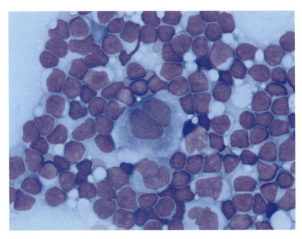

図 II-9-25　古典的ホジキンリンパ腫　捺印標本．異型の乏しい小型リンパ球を背景に二核のリード・ステルンベルグ細胞を認める（MGG 染色　×100）

性のことが多い．結節硬化型では細胞質が淡明な腫瘍細胞が出現し小窩（lacunar）細胞と呼ばれる．古典的ホジキンリンパ腫の腫瘍細胞では CD30 は多くの症例で陽性になり，CD15 は 75〜85% に陽性になり，EBV も半数程度の症例に見出される．背景には小型あるいは中型リンパ球，好酸球，形質細胞や組織球が出現する．なおホジキンリンパ腫は縦隔を除けばほとんどがリンパ節から発生するリンパ腫である．

E　樹状細胞増殖疾患

ランゲルハンス細胞組織球症

ランゲルハンス細胞の増殖性疾患であり，主として小児に見られ好酸球性肉芽腫（若年者，骨，肺），Hund-Schüller-Christian 病（幼児，頭蓋などの骨病変），Letter-Siwe 病（乳幼児，皮疹，肝，脾，リンパ節の腫大）の 3 型に分類されたが，現在では同一の疾患の異なる表現と考えられている．不整な核，広い細胞質を持つランゲルハンス細胞が好酸球を伴って認められる（図 II-9-26 **）．

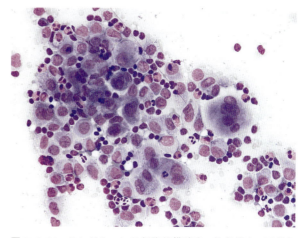

図 II-9-26　ランゲルハンス細胞組織球症　捺印標本．不整な核，広い細胞質を持つランゲルハンス細胞が好酸球を伴って出現している．多核細胞も見られる（MGG 染色　×40）

7　転移性腫瘍

リンパ節の転移性腫瘍では腺癌の頻度が圧倒的に高い．しかし悪性リンパ腫との鑑別が必要となるのは肺の小細胞癌，胃の低分化腺癌，各種臓器の低分化癌（図 II-9-27）や未分化癌，神経芽腫，無色素性の悪性黒色腫やその他の小型細胞からなる肉腫である．

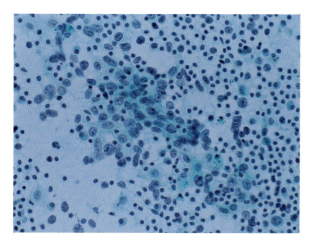

図 II-9-27　上咽頭のいわゆるリンパ上皮腫のリンパ節転移　捺印標本．類円形あるいは紡錐形の核を持つ腫瘍細胞がゆるい結合性を示して認められる（Pap 染色　×40）

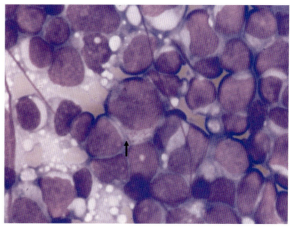

図 II-9-28　リンパ節の顆粒球肉腫　捺印標本．核クロマチンは細網状で繊細，核縁は薄く，細胞質も豊富である．中央の細胞にはアズール顆粒を認める（矢印）（MGG 染色　×60）

** 図 II-9-26 は東海大学医学部病理診断学中村直哉教授のご厚意による．

骨髄性肉腫は骨髄性白血病がリンパ節などの髄外臓器に腫瘍を形成した病変である．骨髄性白血病の細胞はリンパ系腫瘍に比べ，核クロマチンは微細顆粒状で核縁は薄く，細胞質も豊富である（図Ⅱ-9-28）．

8 骨髄の病変

骨髄は日本の細胞診分野では扱うことが少ないため要点を述べる．

血球貪食症候群は骨髄，肝，脾，リンパ節における血球を貪食した組織球の増生を特徴とする．反応性血球貪食症候群は EBV などのウイルス，細菌などの感染によるもののほか，全身性エリテマトーデスや成人発症 Still 病などの膠原病に伴うことがある．一般に予後は良いが慢性活動性 EBV 感染症など EBV 感染によるものでは予後不良のことがある．悪性腫瘍に伴うものとしては血管内大細胞型 B 細胞性リンパ腫や節外性 NK 細胞性リンパ腫，鼻型に伴うことが多い．急性骨髄性白血病のなかでは，微分化型白血病と巨核芽球性白血病は通常のギムザ染色標本では診断ができない．前者は CD13，CD33 や抗ミエロペルオキシダーゼの免疫染色，後者は抗血小板抗体である CD41，CD42b，CD61 を用いて診断する．造血幹細胞異常によって造血 3 系統（顆粒球系，赤芽球系，巨核球系）の細胞が腫瘍性に増殖する疾患群に慢性骨髄増殖症候群がある．中でも慢性骨髄性白血病は骨髄内に好中球を主とし，好酸球や好塩基球が増加し，種々の段階の骨髄系細胞や巨核球系細胞が増加する．フィラデルフィア染色体が認められる．移行期をへて幼弱細胞が一方的に増殖する急性転化も時に認められる．骨髄異形成症候群は造血幹細胞異常によって造血 3 系統の細胞が異形成と無効造血を示し，無治療で経過する症例もあるが急性骨髄性白血病へ移行する症例もある．急性前骨髄性白血病は播種性血管内凝固症候群を臨床的な特徴とし，腫瘍細胞質内にアウエル小体と称される針状の結晶を有する．多数のアウエル小体を持つ細胞をファゴット細胞と呼ぶ．

> **セルフチェック**
>
> ■WHO 分類における代表的なリンパ腫であるホジキンリンパ腫，B 細胞性リンパ腫，NK/T 細胞性リンパ腫について細胞学的な特徴を整理せよ．
> ■小さな細胞を主とする B 細胞性リンパ腫の免疫組織学的な特徴を整理せよ．
> ■類上皮細胞の出現する反応性リンパ節病変の細胞学的特徴は何か．

参考文献
大島孝一他編：リンパ腫アトラス，改訂・改題第 4 版，文光堂，2014．
日本臨床細胞学会編：細胞診ガイドライン 4（呼吸器，胸腺，体腔液，リンパ節），金原出版，2015．

（小島勝）

和文索引

ア 行

亜急性甲状腺炎 242
悪性印環細胞 58
悪性混合性ミューラー管腫瘍 114
悪性線維性組織球腫 271
悪性腺腫 102
悪性中皮腫 255
悪性貧血 156
悪性リンパ腫 161
アクチノマイコーシス 109
アクチノマイセス 131
アスカナジー細胞 238
アスベスト 255
アスベスト小体 133
アスペルギルス 130
圧挫法 35, 37, 54
アビジン 62
アポクリン化生 17, 206, 219
アポクリン癌 228
アポトーシス 19
アポトーシス小体 20
アミロイド 18, 58
アルカリフォスファターゼ 63
アルシアン青染色 46
α-フェトプロテイン 121
合わせ塗抹法 37, 232
胃 151
異栄養性石灰化 18
鋳型核 211
鋳型形成 144
異型アポクリン細胞 229
異型カルチノイド 145
異型結節 167
異形成 142, 187, 191
異型腺腫様過形成 139
異型扁平上皮細胞 135
異型ポリープ状腺筋腫 114
異型未熟化生 92
移行上皮 14
移行帯領域 201
萎縮 16
萎縮性膣炎 91
異所性胃粘膜 157
異所性ホルモン産生腫瘍 144
石綿 255
異染性 23, 220
位相差顕微鏡 67
Ⅰ型肺胞上皮細胞 124
胃腸管間質腫瘍 162
一列縦隊 144
遺伝子異常 71
遺伝子検査 261

遺伝子診断 71
遺伝性非ポリポーシス性大腸癌 76
疣贅癌 100
イマチニブ 72
陰圧 209
印環細胞 58, 225, 254
印環細胞癌 29
インプラント 118
ウィルヒョウ転移 28, 159
栄養膜細胞 116
エオジン Y 42
エオジン好性指数 88
液状化検体細胞診 38, 87, 179, 233
エクソダス 90
壊死 19
壊死性リンパ節炎 292
壊死物質 58
炎症メディエーター 24
遠心沈殿法 36
円柱上皮細胞 55
遠沈法 36
エンドトキシン 24
横紋筋肉腫 274
オートスメア法 38
オカルトがん 31
オタマジャクシ型細胞 58, 142
オッディ括約筋 151
オレンジ G 42
オンコサイト 238

カ 行

開口絞り 52
開口数 51
外子宮口 85
蓋然論的アプローチ 207
回腸導管尿 182
外胚葉性器官 13
化学発がん 31
下気道 123
核 11
角化真珠 99
顎下腺 150
核クロマチン 57
核溝 233, 239, 244, 246
核周明庭 95
核小体 12, 57
核内細胞質封入体 233, 239, 244, 246
核濃縮指数 88
隔壁性細胞質内空胞 244
核膜 11
過形成 16
過誤腫 30
下垂体腺腫 284

化生 16
家族性腫瘍 74
滑膜肉腫 276
カテーテル尿 179, 181
カニバリズム 100
カハールの介在細胞 162
顆粒細胞腫 203, 218
カルシトニン 231, 245
カルチノイド腫瘍 145, 165
カルポニン 221
がん遺伝子 32, 71
肝外胆管 151
がん関連遺伝子 71
幹細胞 20
肝細胞癌 168
肝細胞腺腫 167
カンジダ 93, 130
間質塊 217
管状癌 220, 225
癌真珠 29, 58, 142
癌性胸膜炎 137
癌性リンパ管炎 28
肝臓 151
乾燥固定 40
肝内胆管癌 170
癌肉腫 147
間葉形質転換 115
がん抑制遺伝子 32, 71
乾酪壊死 19, 129
気管支過誤腫 134
気腔 123
偽腔 230
奇形腫 30, 204
喫煙指数 135
基底細胞 55, 89, 127
基底膜物質 220, 230
基底膜様物質 113
気道 123
機能性出血 107
機能性腫瘍 176
ギムザ原液 44
木村病 292
キメラ遺伝子 72, 270, 275, 277, 279
キャノンボール状 252
急性甲状腺炎 242
急性前骨髄性白血病 302
境界悪性腫瘍 30
凝固壊死 19
共焦点レーザースキャン顕微鏡 68
鏡体部 49
鏡筒部 49
胸膜癌症 137
胸膜陥入 137

巨細胞型 245	骨肉腫 265	充実性偽乳頭状腫瘍 176
ギルヘマトキシリン 42	古典的ホジキンリンパ腫 300	重層型粘液産生上皮内腫瘍 101
筋上皮細胞 209	ごま塩状 177	重層扁平上皮 14, 89
偶発がん 31	コラーゲン小球症 220, 230	修復細胞 93, 129
クモの巣細胞 272	ゴルジ装置 10	終末乳管 207
グラーフ卵胞 86	コルポスコピー 87	絨毛性ゴナドトロピン 116
クラミジア 94	コロイド 231, 237, 240, 243	絨毛腺腫 163
クララ細胞 124, 125	混合腫瘍 30	術中迅速体腔液細胞診 259
グリーソングレード法 202	コンジローマ様癌 100	シュニッツラー転移 159
グリーソンスコア 202	コンデンサー 52	授乳性結節 213
クリプトコッカス 130	**サ 行**	漿液性子宮内膜上皮内癌 113
グリメリウス染色 165		上気道 123
クルーケンベルグ腫瘍 28, 159	細顆粒状 57	小細胞 254
クルシュマン螺旋体 132	細気管支肺胞上皮癌 139	小細胞癌 105, 143
クルチツキー細胞 124, 145	最小偏倚型粘液性腺癌 102	小細胞性リンパ腫 294
クレオラ小体 126	再生結節 166	硝子化 18
クローン病 26	再生細胞 129	硝子化索状腫瘍 246
グロコット染色 46	再生上皮 158	硝子小滴 17
クロマチン 12, 41	サイトメガロウイルス 131	小腸 151
群萎縮 17	細乳管 207	焦点深度 51
形質細胞 289	細胞 9	漿粘液性腫瘍 118
形質細胞腫 259	細胞骨格 12	上皮異形成 152
経皮経肝胆管ドレナージ 153	細胞質 9	上皮組織 14
経皮経肝胆管造影 153	細胞質内空胞 253	上皮内癌 187
頸部上皮内腫瘍 97	細胞質内小腺腔 211, 224, 253	上皮内腺癌 100, 139, 141
ケーラー照明 53	細胞周期 13	上皮内扁平上皮癌 142
結核 129	細胞性栄養膜細胞 116	上部尿路洗浄尿 181
結核性リンパ節炎 293	細胞貪食像 100	小胞体 10
血管筋脂肪腫 200	細胞分裂 12	小葉 208
血管免疫芽球性T細胞性リンパ腫 298	細胞膜 10	食道 150
血球貪食症候群 302	柵状配列 263, 276	食物残渣 134
血清PSA 202	擦過法 34, 54	シラー・デュバール体 121
結節性硬化症 200	砂粒体 18, 58, 133, 244, 252	塵埃細胞 56, 128
結節性リンパ球優位型 300	サルコイドーシス 293	腎芽腫 286
ゲノムの不安定性 32	サルコイド肉芽腫 26	真腔 230
ゲフィチニブ 72	シート状 206	神経芽腫 285
ケロイド 22	耳下腺 150	神経原線維性変化 18
嫌色素性腎細胞癌 198	子宮外妊娠 122	神経鞘腫 276
原発不明癌 260	子宮頸管 85	神経内分泌癌 176
コイロサイトーシス 95	子宮膣部 85	神経内分泌腫瘍 143, 176
高悪性度非浸潤性乳管癌 222	子宮内膜 106	滲出性胸水 248
膠芽腫 281	子宮内膜癌 110	浸潤性小葉癌 226
硬化性血管腫 134	子宮内膜間質破綻 107	浸潤性膵管癌 174
硬化性乳頭腫 218	子宮内膜増殖症 109	浸潤性乳管癌 224
硬化性肺胞上皮腫 134	子宮瘤膿腫 109	浸潤性尿路上皮癌 187, 192
光輝性 57	自己免疫性甲状腺炎 242	浸潤性粘液性腺癌 139, 140
口腔 150	思春期後型 203	浸潤性微小乳頭癌 229
好酸性顆粒 166	思春期前型 203	尋常性天疱瘡 156
好酸性細胞 238	指状嵌入細胞 290	心不全細胞 56, 128
甲状腺炎 240	篩状構造 111	髄外造血 21
酵素抗体法 61	次世代型シークエンス 78	髄芽腫 283
酵素標識ポリマー法 63	自然尿 178	膵管内乳頭粘液性腫瘍 174
高分子量ケラチン 208	自然剥離細胞 54	膵上皮内腫瘍性病変 174
合胞性栄養膜細胞 116	湿固定 40	スイスチーズ様 110
膠様髄 18	脂肪芽細胞 273	膵臓 152
膠様変性 18	脂肪空胞 166	膵粘液性嚢胞腫瘍 174
ゴースト細胞 142	脂肪肉腫 272	髄膜腫 284
コール・エクスナー小体 120	ジャーミノーマ 284	髄様 206
呼吸帯 123	視野絞り 52	髄様癌 229, 245
国際対がん連合 30	シャルコー・ライデン結晶 132	頭蓋咽頭腫 284
骨巨細胞腫 267	集合管細胞癌 198, 199	スクリーニング 54, 56

ステージ部 49
ストレプトアビジン 63
すり合わせ塗抹法 37, 232
すりガラス癌 105
スリット状空隙 113
星雲状封入体 94
精細管内胚細胞腫瘍 203
星細胞腫 280
性索間質性腫瘍 120
成熟指数 88
成人性T細胞性白血病／リンパ腫 299
西洋ワサビペルオキシダーゼ 63
生理的萎縮 17
脊索腫 269
節外性NK細胞性リンパ腫，鼻型 300
舌下腺 150
接眼レンズ 50
接着帯 15
セミノーマ 203, 204
セルトリ細胞腫 203
セルブロック法 36, 65, 249
線維型細胞 58, 142
線維腺腫 215
線維囊胞性変化 213
腺癌 58, 137, 157, 159
前癌病変 167
穿刺吸引法 34, 54, 231
腺棘細胞腺癌 112
腺腫 158
腺腫様甲状腺腫 243
洗浄尿 179
洗浄法 35
染色質 12
染色体転座 72, 275, 277, 279
腺侵襲 98
センチネルリンパ節 28
腺扁平上皮癌 147
腺房細胞癌 155, 175
線毛 11
線毛円柱上皮細胞 126
線毛上皮化生 92
腺葉 208
腺様囊胞癌 148, 155, 230
前立腺癌 202
双極裸核 206, 208, 209, 211
桑実胚様細胞巣 108
粗顆粒状 57
粟粒結核 129
組織球 56, 127
粗大顆粒状 57
粗網状 57

タ 行

大細胞癌 146
大細胞神経内分泌癌 145
胎児性癌 204
代償性過形成 16
大食細胞 56
大腸 151
対物レンズ 50
唾液腺 150

多核巨細胞 56, 57, 239
多形癌 147
多形腺腫 30, 153
多段階発癌 164
脱落膜細胞 117
多発性骨髄腫 259, 297
多発性内分泌腫瘍症 176
タモキシフェン 114
多列上皮 14
多列線毛上皮 14
胆管内上皮内腫瘍 168, 170
単球様B細胞 288
担空胞細胞 269
単純ヘルペスウイルス 94, 156
単層円柱上皮 14
単層扁平上皮 14
単層立方上皮 14
断端神経腫 21
胆道（管）内乳頭状腫瘍 168, 170
胆囊 151
胆囊内乳頭状腫瘍 170
淡明細胞型腎細胞癌 198
淡明細胞癌 246
チモーゲン顆粒 175
中間型細胞 182
中間径フィラメント 12
中心小体 11
中腎性腺癌 104
中心帯領域 201
中層細胞 55, 90
中胚葉性器官 13
中皮細胞 250
超音波ガイド下穿刺吸引細胞診 153
超音波内視鏡ガイド下穿刺吸引細胞診 152
腸上皮化生 158
直接塗抹法 35, 37
対細胞 142, 144
低悪性度非浸潤性乳管癌 221
定型カルチノイド 145
ディスジャーミノーマ 120
ディフ・クイック染色 165
デーデルライン桿菌 90
デコイ細胞 184
デスミン 275
デスモソーム 15
テューモレット 146
テロメラーゼ 32
転移性腫瘍 301
転移性石灰化 18
電子顕微鏡 65
トラスツズマブ 73
トリコモナス 93
トルイジンブルー 23
ドルーゼ 109

ナ 行

内子宮口 85
内視鏡的逆向性胆管膵管造影 153
内胚葉性器官 13
内反性乳頭腫 186

内分泌細胞癌 165
内分泌細胞腫瘍 165
捺印法 35, 37, 54
軟骨肉腫 266
II型肺胞上皮細胞 124
肉芽腫 26
肉芽腫性炎 26
肉芽腫性甲状腺炎 242
肉芽腫性乳腺炎 214
肉腫様癌 199
肉腫様扁平上皮癌 99
2細胞性 121
2色性 93
2ヒット説 74
乳管腺腫 218
乳腺炎 214
乳頭癌 223, 244
乳頭腫 134, 186, 208, 218
乳頭状腎細胞癌 198
乳頭状扁平上皮癌 100
乳房内リンパ節 215
ニューモシスチス・イロベッチ 130
ニューモシスチス肺炎 130
尿膜管 192
尿路上皮 14, 186
尿路上皮癌 178
尿路上皮細胞 56
尿路上皮内癌 191
粘液癌 226
粘液湖 220
粘液囊胞性腫瘍 168, 170
粘液様物質 58
粘液瘤様腫瘍 221, 228
粘表皮癌 148, 154
粘膜関連リンパ装置 287
膿瘍形成性肉芽腫性リンパ節炎 293
ノカルジア 131

ハ 行

バーキットリンパ腫 297
肺芽腫 147
肺癌 136
杯細胞 127
胚細胞性腫瘍 120
胚腫 284
胚中心細胞 288
胚中心芽球 288
胚中心過形成 292
胚中心細胞類似細胞 296
肺胞上皮細胞 127
肺胞タンパク症 133
肺胞マクロファージ 124
ハイリスクHPV 96
剝離細胞診 3
破骨細胞型 267, 269
パジェット病 224
橋本病 242
バセドウ病 240
発がんのメカニズム 71
花むしろ 263, 271
パパニコロウ染色 2, 41

パピローマウイルス 75
針生検 206
バレット食道 157
ビオチン 62
被蓋細胞 56, 182
非機能性腫瘍 176
微絨毛 11
微小管 12
非小細胞癌 144
微少浸潤性腺癌 139
微小線維 12
微小乳頭状 206
非上皮組織 14
非浸潤性乳頭状尿路上皮癌, 高異型度 187
非浸潤性乳頭状尿路上皮癌, 低異型度 187
非浸潤性乳頭状病変 187
肥大 16
非特殊型浸潤癌 224
ヒトT細胞向性ウイルスI型 299
ヒトパピローマウイルス 94
泌尿器細胞診報告様式2015 195
皮膚T細胞性リンパ腫 300
被包性乳頭癌 208
びまん性大細胞型B細胞性リンパ腫 296
びまん性特発性肺神経内分泌細胞過形成 143
ヒュルトル細胞 238
表層合胞状変化 109
表層細胞 55, 90
鋲釘状 103, 113
病的萎縮 17
ビルハルツ住血吸虫感染 194
フォンタナ・マッソン染色 165
フォン・ヒッペル・リンドウ病 198
不規則増殖内膜 108
腹膜偽粘液腫 259
不良肉芽 21
フローサイトメーター 69
フローサイトメトリー 69
分解能 51, 65
分子標的薬 71
分腎尿 181
分葉状内頸腺部腺過形成 104
平滑筋肉腫 273
閉塞性肺炎 142
ベセスダシステム 87, 95
ヘビ型細胞 58, 142

ヘマトキシリン・エオジン染色 41
ヘモジデリン 18
ヘリコバクター・ピロリ 158
ペルオキシソーム 11
ヘルペスウイルス 131
ベルリン青染色 47
辺縁空胞 238
辺縁帯領域 201
変性赤血球 238
扁平円柱上皮境界 85
扁平上皮化生細胞 128
扁平上皮癌 58, 99, 142, 152, 156, 157
扁平上皮細胞 126
鞭毛 11
ポアフィルター法 36
傍基底細胞 55, 89, 182
膀胱原発扁平上皮癌 194
膀胱洗浄尿 181
放射状硬化性病変 219
放射状瘢痕 219
紡錘細胞扁平上皮癌 99
蜂巣状構造 90
胞巣状軟部肉腫 278
乏突起膠腫 282
泡沫細胞 17, 240, 243
ホジキンリンパ腫 259, 300
ホルモン細胞診 88
ホルモン性過形成 16

マ 行

膜濾過法 36
マクロファージ 56, 127
末梢血液式塗抹法 38
マラコプラキア 184
マリモ状 252
マロリー小体 18
慢性甲状腺炎 242
慢性骨髄増殖症候群 302
慢性リンパ性白血病 294
マントル細胞リンパ腫 295
ミカエリス・グットマン小体 184
未熟化生 92
密着帯 15
ミトコンドリア 11
未分化癌 245
未分化大細胞型リンパ腫 299
ミラーボール状 113, 252
無気肺 142
メイグリュンワルド・ギムザ（メイ・ギムザ）染色 44

メイグリュンワルド液 44
メタクロマジー 220
免疫芽球 288
免疫組織化学 61
面疱壊死 222

ヤ・ラ・ワ行

ユーイング肉腫 270
融解壊死 19
幽門腺化生 93
葉状腫瘍 217
予備細胞 90
予備細胞化生 92
ライディッヒ細胞腫 203
ライトグリーンSF 42
ラズベリー小体 103
ラテントがん 31
卵黄嚢腫瘍 204
卵管上皮化生 92
ランゲルハンス巨細胞 26, 56, 129
ランゲルハンス細胞 290
ランゲルハンス細胞組織球症 301
リーデル甲状腺炎 243
リー・フラウメニ症候群 32
リウマチ結節 26
リポフスチン 18
リポフスチン顆粒 238, 240, 243
リンチ症候群 76
リンパ芽球型リンパ腫 298
リンパ球性甲状腺炎 242
リンパ腫 245
リンパ上皮腫様扁平上皮癌 100
類基底細胞癌 100
類骨 265
類上皮細胞 56, 129, 290
類上皮肉芽腫 26
類でんぷん小体 133
漏出性胸水 248
ロービーコロイド 237, 244
ロゼット 57, 144, 145, 165, 263, 270, 286
濾胞型乳頭癌 244
濾胞癌 243
濾胞樹状細胞 290
濾胞上皮細胞 231, 237
濾胞性頸管炎 91
濾胞性腫瘍 243
濾胞性リンパ腫 294
濾胞腺腫 243
濾胞辺縁帯B細胞性リンパ腫 296
ワルチン腫瘍 154

欧文索引

A

ABCD 4 項目　211
ABC 法　62
acinar cell carcinoma（ACC）　155, 175
acinus　207
adenoacanthoma　112
adenocarcinoma　137
adenocarcinoma in situ（AIS）　100, 139
adenoid cystic carcinoma　155, 230
adenoma malignum　102
adenoma-carcinoma sequence　164
adenomatous goiter　243
AFP　121
AIS　100, 139
alcian blue 染色　46
ALK　299
alkaline phosphatase（ALP）　63
alveolar soft part sarcoma　278
amputation neuroma　21
anaplastic carcinoma　245
anaplastic large cell kinase（ALK）　299
Antoni A 型　57
apocrine carcinoma　228
apoptosis　19
Arias-Stella 現象　117
Askanazy cell　238
astrocytoma　280
atrophy　16
atypia　211
atypical adenomatous hyperplasia（AAH）　140
atypical carcinoid　145
atypical polypoid adenomyoma（APAM）　114
autoimmune thyroiditis　242
avidin　62
avidin biotinylated enzyme complex 法　62

B

Barrett's esophagus　157
Bartonella henselae　293
basal cell　55, 89
basalioid carcinoma　100
Basedow disease　240
bcr-abl　72
Berlin blue 染色　47
BilIN　168, 170
biotin　62
BK ウイルス　184
bladder tumor antigen（BTA）　182
BRAF 遺伝子　80

C

Call-Exner body　120
calponin　208
cancer pearl　29, 142
candida albicans　93
carcinoid tumor　145, 165
caseous necrosis　19
CCP 細胞　126
CD10　208, 221
CD56　144, 145
cell　9
cell membrane　10
cellularity　211
centriole　11
centroblast　288
centrocyte　288
centrocyte like cell　296
cervical canal　85
cervical intraepithelial neoplasia（CIN）　97
chicken wire　228
chlamydia trachomatis　94
chondrosaroma　266
chordoma　269
chromatin　12
chromogranin-A　144, 145
cilia　11
ciliocytophthoria 細胞　126
CIN　97
CK20　260
CK5/6　208
CK7　260
coagulative necrosis　19
collagenous spherulosis　220
colloid　237
condylomatous（warty）carcinoma　100
confocal laser scanning microscope（CLSM）　68
convolution　298
craniopharyngioma　284
Creola body　126
cytoplasm　9
cytoskeleton　12
cytotrophoblast　116

D

DCIS　221
de novo 癌　164
decidual cell　117
decoy cell　184
degenerate erythrocyte　238
desmosome　15
disordered proliferative phase（DPP）　108
DNA 修復機構　76
DNA メチル化　76
DPP　108
ductal adenoma　218
ductule　207
Dutcher 小体　289
dysgerminoma　120
dyshesion　211
dysplasia　142, 191
dysplastic nodule　167
dystrophic calcification　18

E

EA-50　43
EBV　292, 300
EGBD　107
EGFR　72
electron microscope　65
encapsulated papillary carcinoma　208
endometrial glandular and stromal breakdown（EGBD）　107
endoplasmic reticulum　10
epithelial-mesenchymal transition（EMT）　115
Epstein-Barr ウイルス（EBV）　292, 300
ERCP　153
esophagus　150
EUS-FNA　152
Ewing 肉腫　270
exfoliative cytology　3
exodus　90
extrahepatic bile duct　151

F

fiber cell　58
fibroadenoma　215
fibrocystic change　213
fine needle aspiration cytology（FNA）　3
FISH 法　77
flagella　11
flow cytometer　69
flow cytometry　69
foamy cell　17
follicular carcinoma　243
follicular cell　237
follicular cervicitis　91
follicular dendritic cell　290
follicular neoplasm　243

G

gallbladder　151
gastrointestinal stromal tumor（GIST）

307

152, 162
GCNIS 203
gelatinous degeneration 18
gelatinous marrow 18
germ cell neoplasia in situ（GCNIS） 203
germ cell tumor 120
germinoma 284
giant cell tumor 267
GIST 152, 162
glandular involvement 98
glassy cell carcinoma 105
Gleason grading 202
Gleason score 202
glioblastoma 281
Golgi apparatus（body） 10
granular cell tumor 218
granulomatous mastitis 214
granulomatous thyroiditis 242

H

halo 95
Hashimoto's thyroiditis 242
hCG 116
HE 染色 41
Helicobacter pylori 158
hemosiderin 18
hepatocellular adenoma 167
hepatocellular carcinoma 168
HER2（ERBB2） 73
herpes simplex virus 94, 156
high grade DCIS 222
hobnail 細胞 103, 113
honeycomb structure 90
horse radish peroxidase（HRP） 63
HPV 94
HRP 63
HSIL 152
human papilloma virus（HPV） 94
human T lymphotropic virus type I（HTLV-1） 299
hump 256
Hürthle cell 238
hyaline droplet 17
hyalinizing trabecular tumor 246
hyperplasia 16
hypertrophy 16

I

ICL 253
IHC 61
immature metaplasia 92
immunohistochemistry（IHC） 61
incidental cancer 31
intermediate cell 55, 90
intermediate filament 12
intracytoplasmic lumen 211
intrahepatic cholangiocarcinoma 170
intramammary lymph node 215
intranuclear cytoplasmic inclusion 239
invasive carcinoma of no special type 224
invasive ductal carcinoma 174, 224

invasive lobular carcinoma 226
invasive micropapillary carcinoma 229
invasive mucinous adenocarcinoma 139
IPMN 174
IPNB 168, 170

K

karyopyknotic index 88
keloid 22
keratin pearl 99
Ki-67 指数 176
Knudson's two hit theory 74
KRAS 遺伝子 80
Krukenberg 腫瘍 28, 159
Kulchitsky 細胞 124, 145

L

labelled streptavidin biotin 法 63
lactational nodule 213
large cell carcinoma 146
large cell neuroendocrine carcinoma 145
large intestine 151
latent cancer 31
LBC 38, 87, 179, 233
LEGH 104
leiomyosaroma 273
LGUN 197
Li-Fraumeni 症候群 32
lipofuscin 18
liposarcoma 272
liquefactive necrosis 19
liquid-based cytology（LBC） 38, 87, 179, 233
liver 151
lobe 208
lobular endocervical glandular hyperplasia（LEGH） 104
lobule 208
low grade ductal carcinoma in situ 221
low grade urothelial neoplasm（LGUN） 197
LSAB 法 63
LSIL 152
lymphangitis carcinomatosa 28
lymphocytic thyroiditis 242
lymphoepithelioma-like carcinoma 100
lymphoglandular body 58
lymphoma 245

M

Malakoplakia 184
malignant fibrous histiocytoma（MFH） 271
malignant mixed mullerian /mesodermal tumor（MMMT） 115
Mallory 小体 18
MALT 161, 287
MALT 型リンパ腫 148, 161, 246
marginal vacuole 238
mastitis 214
maturation index 88

May-Grünwald Giemsa 染色 41
MCN 168, 170, 174
medullary carcinoma 229, 245
medulloblastoma 283
MEN 176
meningioma 284
mesonephric adenocarcinoma 104
metaplasia 16
metastatic calcification 18
MIC2 270
Michaelis-Gutmann body 184
microfilament 12
microtubule 12
microvillus 11
minimally invasive adenocarcinoma 139
mitochondria 11
mucinous adenocarcinoma, minimal deviation type 102
mucinous carcinoma 226
mucinous cystic neoplasm（MCN） 168, 170, 174
mucocele-like tumor 221
mucoepidermoid carcinoma 154
mucosa-associated lymphoid tissue（MALT） 161, 287
mucous lake 220
multinucleate giant cell 239
multiple endocrine neoplasia（MEN） 176
multiple lymphomatous polyposis 295

N

N/C 比 56
NEC 165
necrosis 19
nephroblastoma 286
NET 165
neurinoma 276
neuroblastoma 285
neuroendocrine carcinoma 176
neuroendocrine neoplasm 176
neuroendocrine tumor 143, 176
neurofibrillary change 18
NST 224
nuclear groove 239
nuclear matrix protein 22（NMP22） 182
nuclear membrane 11
nuclear molding 211
nucleolus 12
nucleus 11

O

occult cancer 31
OG-6 42
oligodendroglioma 282
oncocyte 238
oral cavity 150
osteosarcoma 265
oxyphilic cell 238

P

p53 74

p63　208, 221
Paget's disease　224
pancreas　152
PanIN-3　174
PAP 法　62
Papanicolaou 染色　41
papillary carcinoma　223, 244
papillary squamous cell carcinoma　100
papilloma　208, 218
parabasal cell　55, 89
para-vacuolar granule（PVG）　238
PAS 反応　45
Pautrier の微小膿瘍　300
PAX8　261
PCR 法　77
pemphigus vulgaris　156
peroxidase-antiperoxidase complex 法　62
peroxisome　11
phase contrast microscope　67
phyllodes tumor　217
physaliphorous cell　269
pink histiocyte　295
pituitary adenoma　284
pleomorphic adenoma　153
Pneumocystis jiroveci　130
portio vaginalis　85
post-pubertal type　203
premalignant lesion　167
pre-pubertal type　203
primitive neuroectodermal tumor（PNET）　270
probabilistic approach　207
Propionibacterium acnes　293
prostatic specific antigen（PSA）　201
psammoma body　18
PTBD　153
PTC　153
pyloric gland metaplasia　93
pyometra　109

R

radial scar　219
radial sclerosing lesion　219
Reed-Sternberg 細胞　259

regenerative nodule　166
repair cell　93
reserve cell　90
reserve cell hyperplasia　92
rhabdomyosarcoma　274
ROS1 融合遺伝子　80
R-S 細胞　259
RT-PCR 法　77
Russel 小体　289

S

salivary gland　150
salt-and-pepper　172
SCC　99, 142, 152
schillar-duval body　121
Schnitzler 転移　159
SCJ　85
sclerosing papilloma　218
segment　208
senile colpitis　91
septated intracytoplasmic vacuole　244
seromucinous tumor　118
serous endometrial intraepithelial carcinoma　113
sex cord-stromal tumor　120
signet-ring cell carcinoma　29
small cell carcinoma　105, 143
small intestine　151
SMILE　101
smooth muscle actin　208
smudge nucleus　97
snake cell　58
solid-pseudopapillary neoplasm（SPN）　176
squamocolumunar junction（SCJ）　85
squamous carcinoma in situ　142
squamous cell carcinoma（SCC）　99, 142, 152
starry-sky appearance　297
stem cell　20
stomach　151
stratified mucinproducing producing intra-epithelial lesion（SMILE）　101
streptavidin　63

superficial cell　55, 90
Sure Path 法　39
synaptophysin　144, 145
syncytiotrophoblast　116
synovial sarcoma　276

T

tadpole cell　58
TDLU　208
teratoma　30
terminal duct　207
terminal duct lobular unit（TDLU）　208
The Paris System　195
thyroiditis　240
tight junction　15
tingible body macrophage　91, 289, 292
TNM 分類　30
trichomonas infection　93
TTF-1　261
tubal metaplasia　92
tubular carcinoma　225
two cell pattern　121, 204
two tone color　93
typical carcinoid　145

U

UICC　30
umbrella cell　182
undifferentiated carcinoma　245
urothelial　186
urothelial carcinoma in situ　191
UroVysion　182
US guided FNA　153

V・W・Z

verrucous carcinoma　100
Virchow 転移　28, 159
Von Hipple-Rindau（VHL）　198
Warthin tumor　154
Warthin-Finkeldey 巨細胞　292
WHO/ISUP 分類　186
Ziehl-Neelsen 染色　130
zonula adherens　15

執筆者一覧 (執筆順)

越川　　卓　　修文大学医療科学部臨床検査学科（監修者, 序章, Ⅱ-6）
布引　　治　　神戸常盤大学保健科学部医療検査学科（Ⅰ-1）
長坂　徹郎　　修文大学医療科学部臨床検査学科（編者, Ⅰ-2, Ⅱ-1）
平澤　　浩　　藤田医科大学病院病理部（Ⅰ-3）
塩竃　和也　　藤田医科大学医療科学部医療検査学科（Ⅰ-3）
加藤　克幸　　元名古屋大学医学部附属病院病理部（Ⅰ-4）
金子　千之　　元藤田医科大学医療科学部臨床検査学科（Ⅰ-5）
今枝　義博　　聖霊病院臨床検査技術科（Ⅰ-6）
舟橋　正範　　元藤田医科大学医療科学部臨床検査学科（Ⅰ-6）
橋本　克訓　　修文大学医療科学部臨床検査学科（Ⅰ-7）
谷田部　恭　　国立がん研究センター研究所分子病理分野（Ⅰ-8, Ⅱ-7）
横井　豊治　　愛知医科大学名誉教授（編者, Ⅱ-2）
広岡　保明　　鳥取県立中央病院（Ⅱ-3）
都築　豊徳　　愛知医科大学病院病理診断科（Ⅱ-4）
市原　　周　　名古屋医療センター病理診断科（Ⅱ-5）
川崎　朋範　　埼玉医科大学国際医療センター包括的がんセンター病理診断科（Ⅱ-5）
中井登紀子　　関西医科大学医学部医学科（Ⅱ-5）
廣川　満良　　隈病院病理診断科（Ⅱ-6）
村上　善子　　名古屋医療センター病理診断科（Ⅱ-7）
福田　利夫　　群馬大学名誉教授（Ⅱ-8）
小島　　勝　　元獨協医科大学医学部（Ⅱ-9）

《監修・編者略歴》

社本　幹博（しゃもと・みきひろ）
1938 年生
1963 年　名古屋大学医学部卒業
　　　　名古屋大学医学部助手，名古屋保健衛生大学医学部助教授，
　　　　藤田保健衛生大学総合医科学研究所教授などを経て
　　現　在　藤田保健衛生大学名誉教授

越川　卓（こしかわ・たかし）
1950 年生
1975 年　名古屋大学医学部卒業
　　　　名古屋大学医学部助手，愛知県がんセンター医長，
　　　　愛知県立看護大学・愛知県立大学看護学部教授などを経て
　　現　在　修文大学医療科学部臨床検査学科教授（2020 年〜）

長坂　徹郎（ながさか・てつろう）
1956 年生
1983 年　名古屋大学医学部卒業
　　　　名古屋大学附属病院助手，名古屋大学医学部教授などを経て
　　現　在　名古屋大学名誉教授，修文大学医療科学部臨床検査学科教授（2021 年〜）

横井　豊治（よこい・とよはる）
1957 年生
1982 年　名古屋大学医学部卒業
　　　　名古屋大学医学部助手，和歌山県立医科大学助教授，
　　　　名古屋大学医学部教授，愛知医科大学医学部教授，
　　　　名古屋掖済会病院病理診断科部長，津島市民病院病理診断科部長などを経て
　　現　在　愛知医科大学名誉教授

細胞診断学入門〔第三版〕
－臨床検査技師・細胞検査士をめざす人のために－

2001 年 11 月 10 日　初　版第 1 刷発行
2018 年 2 月 10 日　第 3 版第 1 刷発行
2025 年 3 月 30 日　第 3 版第 3 刷発行

定価はカバーに表示しています

監修者	社　本　幹　博
	越　川　　　卓
編　者	長　坂　徹　郎
	横　井　豊　治
発行者	西　澤　泰　彦

発行所　一般財団法人　名古屋大学出版会
〒464-0814　名古屋市千種区不老町 1 名古屋大学構内
電話（052）781-5027 ／ FAX（052）781-0697

Ⓒ Tetsuro NAGASAKA, et al., 2018　　Printed in Japan
印刷・製本　三美印刷㈱　　ISBN978-4-8158-0895-2
乱丁・落丁はお取替えいたします。

JCOPY　〈出版者著作権管理機構　委託出版物〉
本書の全部または一部を無断で複製（コピーを含む）することは，著作権法上での例外を除き，禁じられています。本書からの複製を希望される場合は，そのつど事前に出版者著作権管理機構（Tel：03-5244-5088，FAX：03-5244-5089，e-mail：info@jcopy.or.jp）の許諾を受けてください。

市原周著
新版 乳腺病理学
―細胞・組織・画像―

A4判・124頁・本体5,400円

最新のWHO分類（ブルーブック）第4版に準拠し，乳腺疾患の概念，針生検を含む病理診断のポイント，臨床画像などを簡潔・明快にまとめた，待望の改訂版．組織像や細胞像のカラー写真も大幅に更新・増補し，見やすい形で掲載した．医師・臨床検査技師・診療放射線技師必携の書．

島本佳寿広編
新版 基礎からの臨床医学
―放射線診療に携わる人のために―

B5判・284頁・本体3,700円

臨床現場で必要な事項について，初歩から最先端の話題まで取り上げ，わかりやすく述べた好評テキストの最新版．最新の臨床画像を多数掲載し，医療被曝の章や復習問題を加えるなど，更なる充実を図った．診療放射線技師はじめコ・メディカルの基礎教育はもちろん，国家試験対策に最適．

中島泉編
免疫実験法ハンドブック

B5判・376頁・本体7,600円

免疫学の歴史と主要概念を総覧するとともに，実験に必要な基礎的技法から，発展と生命科学への応用，臨床までの手技を，現場で実地に活用できるよう具体的に詳述．基礎医学・生命科学研究に携わる全ての学生・研究者，臨床現場で免疫学的知見を必要とする医師・臨床検査技師などに必携の書．

西澤邦秀編
詳解テキスト 医療放射線法令［第4版］

B5判・222頁・本体4,500円

医療放射線法令の全体像を理解するために，医療法施行規則第4章の内容を，関連通知も含めて体系的に整理．図表や写真を豊富に用いて視覚的・直感的に把握できる本書は，診療放射線技師をめざす学生だけでなく，医療放射線実務のための参考書としても必携．最新の通知内容を追加した，待望の改訂版．

西澤邦秀／柴田理尋編
放射線と安全につきあう
―利用の基礎と実際―

B5判・248頁・本体2,700円

RIからX線・放射光まで，利用にあたり必要な知識を体系的に整理．人体への影響や放射線計測法，緊急時の対応などについて，図表を多用して視覚的に解説した本書は，大学や企業などで実際に放射線を取扱う人はもちろん，中学高校で放射線教育に携わる教員にも最適のテキストである．

ラクストン他著　麻生一枝／南條郁子訳
生命科学の実験デザイン［第4版］

A5判・318頁・本体3,600円

バイオ・生態学・農学・医薬系など，生命を研究対象とするすべての実験分野に共通の考え方と方法を，具体的な事例とともにわかりやすく解説．初心者からエキスパートまで全実験家必読．「できる科学者の論文は，実験のデザインが美しい．本書はその秘訣集」――福岡伸一氏大推薦！

北島健／佐藤ちひろ／門松健治／加藤晃一編
糖鎖生物学
―生命現象と糖鎖情報―

A5判・306頁・本体5,400円

生体内で多様な情報を担う糖鎖は，DNA鎖，ポリペプチド鎖に続く「第3の生命鎖」として注目を集めている．受精・神経・免疫・癌・感染などの生命現象における糖鎖の役割を中心に，基礎から最先端のトピックまで解説した本書は，理学・農学・医薬系などの大学院生・研究者必読．